"十四五"时期国家重点出版物出版专项规划项目

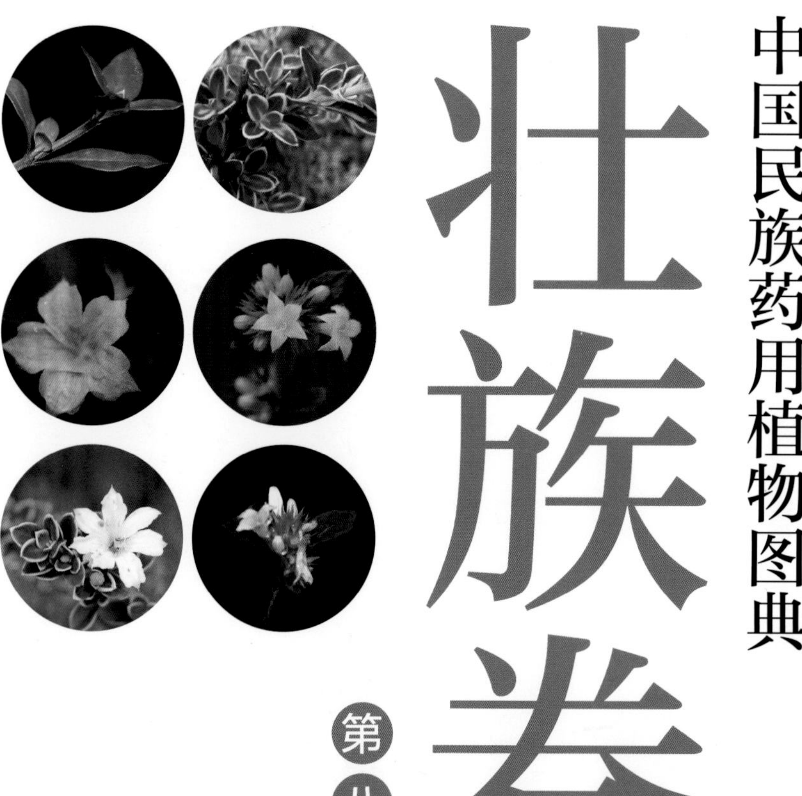

中国民族药用植物图典 壮族卷 第八册

总主编：肖培根　诸国本

主　编：彭　勇　谢　宇　李海霞

副主编：齐　菲　杨　芳　马　华　刘士勋　高楠楠　项　红　孙　玉　薛晓月

编　委：马　楠　王　俊　王忆萍　王丽梅　王郁松　王梅红　卢　军　卢立东　田大虎　冯　倩
吕凤涛　刘　芳　刘　艳　刘士勋　刘卫华　刘立文　孙　宇　孙瑗琨　严　洁　李　惠
李远清　李俊勇　杨　帆　杨冬华　余海文　邹智峰　宋　伟　张　坤　张印辉　陈艳蕊
陈朝霞　罗建锋　郑小玲　赵白宇　赵卓君　段艳梅　饶　佳　秦　臻　耿赫兵　莫　愚
贾政芳　翁广云　郭春芳　黄　红　蒋思琪　程宜康　翟文慧　戴　峰　鞠玲霞　魏献波

图片摄影：周重建　谢　宇　裴　华　邬坤乾　袁井泉　孙骏威　谢　言　钟炯平　李　萍　夏云海

CNS K 湖南科学技术出版社 · 长沙

国家一级出版社　全国百佳图书出版单位

“十四五”时期国家重点出版物出版专项规划项目

《中国民族药用植物图典》
丛书编委会

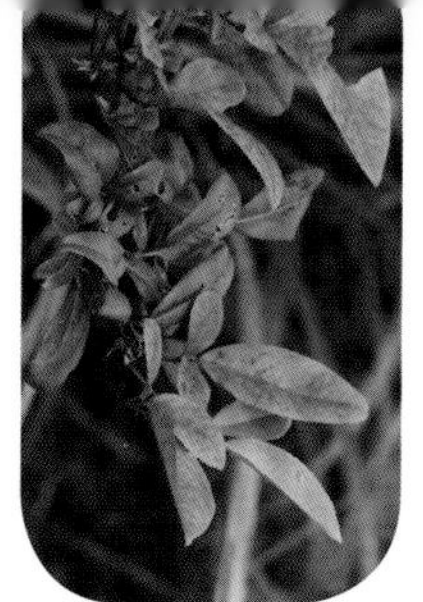

目录

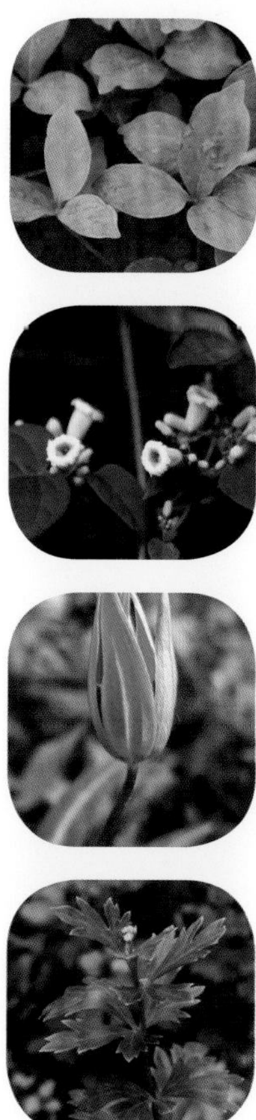

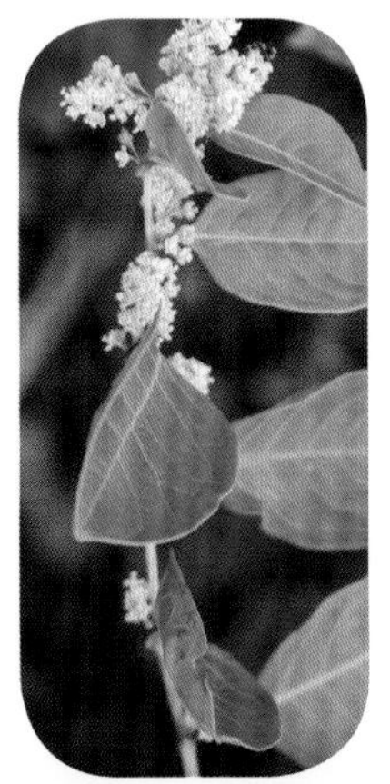

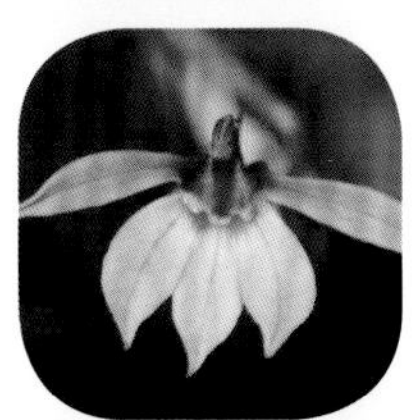

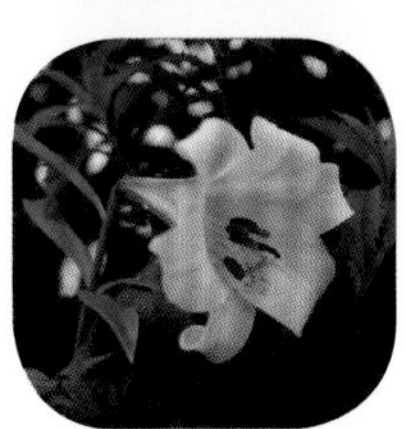

中国民族药用植物图典（第一辑）

壮族卷（第八册）

中国民族药用植物图典·苗族卷
中国民族药用植物图典·壮族卷
中国民族药用植物图典·藏族卷
中国民族药用植物图典·蒙古族卷
中国民族药用植物图典·水族卷
中国民族药用植物图典·维吾尔族卷

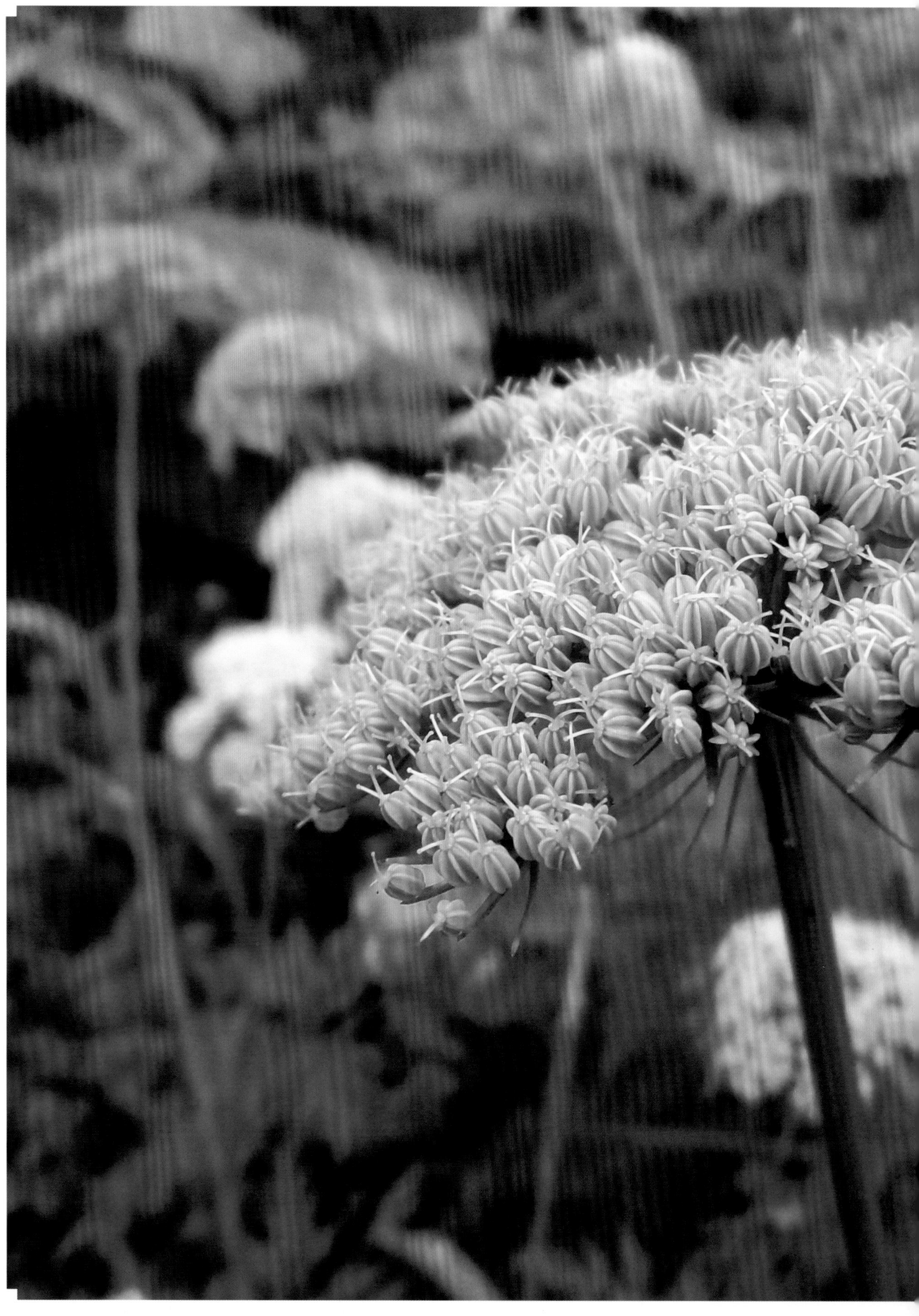

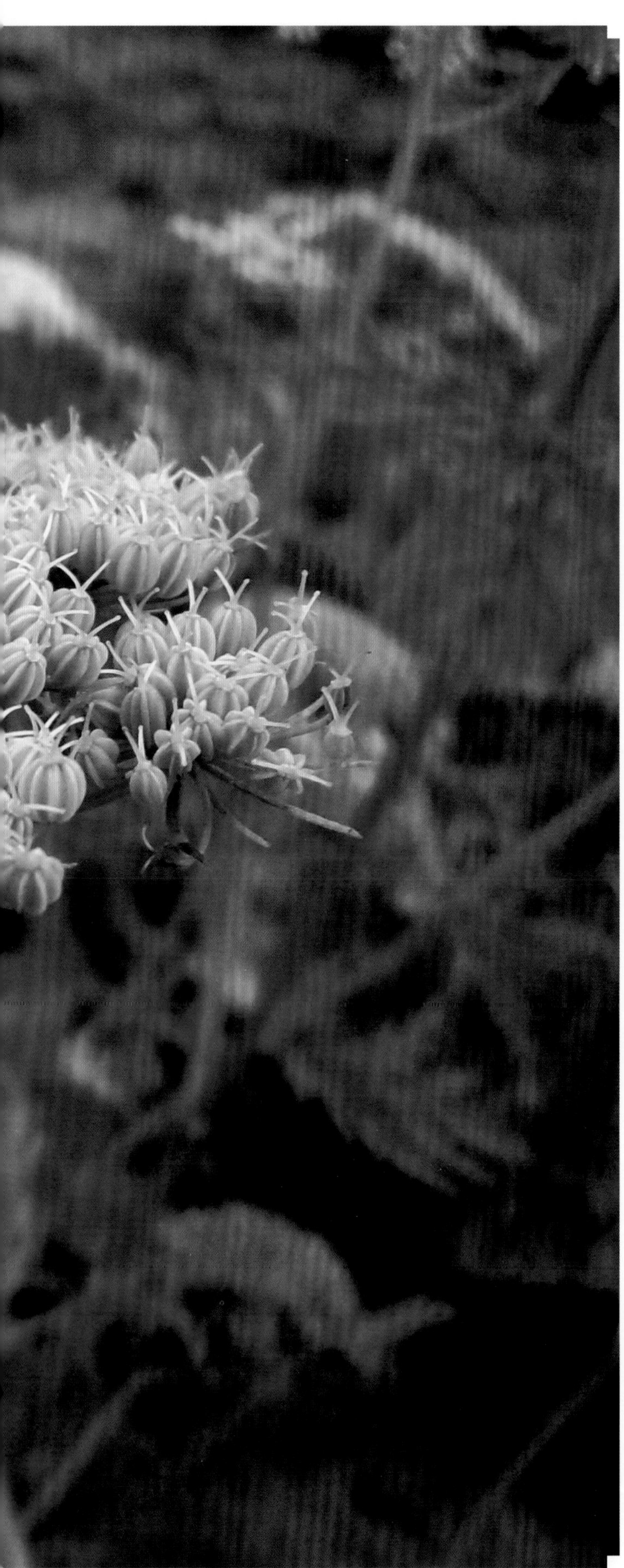

蛇床子

【壮 药 名】棵矮咧。

【别　　名】南央、米尔卓木、阿杂万、鲁尕、仓贝亮保。

【来　　源】本品为伞形科植物蛇床 *Cnidium monnieri*（L.）*Cuss.* 的干燥成熟果实。

【性味归经】味辛，性温。归肾经。

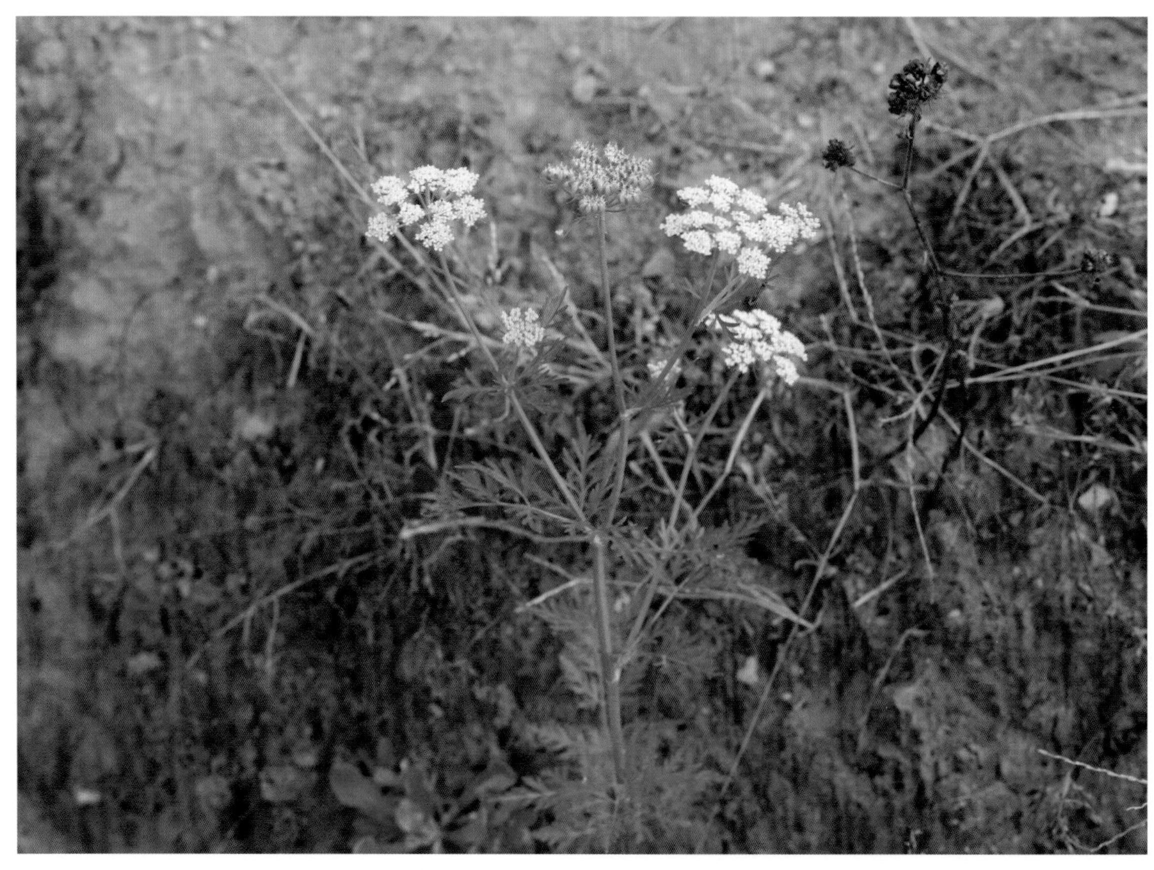

蛇床

识别特征

一年生草本，高 30 ~ 80 cm。根圆锥状，细长。茎多分枝，疏生细柔毛。下部叶片长 3 ~ 8 cm，宽 2 ~ 5 cm，2 ~ 3 回 3 出式羽状全裂，末回裂片狭线形或线状披针形，长 2 ~ 10 mm，边缘和脉上粗糙；叶柄长 4 ~ 8 cm。复伞形花序，直径 2 ~ 3 cm，总苞片 6 ~ 10，线形，长约 5 mm，边缘膜质，具细睫毛；伞辐 8 ~ 30 cm，不等长，长 0.5 ~ 2.0 cm；小总苞片多数，线形，边缘具细睫毛；小伞形花序具花 15 ~ 20，花白色，萼齿无，花瓣先端具内折小舌片，花柱基略隆起。分生果呈长圆形，长 1.5 ~ 3.0 mm，宽 1 ~ 2 mm，横剖面近五角形，主棱 5，均扩大成翅，胚乳腹面平直。花期 4—7 月，果期 6—10 月。

生境分布

生长于山坡草丛中，或田间、路旁。我国大部分地区均有分布。主要分布于河北、山东、江苏、浙江等省。

采收加工

果实成熟，呈黄色时采收，割取全株，打落果实，晒干。

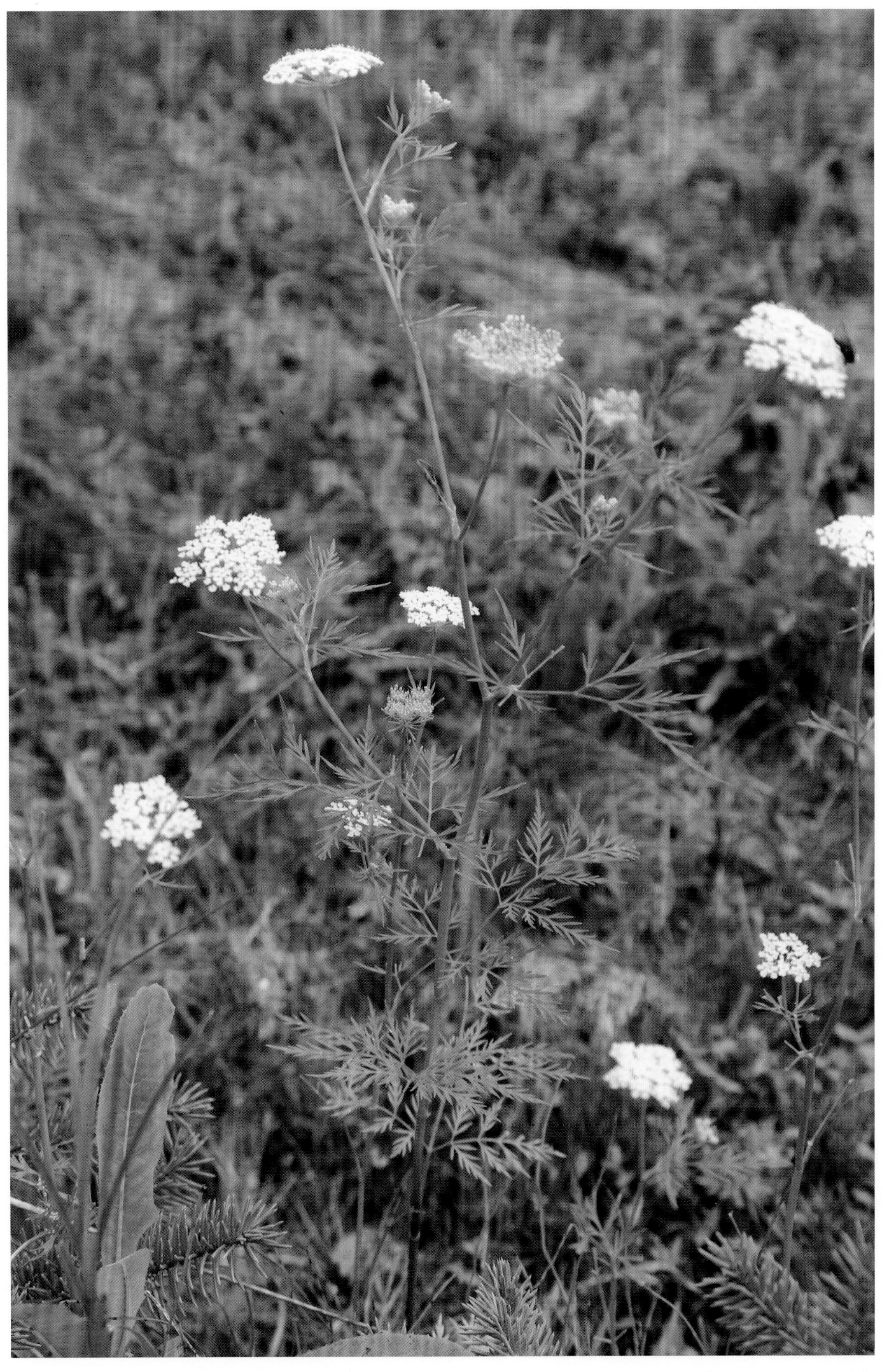

蛇床

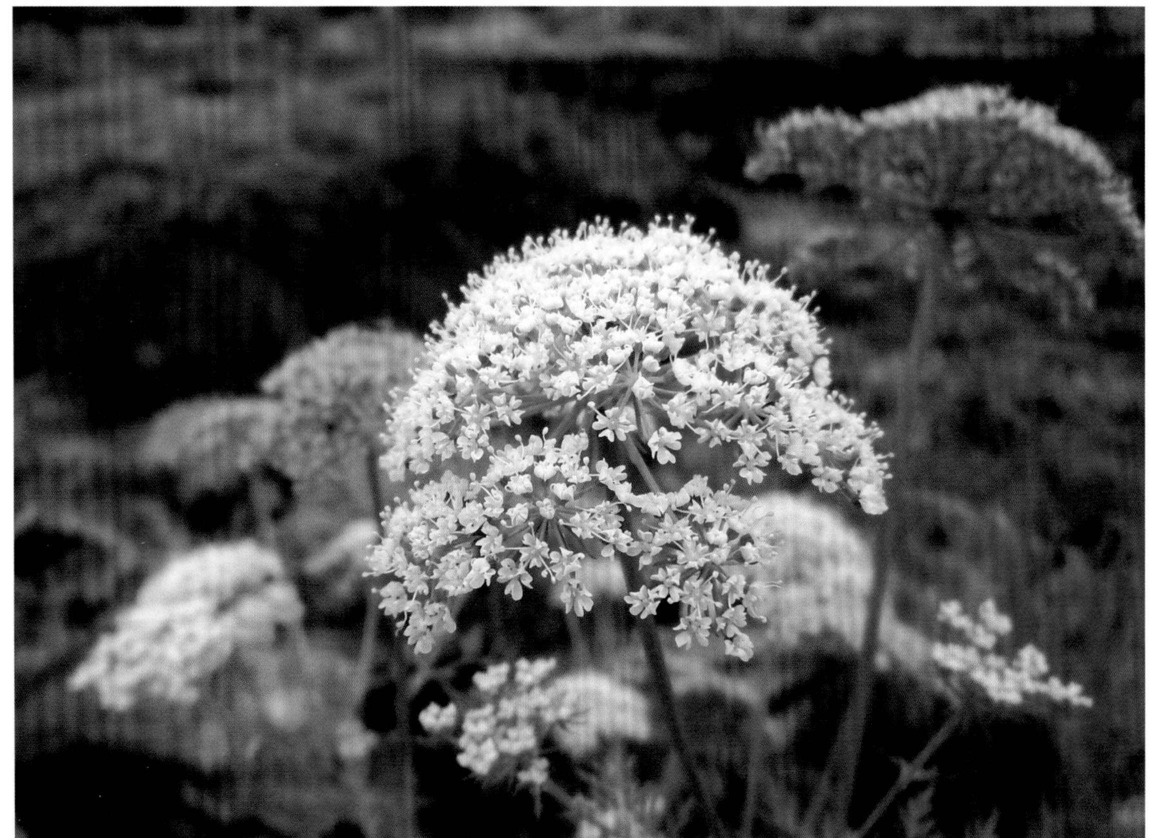

蛇床

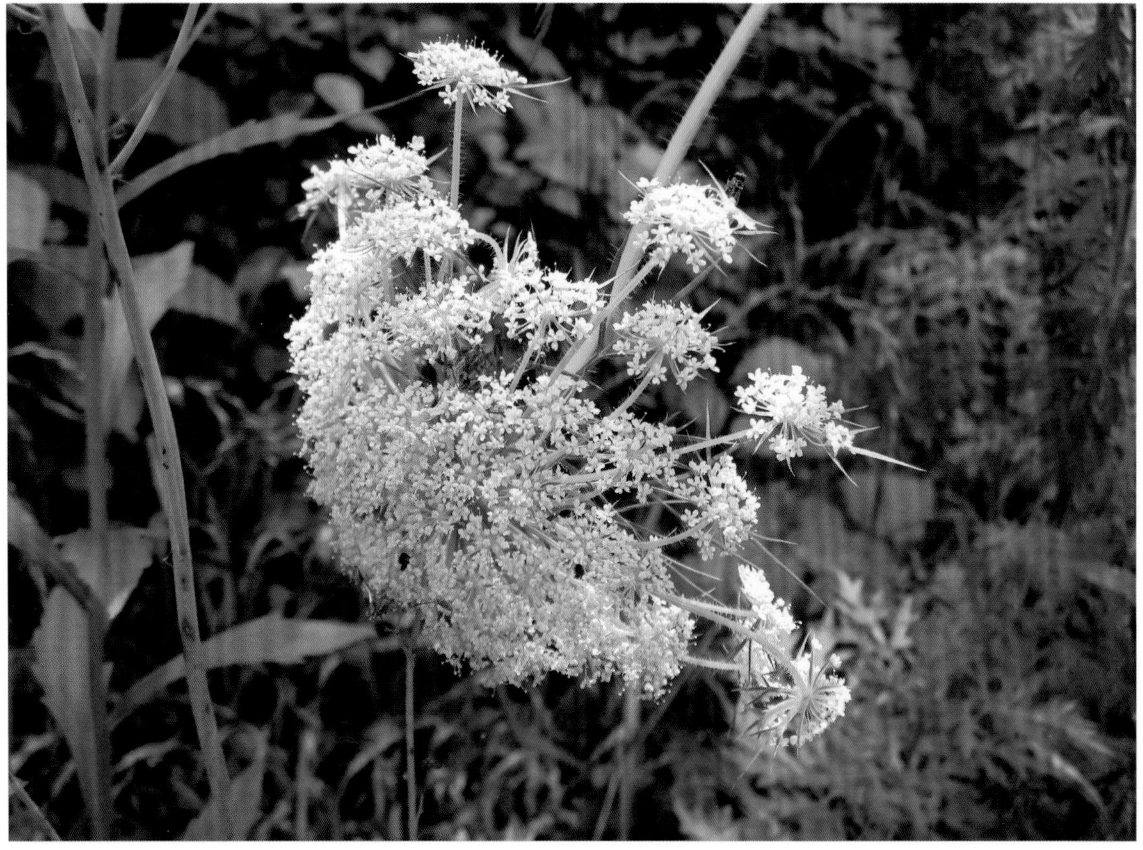

蛇床

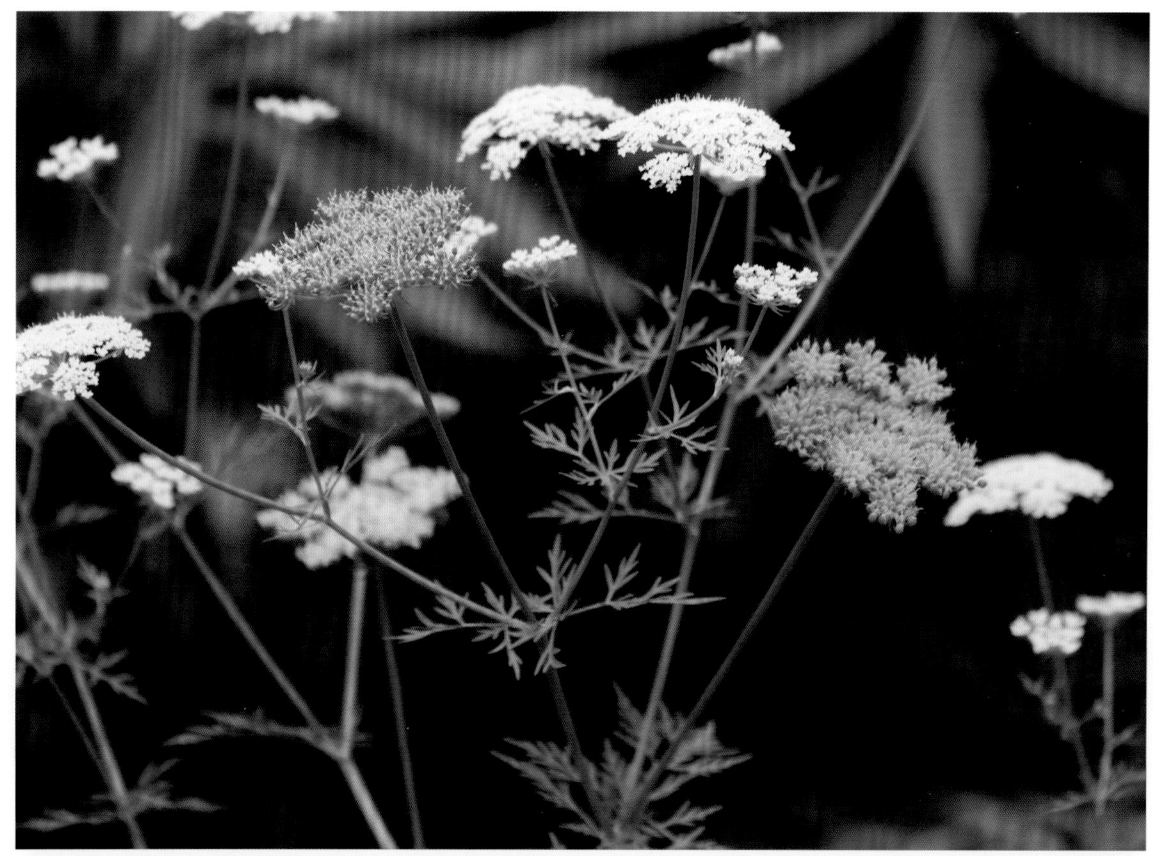

蛇床

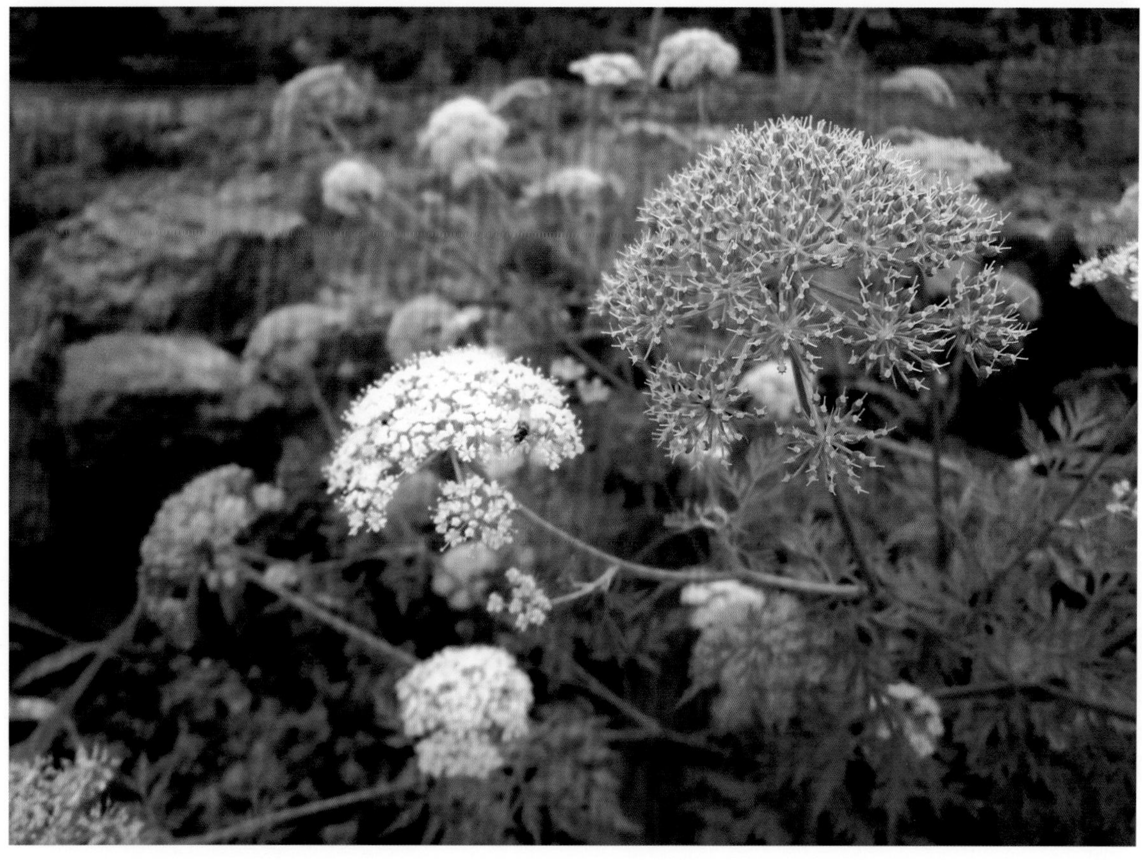

蛇床

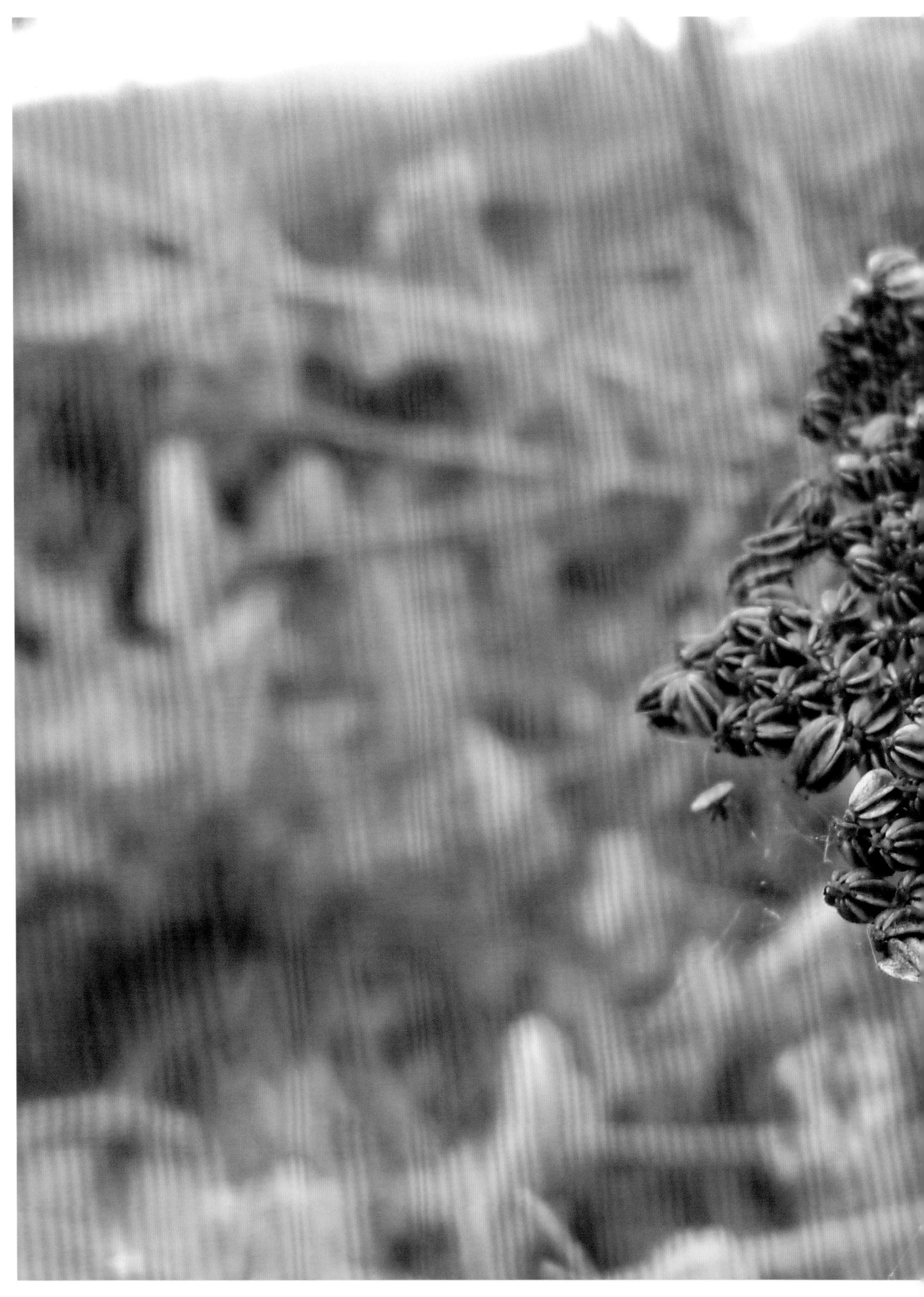

蛇床子

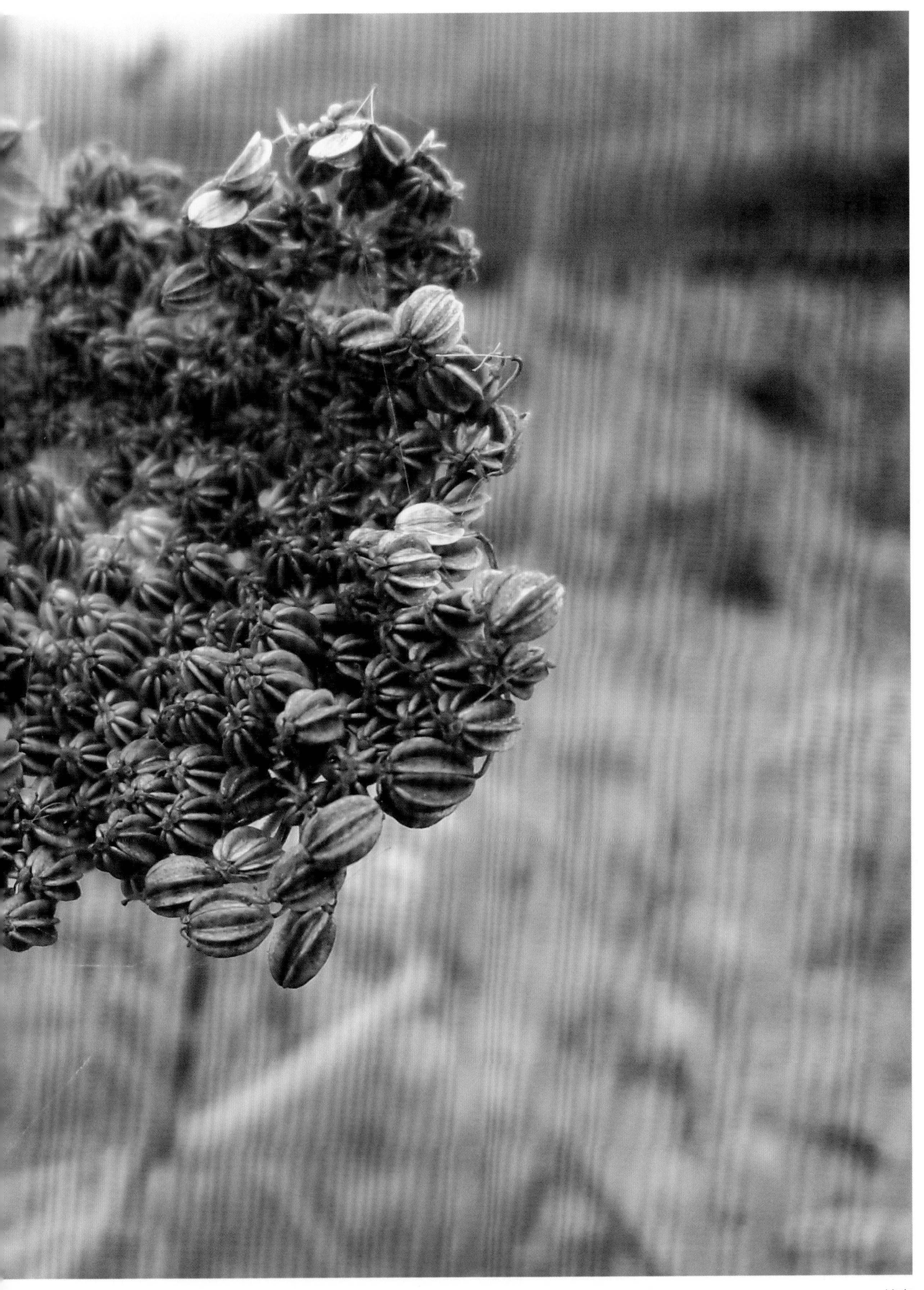

蛇床

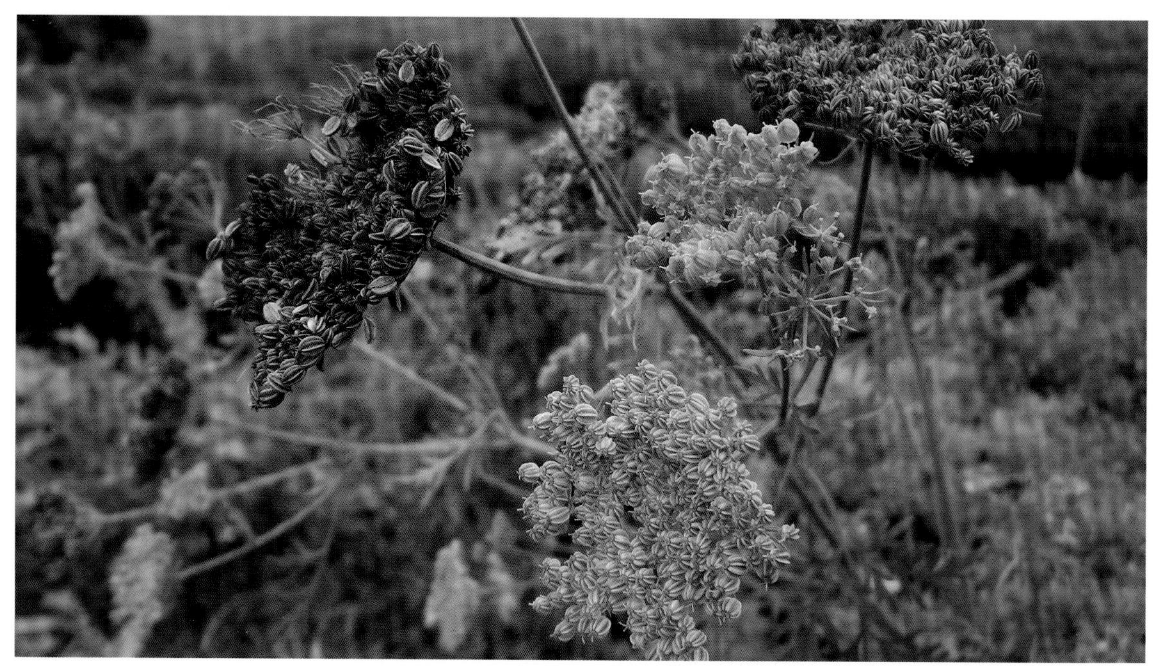

蛇床

药材鉴别

本品双悬果细小，呈椭圆形，长约 2 mm，直径约 1.5 mm，表面灰棕色，顶端有 2 枚向外弯曲的线形柱基，基部有小果柄，分果略呈半球形，背面有翅状突起的纵脊线 5 条，合生面平坦，果皮松脆，种子细小；具松节油样香气，味辛凉，有麻舌感。以颗粒饱满、色灰黄、香气浓者为佳。

功效主治

温肾壮阳，燥湿，祛风，杀虫。主治阳痿，宫冷，寒湿带下，湿痹腰痛；外治外阴湿疹，外阴瘙痒，滴虫性阴道炎。

用法用量

内服：3 ~ 9 g，煎汤。外用：适量，多煎汤熏洗，或研末调敷。

民族药方

1．周围神经炎 蛇床子、黄柏、没药、川牛膝各 10 ~ 15 g。煎水后温热适中浸泡患处，每日 1 剂，每日 4 ~ 5 次。

2．湿疹 蛇床子、苍术、黄柏、苦参、百部、白矾各 30 g，川椒 10 g。煎水蘸洗患部。

3．黄水疮 蛇床子、枯矾、白芷、苍术、黄柏各等份。共研细末，用水调药末适量外敷患处，每日 1 ~ 2 次。

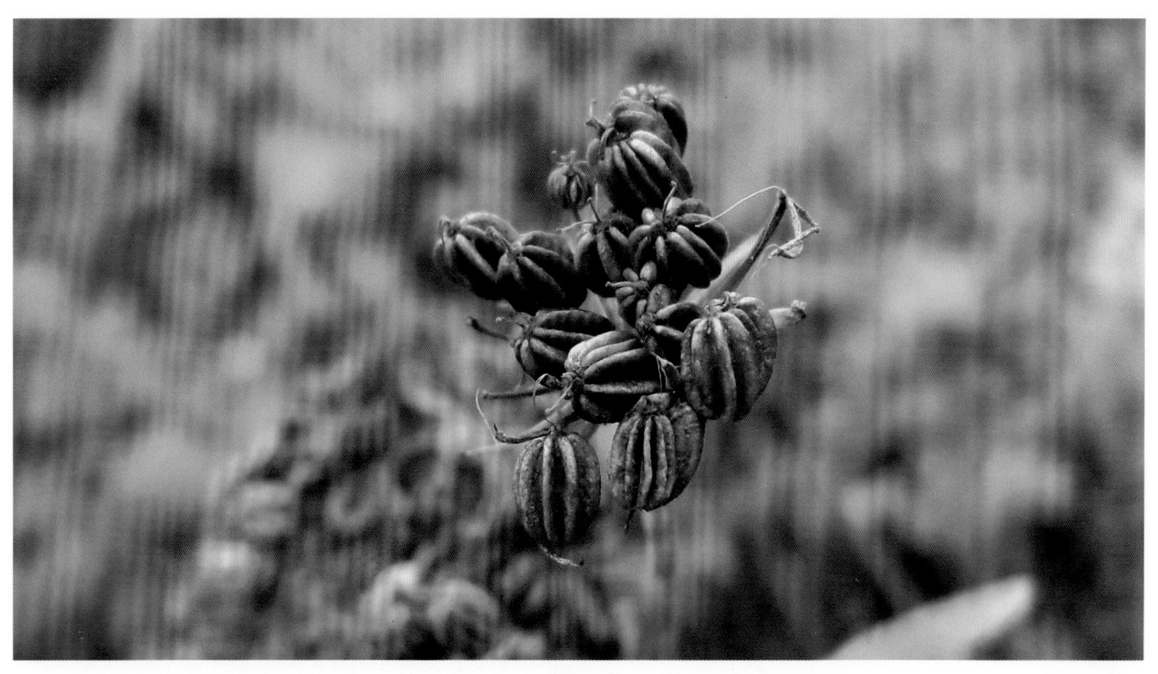

蛇床

4. 足癣 蛇床子、地肤子、苦参、白鲜皮、黄柏、土槿皮、败酱草、苍术各 20 ~ 30 g。煎水取药液泡足，每次 15 ~ 30 分钟，每日 1 剂。

5. 小儿支气管哮喘 蛇床子 2 g，陈皮、半夏、紫苏叶各 5 g，炙甘草 3 g。水煎服，每日 1 剂，15 日为 1 个疗程。

6. 男性不育 蛇床子、枸杞子、何首乌、覆盆子各 12 g，肉苁蓉、巴戟天各 10 g，淫羊藿 15 g。水煎服，每日 1 剂。

7. 外阴瘙痒 蛇床子、白鲜皮、黄柏各 15 ~ 30 g，苍术、黄柏、防风、苦参各 10 ~ 15 g。煎水熏洗，每日 1 剂。

8. 外阴白色病变 蛇床子、苦参、连翘各 30 g，当归、金银花各 20 g，冰片（后下）6 g。煎水取药液坐浴，每次 20 ~ 30 分钟，每日 2 次，每日 1 剂。

9. 外阴尖锐湿疣 蛇床子 40 g，硼砂、川椒、蜈蚣各 30 g，黄柏 60 g，雄黄、枯矾各 20 g，冰片 15 g。共研细末过筛，高温消毒，取适量药粉与醋调成糊状，涂敷患处，每日 1 ~ 2 次。

10. 真菌性阴道炎 蛇床子、苦参、百部、土茯苓、花椒、黄柏、白鲜皮、明矾、防风各 10 ~ 20 g。煎水外洗，每日 1 剂。

11. 妇女冲任虚寒之宫寒不孕、小腹冷痛 蛇床子、五味子、菟丝子、淫羊藿、仙茅各等份。研细末，口服，每次 10 g，每日 3 次。

使用注意

下焦有湿热，或肾阴不足，相火易动以及精关不固者忌服。

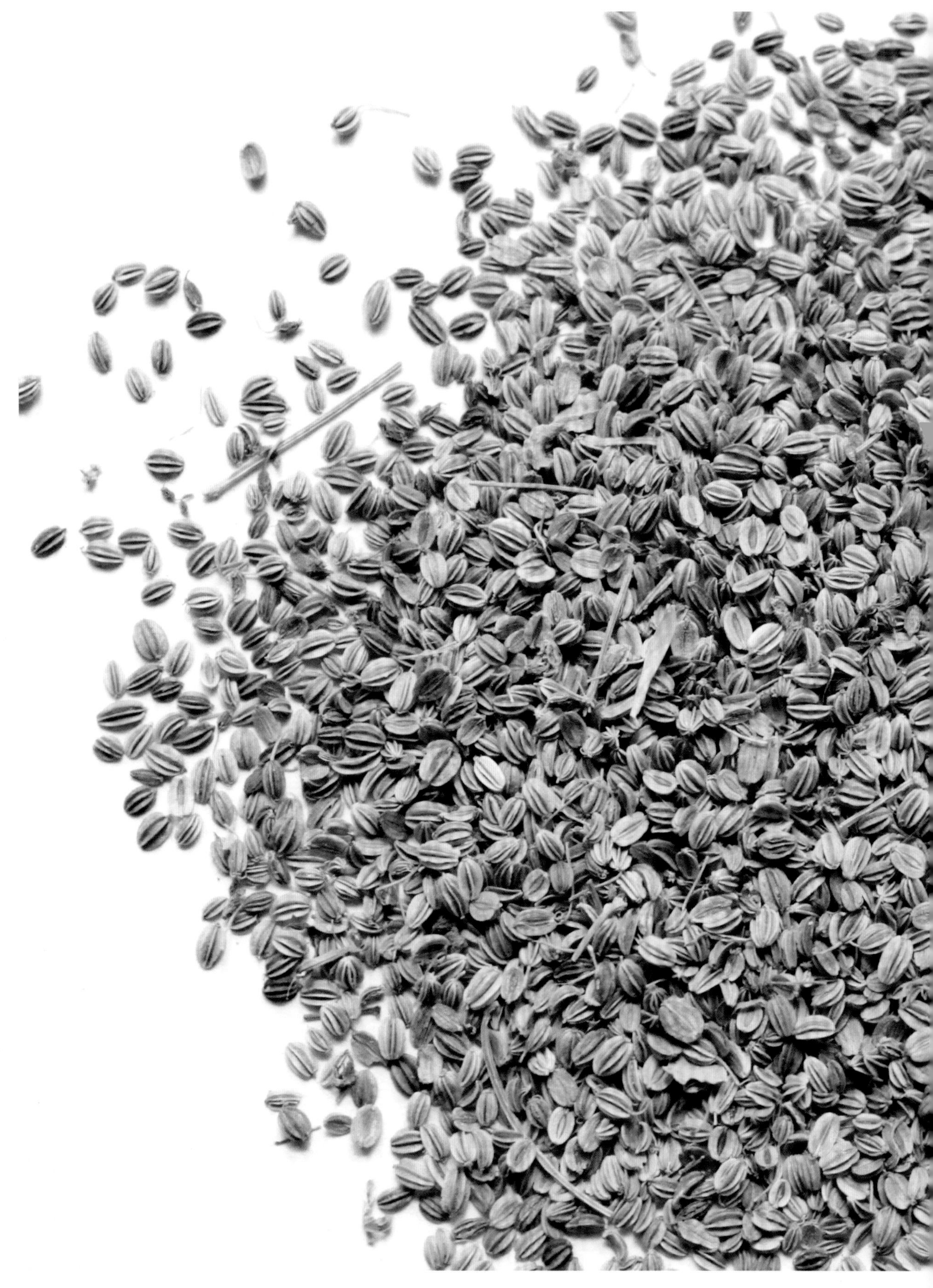

蛇床子

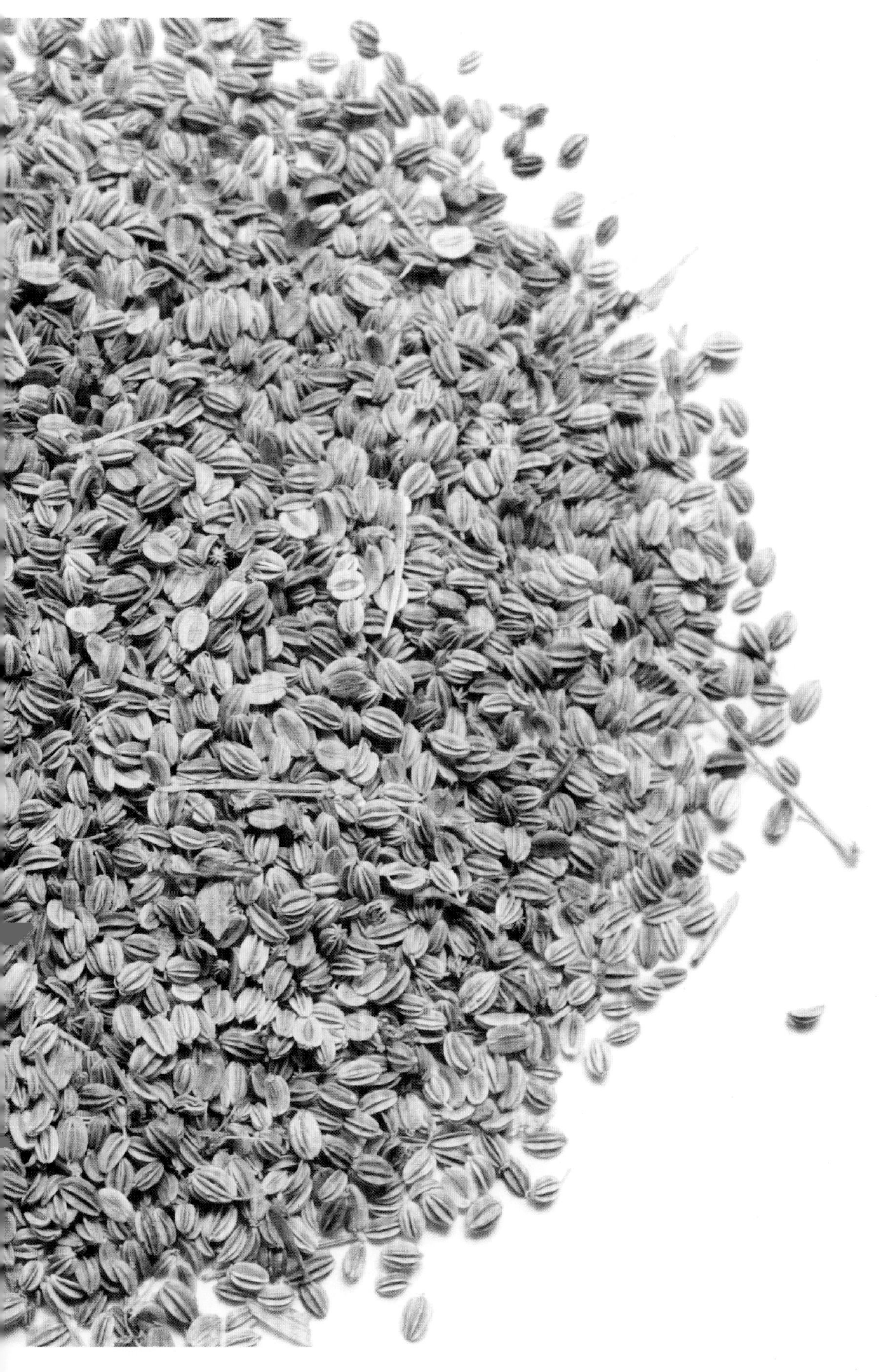

蛇床子饮片

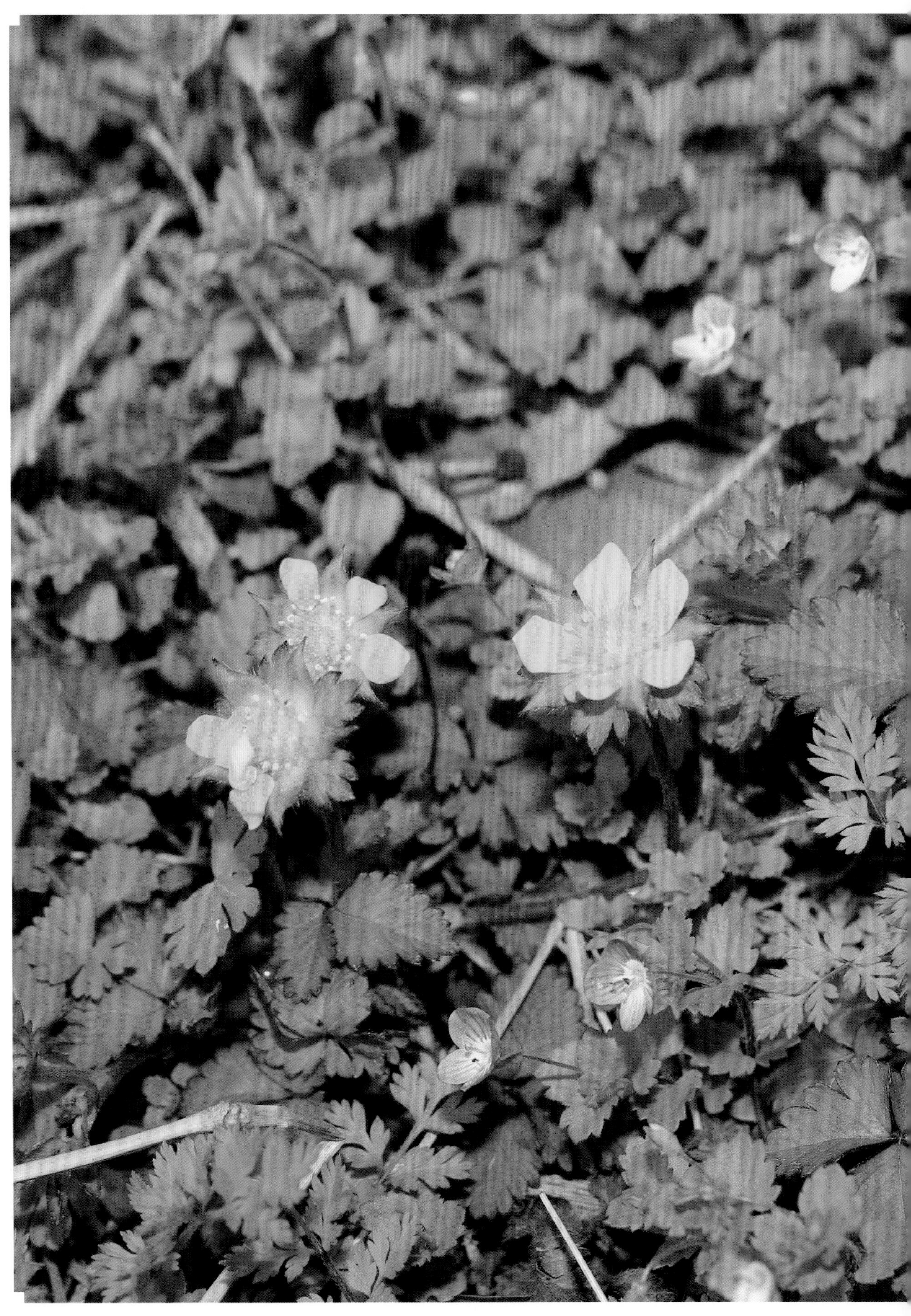

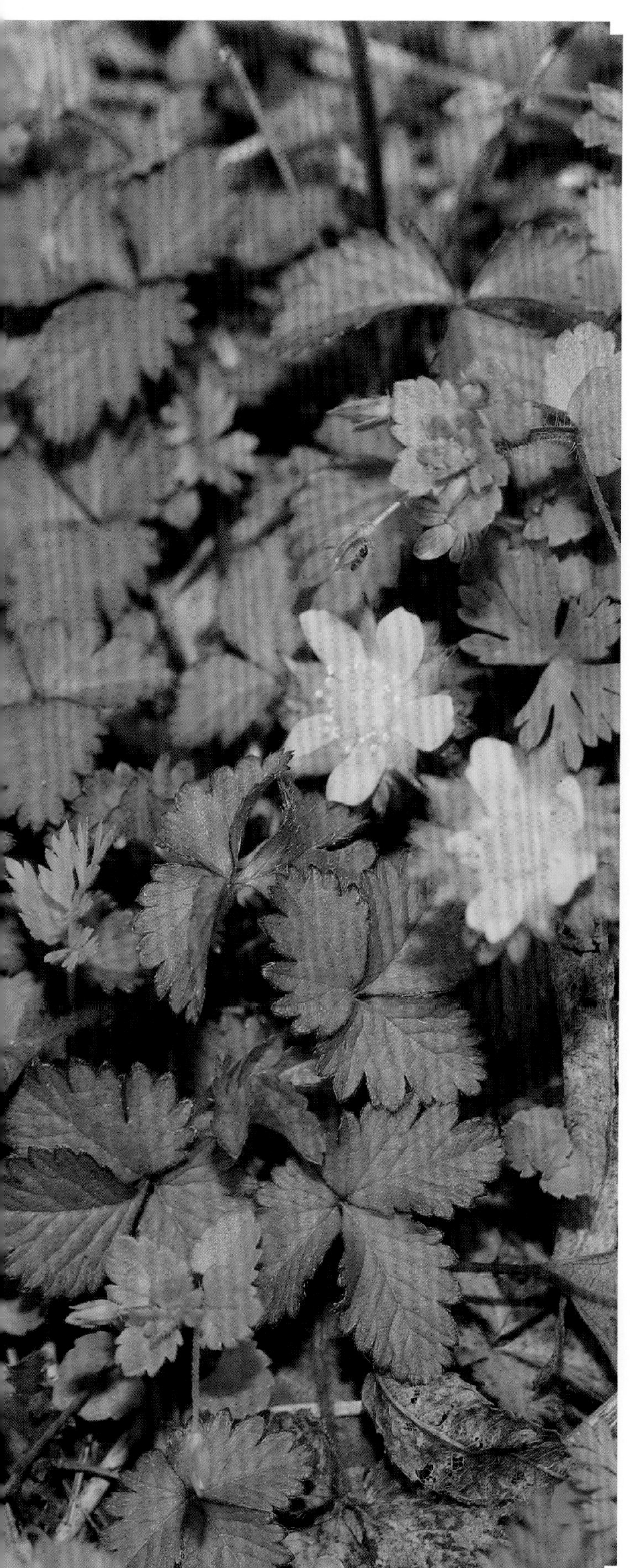

蛇莓

【壮药名】棵毫偶。

【别　名】蛇泡草、蛇盘草、蛇果草、龙吐珠、宝珠草、三匹风、三爪龙、红顶果。

【来　源】本品为蔷薇科植物蛇莓 *Duchesnea indica*（Andr.）Focke 的全草。

【性味归经】味苦，性寒；有小毒。归肺、肝、大肠经。

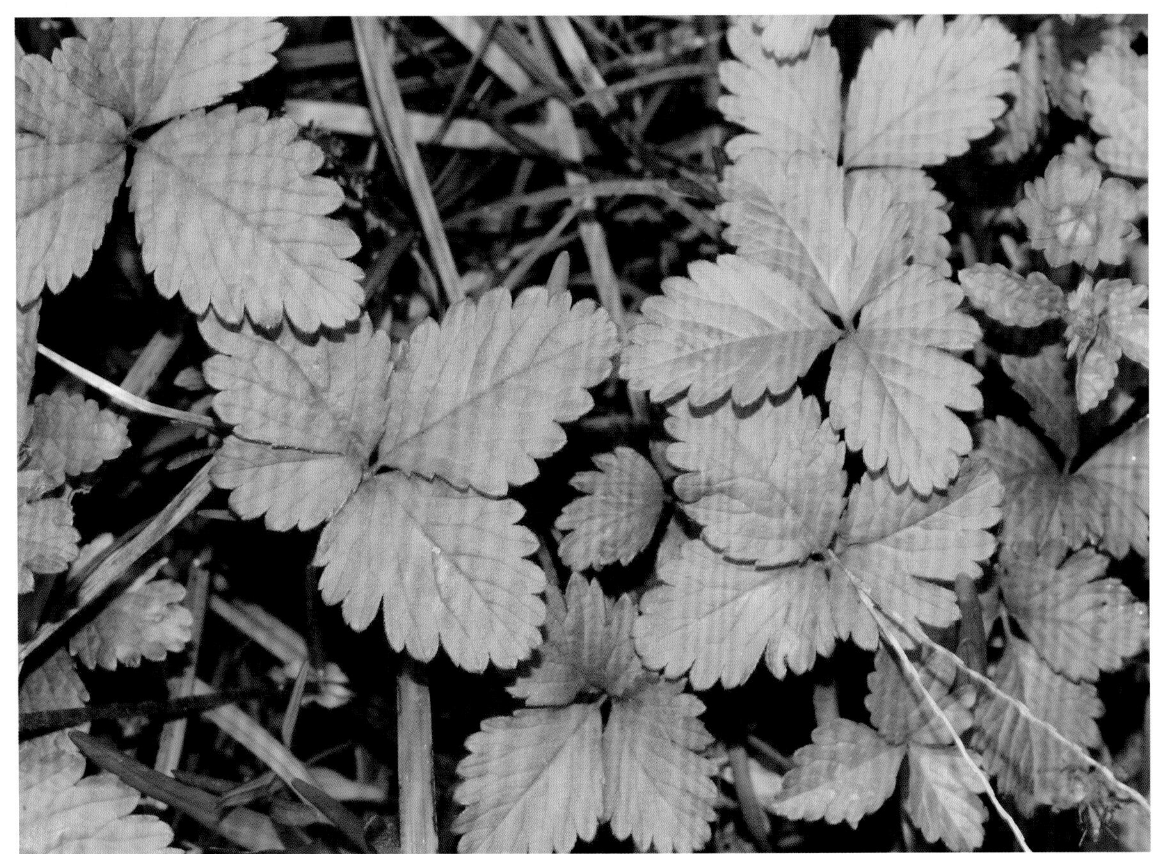

蛇莓

识别特征

多年生草本植物，具长匍匐茎，有柔毛。根茎粗壮。掌状复叶具长柄，疏离；托叶叶状，与叶柄分离；小叶通常3枚，膜质，无柄或具短柄，倒卵形，长1.5～4.0 cm，宽1～3 cm，两侧小叶较小而基部偏斜，边缘有钝齿或锯齿，基部楔形，全缘，下面被疏长毛。花单生于叶腋，直径1.0～1.8 cm，花梗长3～6 cm，有柔毛；花托扁平，果期膨大成半圆形，海绵质，红色；副萼片5，先端3裂，稀5裂；萼裂片卵状披针形，比副萼片小，均有柔毛；花瓣黄色，矩圆形或倒卵形。瘦果小，矩圆状卵形，暗红色。花、果期6—9月。

生境分布

生长于山坡、河岸、草地、潮湿的地方。分布于辽宁、河北、河南、江西、福建、江苏、浙江、安徽、湖北、湖南、广东、广西、四川、云南、贵州等省区。

采收加工

花期前后采收全草，洗净，晒干或鲜用。

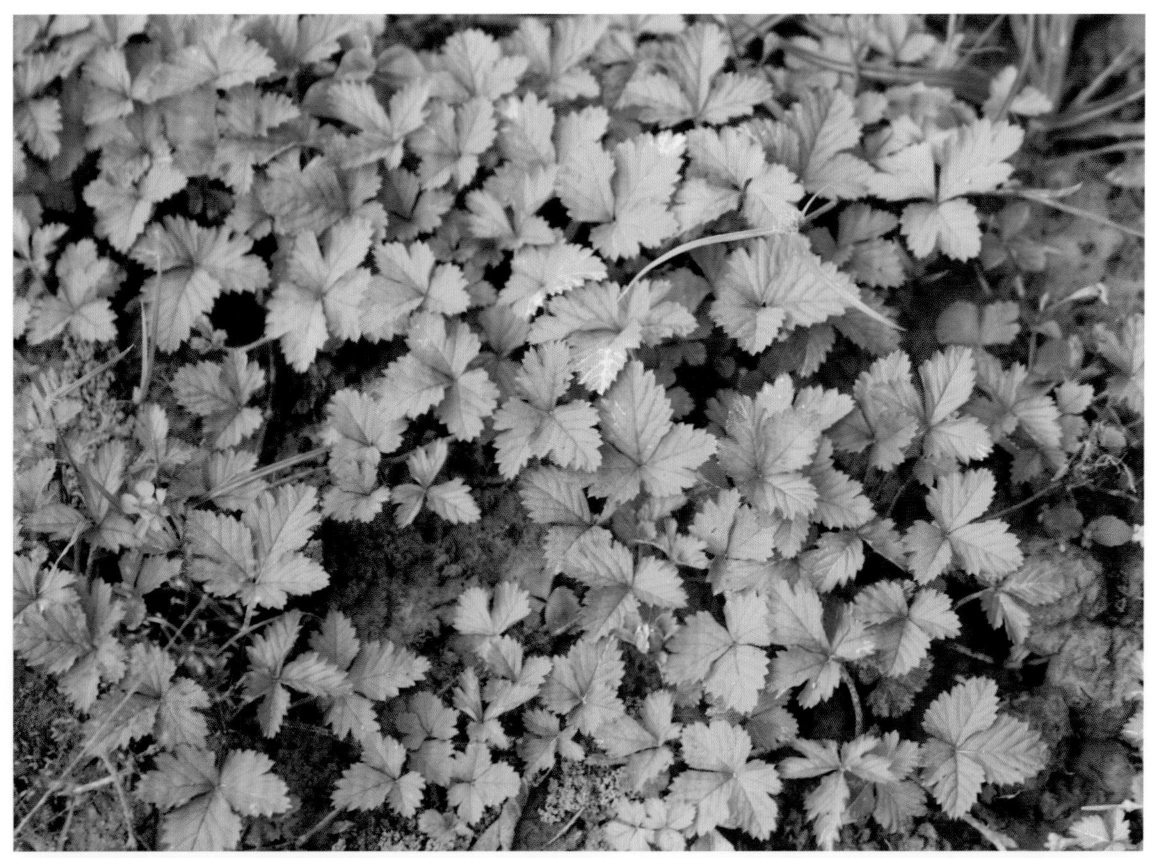

蛇莓

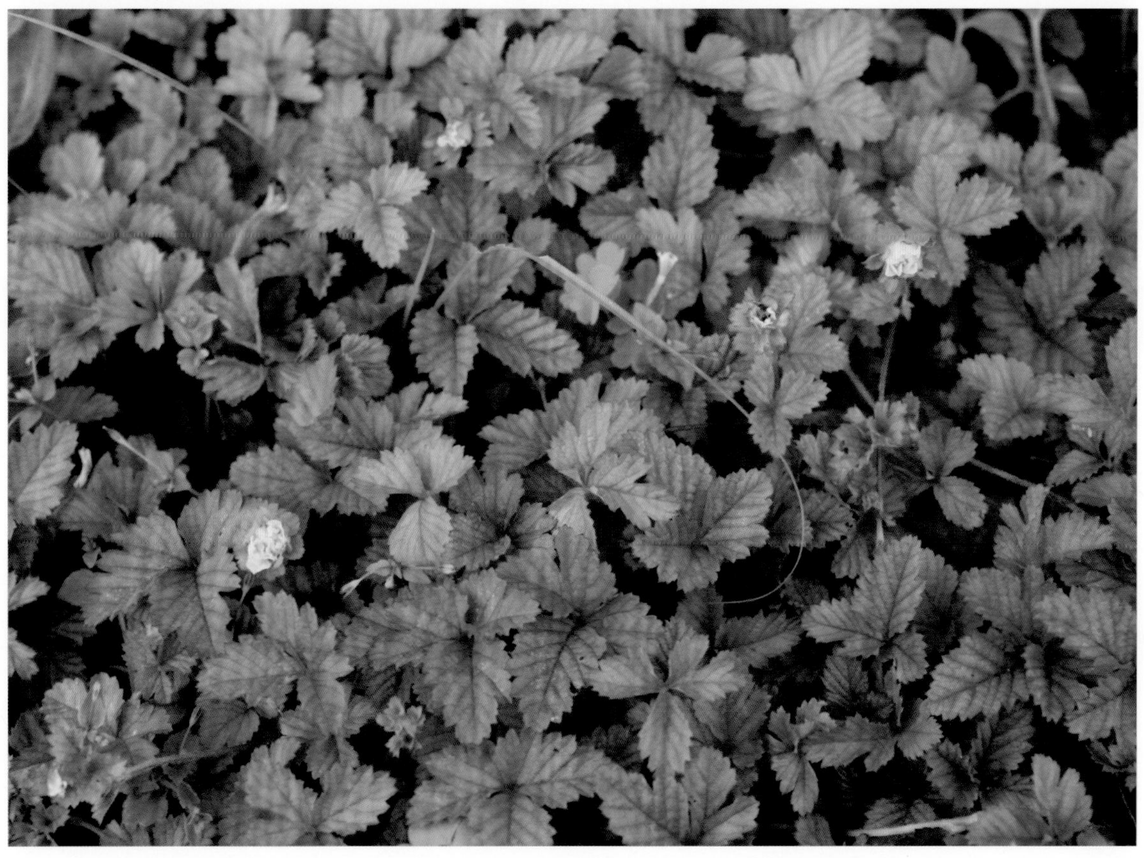

蛇莓

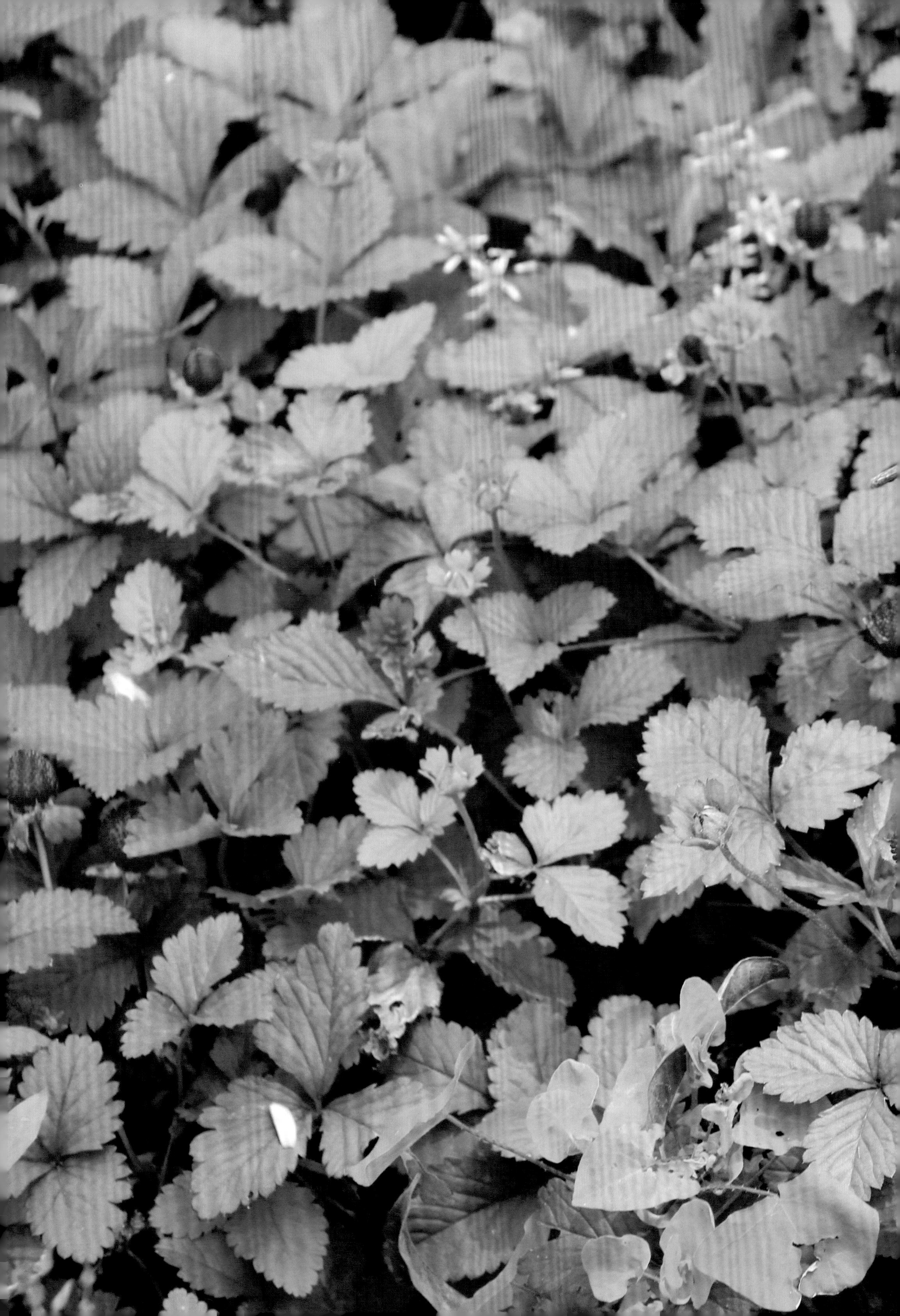

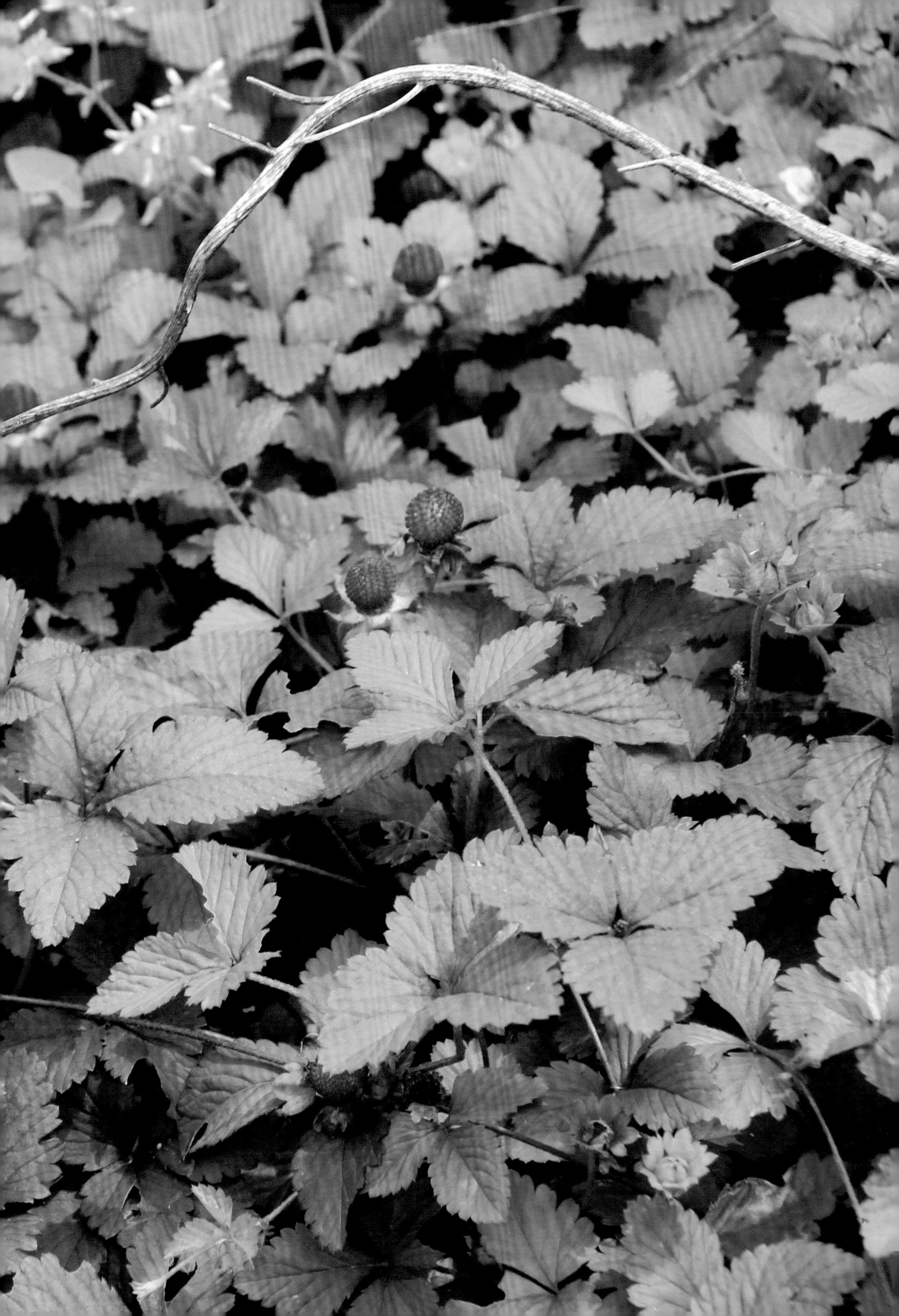

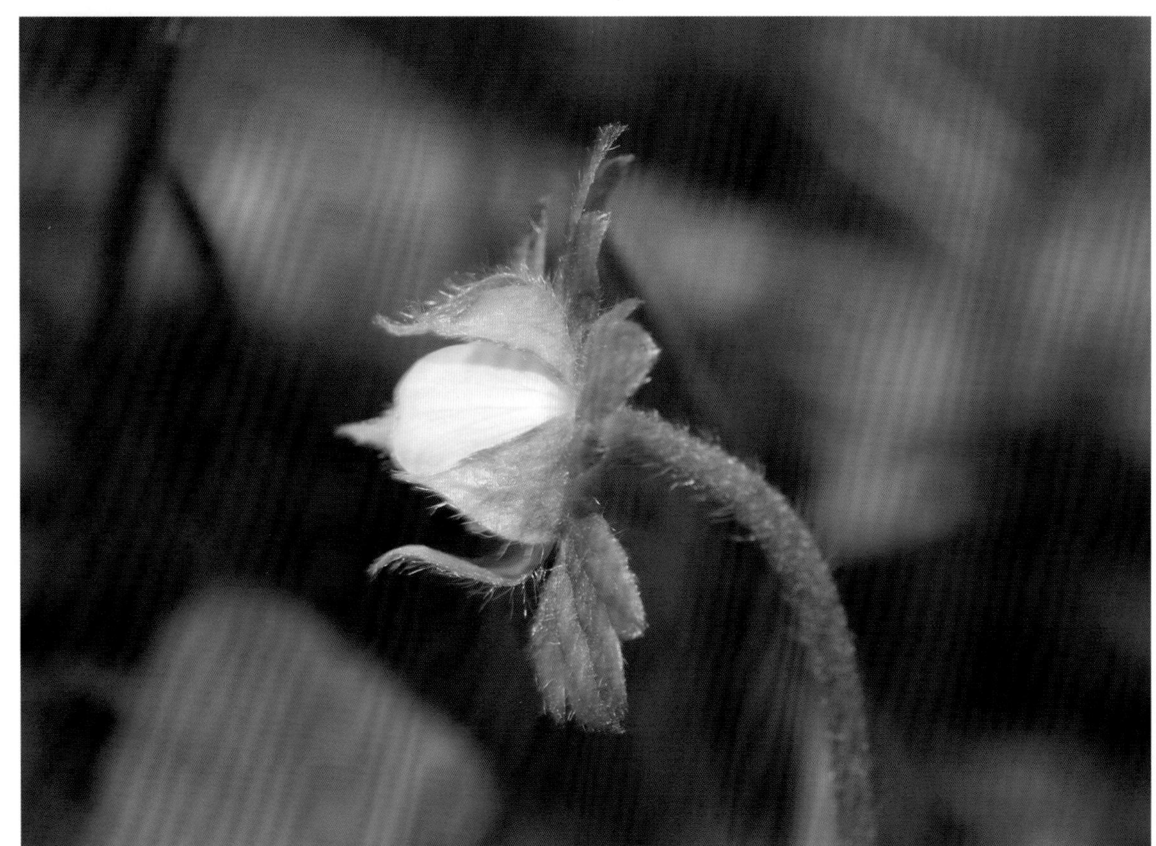

蛇莓

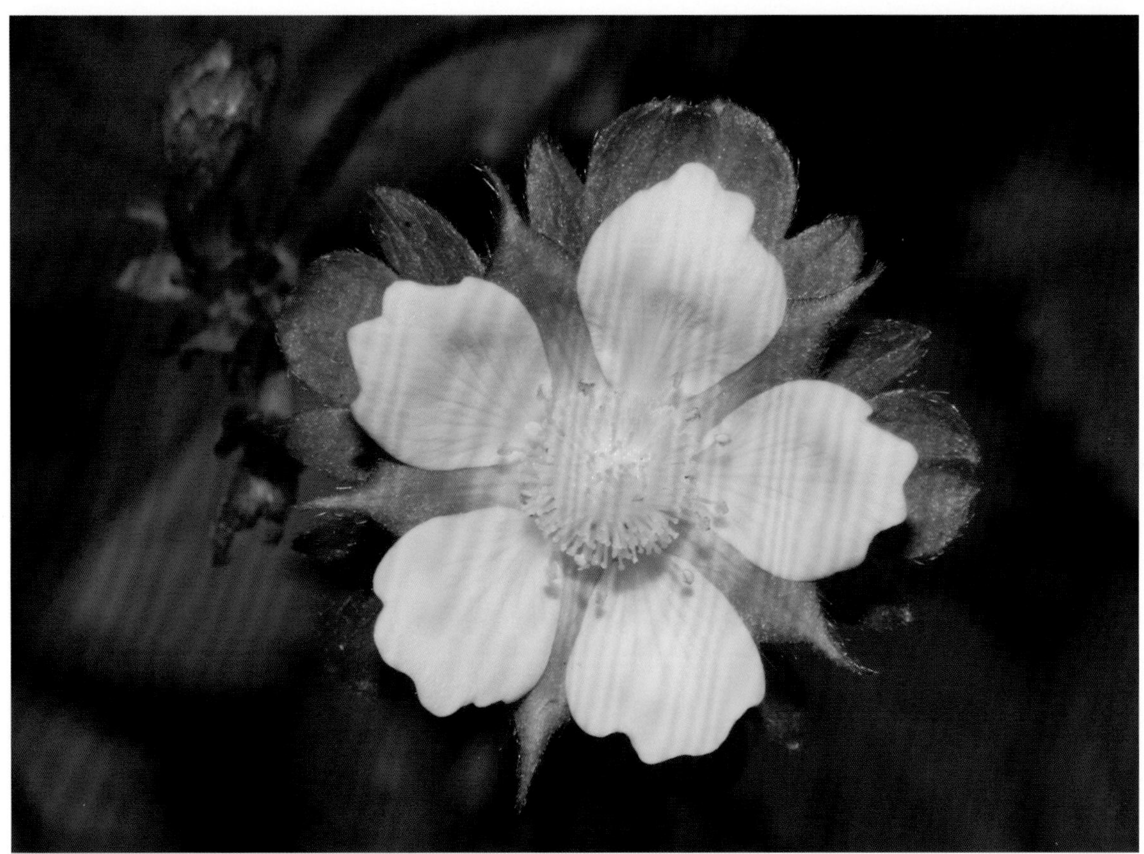

蛇莓

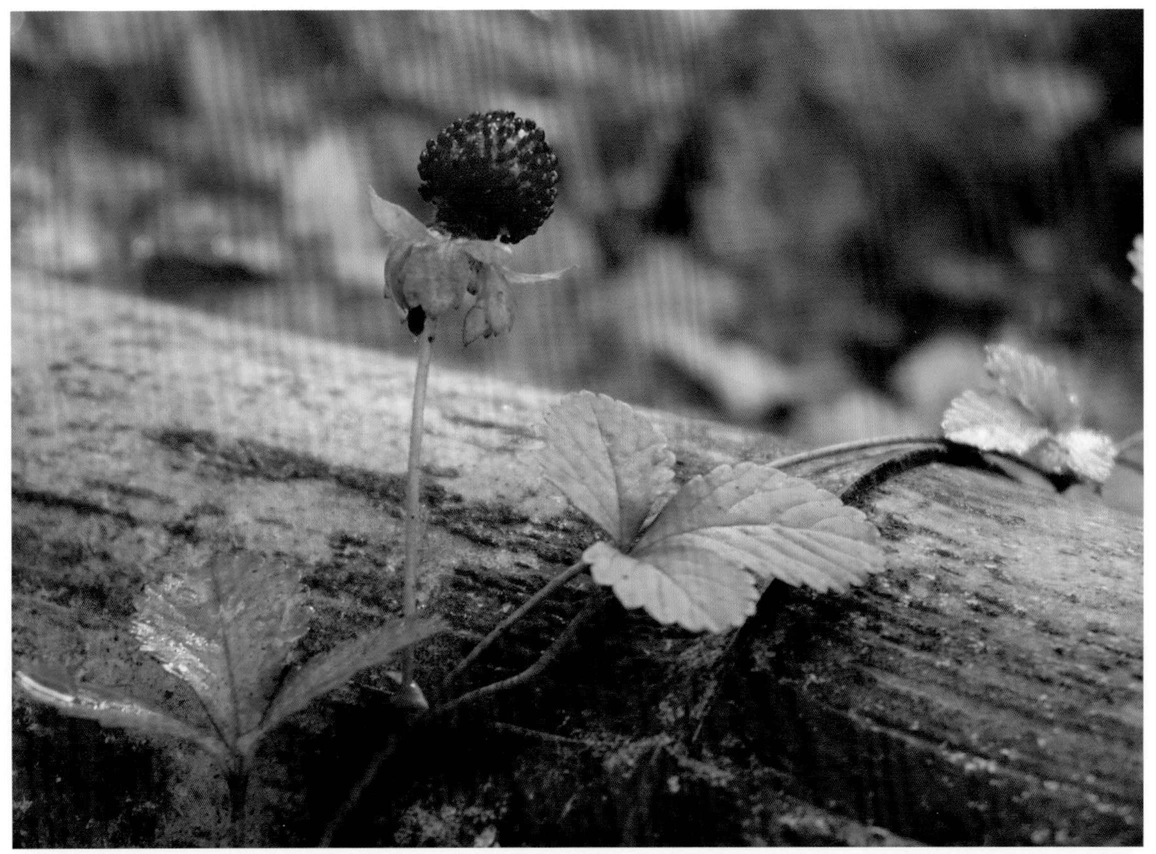

蛇莓

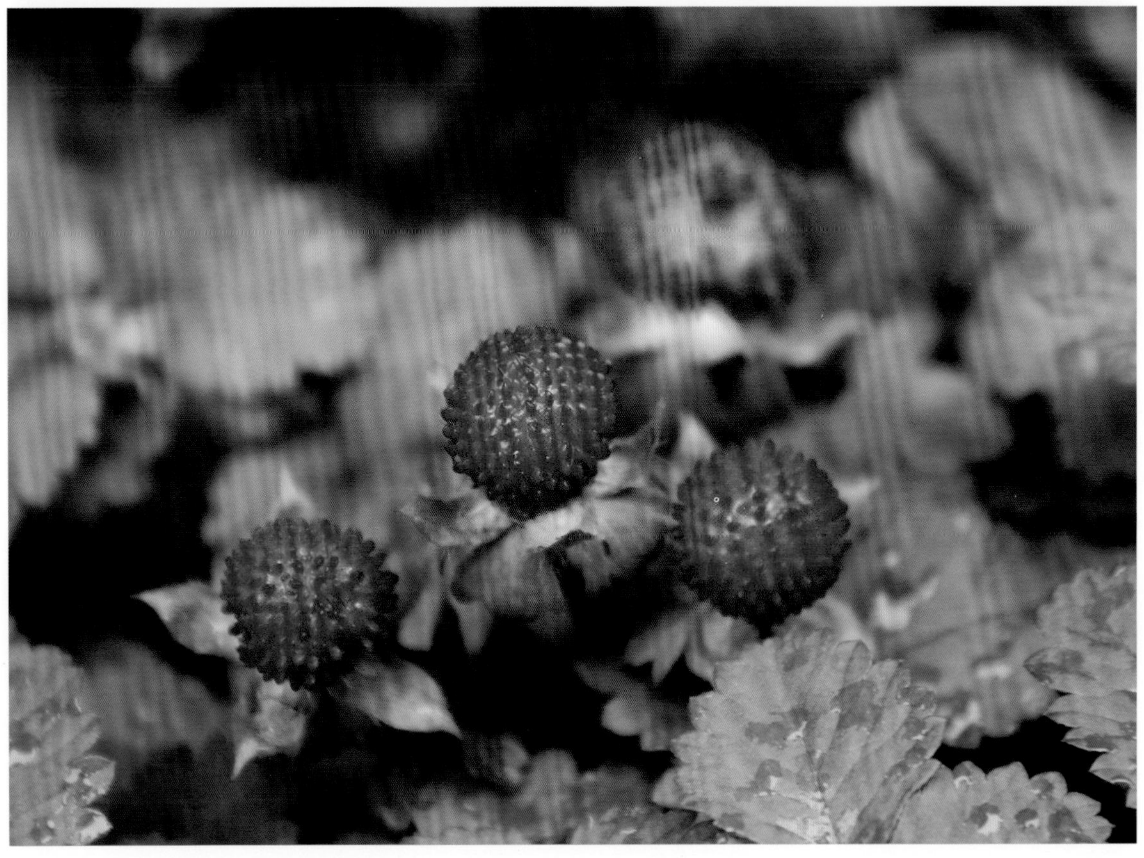

蛇莓

药材鉴别

本品全草多缠绕成团，被白色绢毛，具匍匐茎。叶互生，三出复叶，基生叶的叶柄长 6 ~ 10 cm，小叶多皱缩，完整者倒卵形，长 1.5 ~ 4.0 cm，宽 1 ~ 3 cm，基部偏斜，边缘有钝齿，表面黄绿色、黄色，上面近无毛，下面被疏毛。花单生于叶腋，具长柄。聚合果棕红色，瘦果小，花萼宿存。气微，叶微酸。

功效主治

清热解毒，凉血止血，散瘀消肿，止咳。主治热咳、久咳、热病，惊痫，感冒，痢疾，黄疸，目赤，口疮，咽痛，痄腮，疖肿，毒蛇咬伤，吐血，崩漏，月经不调，烫火伤，跌打肿痛。

用法用量

内服：9 ~ 15 g，鲜品 30 ~ 60 g，煎汤；或捣汁饮。外用：适量，捣烂外敷或研末撒患处。

民族药方

1. 小儿发热咳嗽 蛇莓、蛇倒退、紫苏、桑白皮各 10 g，蜂蜜适量。水煎服。

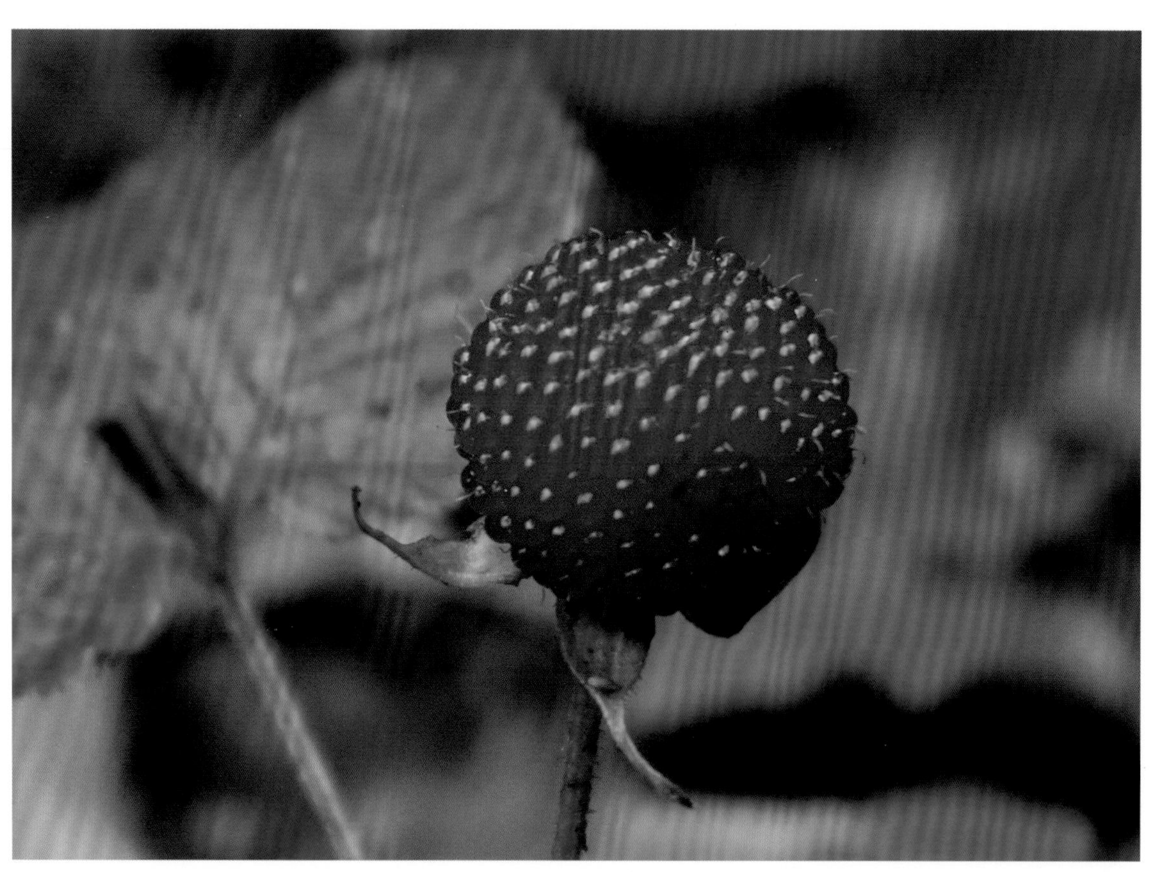

蛇莓

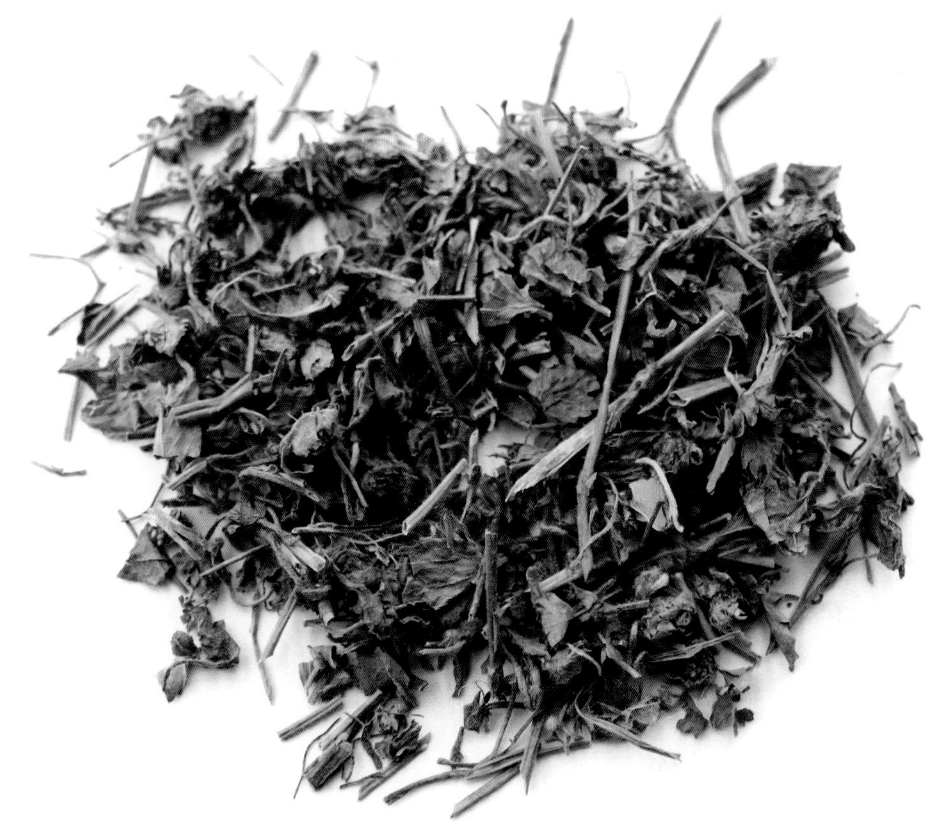

蛇莓饮片

2．带状疱疹　蛇莓适量。捣烂外敷患处。

3．无名肿毒　蛇莓、鱼鳅串、野菊花叶各适量。捣烂外敷患处。

4．火眼肿痛或起云翳　鲜蛇莓适量。捣烂如泥，再加鸡蛋清搅匀，敷眼皮上。

5．月经不调　蛇莓 15 ~ 30 g。水煎服。

6．雷公藤和磷、砒中毒　鲜蛇莓（去果实）、生绿豆各 30 g。同捣烂，冷开水泡，绞汁服。

7．黄疸　蛇莓全草 15 ~ 30 g。水煎服。

8．风热咳嗽　蛇莓、大马蹄草各 15 g，核桃 1 个。水煎服。

9．狂犬咬伤　蛇莓鲜草 30 ~ 60 g。捣茸冲淘米水服。

10．小儿惊风　蛇莓、蛇泡簕各 15 g。水煎服。

11．疮肿溃疡　蛇莓、灰蓼菜各等份；或取其中一药。捣烂，敷患处。

12．细菌性痢疾　蛇莓 10 g，生扯拢 3 g，地苦胆 1.6 g。水煎服。

13．慢性咽炎　蛇莓适量。水煎服，鲜蛇莓全草每日 100 ~ 200 g，或干品每日 10 ~ 50 g，早、晚 2 次分服。亦可和适量猪瘦肉一同煲水服，20 日为 1 个疗程。

使用注意

脾胃虚寒者慎用。

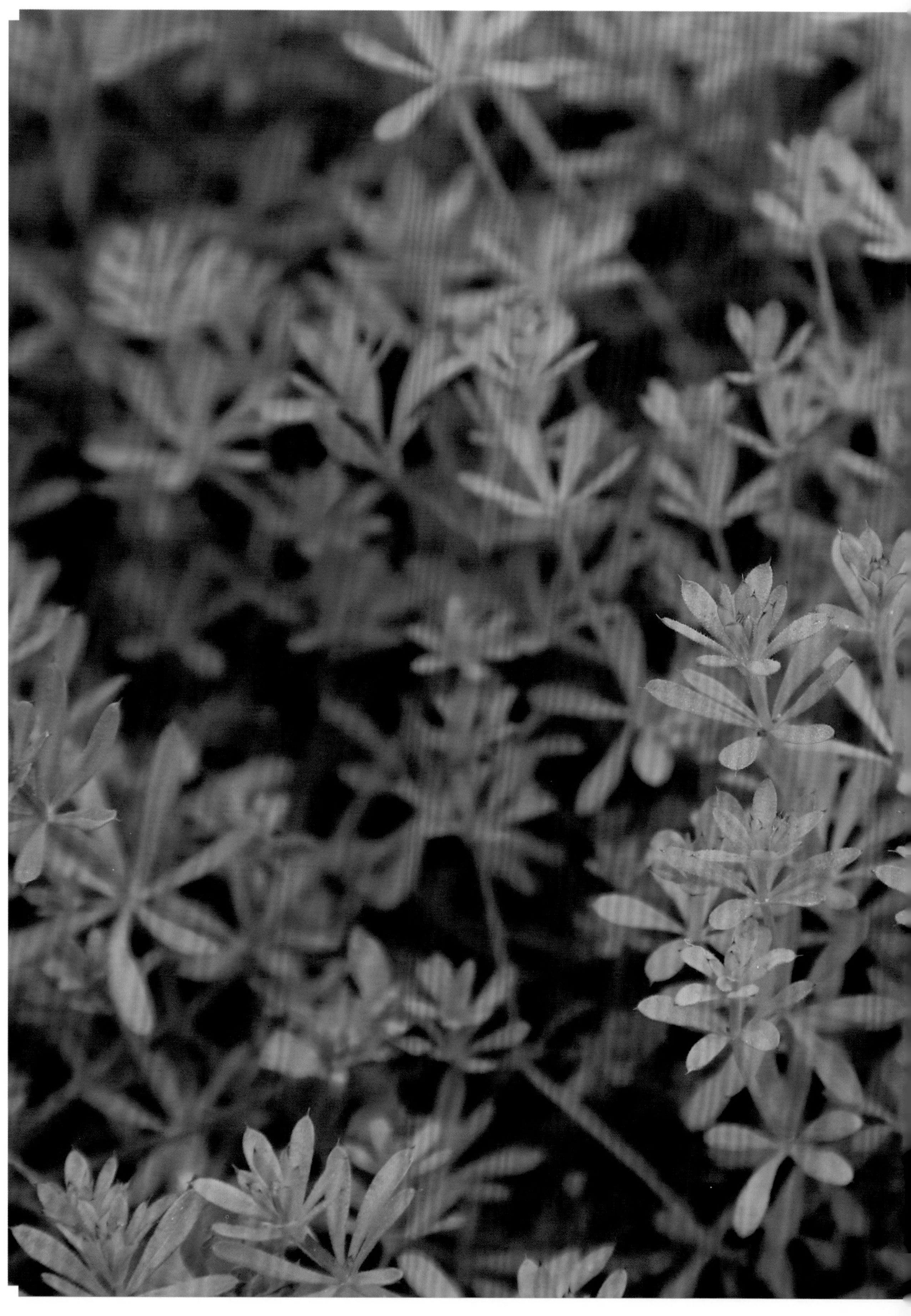

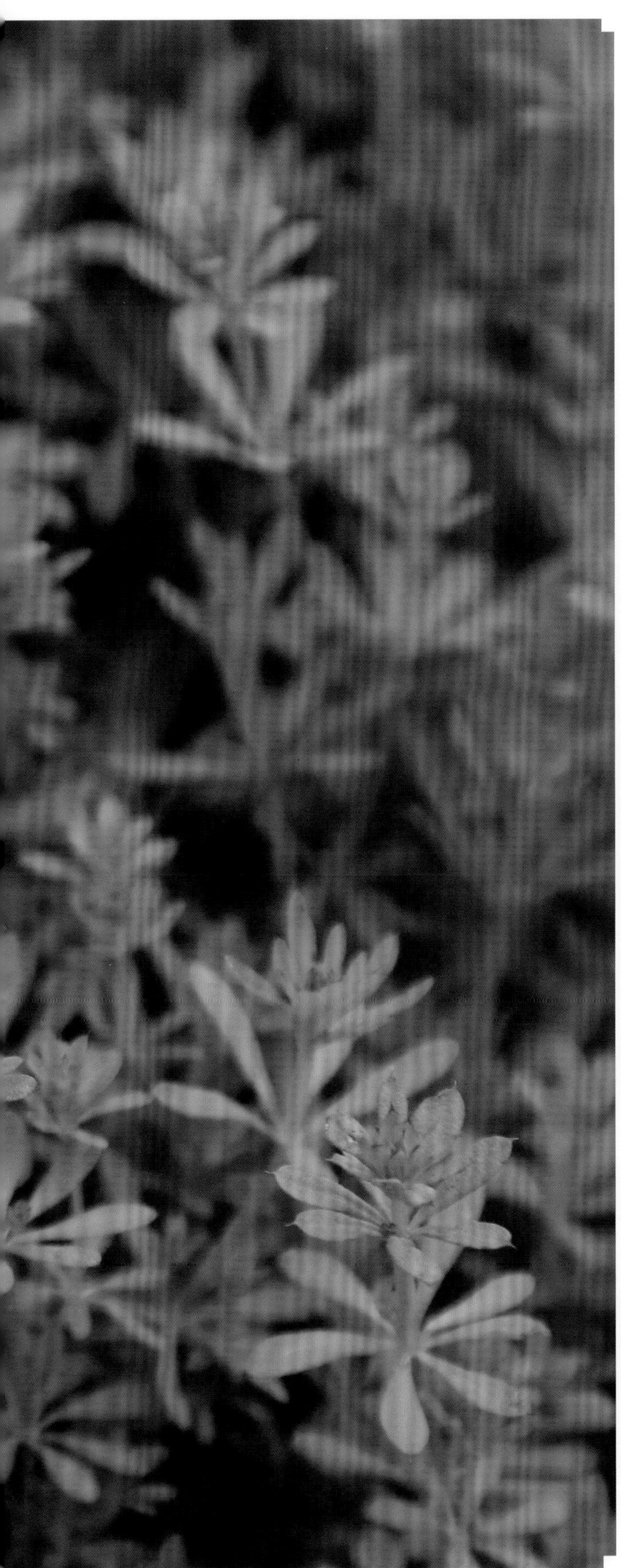

猪殃殃

【壮药名】楣巴个。

【别　名】拉拉藤、锯锯藤、细叶茜草、锯子草、活血草、小禾镰草、锯耳草。

【来　源】本品为茜草科植物猪殃殃 *Galium aparine* L. 的地上部分。

【性味归经】味辛，性微寒。归肝、肾经。

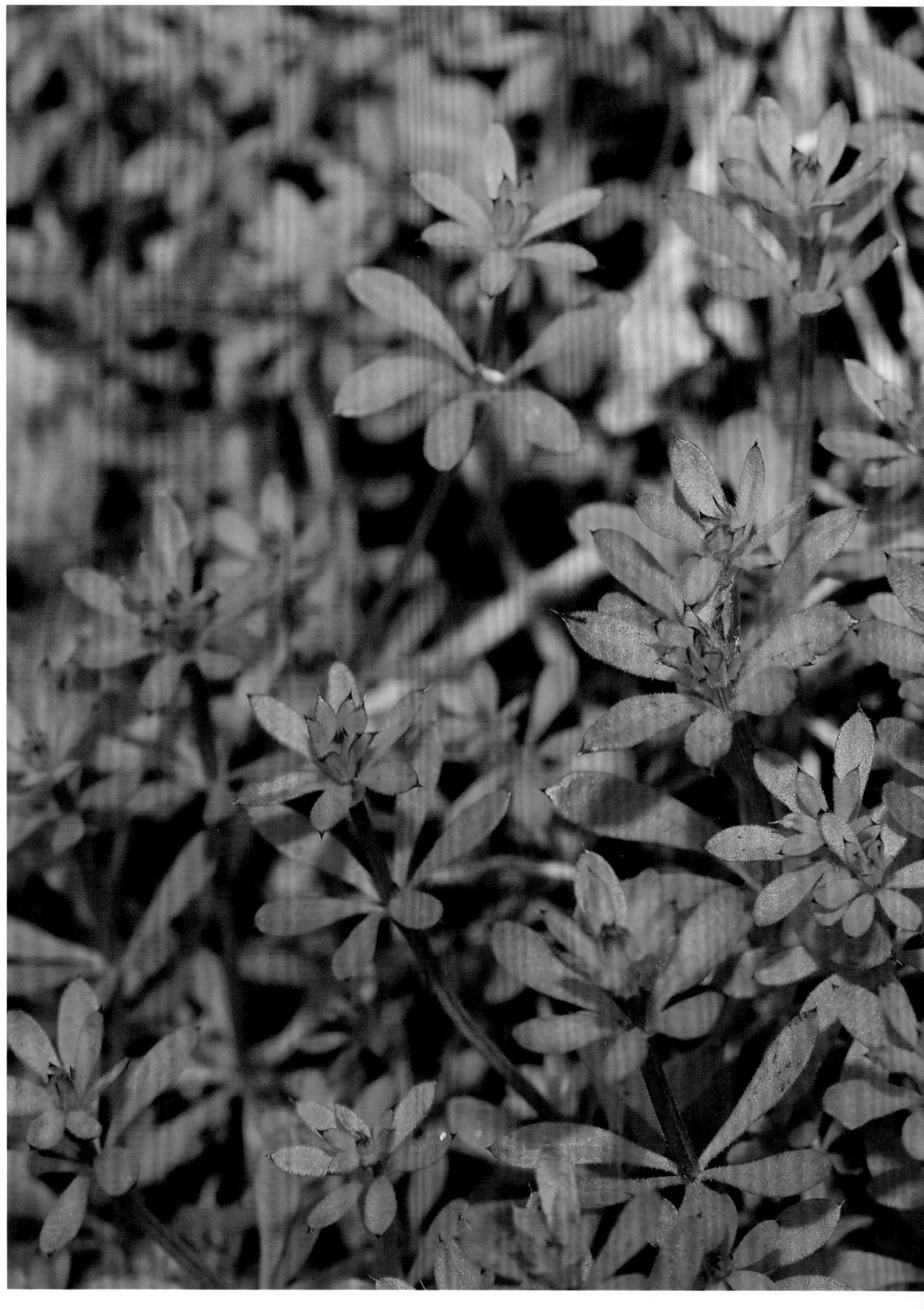

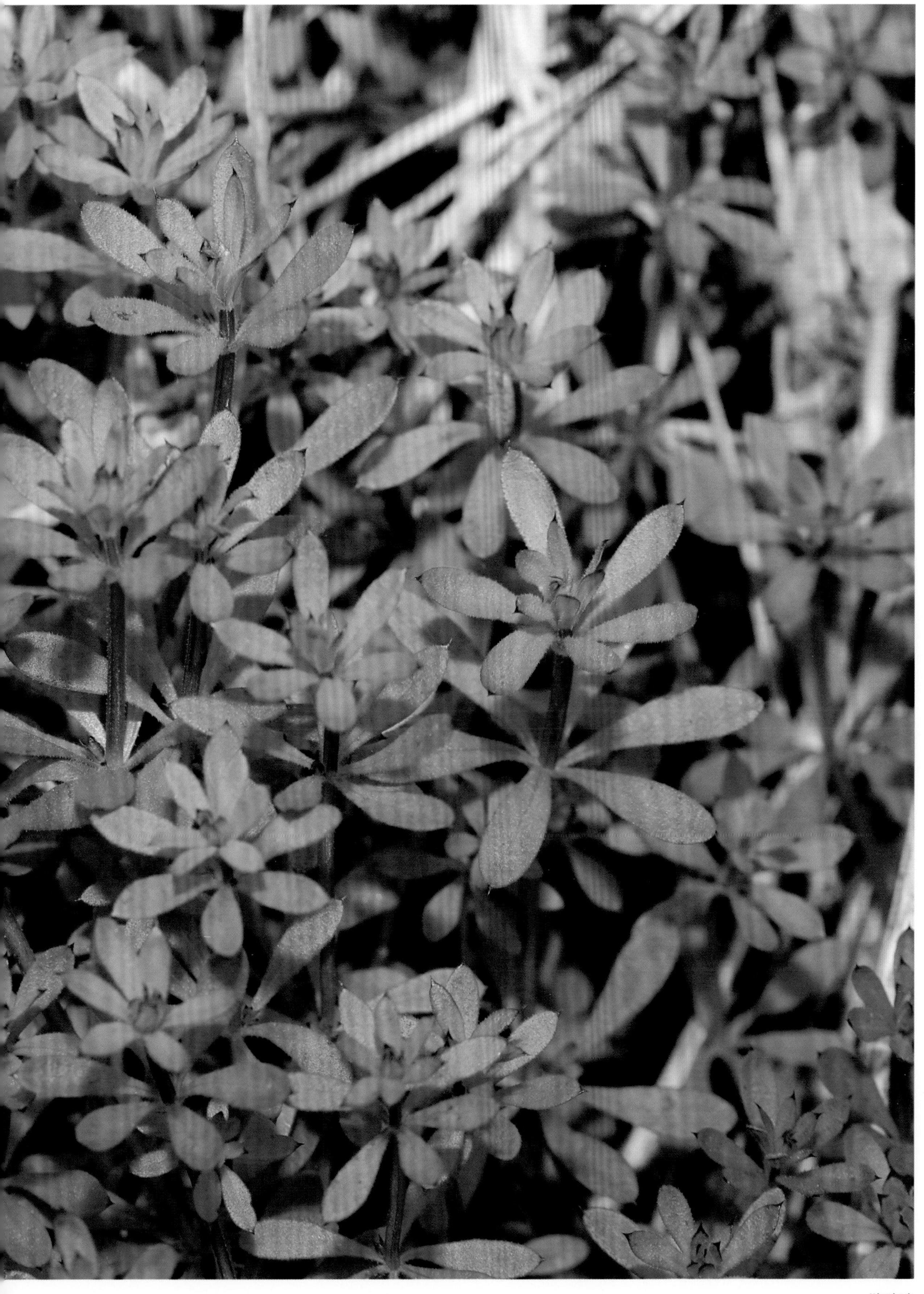

猪殃殃

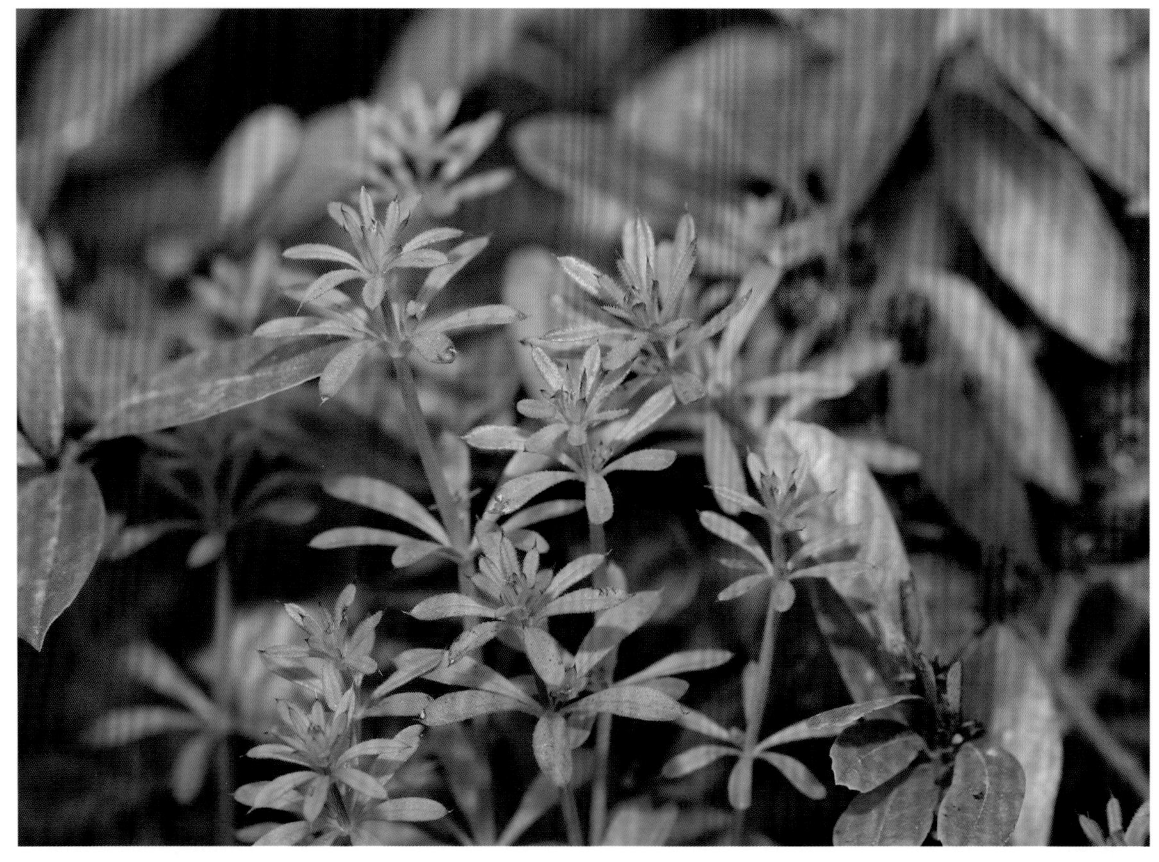
猪殃殃

识别特征

蔓生或攀缘草本。茎分枝，具 4 棱，棱上、叶缘及叶背脉上均有倒刺毛。叶 4 ~ 8 枚轮生，无柄，叶片纸质或膜质，线状倒披针形，长 1.0 ~ 3.5 cm，宽 3 ~ 4 mm，先端锐尖具芒状尖凸，基部渐狭，两面散生短刺毛，1 脉。聚伞花序生上下部叶腋，3 花，稀 1 花；总花梗和小花梗均伸长，前者长 1.5 ~ 2.0 cm，后者长 0.5 ~ 1.0 cm，花黄绿色，裂片 4，长圆形，长不及 1 mm。果近球形或双球形，密被钩毛，直立或于果梗上部下弯。花期 7—8 月。

生境分布

生长于海拔 2900 ~ 4000 m 以下的林边、草地、河滩、荒地、路旁。分布于西藏大部分地区，青海及其他各省区亦有分布。

采收加工

7—8 月采收地上部分，洗净，阴干。

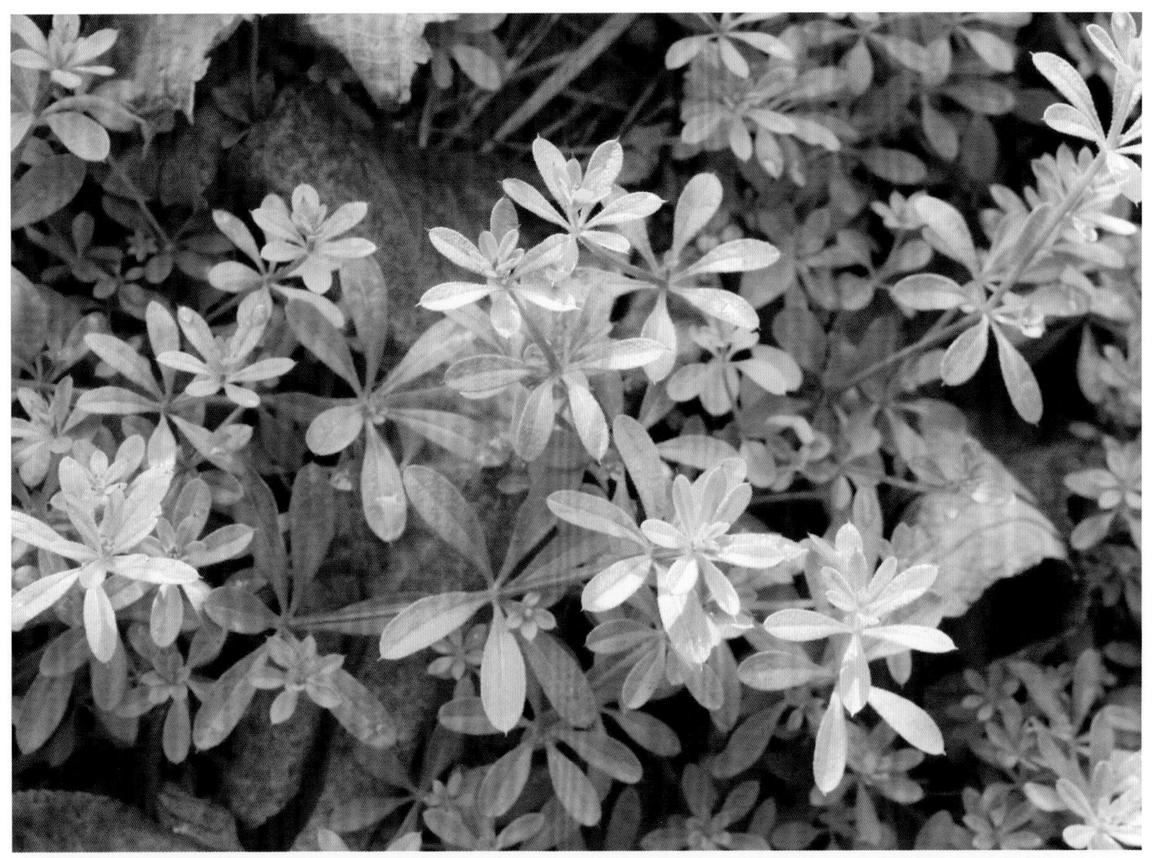
猪殃殃

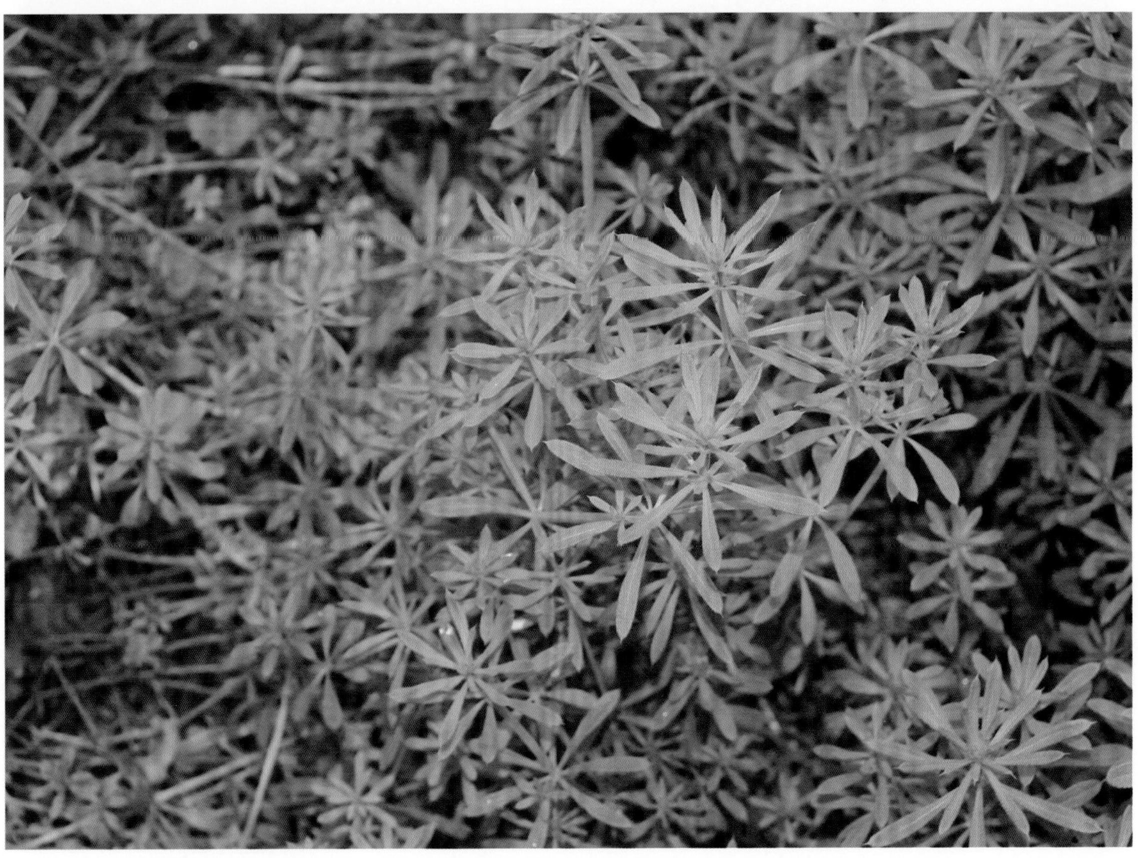
猪殃殃

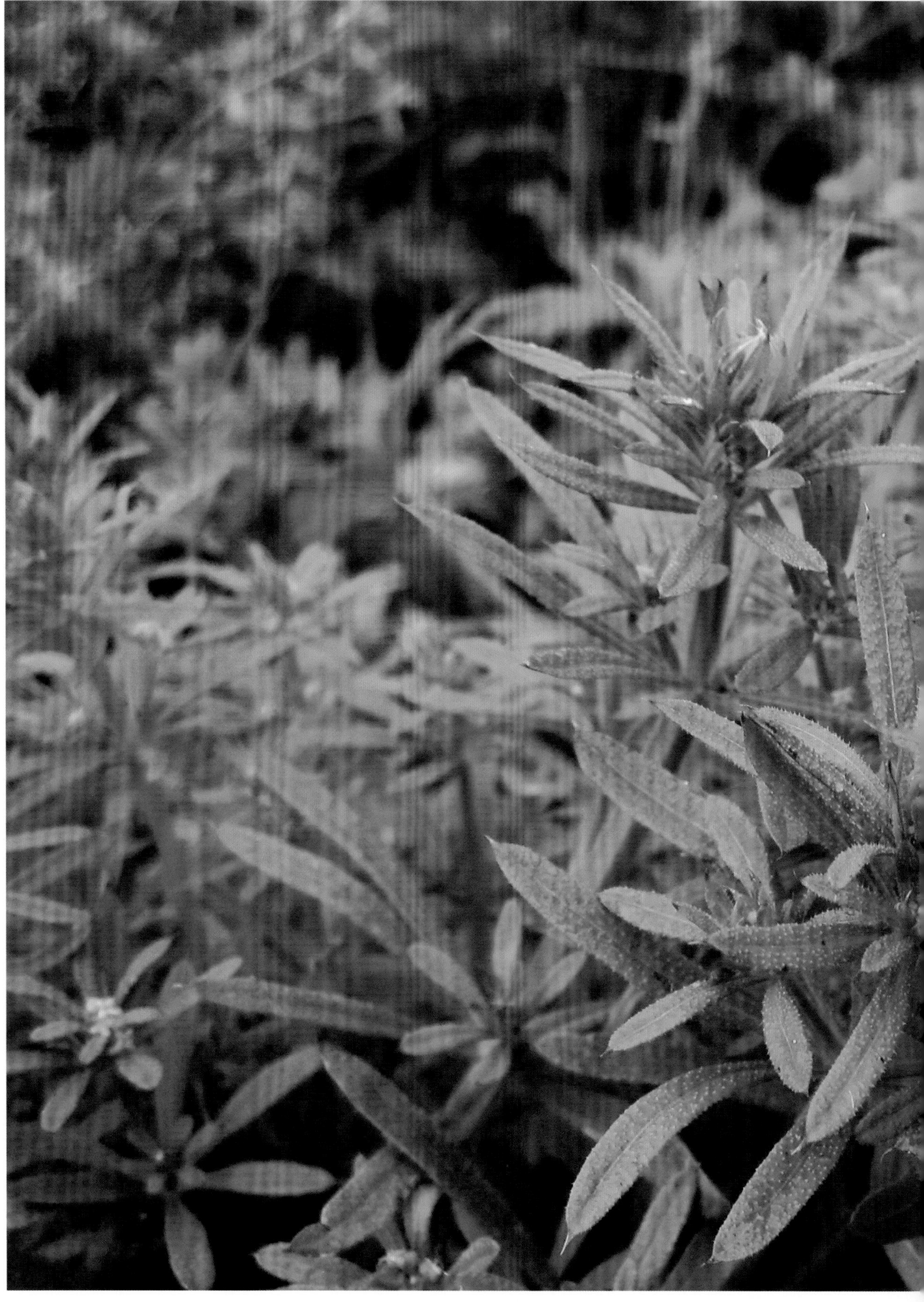

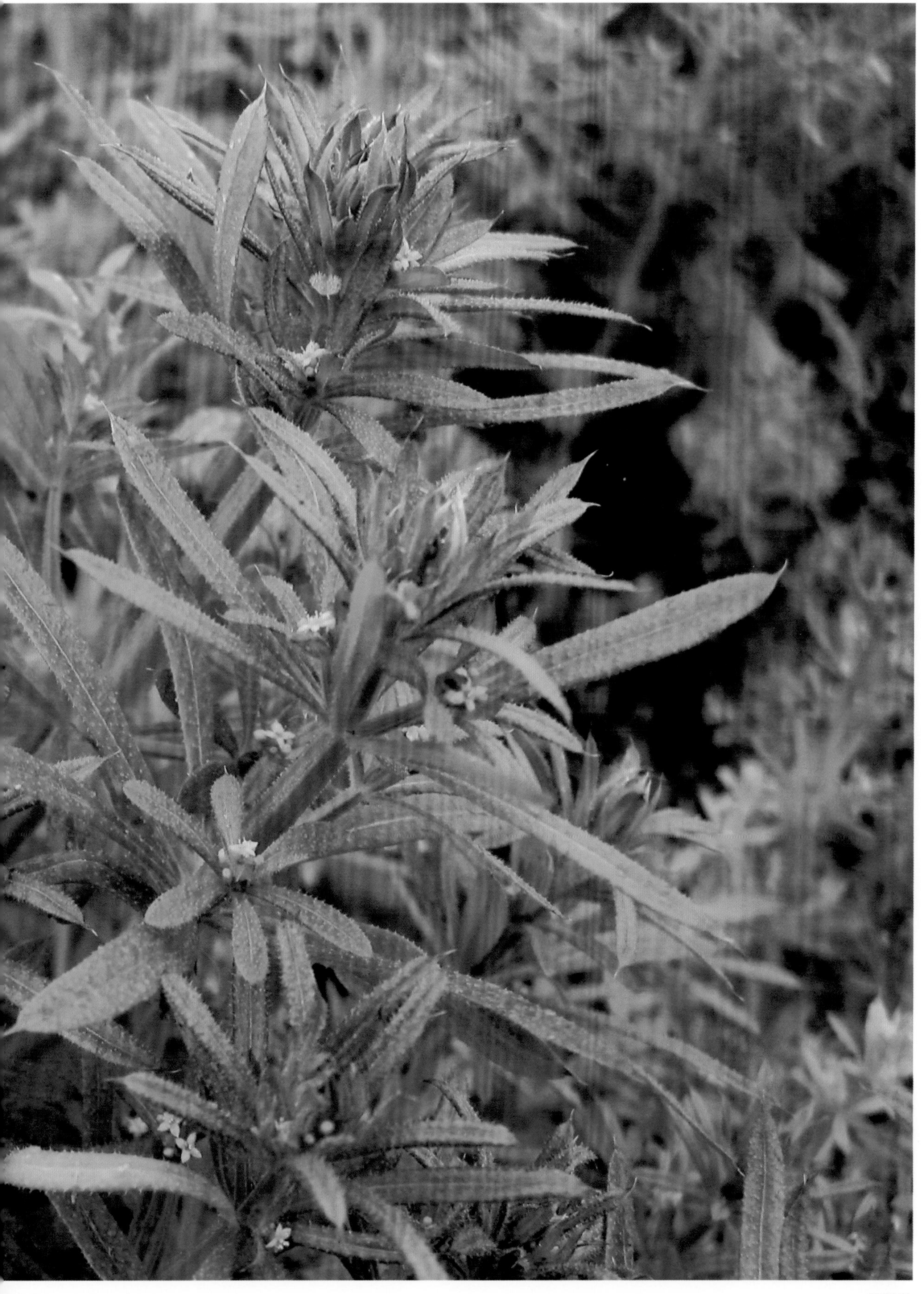

猪殃殃

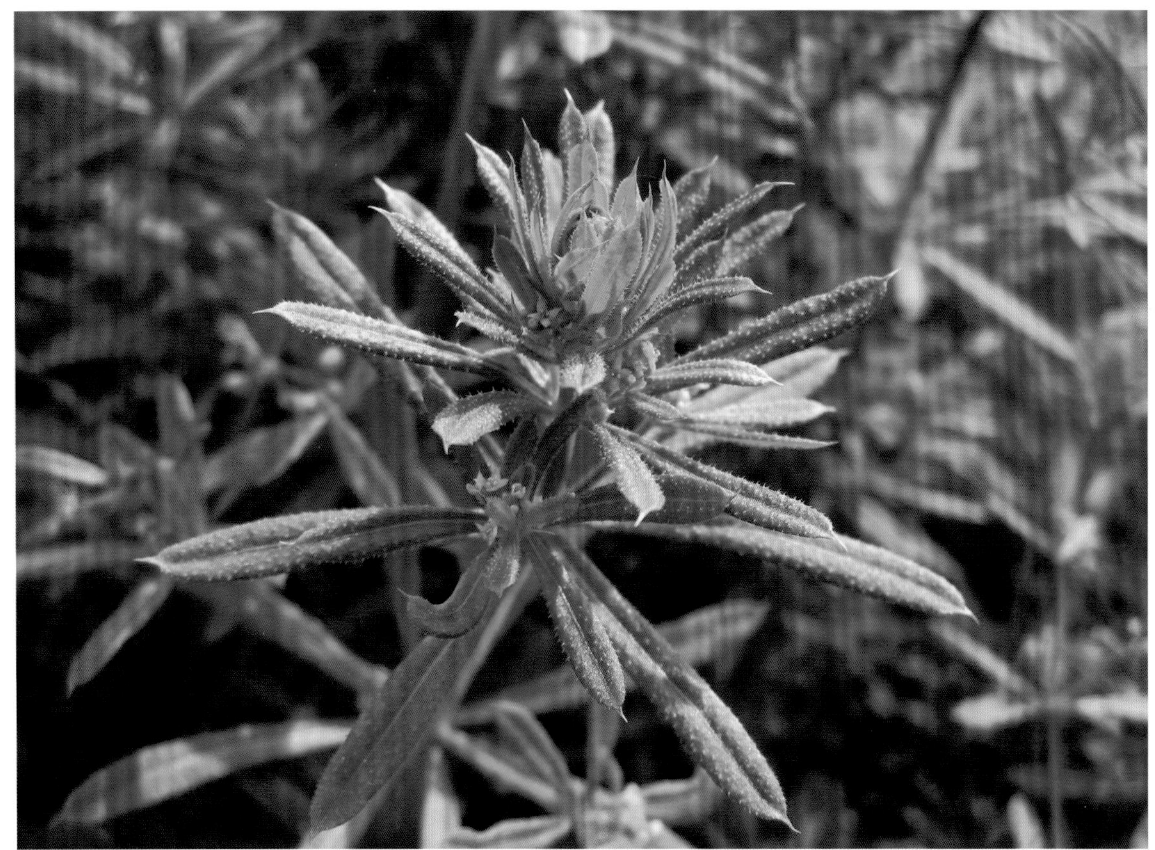

猪殃殃

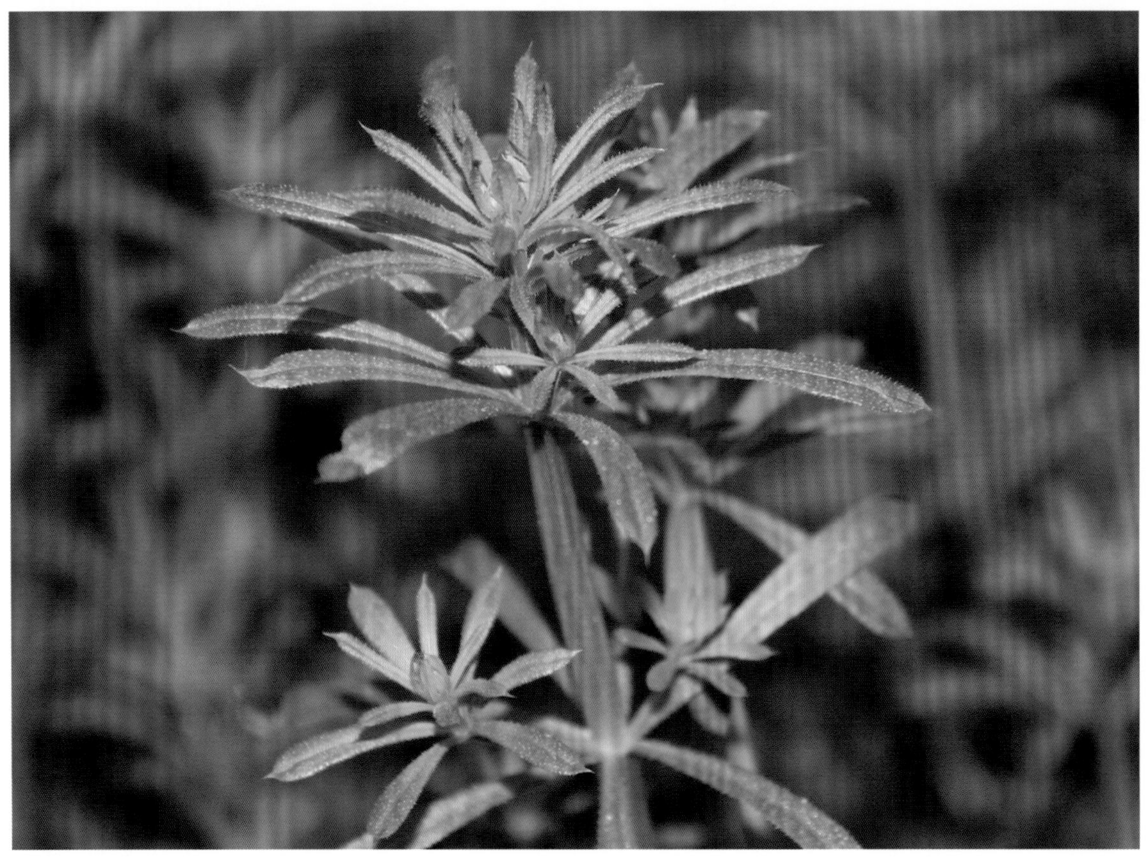

猪殃殃

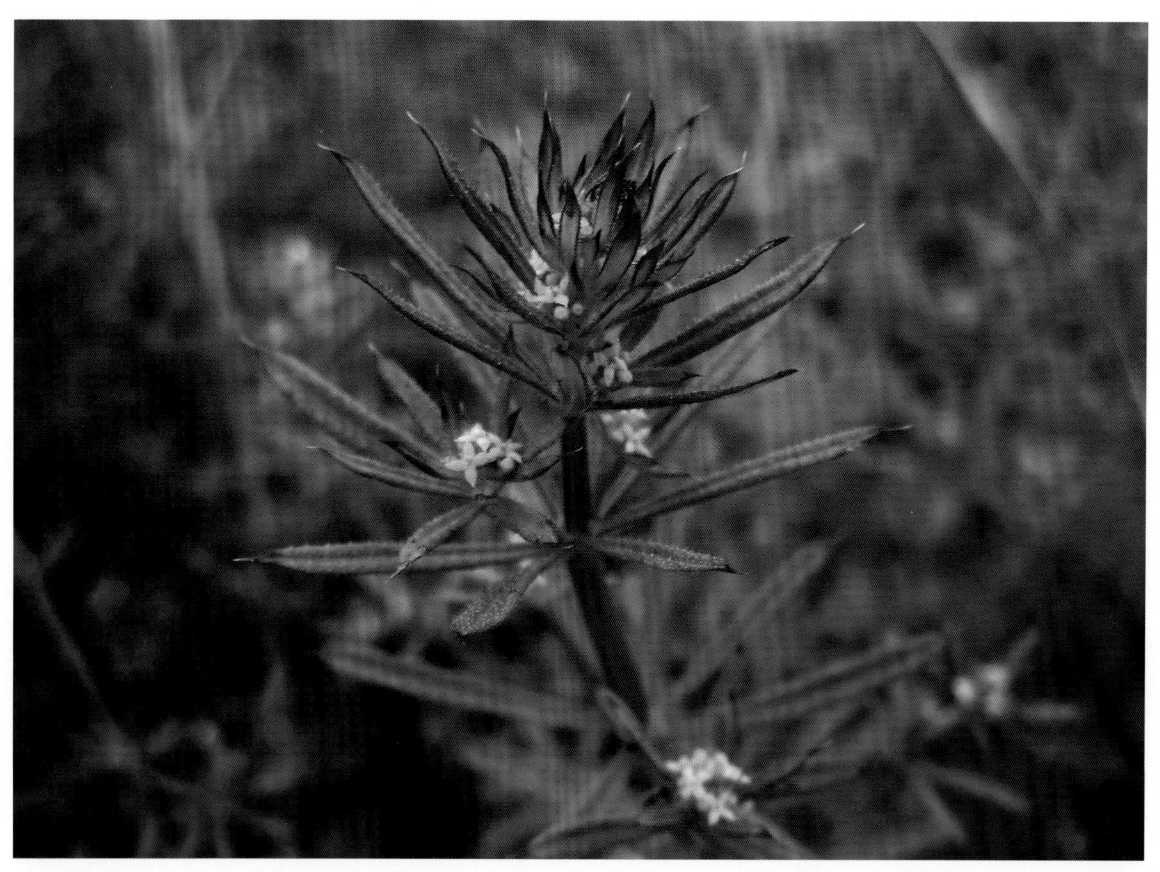

猪殃殃

药材鉴别

本品全草纤细，茎多分枝，方柱形，直径约 1 mm，灰绿色或绿褐色，具 4 棱，棱上有倒生小刺，触之粗糙；质脆，易折断，断面中空。叶 6 ~ 8 片，轮生，无柄，多卷曲破碎；完整者披针形、线形或倒卵状长圆形，长 1 ~ 2 cm，宽 0.2 ~ 0.4 cm，边缘及叶背中脉有倒生小刺。疏散聚伞花序腋生，花小，花冠易脱落，果实顶端微凹，呈二半球状，长 2 ~ 3 mm，绿褐色，密生白色钩毛。气微，味淡。

功效主治

清热解毒，利尿消肿。主治感冒，牙龈出血，急、慢性阑尾炎，泌尿系感染，水肿，痛经，崩漏，白带，癌症，白血病；外用治乳腺炎初起，痈疖肿毒，跌打损伤。

用法用量

内服：2 ~ 3 g，研末服；或入丸服。

民族药方

1. 白血病 猪殃殃 45 g，金银花藤、半枝莲、龙葵、丹参、地骨皮各 30 g，马蹄金、黄精各 15 g。每日 1 剂，头道煎液合二道煎液，分早、晚服下。

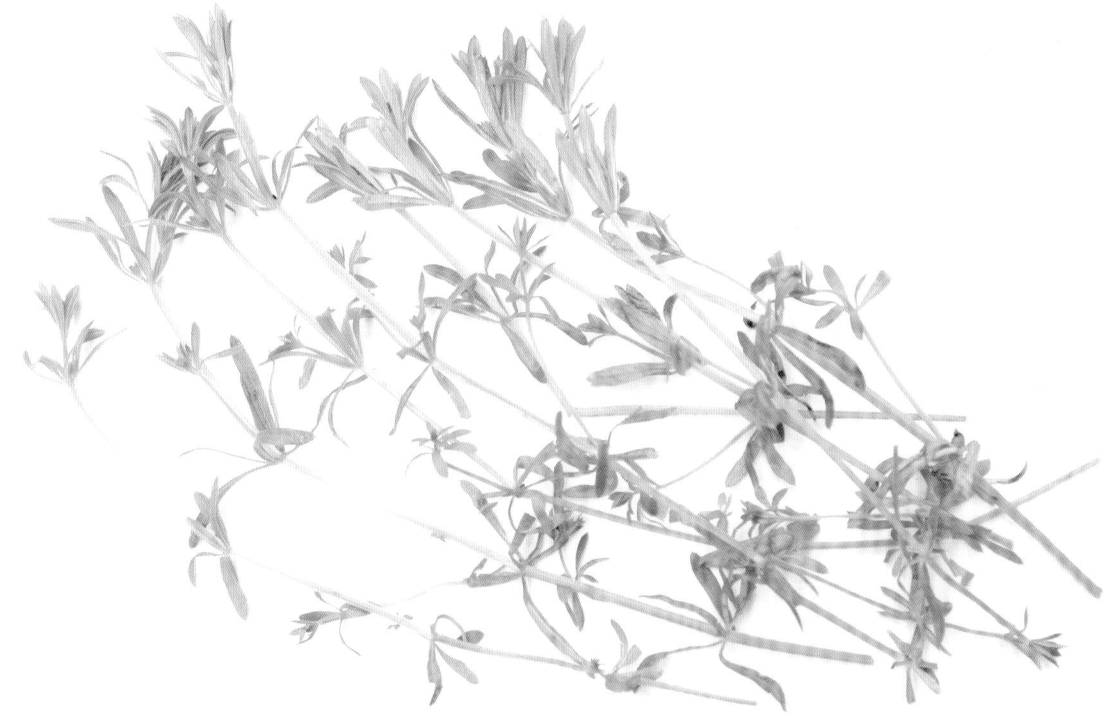

猪殃殃药材

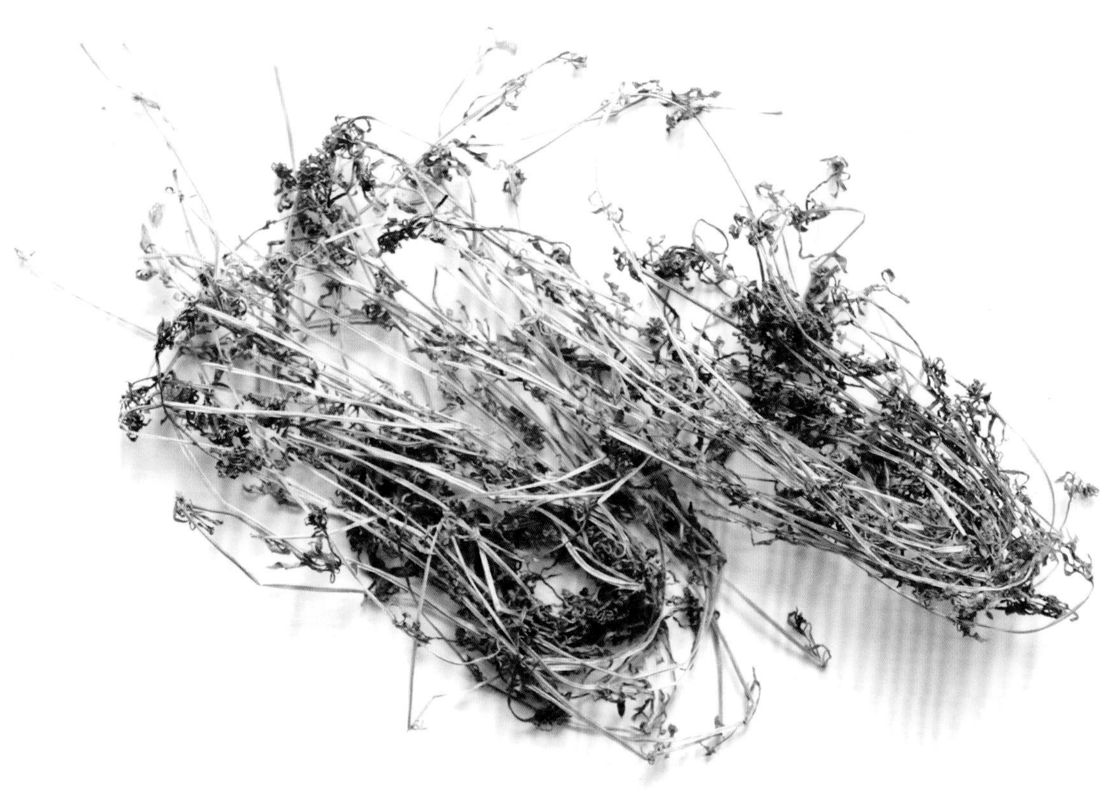

猪殃殃药材

2．腰肾部疼痛，腰椎肌腱僵硬而难俯仰，膝盖骨疼痛 猪殃殃、菥蓂子各 25 g，冬葵子 20 g，生等、川木香、小叶杜鹃各 17.5 g，小豆蔻 15 g。同研成细粉，过筛，早、晚各服 3 g。

3．乳癌溃烂 鲜猪殃殃 180 g。水煎服，每日 1 剂，连服 7 日。另用鲜草捣烂取汁和猪油外敷患处，每日换 3 ~ 6 次。

4．急性膀胱炎 猪殃殃、车前草各 30 g，金银花 10 g。水煎服，连服 3 ~ 5 日。

5．慢性前列腺炎 猪殃殃 100 g，半边莲 15 g，鱼腥草 30 g，红花 10 g，桃仁、泽兰、茯苓、车前子各 12 g，滑石 18 g，甘草 3 g，桂枝 6 g。水煎 3 次分服，每日 1 剂。

6．跌打损伤，筋骨疼痛，阑尾炎，尿血 猪殃殃 9 ~ 15 g。水煎服，每日 1 剂。

7．扭伤肿痛，脓性甲沟炎 鲜猪殃殃适量。捣烂敷。

8．乳腺癌，下颌腺癌，甲状腺肿瘤，宫颈癌 猪殃殃 30 g，红糖适量。水煎加红糖，分 3 ~ 6 次服，每日 1 剂。如猪殃殃鲜草则用 150 g。绞汁加红糖服。可长期服。

9．阑尾炎 鲜猪殃殃 120 ~ 180 g。水煎服。

10．水肿，小便不利 猪殃殃、车前草各 30 g。水煎服。

11．恶疮乳癌 鲜猪殃殃适量。捣烂敷贴，每日换 2 次。

使用注意

脾胃虚寒者禁用。

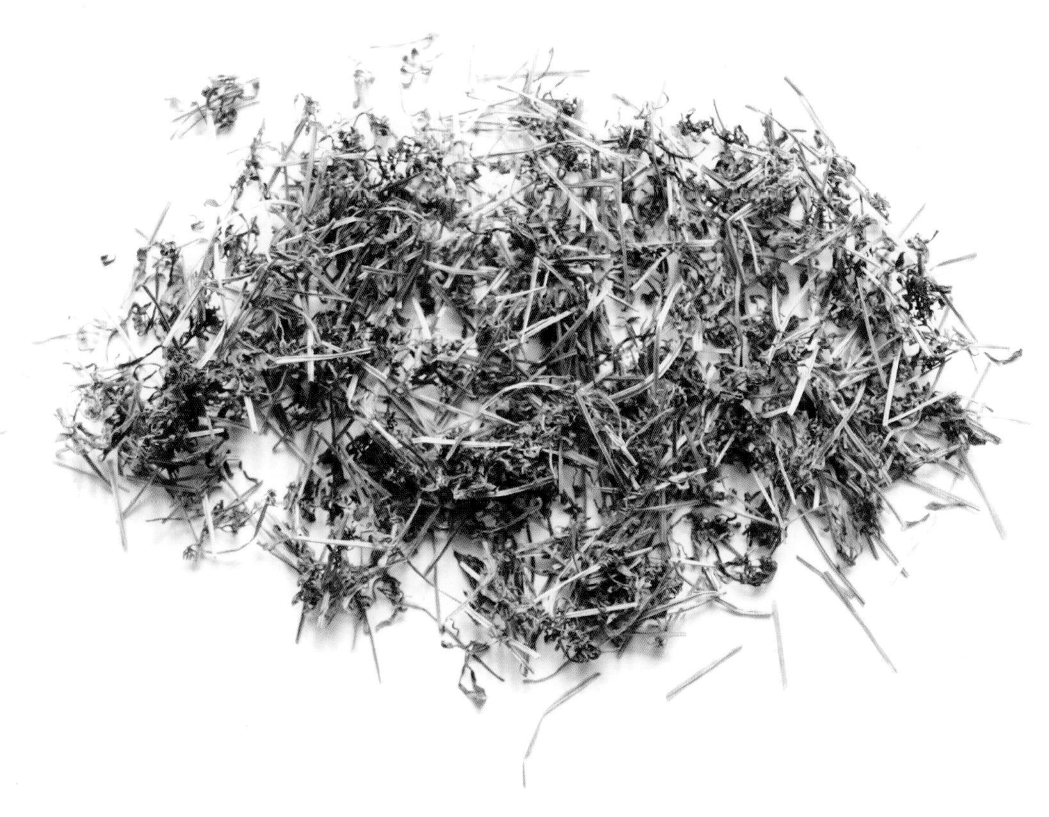

猪殃殃饮片

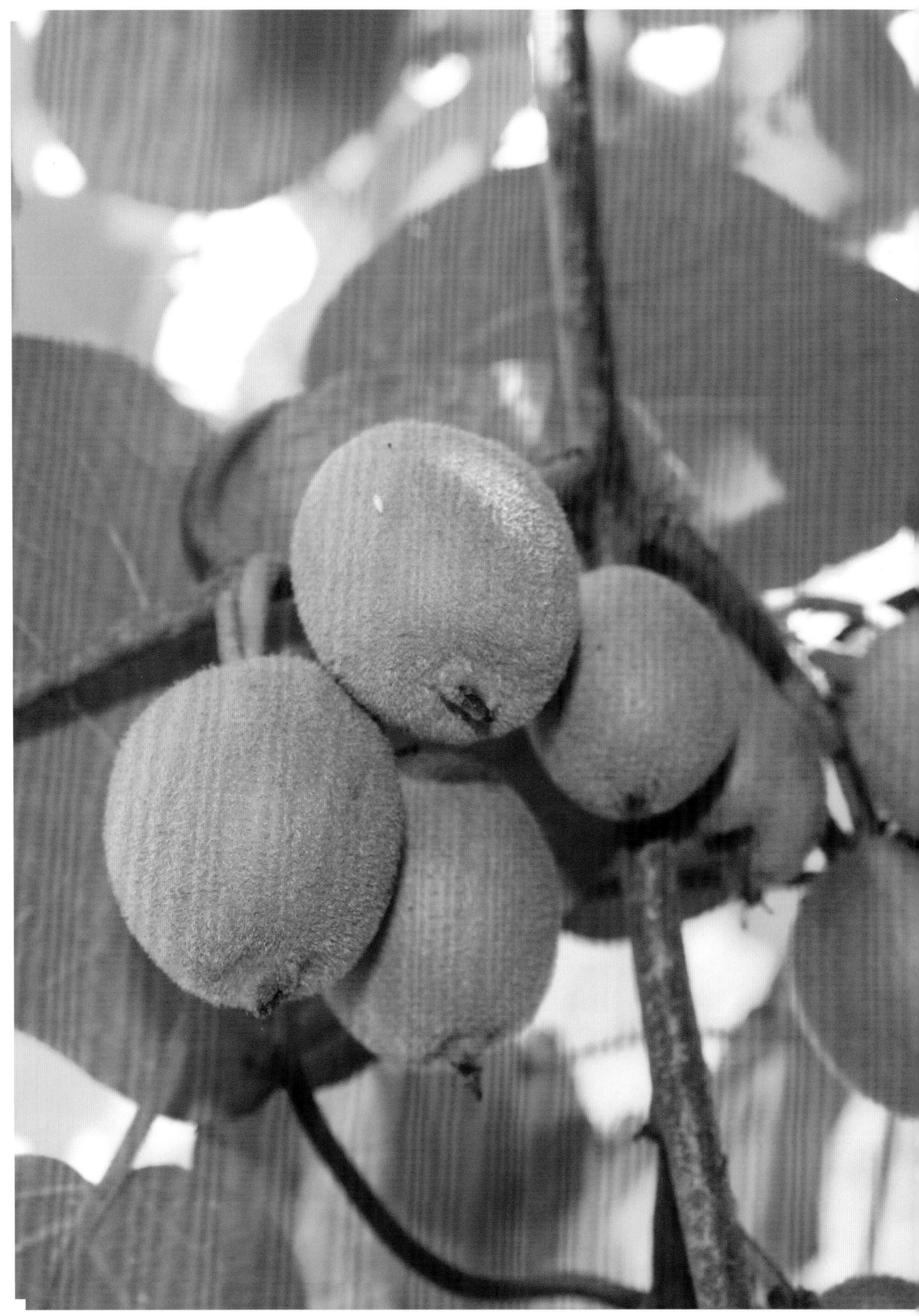

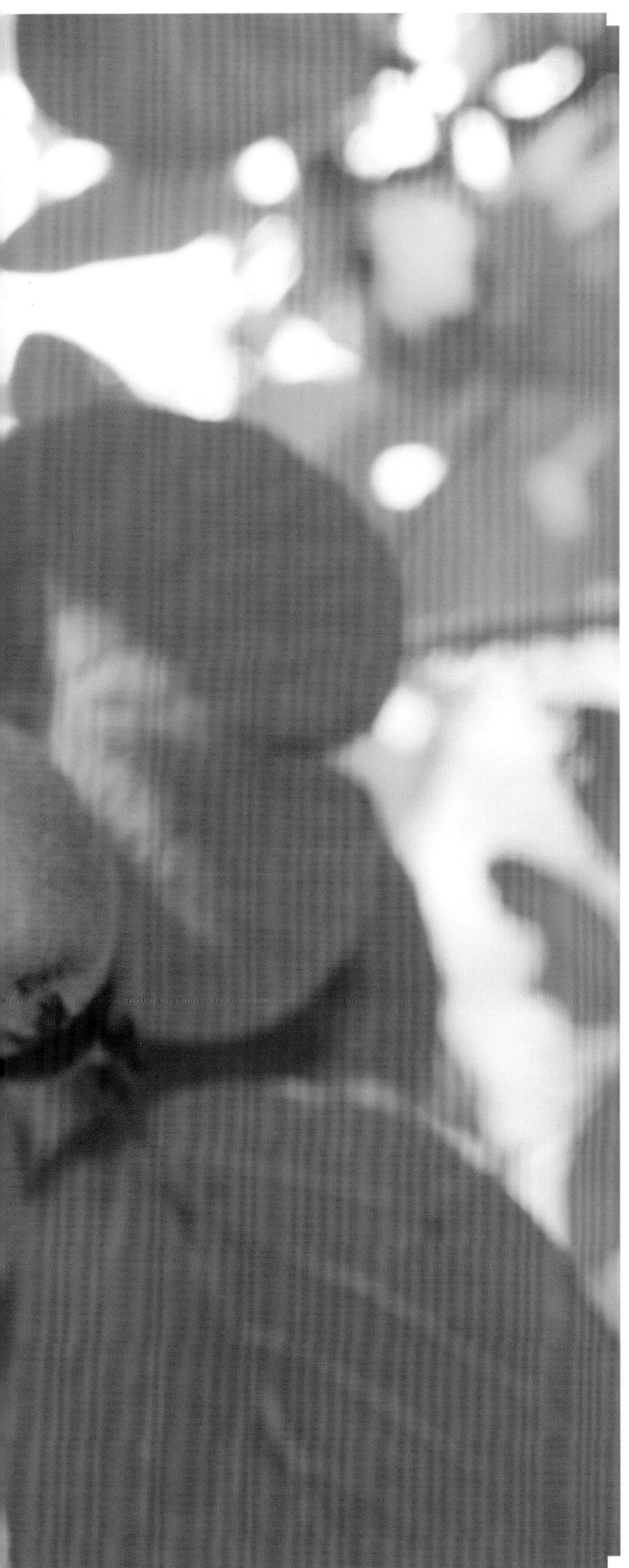

猕猴桃

【壮药名】冬耐。

【别　名】藤梨、甜梨、猕猴梨、山洋桃、洋桃果、野洋桃。

【来　源】本品为猕猴桃科植物猕猴桃 *Actinidia chinensis* Planch. 的果实和根。

【性味归经】味酸、涩，性寒。归脾、胃、胆、肾经。

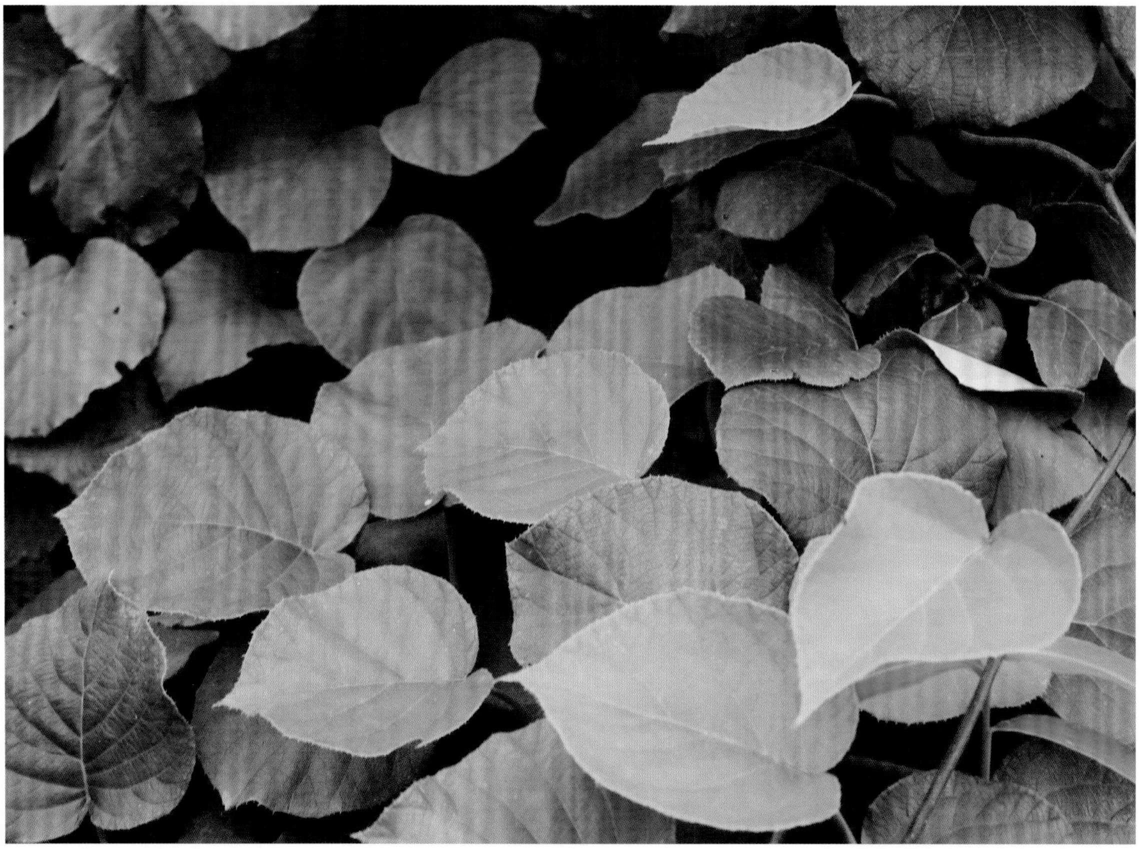

猕猴桃

识别特征

幼枝赤色，同叶柄密生灰棕色柔毛，老枝无毛；髓大，白色，片状。单叶互生；叶柄长达 6 cm；叶片纸质，圆形、卵圆形或倒卵形，长 5 ~ 17 cm，先端突尖、微凹或平截，基部阔楔形至心形，边缘有刺毛状齿，上面暗绿色，仅叶脉有毛，下面灰白色，密生灰棕色星状茸毛。花单生或数朵聚生于叶腋；单性花，雌雄异株或单性花与两性花共存；萼片 5，稀为 4，基部稍连合，花梗被淡棕色茸毛；花瓣 5，稀 4，或多至 6 ~ 7 片，刚开放时呈乳白色，后变黄色；雄蕊多数；子房上位，多室，花柱丝状，多数。浆果卵圆形或长圆形，长 3 ~ 5 cm，密生棕色长毛，有香气。种子细小，黑色。花期 5—6 月，果期 8—10 月。

生境分布

生长于山地林间或灌木丛中。分布于黄河流域中、下游及长江流域以南各地区。

采收加工

9 月中、下旬至 10 月上旬采摘成熟果实和根，鲜用或晒干用。

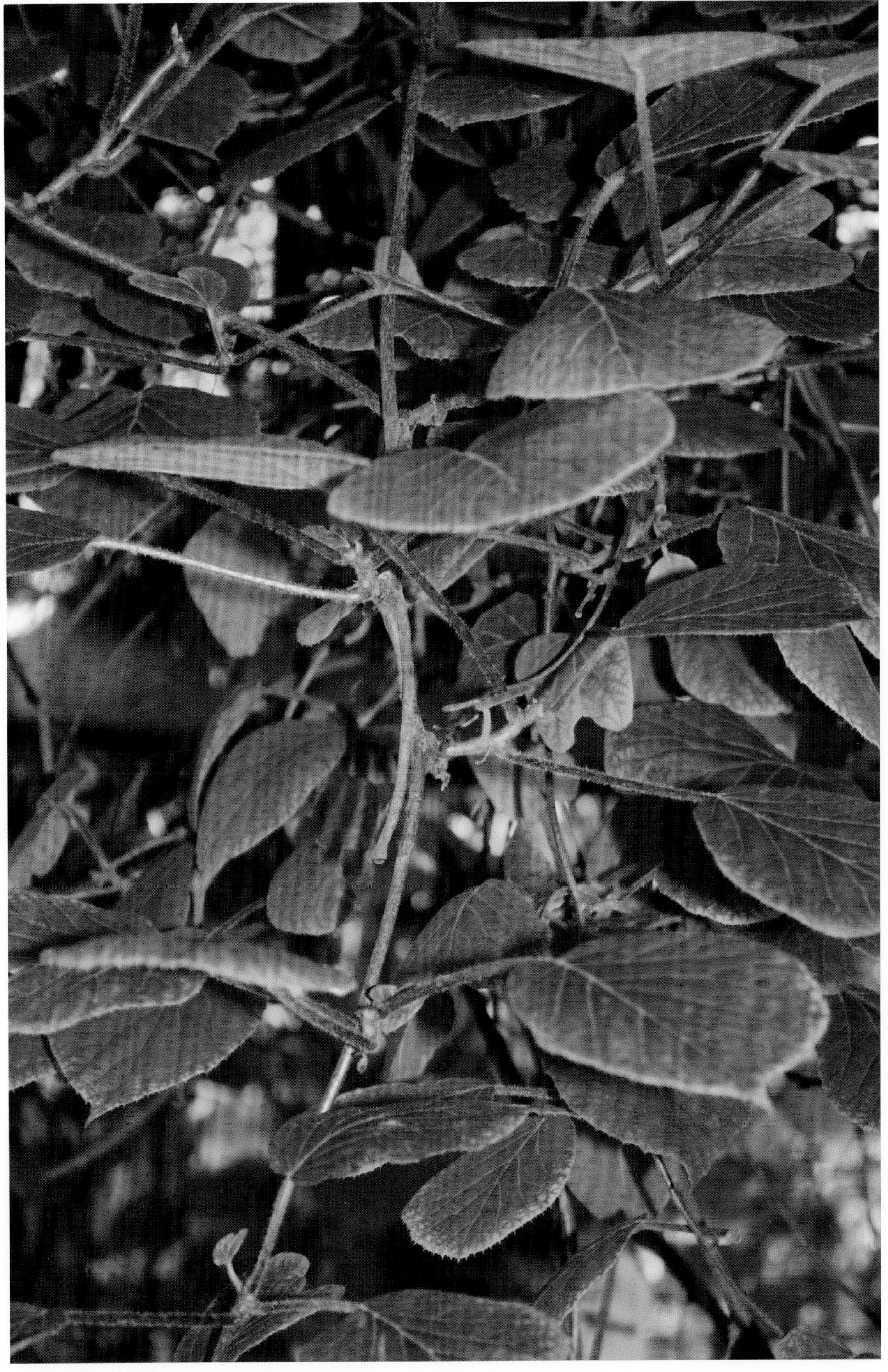

猕猴桃

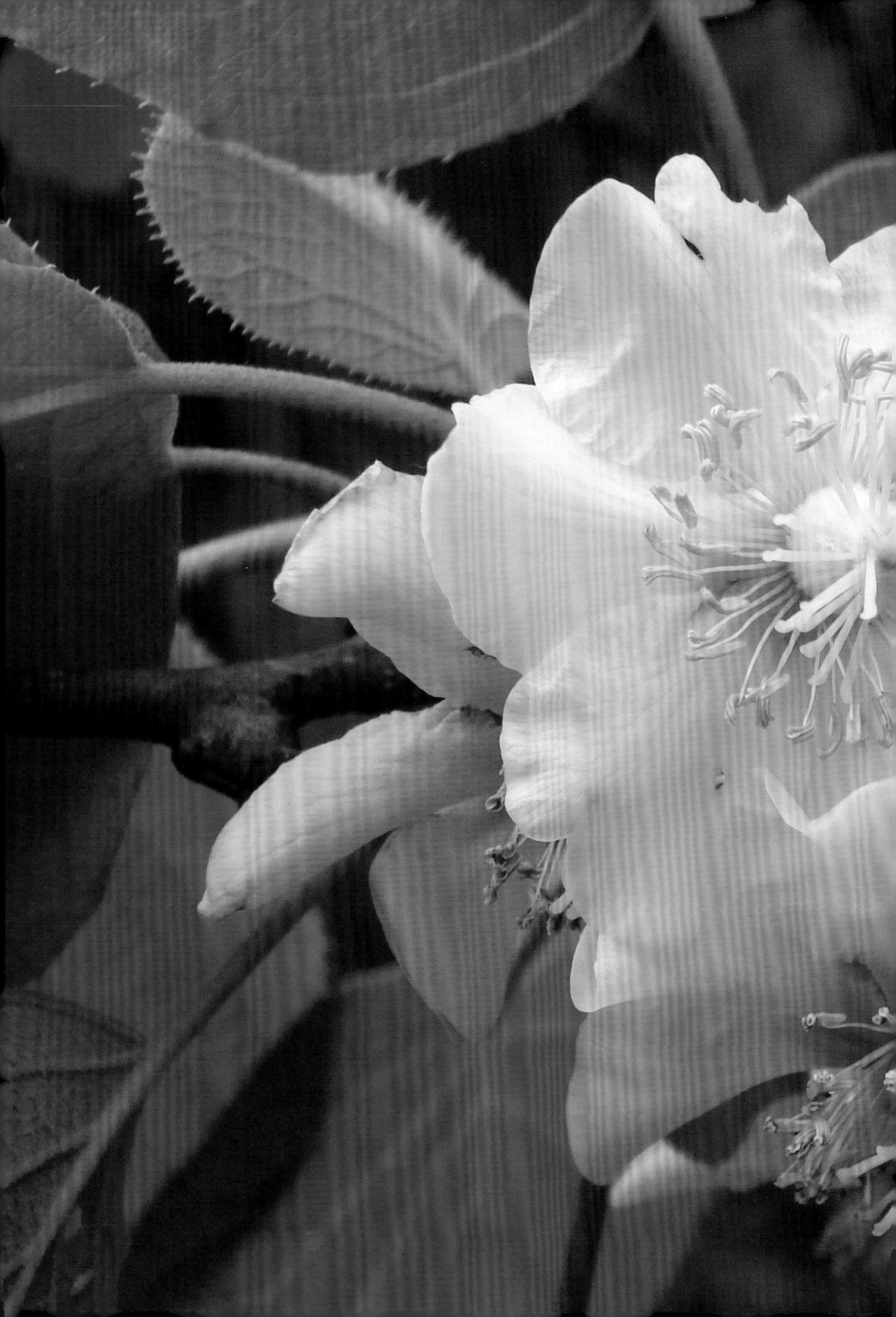

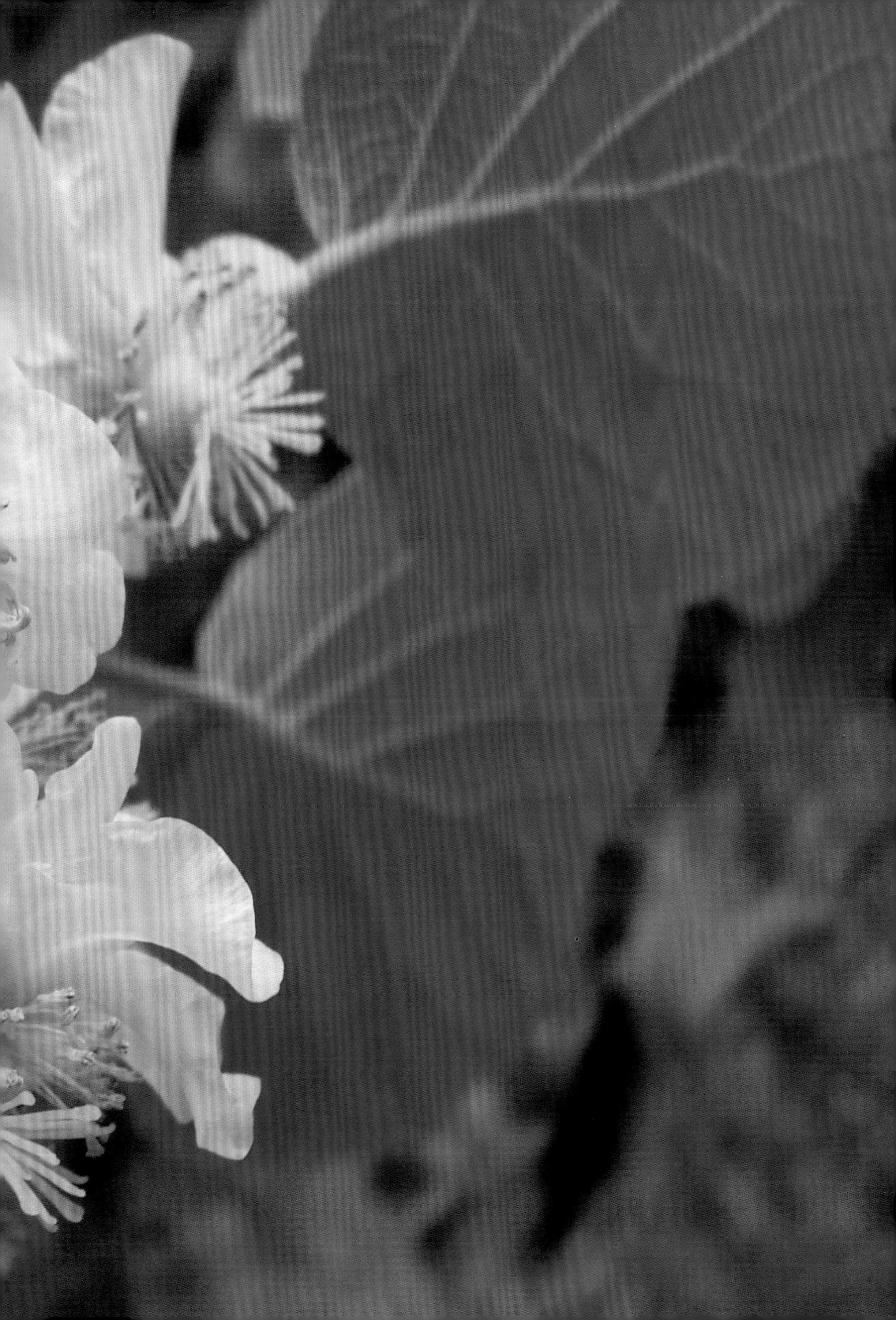

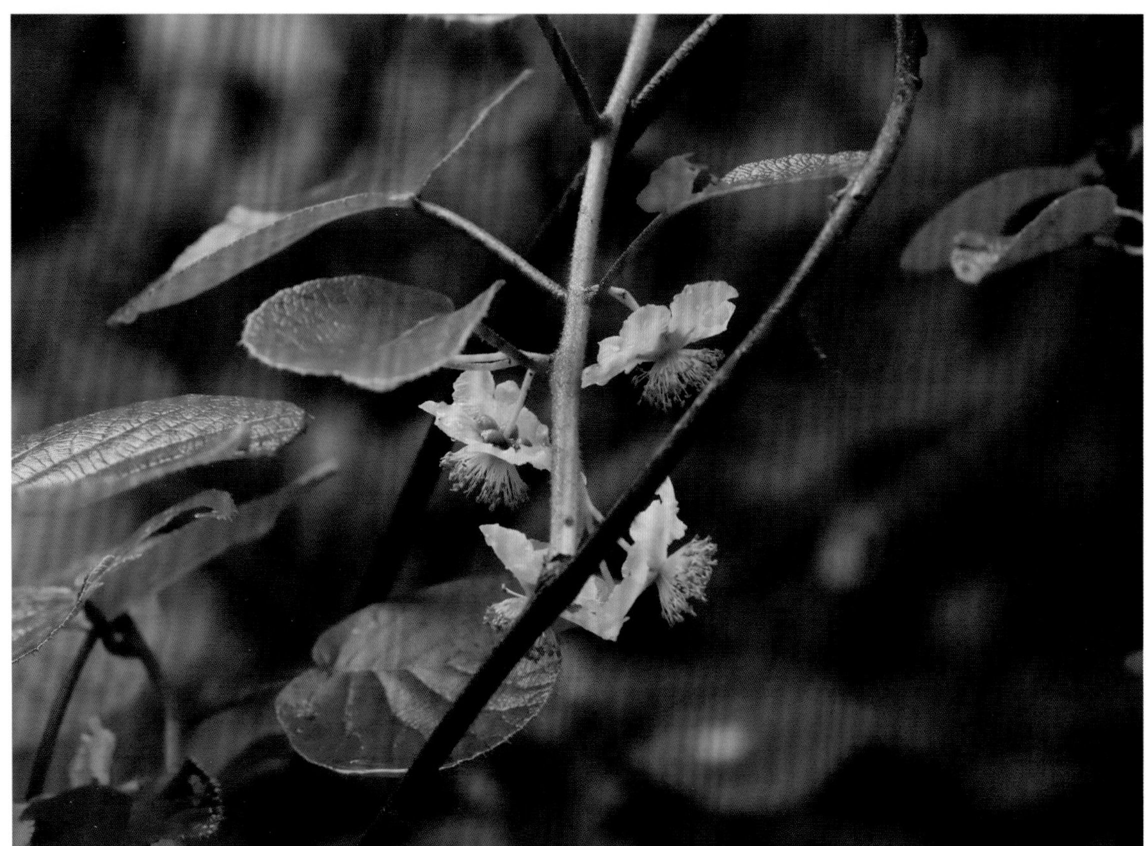

猕猴桃

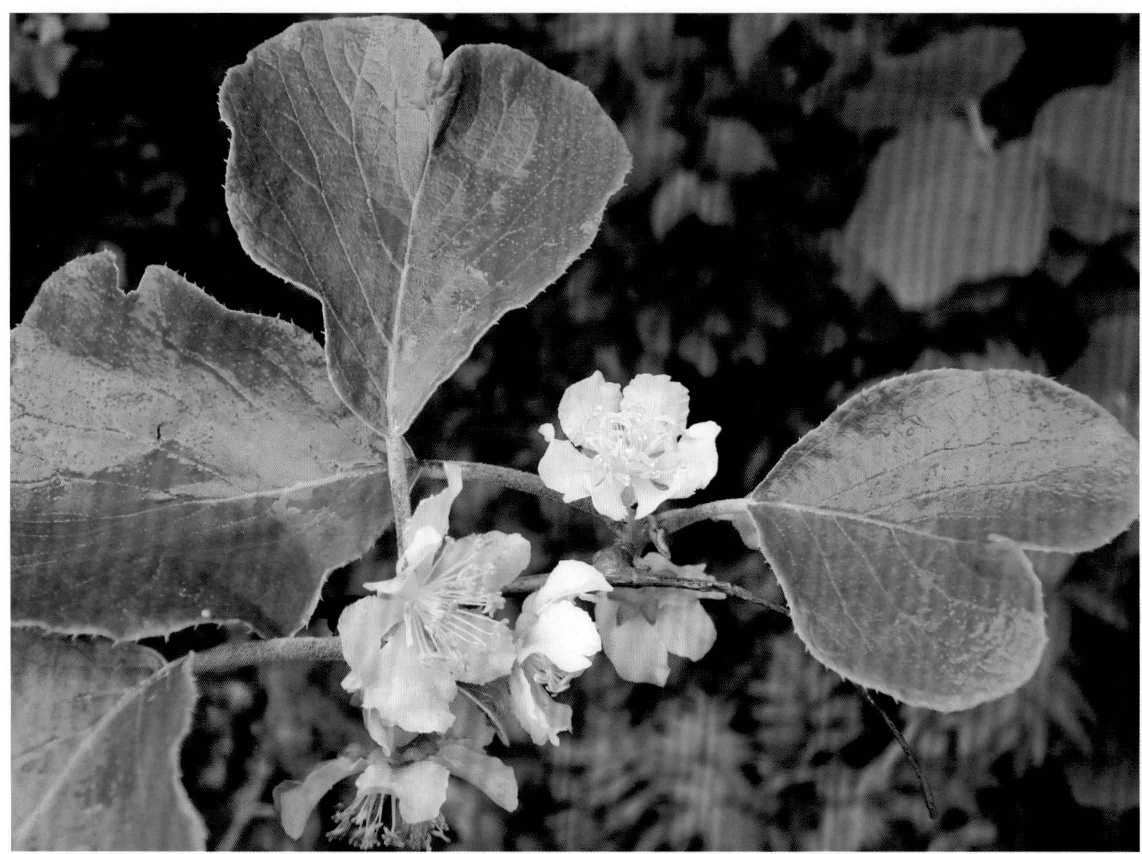

猕猴桃

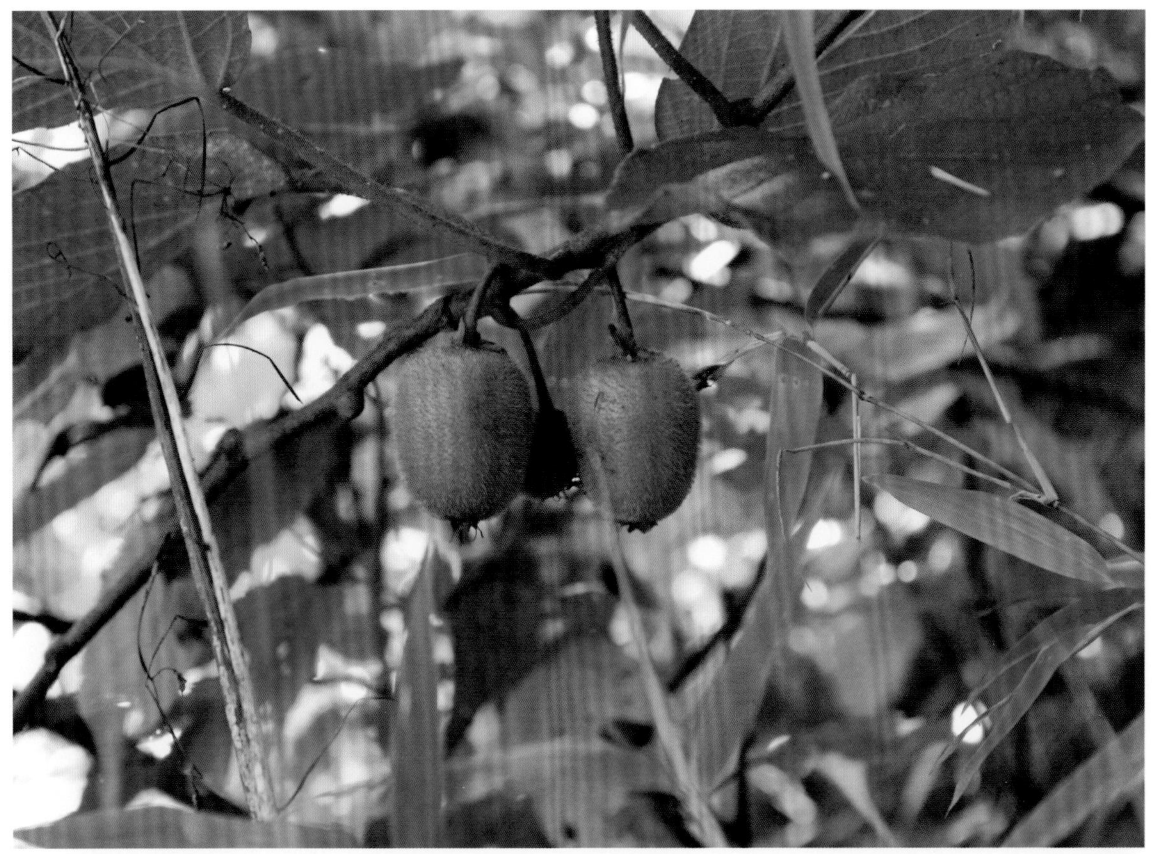

猕猴桃

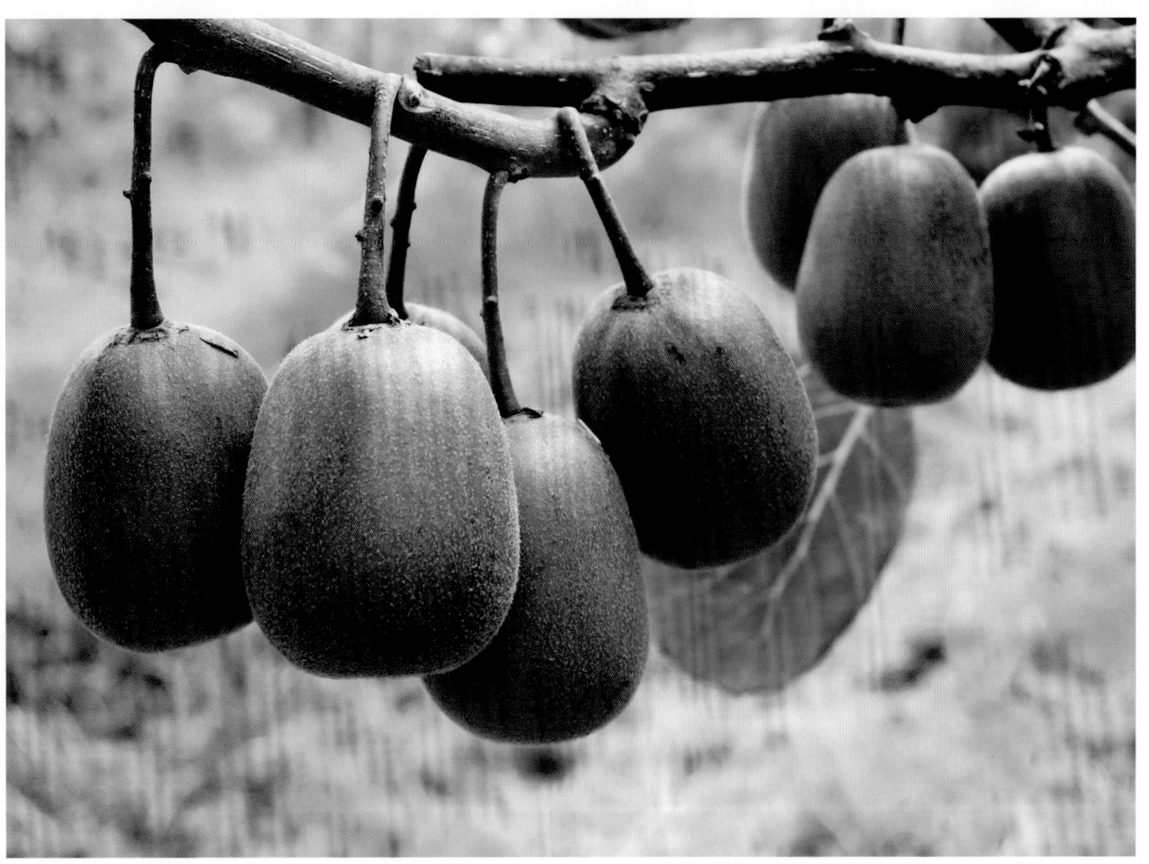

猕猴桃

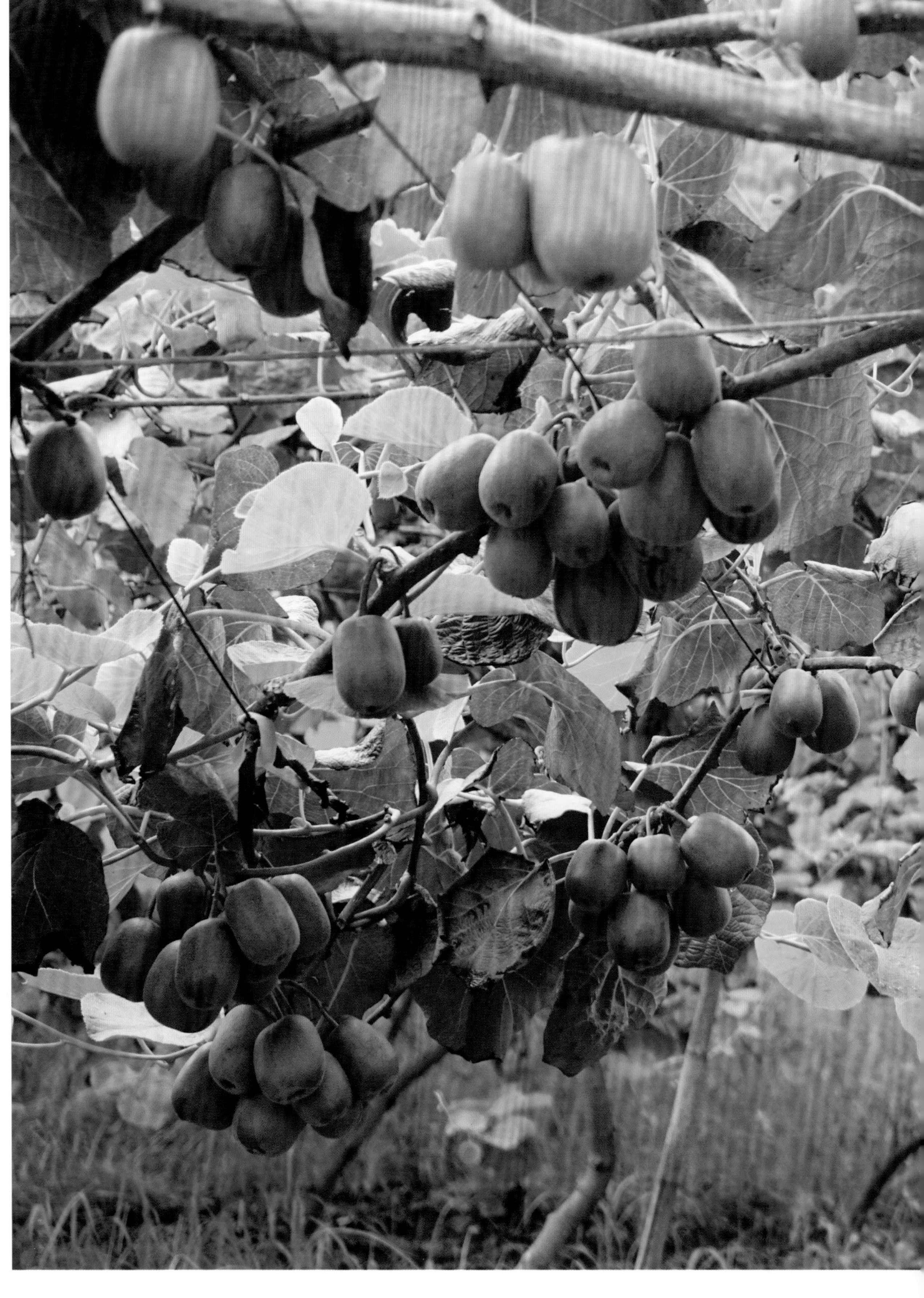

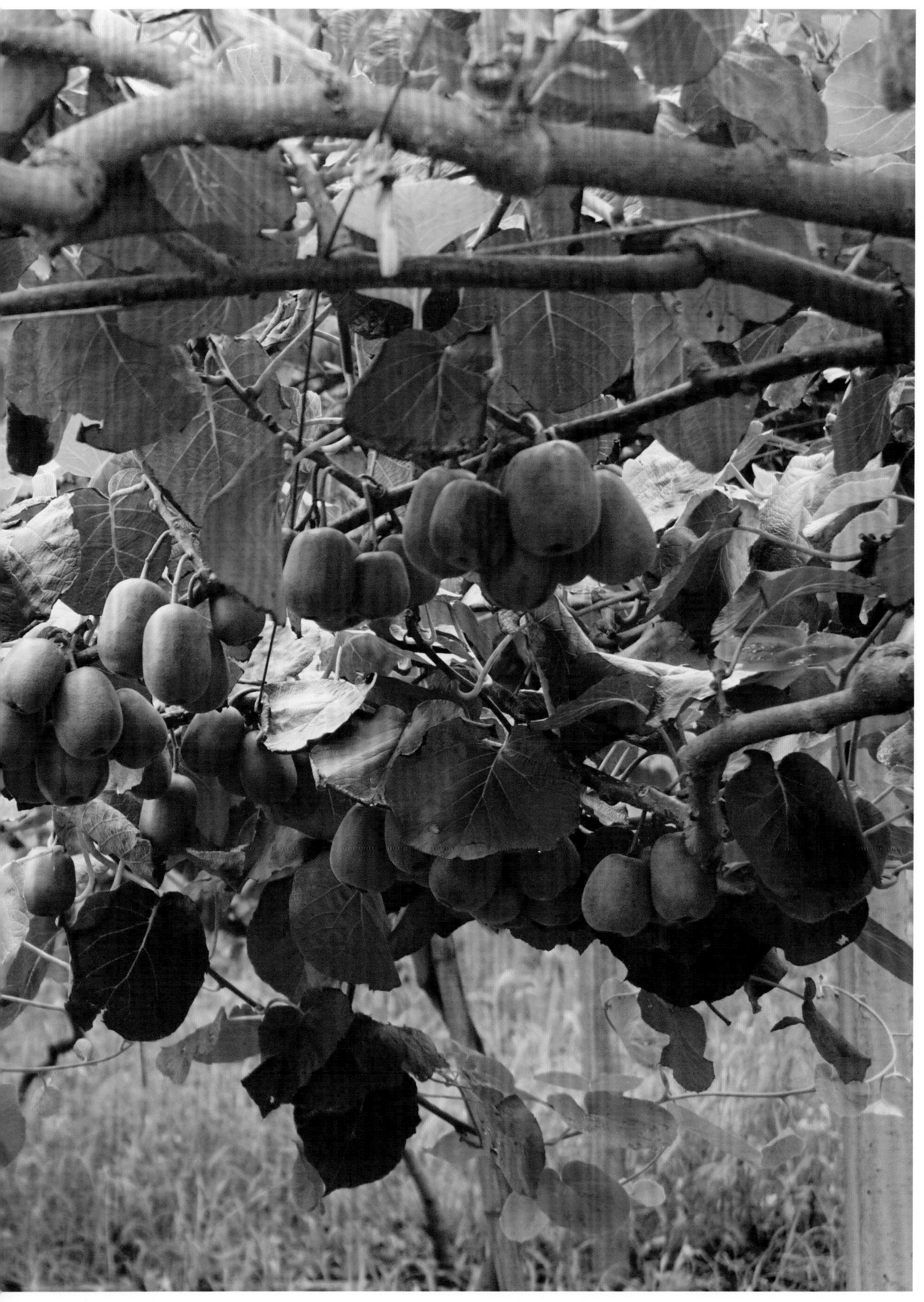

猕猴桃

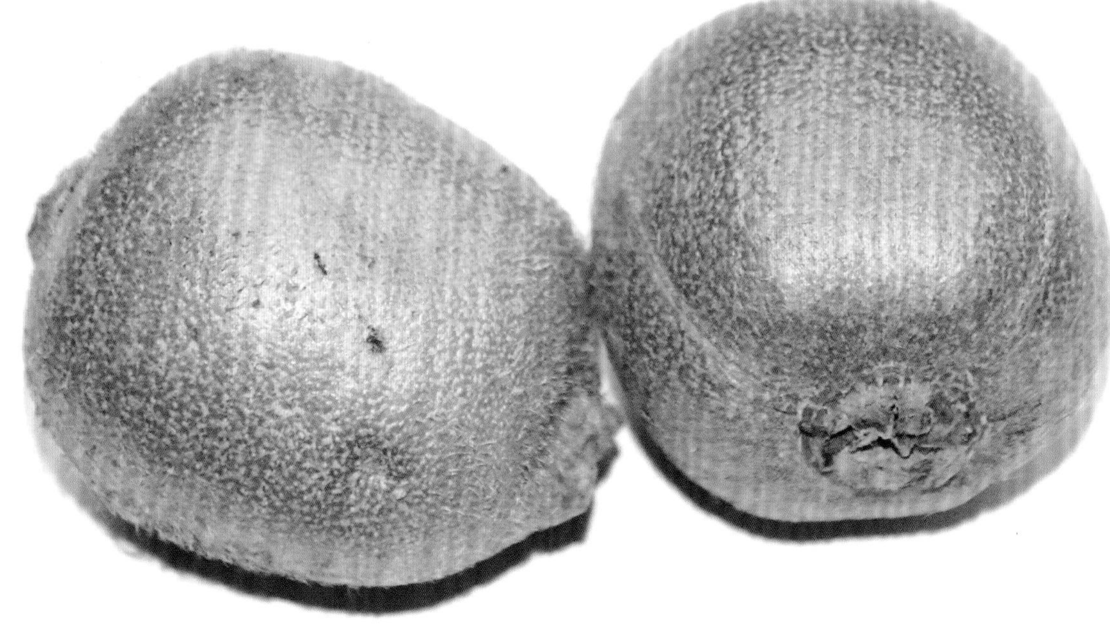

猕猴桃

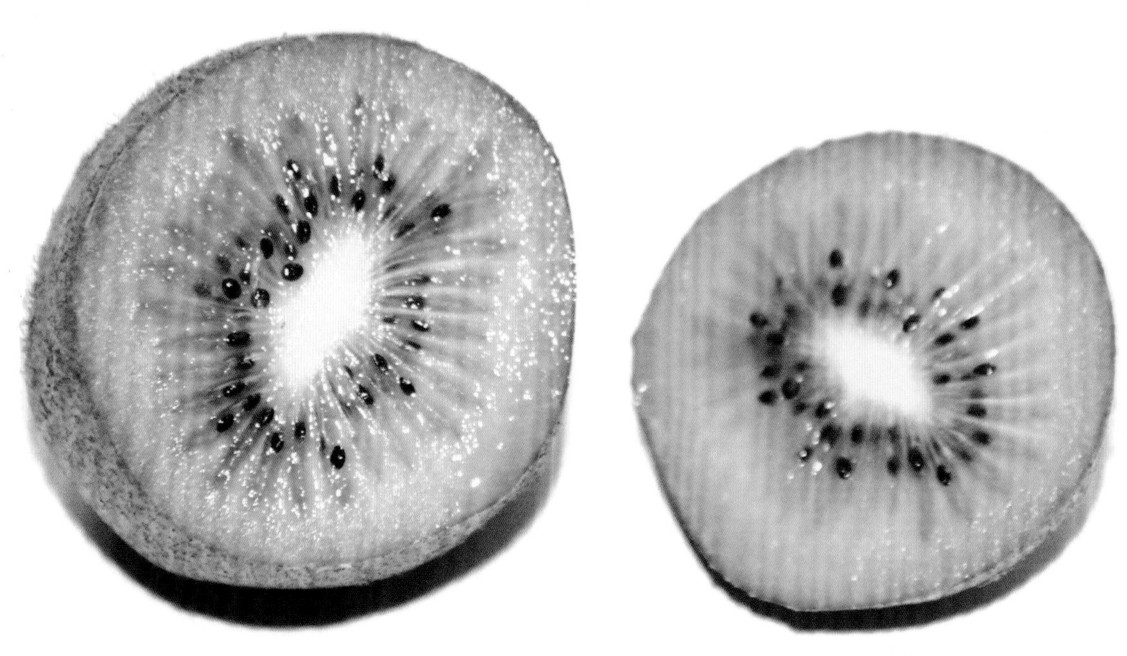

猕猴桃药材

药材鉴别

本品浆果呈近球形、圆柱形、倒卵形或椭圆形，长 4 ~ 6 cm；表面黄褐色或绿褐色，被茸毛、长硬毛或刺毛状长硬毛，有的秃净，具小而多的淡褐色斑点，先端喙不明显，微尖，基部果柄长 1.2 ~ 4 cm，宿存萼反折；果肉外部绿色，内部黄色。种子细小，长 2.5 mm。气微，味酸、甘、微涩。

功效主治

解热，止渴，健胃，通淋。主治烦热，消渴，肺热干咳，消化不良，湿热黄疸，石淋，痔疮。

用法用量

内服：30 ~ 60 g，煎汤；或生食；或榨汁饮。

民族药方

1. 消化不良，食欲不振 猕猴桃干果 60 g。水煎服。

2. 尿路结石 猕猴桃果实 15 g。水煎服。

3. 风湿性关节炎 猕猴桃根 30 g，铁筷子、木防己各 15 g。水煎服。

4. 胃痛 猕猴桃根 30 g。水煎服。

5. 水肿 猕猴桃根 30 g，臭牡丹根 20 g。水煎服。

6. 慢性气管炎合并肺气肿 新鲜猕猴桃全果适量。煎水制成浸膏片，每片 0.3 g，相当于原生药 2.2 g。每次服 4 片，每日 2 ~ 3 次，每日药量相当于原生药 18 ~ 26 g。

使用注意

脾胃虚寒者慎服。

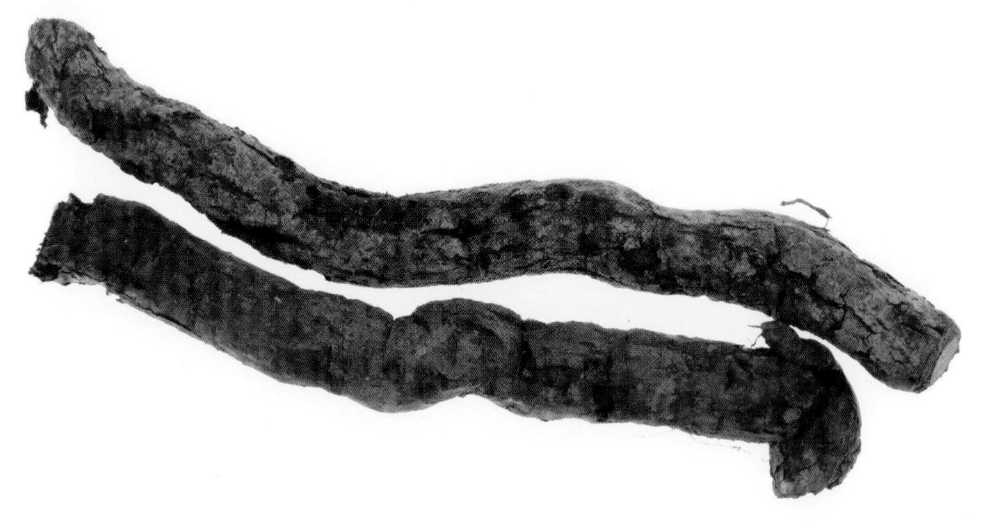

猕猴桃根药材

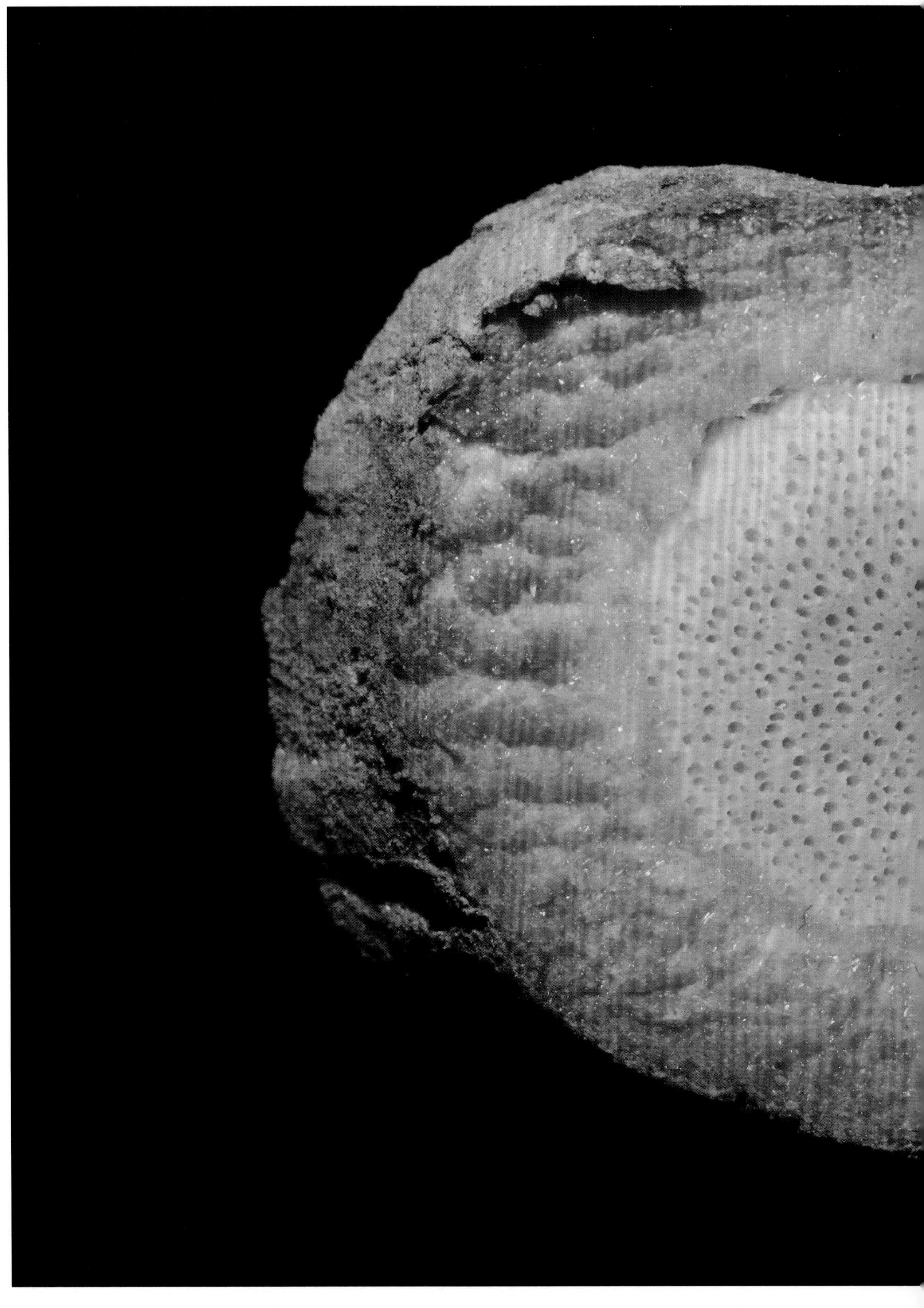

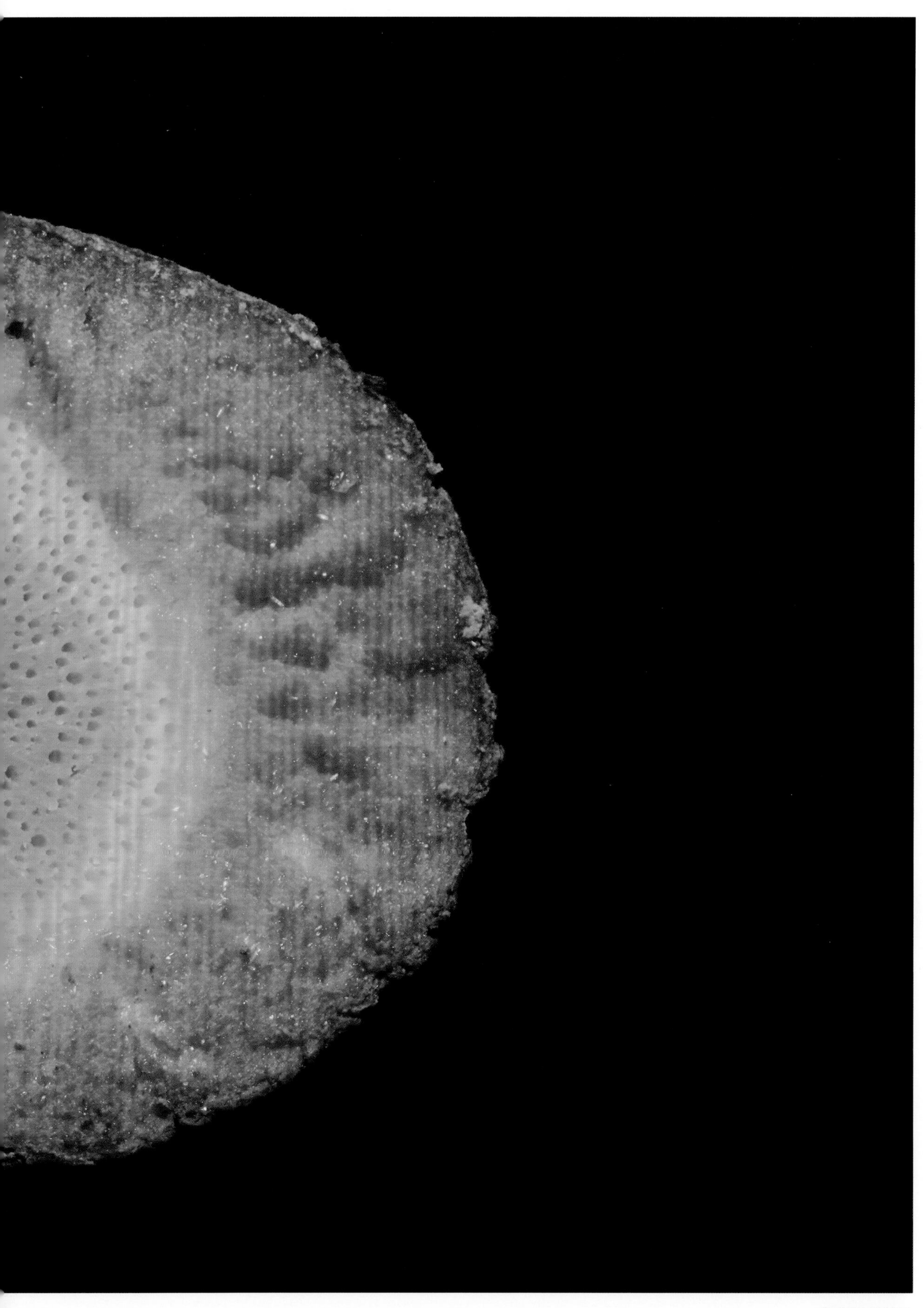

猕猴桃根药材

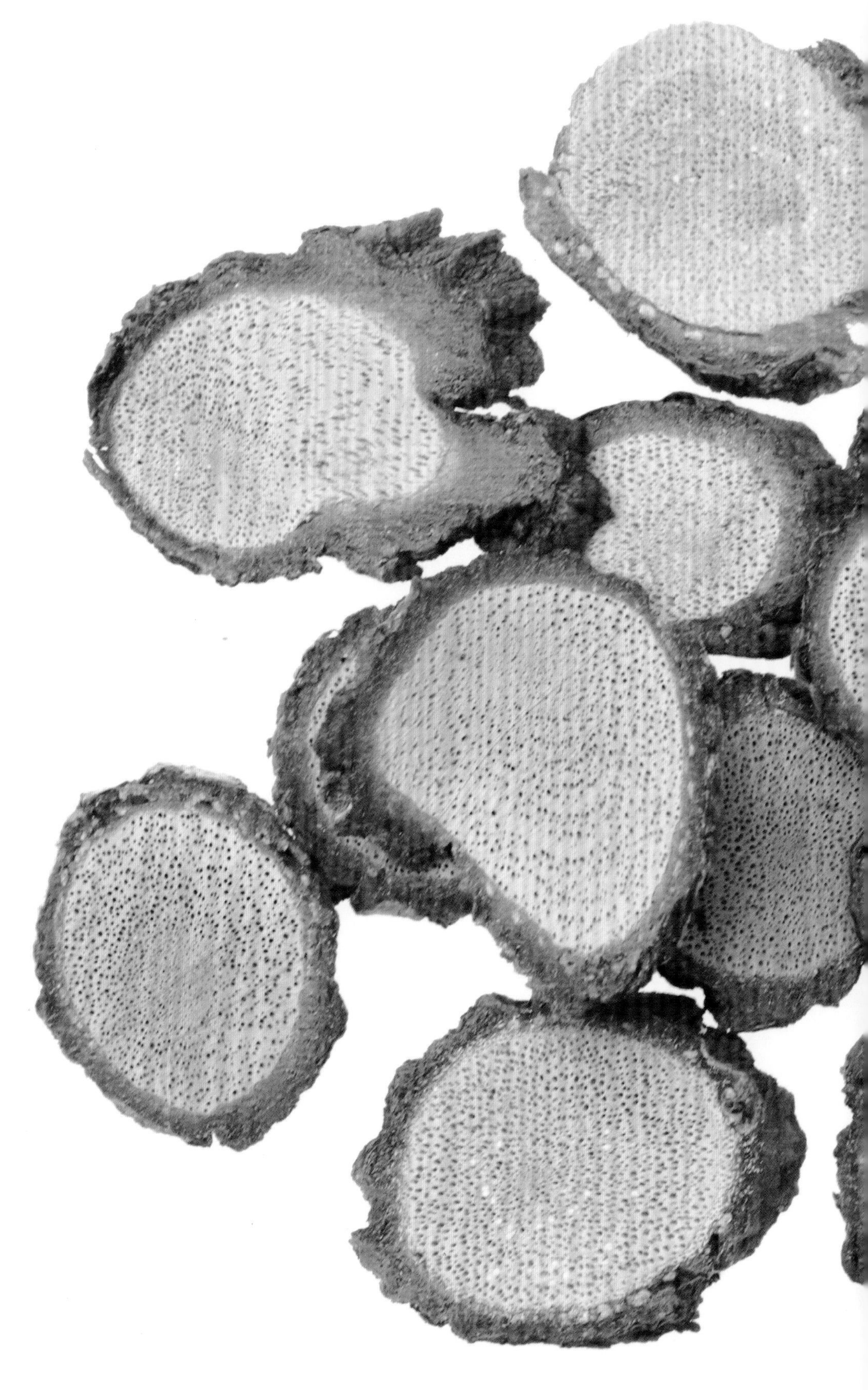

猕猴桃

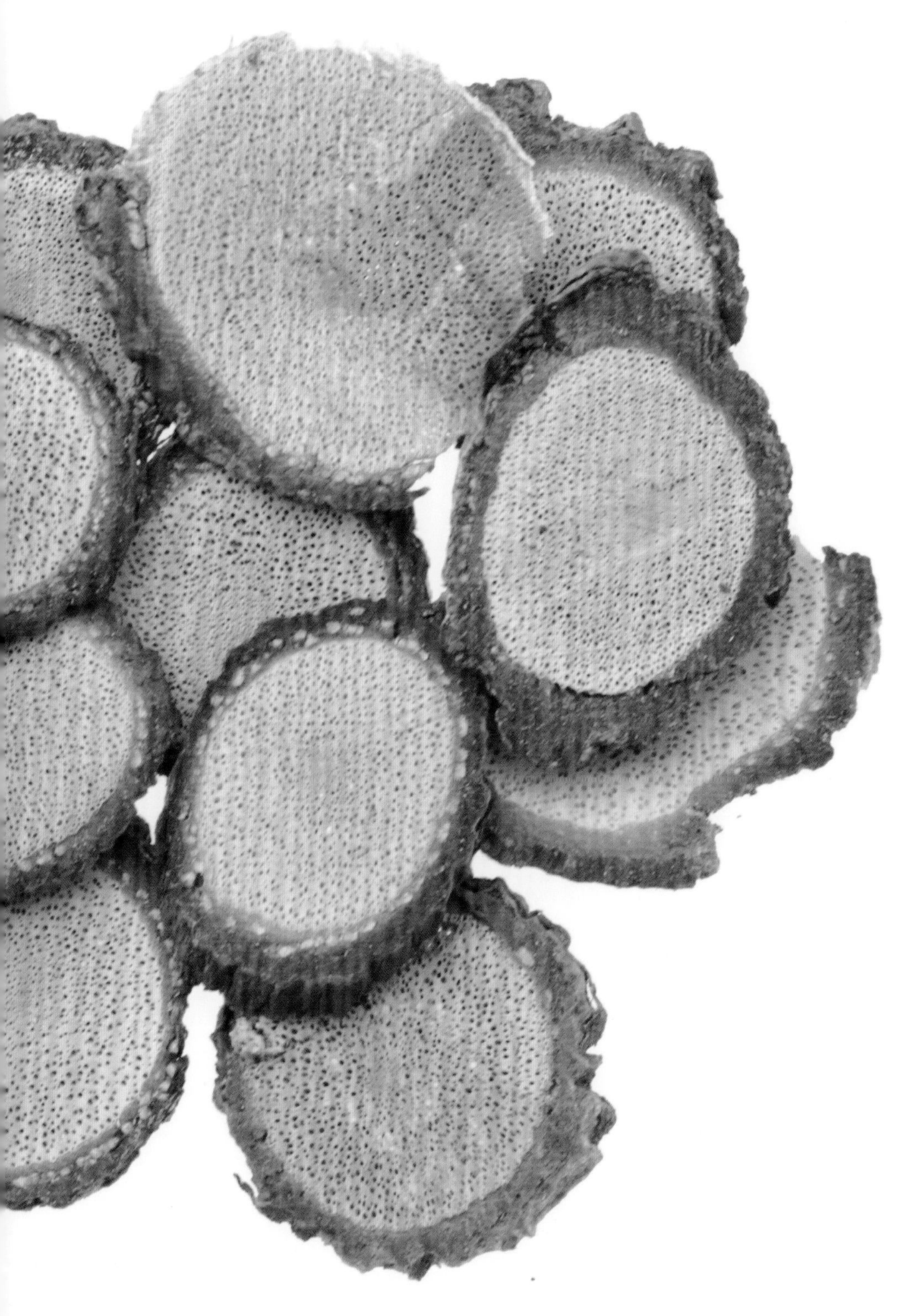

猕猴桃根饮片

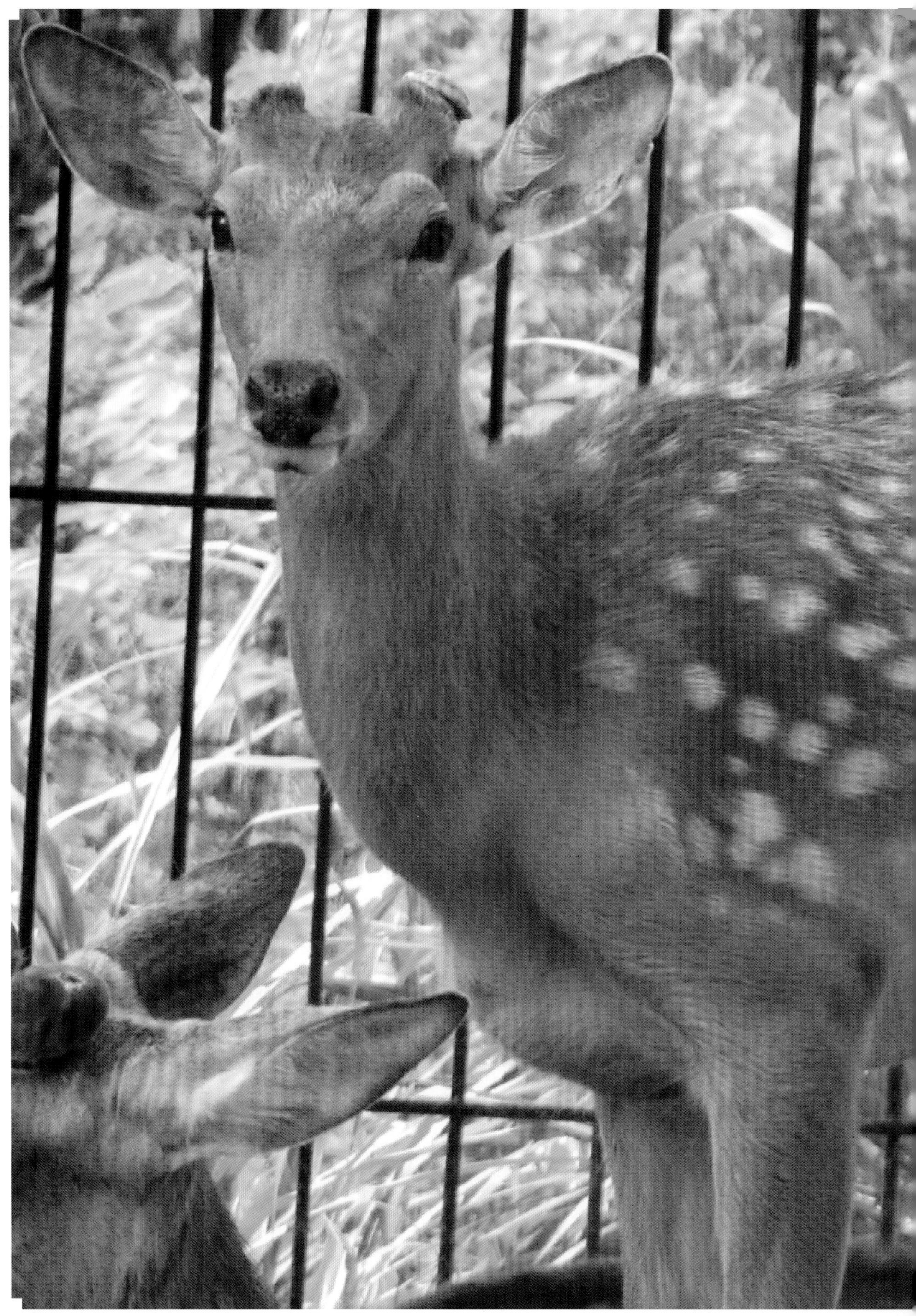

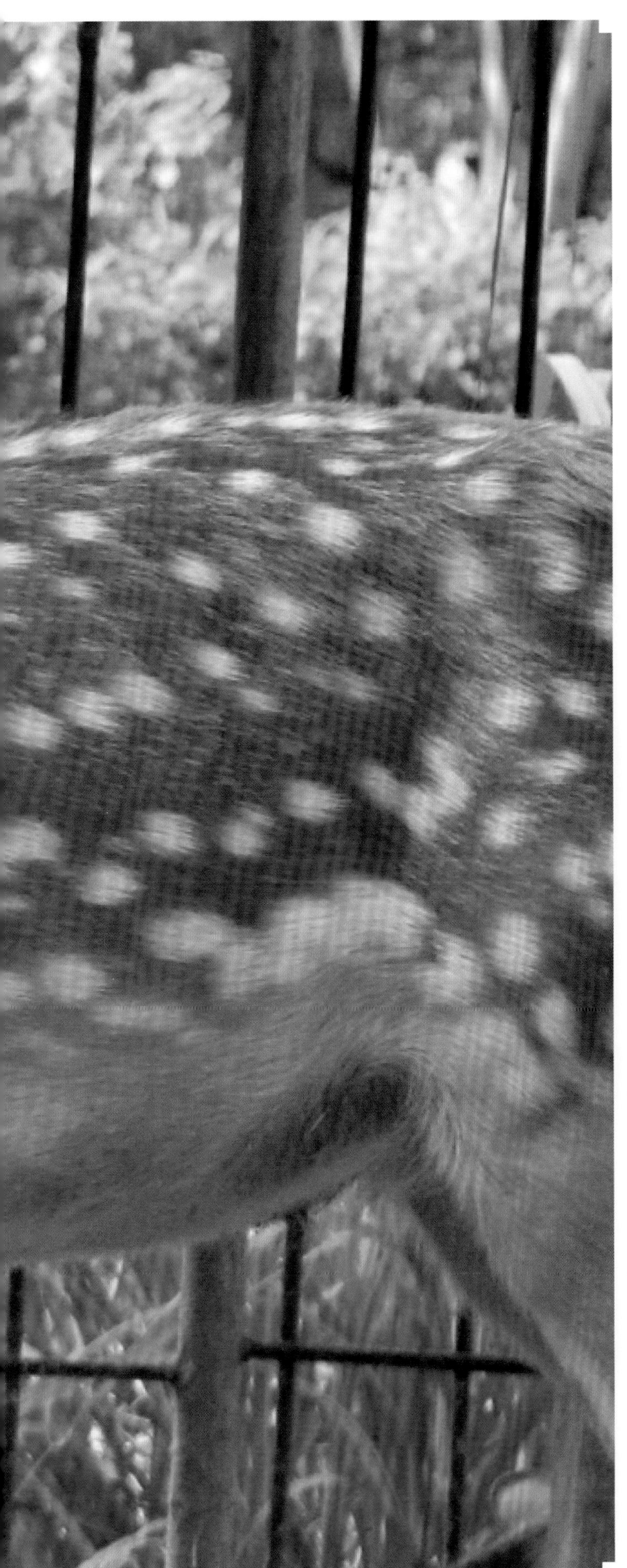

鹿茸

【壮药名】马碌。

【别　名】挂道尔、鹿茸片、鹿茸粉、鹿茸血片。

【来　源】本品为鹿科动物梅花鹿 *Cervus nippon* Temminck 或马鹿 *Cervus elaphus* Linnaeus 的雄鹿未骨化密生茸毛的幼角。

【性味归经】味甘、咸，性温。归肾、肝经。

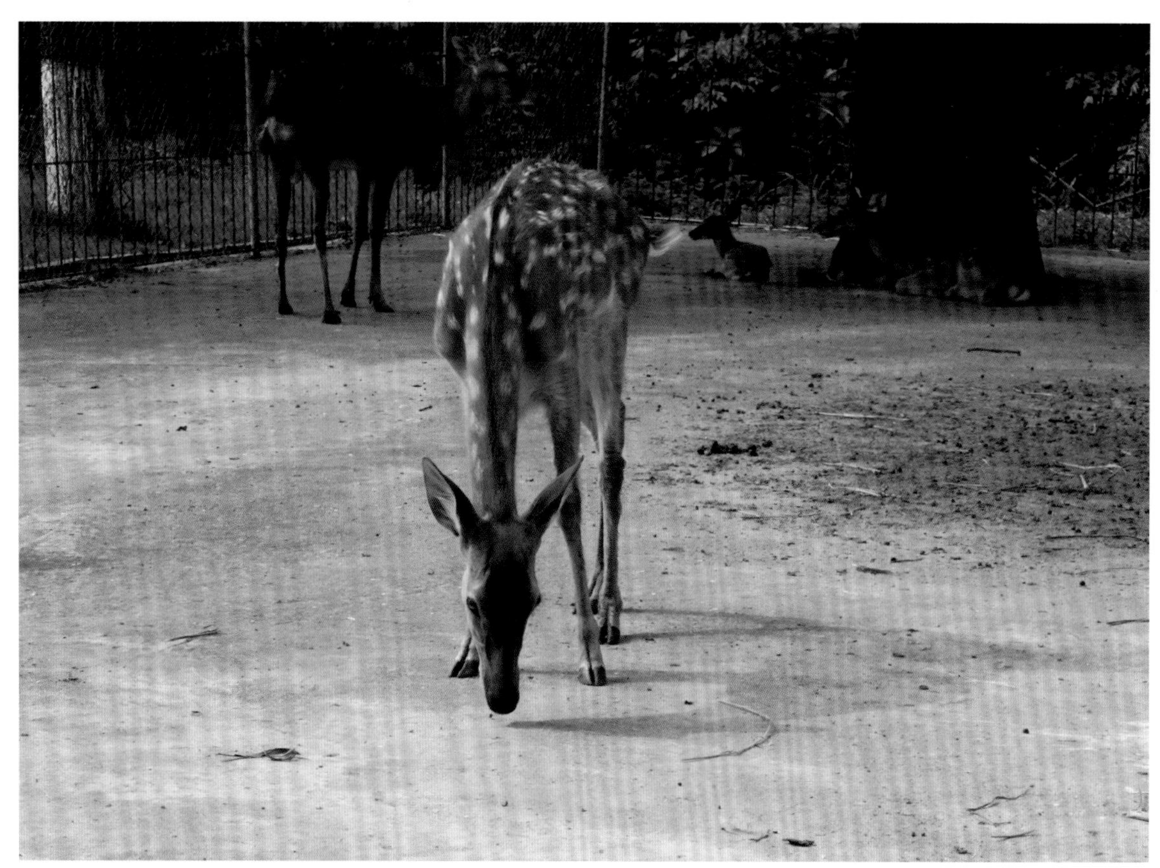

梅花鹿

识别特征

属中型鹿类，体长约 1.5 m，肩高约 90 cm。雄鹿有角，生长完全的共有 4 叉，眉叉斜向前伸；第 2 叉与眉叉相距较远，主干末端再分一叉。雌鹿无角。眶下腺明显，呈裂缝状。耳大直立。颈细长，颈和胸部下方有长毛。尾短，臀部有明显白斑。四肢细长，后肢外侧踝关节下有褐色腺体，名为跖腺；主蹄狭尖，侧蹄小。冬毛厚密，棕灰色或棕黄色，有白色斑点，夏季白斑更明显。腹部毛白色，四肢毛色较淡，背部有深棕色的纵纹。

生境分布

分布于吉林、辽宁、黑龙江、新疆、甘肃等省区。

采收加工

采收分锯茸和砍茸两种方法。锯茸，一般从第 3 年的鹿开始锯茸。二杠茸每年可采收 2 次，第一次在清明后 45 ~ 50 日（头茬茸），采后 50 ~ 60 日再采第二次（二茬茸），在 7 月下旬则采第三次（三茬茸）。锯时应迅速将茸锯下，伤口敷上止血药。将锯下的鹿茸立即进行烫炸等加工，至积血排尽为度，阴干或烘干。砍茸，将鹿头砍下，再将茸连脑盖骨锯下，刮净残肉，绷紧脑皮，进行烫炸等加工，阴干。

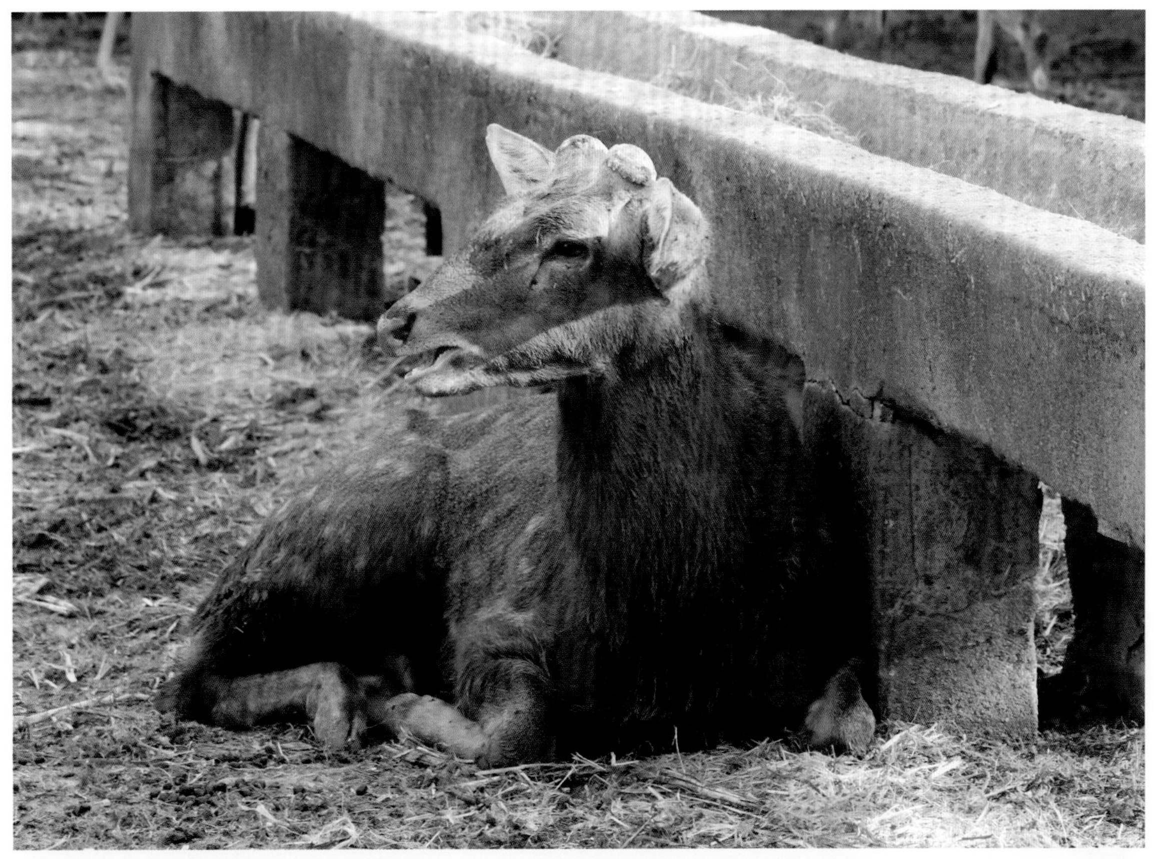

梅花鹿

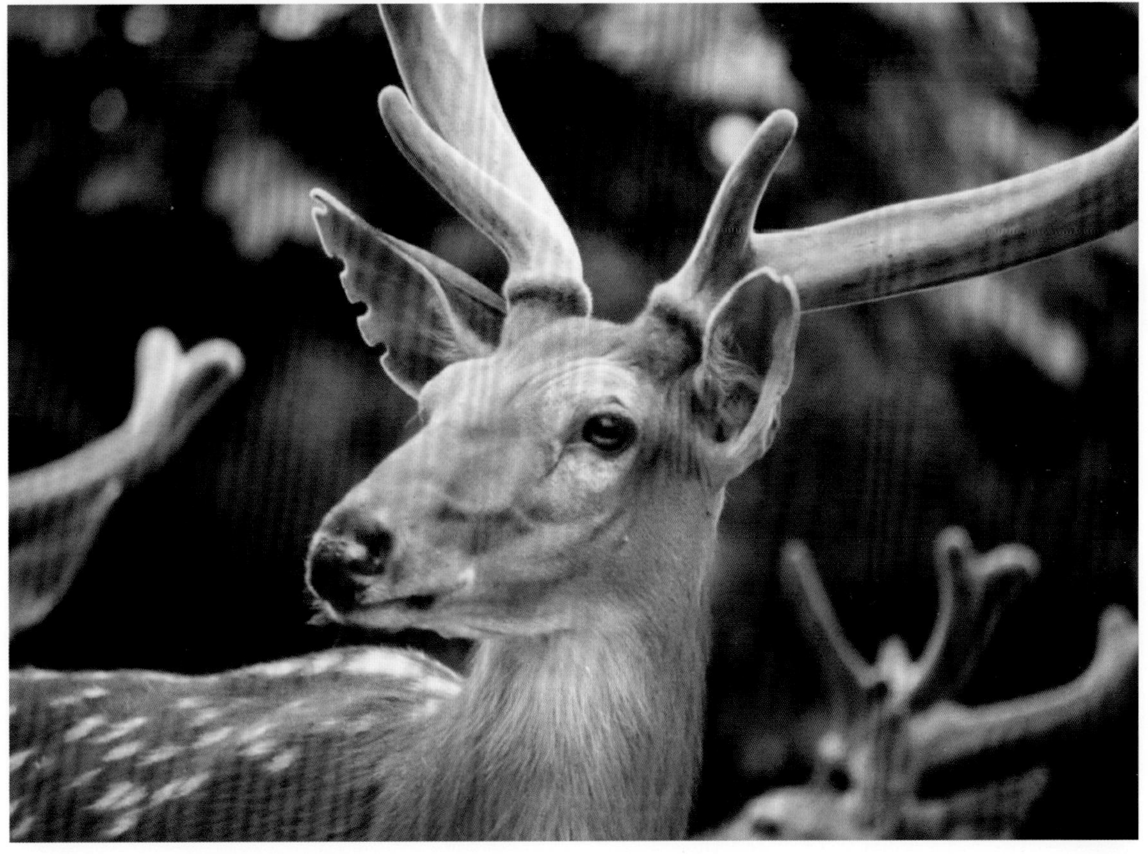

梅花鹿

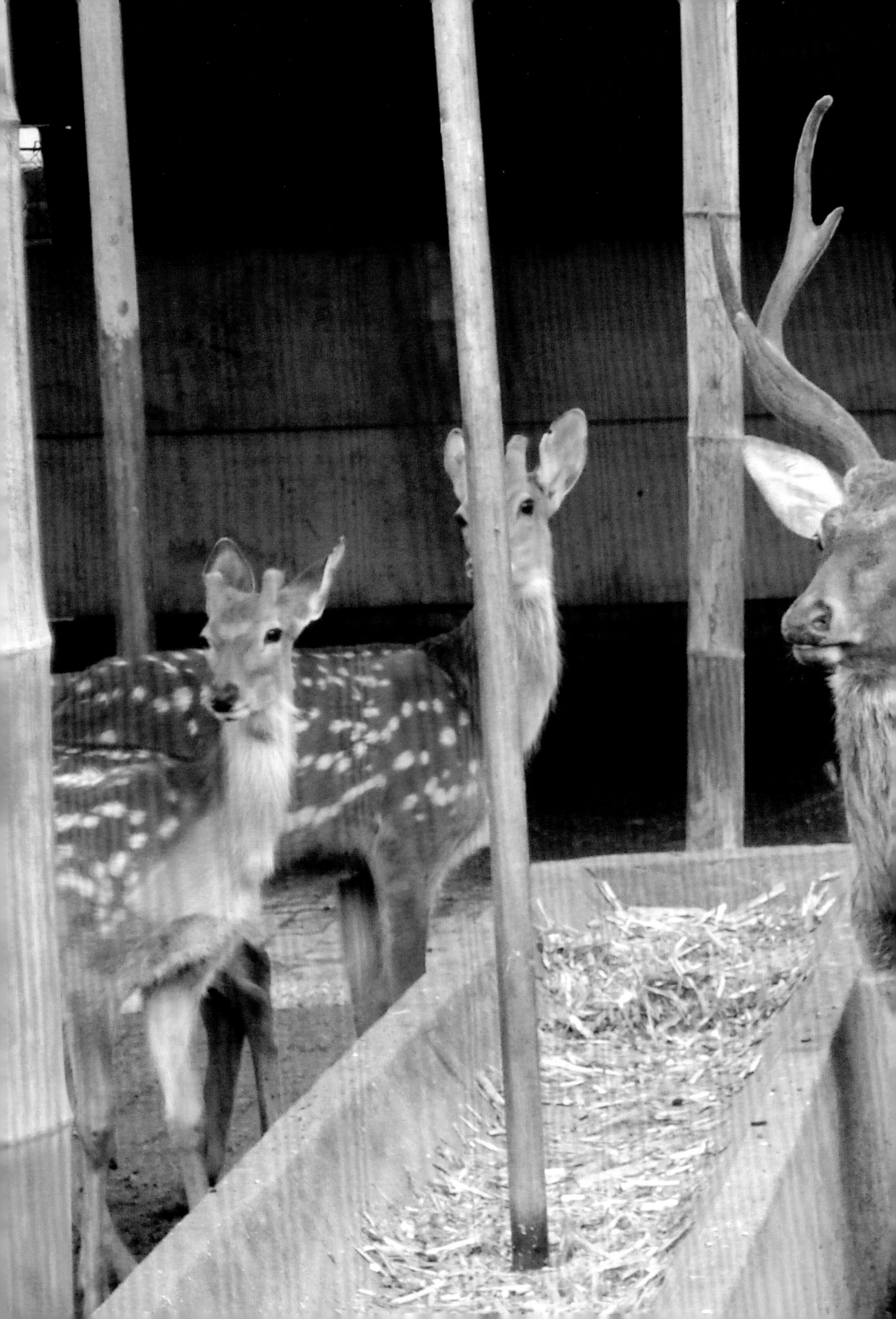

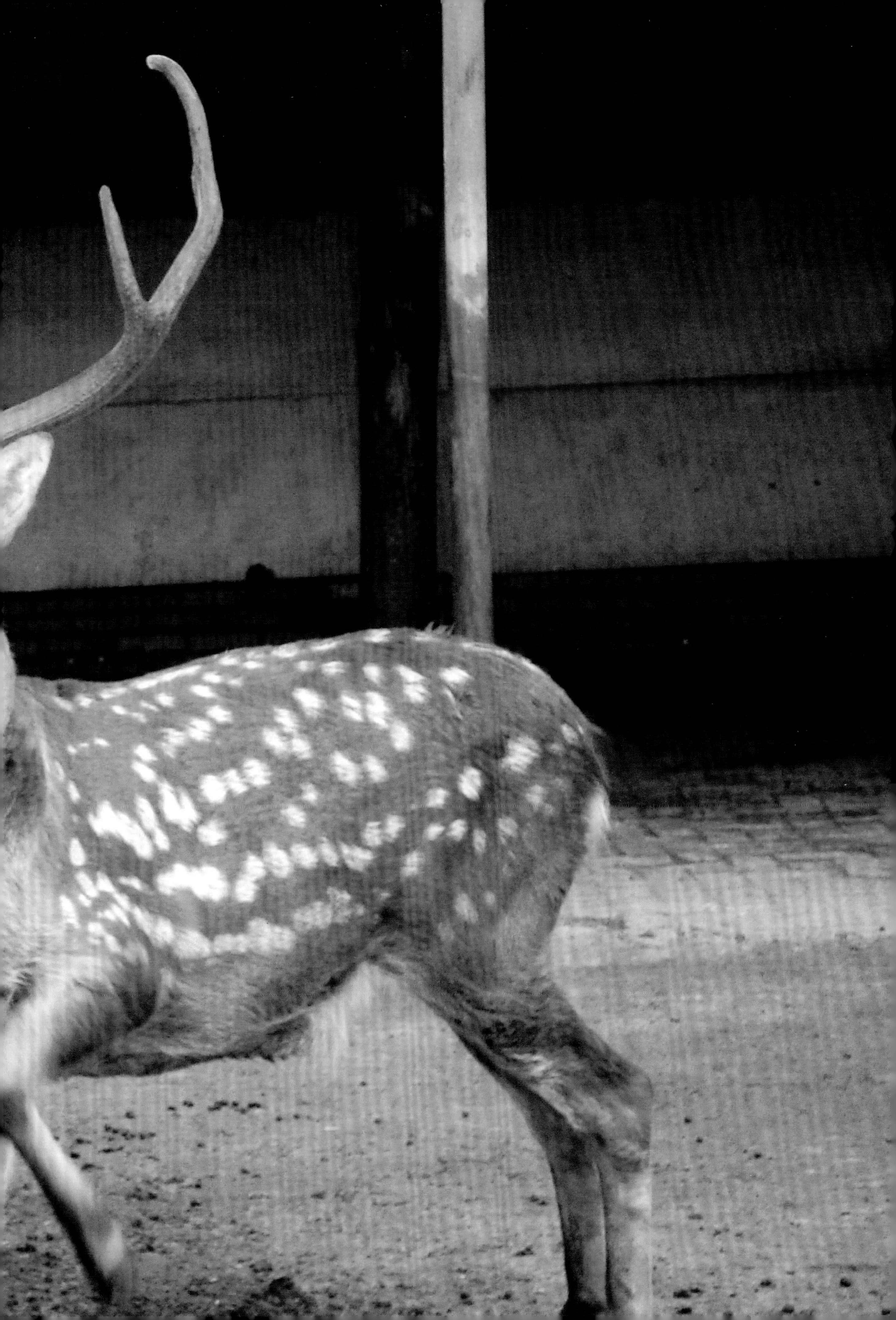

药材鉴别

本品为圆形或类圆形厚片。表面粉白色或浅棕色，中间有蜂窝状细孔，外皮无骨质或略具骨质，周边粗糙，红棕色或棕色。质坚脆。气微腥，味微咸。

功效主治

壮肾阳，补精髓，强筋骨，调冲任，托疮毒。主治肾虚，头晕，耳聋，目暗，阳痿，滑精，宫冷不孕，羸瘦，神疲，畏寒，腰脊冷痛，筋骨痿软，崩漏带下，阴疽不敛及久病虚损等症。

药理作用

本品的粉、精、酊均有强壮作用，可使家兔红细胞、血红蛋白增加，使小白鼠体重增加，促进物质代谢，增进食欲。本品所含的氨基酸对人体有强壮作用等。

用法用量

内服：1 ~ 3 g，研末服；或入丸、散服。

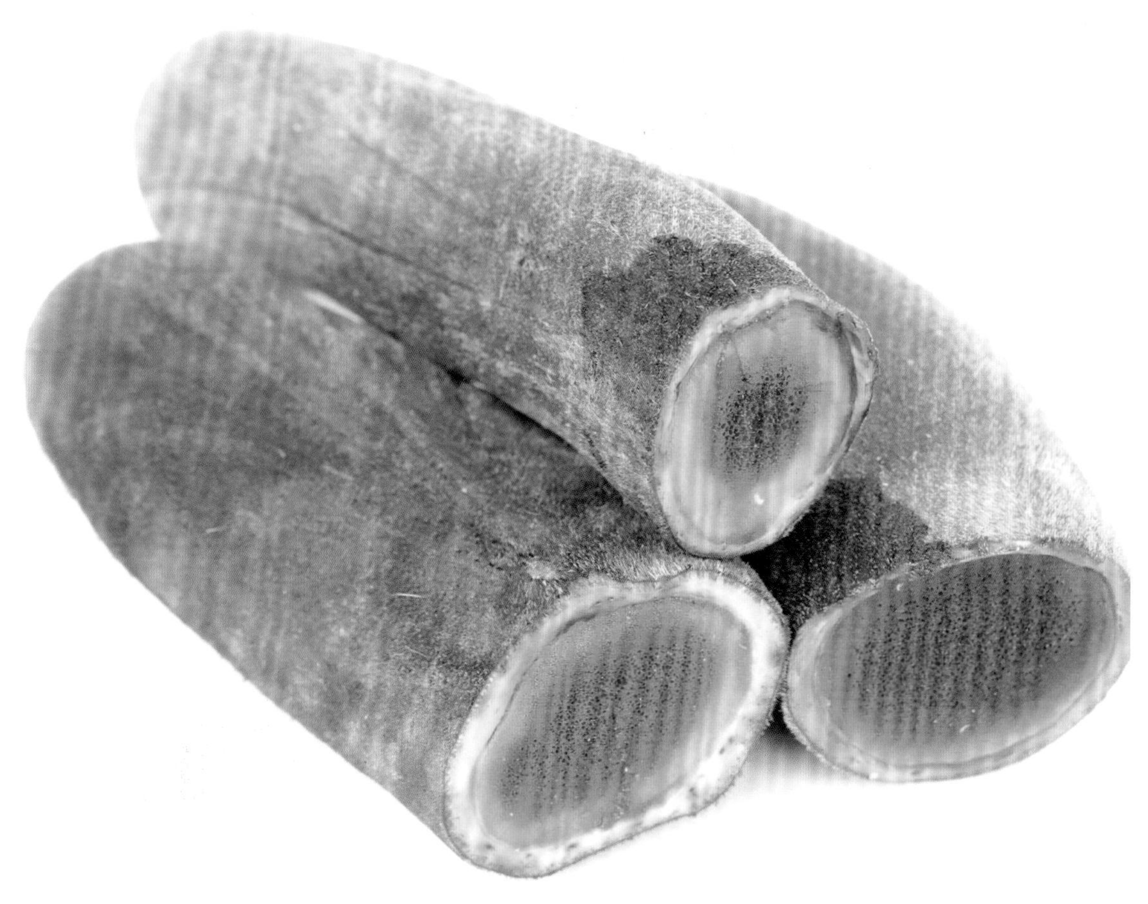

鹿茸药材

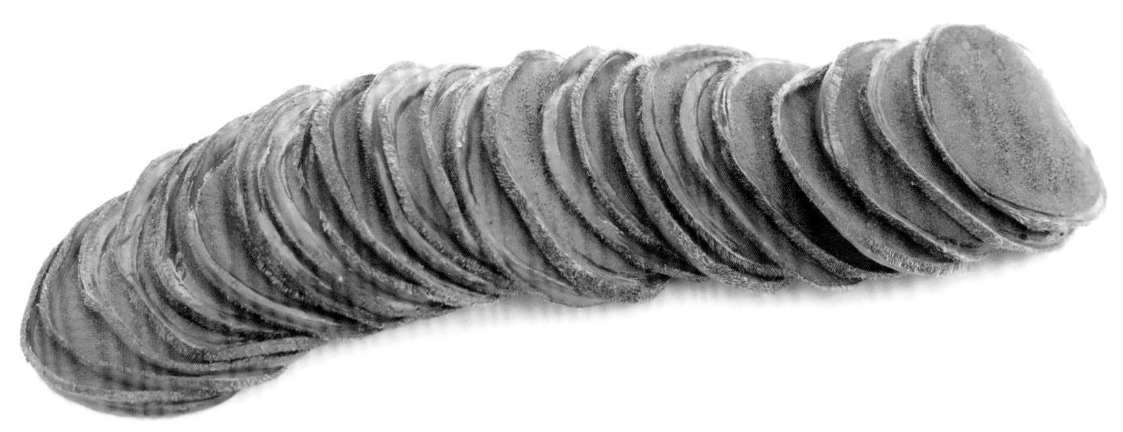

鹿茸药材

民族药方

1．精血耗涸　鹿茸（酒蒸）、当归（酒浸）各 50 g。焙为末，乌梅肉煮膏捣为丸，如梧桐子大，每次饮服 50 丸。

2．饮酒成泄　嫩鹿茸（酥炙）、肉苁蓉（煨）各 50 g，生麝香 1.5 g。研为末，陈白米饮丸，如梧桐子大，每米饮下服 50 丸。

3．病久体虚　鹿茸、人参各 30 g，续断、骨碎补各 60 g。研细冲服，每次 3 ~ 5 g，每日 2 次。

4．腰脚痛　鹿茸适量。搽酥炙紫色，为末，温酒调服 5 g。

5．老人腰痛、腿痛　鹿茸（炙）、山楂各等份。研为末，加蜜做成丸子，如梧桐子大，每次服 100 丸，每日 2 次。

6．血栓闭塞性脉管炎疼痛较剧者　鹿茸、大蒜各 5 g，全蝎 3 g，蜈蚣 4 条，白酒 100 ml。前 4 味放入白酒中浸泡并密封，14 日后即成。饮酒，每次热饮 40 ml，15 日为 1 个疗程。

7．阳痿　鹿茸（去毛，涂酥，炙令微黄）60 g，羊踯躅（酒拌后炒令干）、韭菜子（微炒）、附子（炮裂后去皮、脐）、桂心、泽泻各 30 g。捣研为极细末，装瓶备用。空腹服，每次用粥汤送服 6 g。

使用注意

本品甘温助阳，肾虚有火者不宜。阴虚阳亢、血分有热、胃火炽盛、肺有痰热、外感热病均忌用。本品宜从小剂量开始，缓缓增加，不宜骤用大量，以免风阳升动，头晕目赤，或伤阴动血。高血压、肝炎、肾炎患者忌用。不宜与降血糖药、水杨酸类药合用。

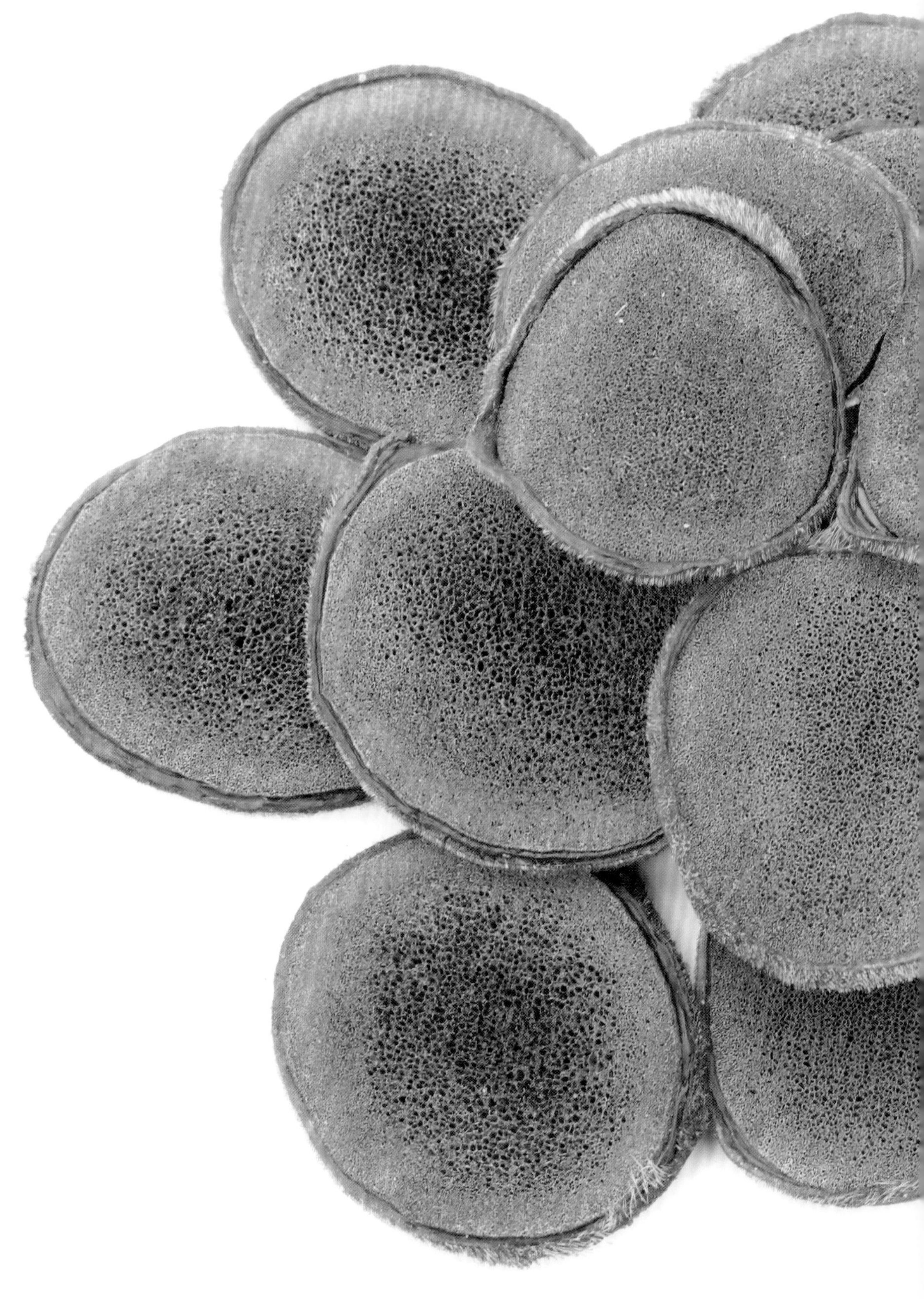

鹿茸

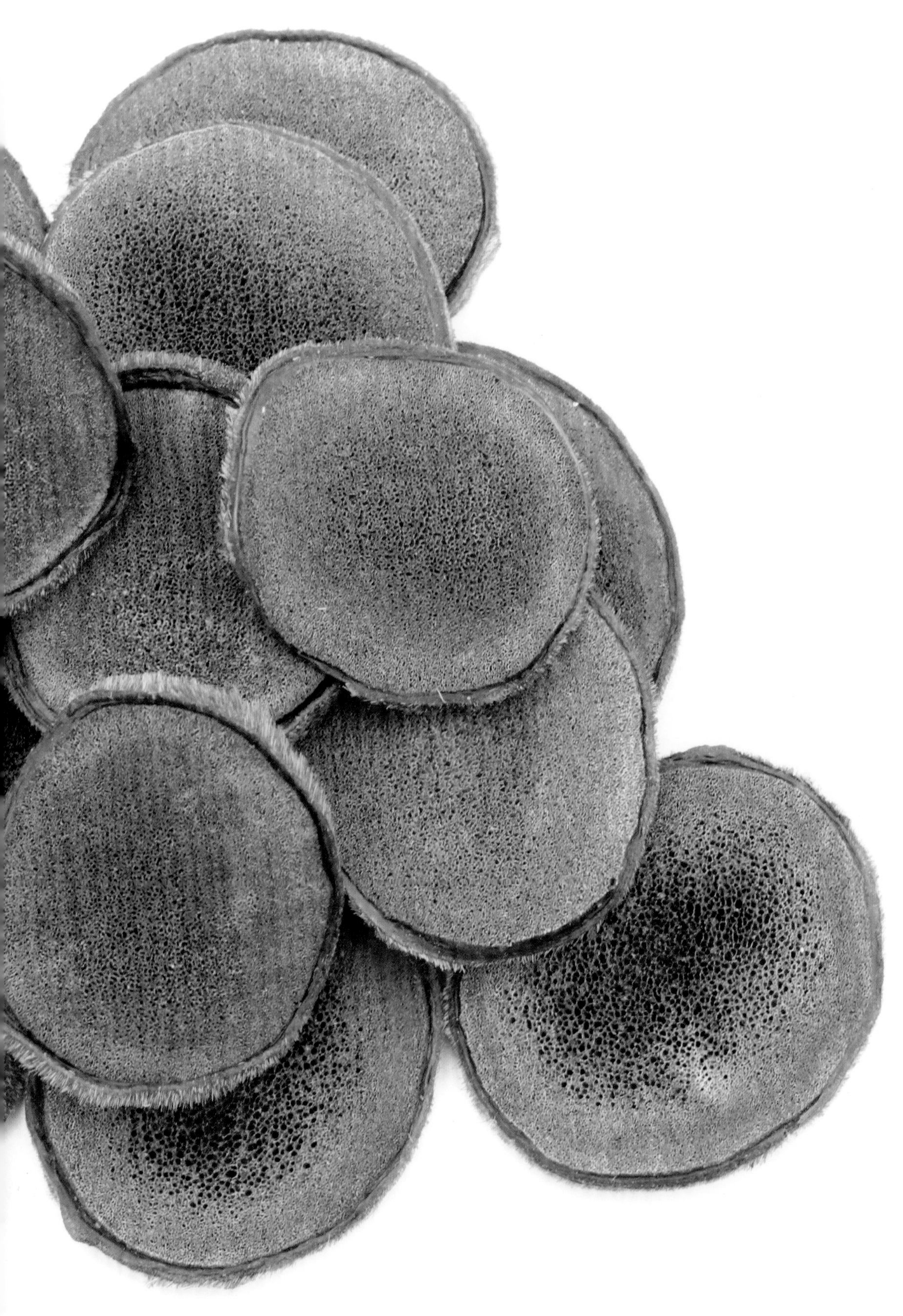

鹿茸饮片

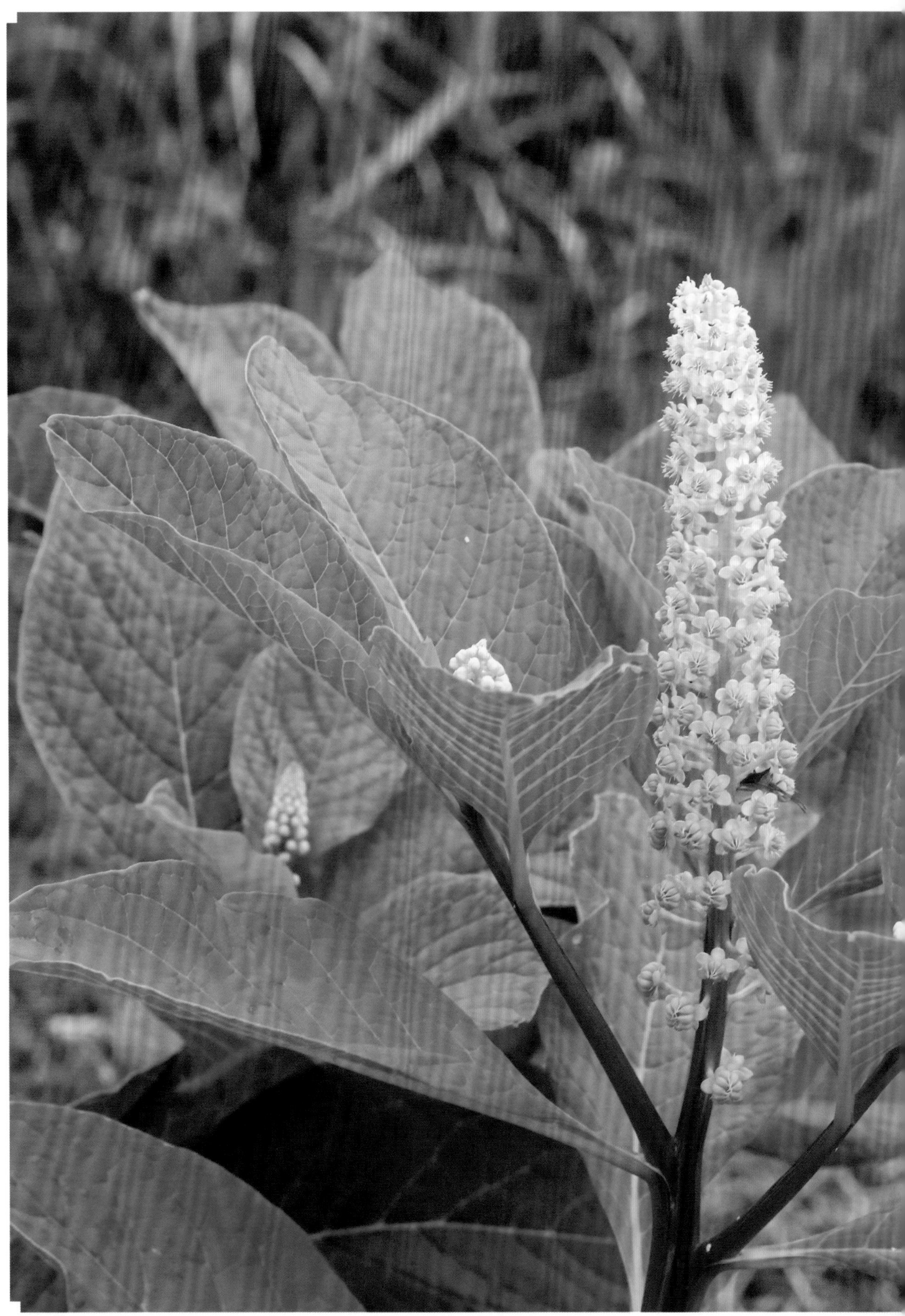

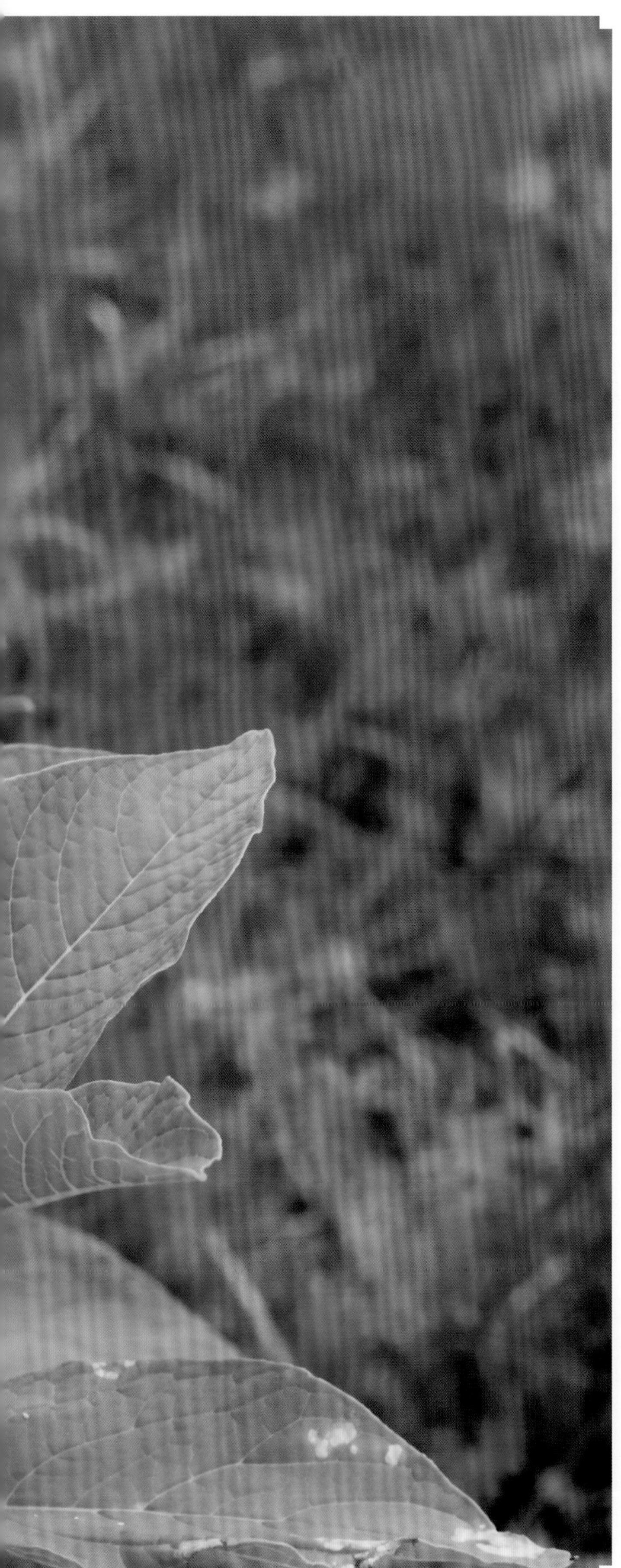

商陆

【壮药名】冷朋岜。

【别　名】见肿消、山萝卜、水萝卜、湿萝卜、抓消肿、牛萝卜、牛大黄、野萝卜。

【来　源】本品为商陆科植物商陆 *Phytolacca acinosa* Roxb. 或垂序商陆 *Phytolacca americana* L. 的干燥根。

【性味归经】味苦，性寒；有毒。归肺、脾、肾、大肠经。

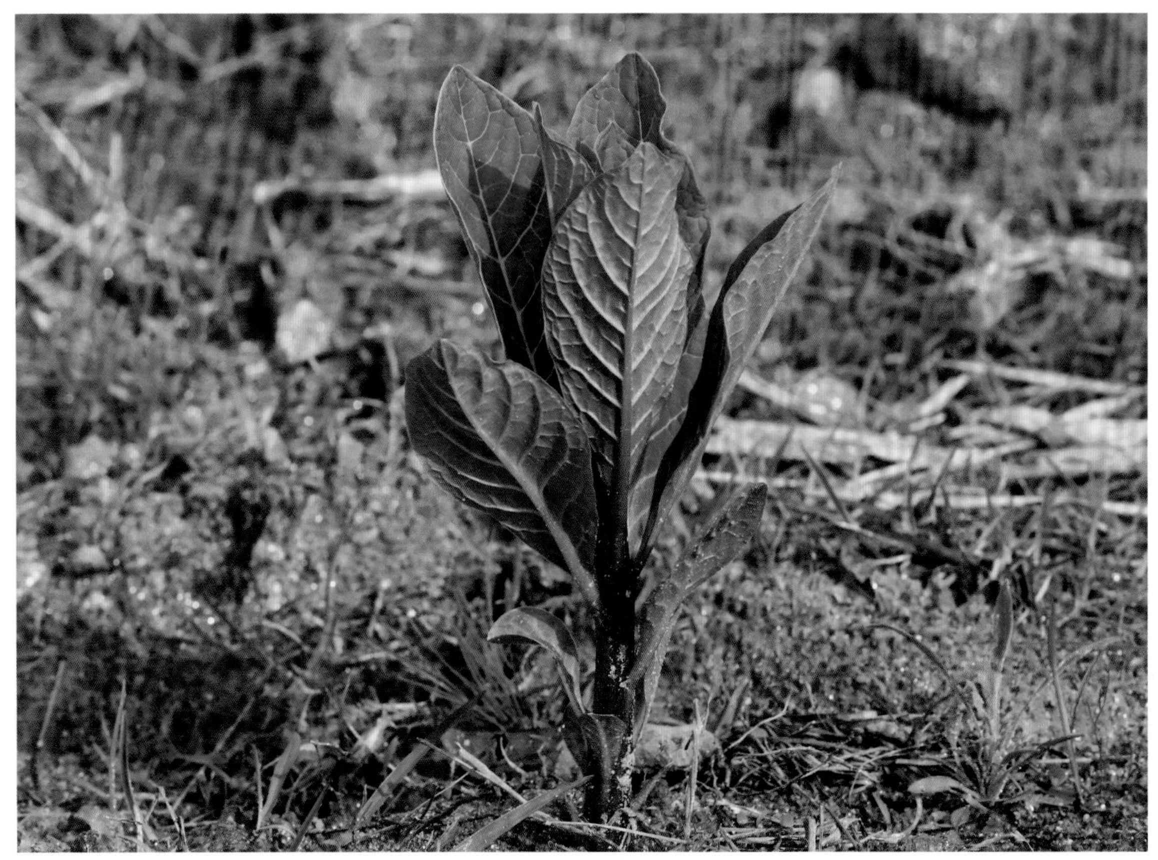

商陆

识别特征

1. 商陆 多年生草本，高 70 ~ 100 cm，全株无毛，根粗壮，肉质，圆锥形，外皮淡黄色。茎直立，多分枝，绿色或紫红色，具纵沟。叶互生，椭圆形或卵状椭圆形，长 12 ~ 25 cm，宽 5 ~ 10 cm，先端急尖，基部楔形而下延，全缘，侧脉羽状，主脉粗壮；叶柄长 1.5 ~ 3 cm，上面具槽，下面半圆形。总状花序顶生或侧生，长 10 ~ 15 cm；花两性，径约 8 mm，具小梗，小梗基部有苞片 1 及小苞片 2；萼通常 5 片，偶为 4 片，卵形或长方状椭圆形，初白色，后变淡红色，无花瓣，雄蕊 8，花药淡粉红色；心皮 8 ~ 10，离生。浆果扁球形，径约 7 mm，通常由 8 个分果组成，熟时紫黑色。种子椭圆形，扁平，黑色。花期 6—8 月，果期 8—10 月。

2. 垂序商陆 形态与上种相似，区别在于本种茎紫红色，棱角较为明显，叶片通常较上种略窄，总状果序下垂，雄蕊及心皮通常 10 枚。花期 7—8 月，果期 8—10 月。

生境分布

生长于路旁疏林下或栽培于庭院。分布于全国大部分地区。

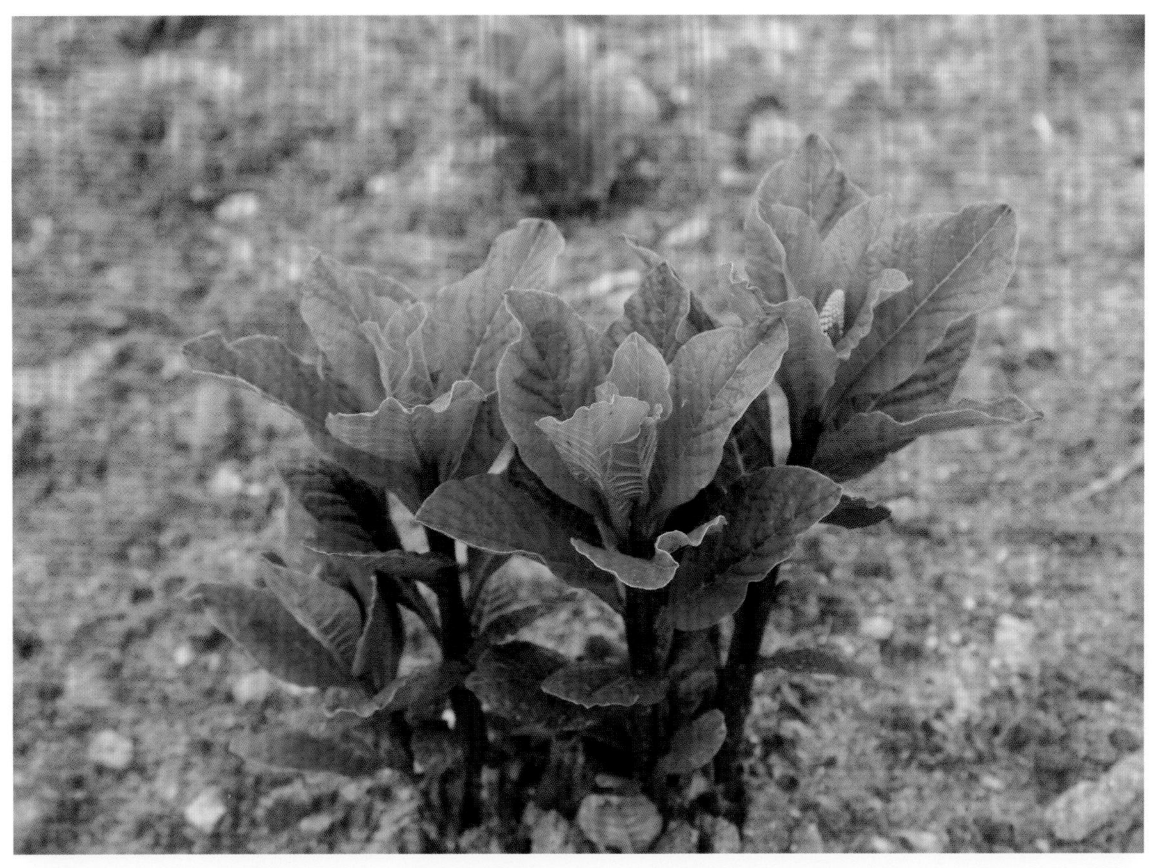

商陆

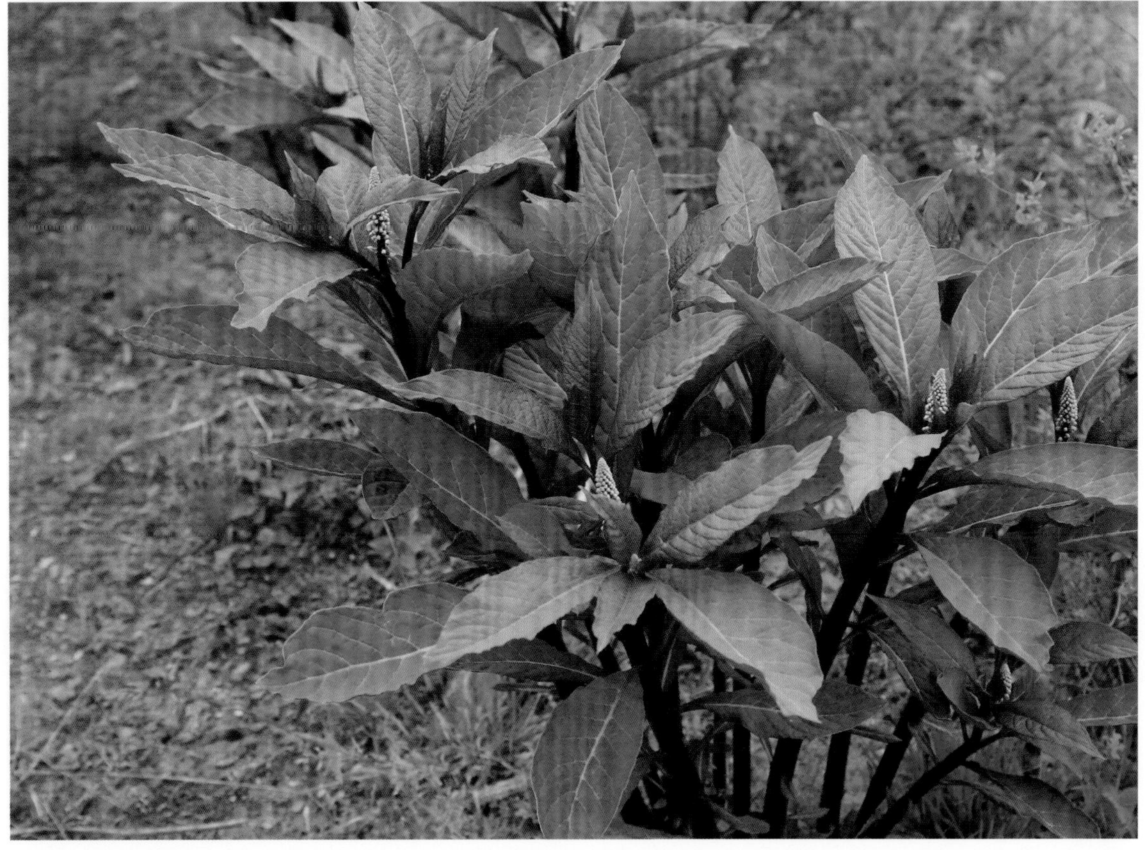

商陆

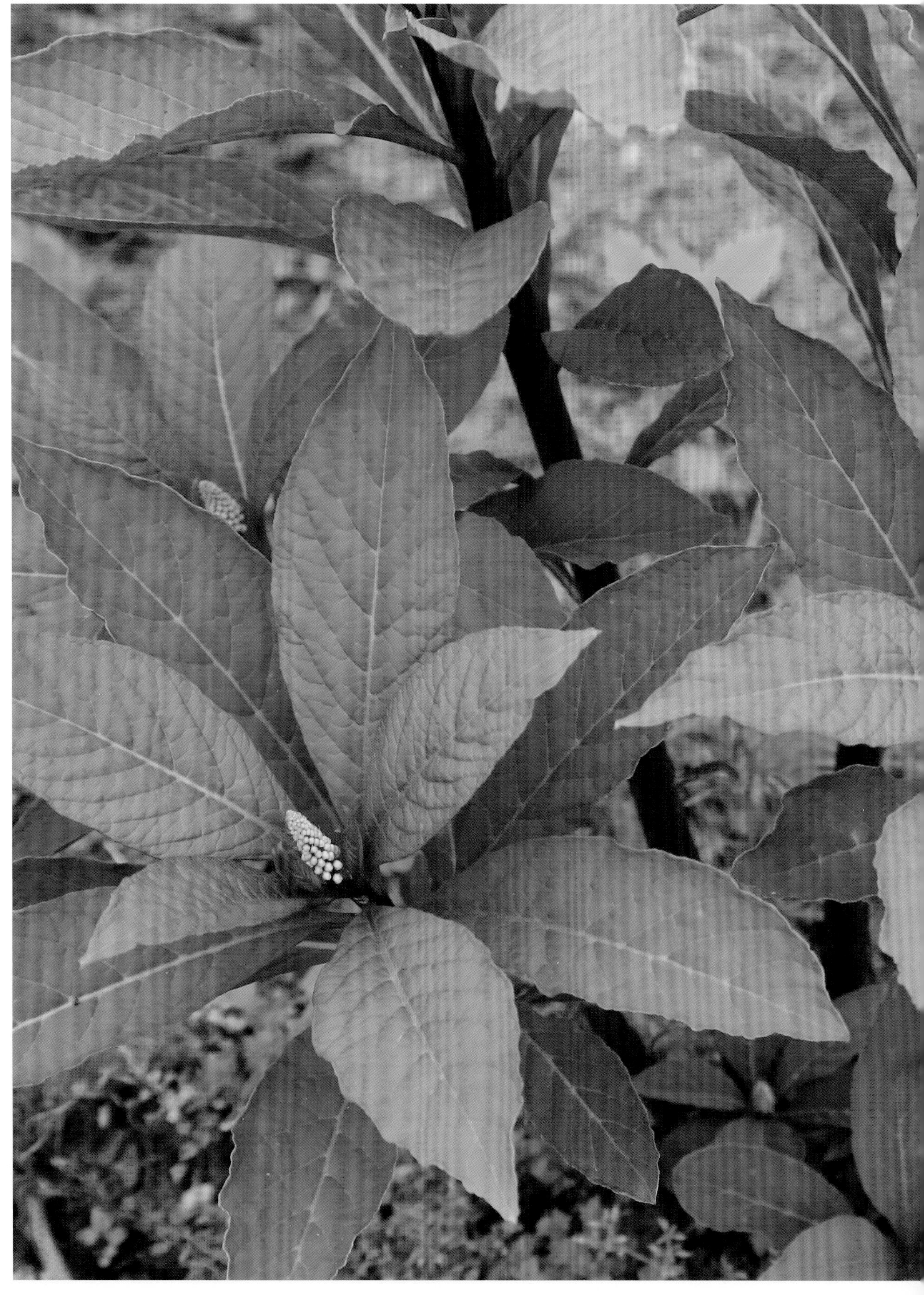

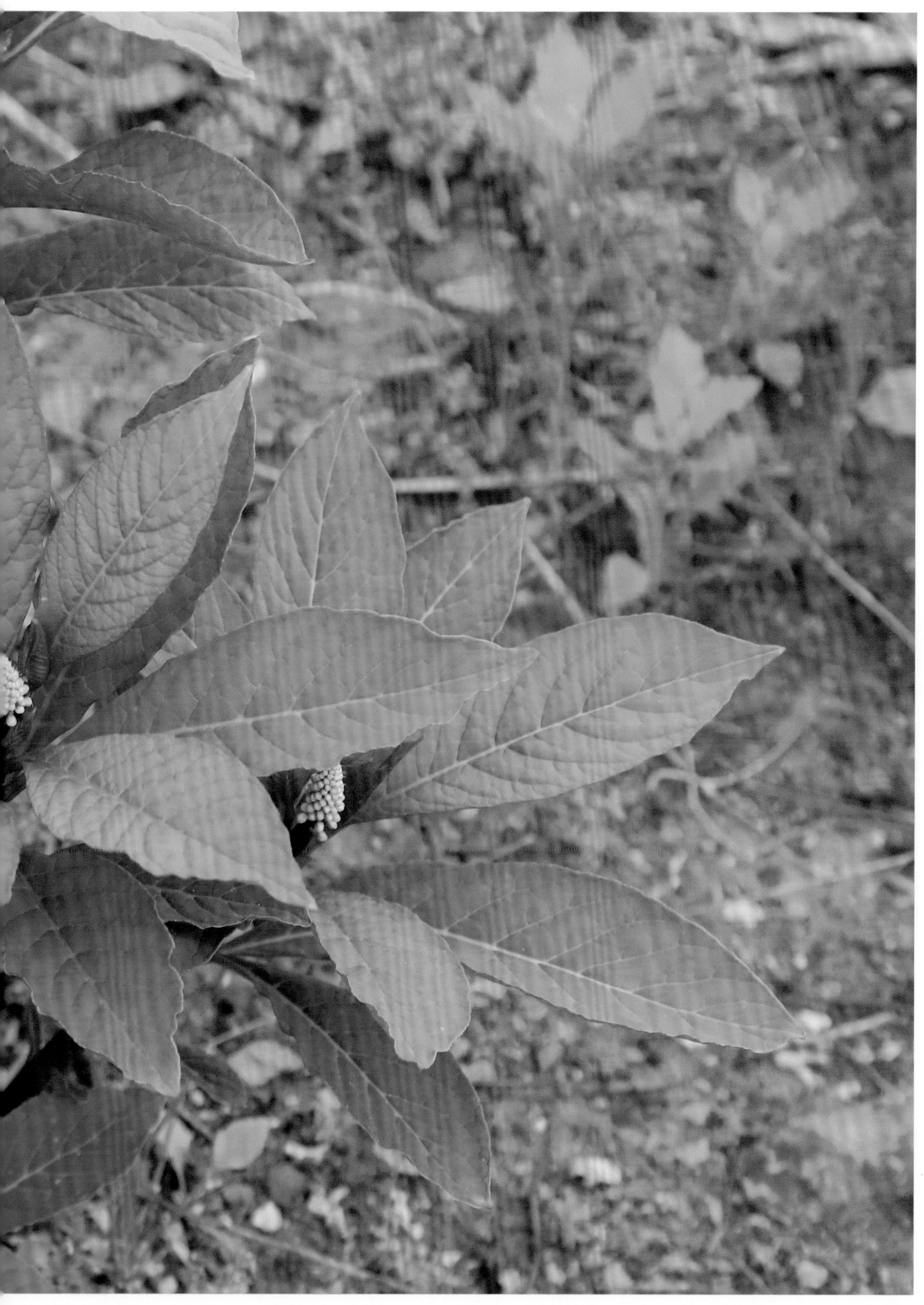

商陆

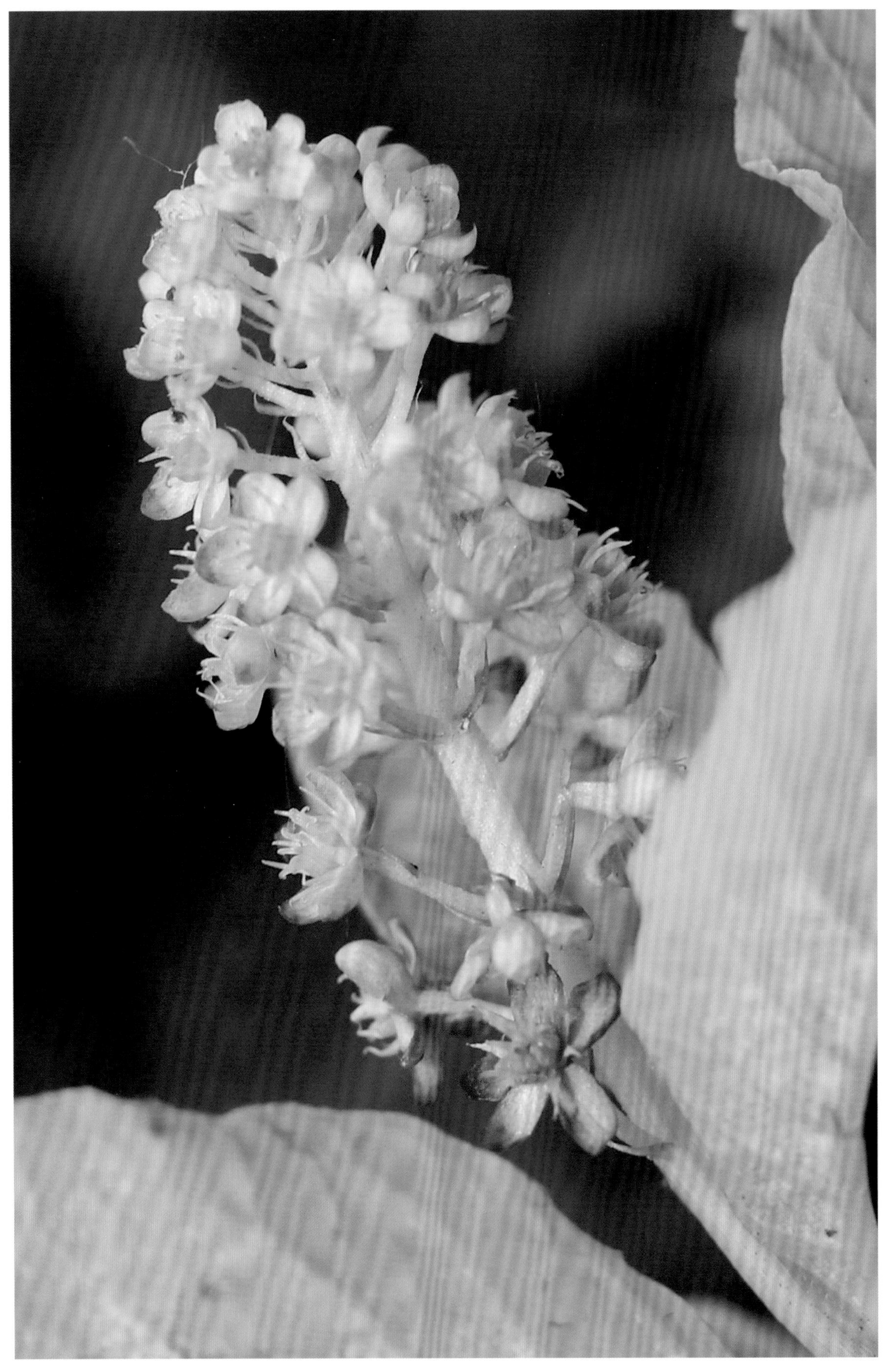

商陆

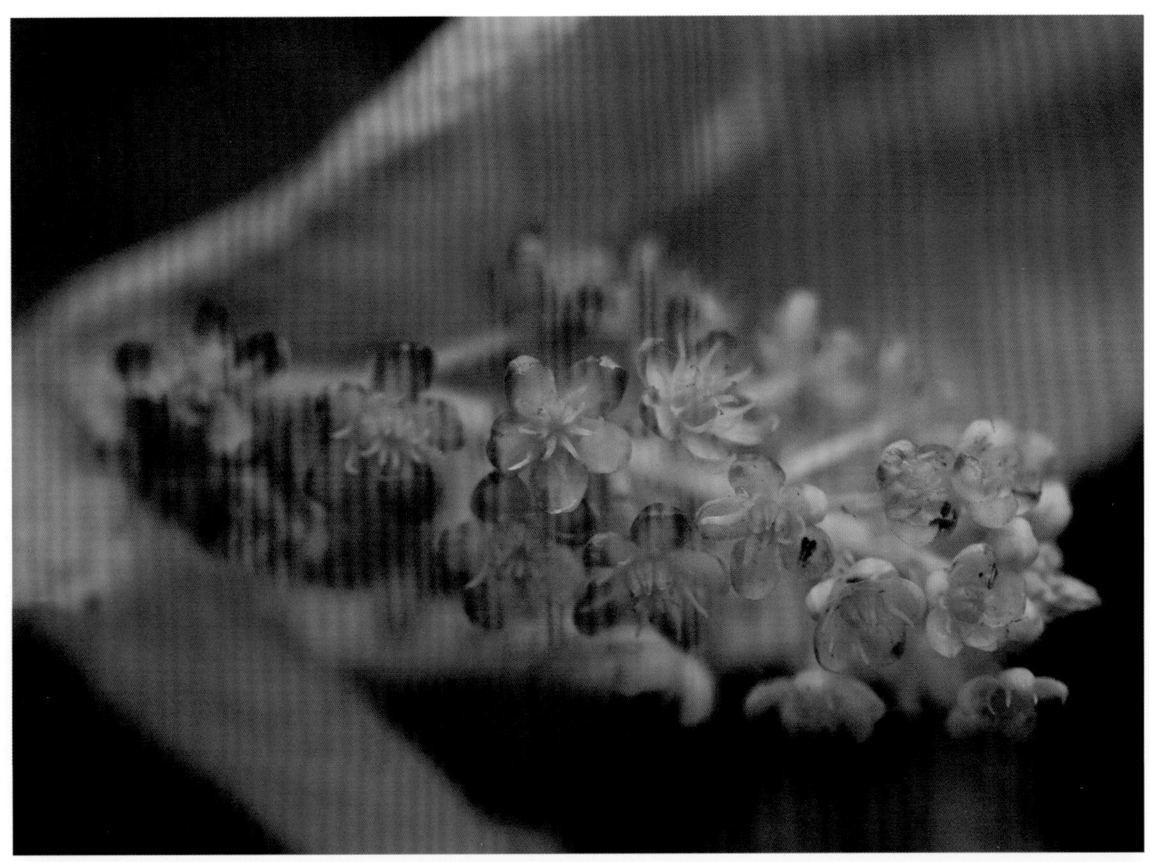

商陆

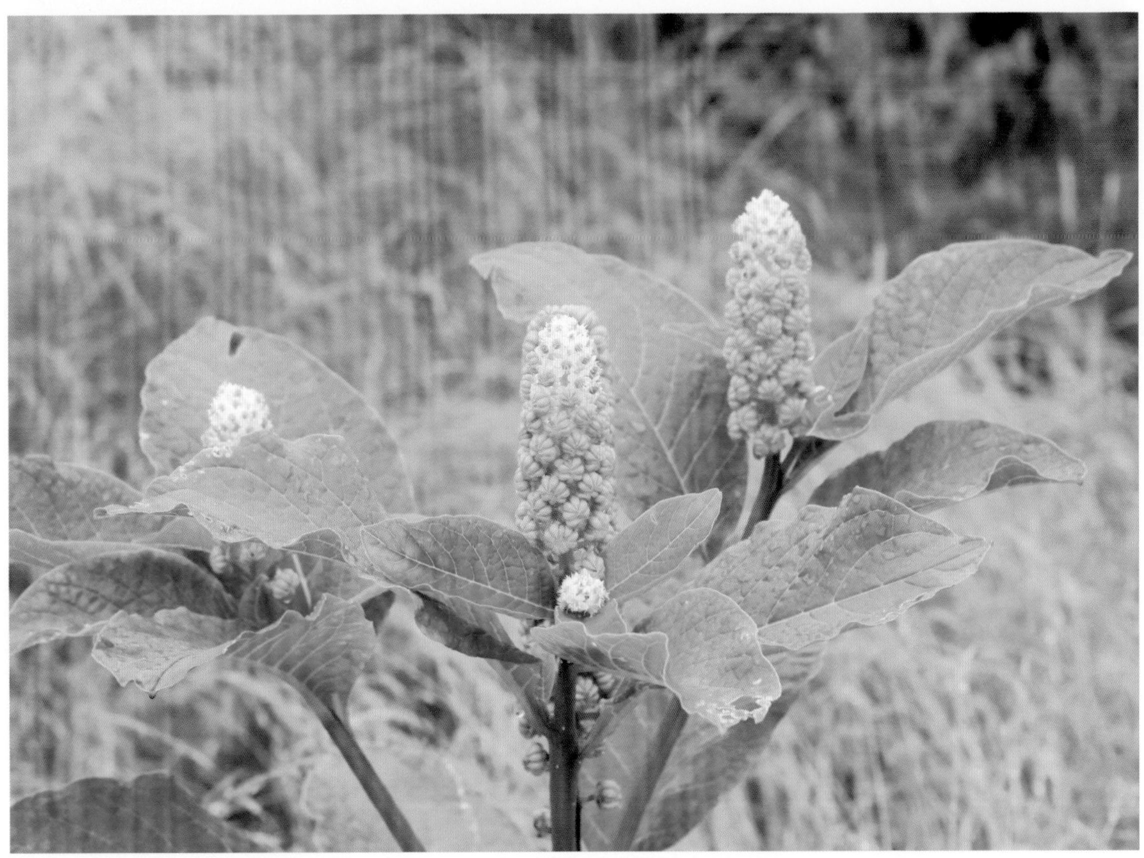

商陆

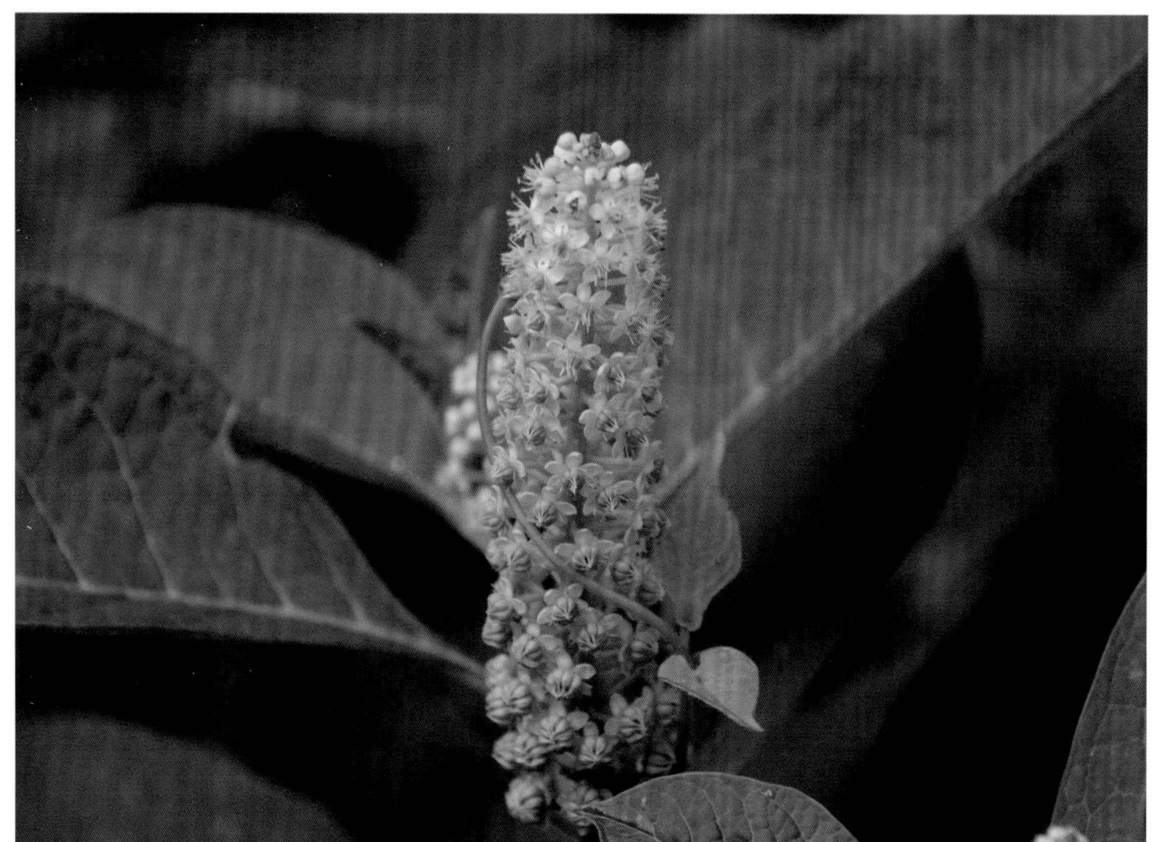

商陆

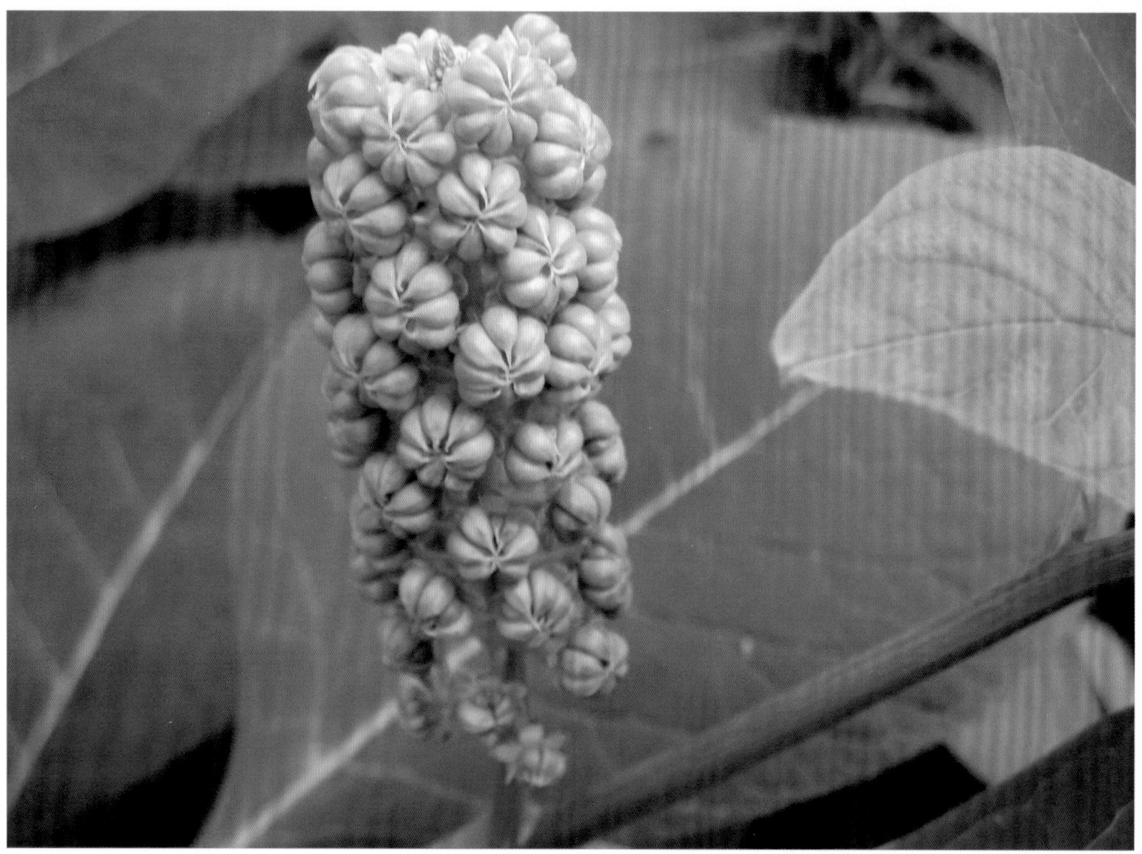

商陆

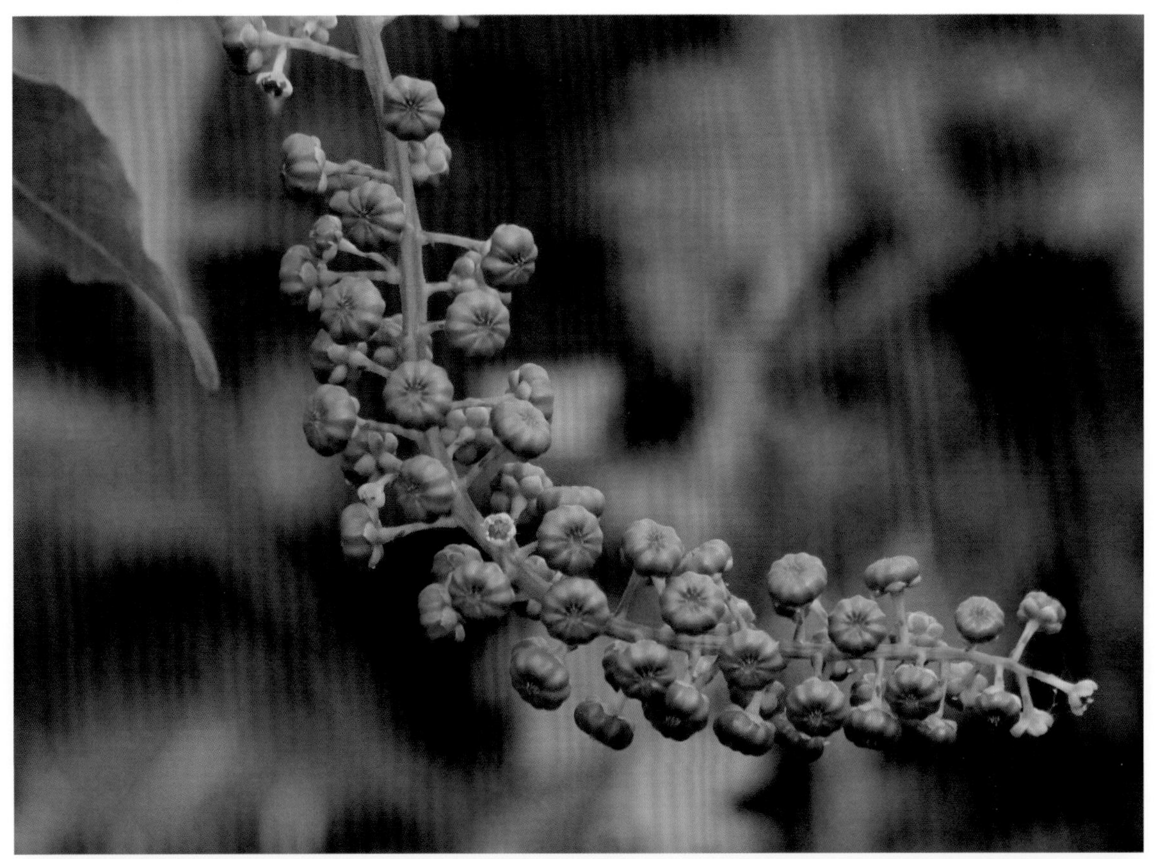

商陆

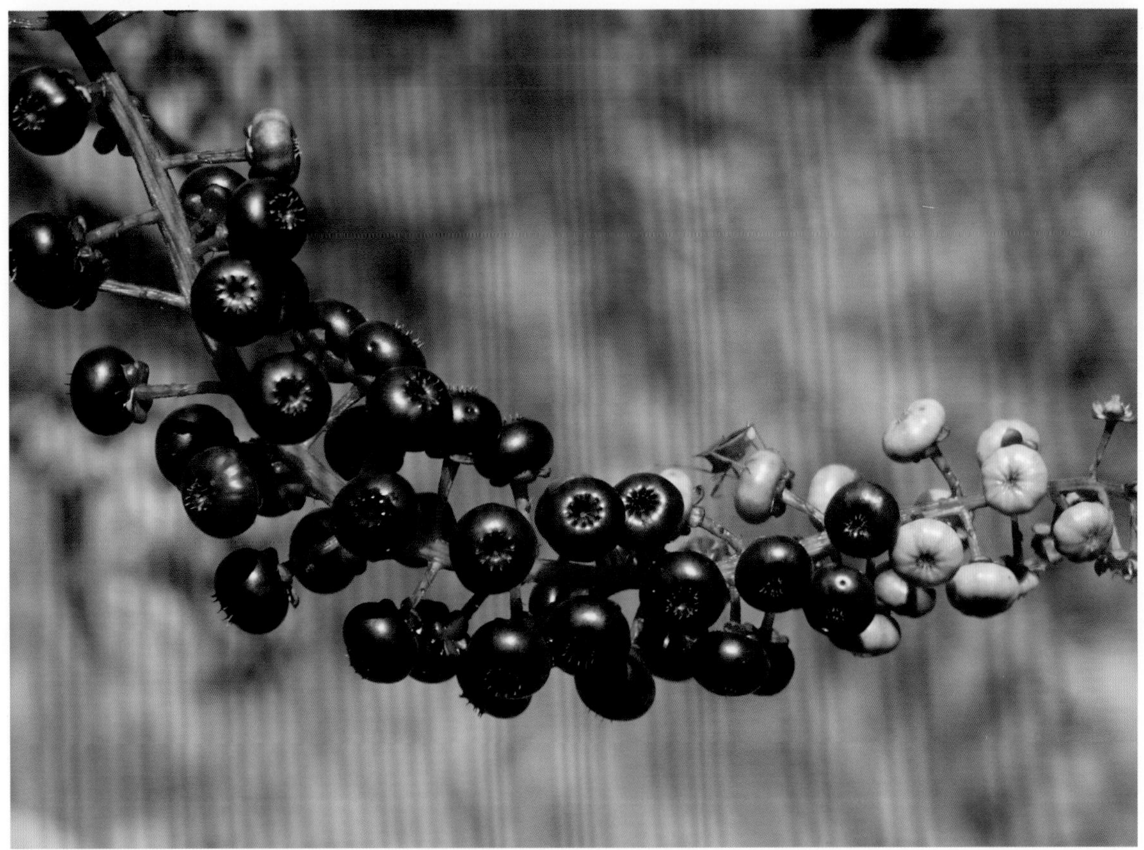

商陆

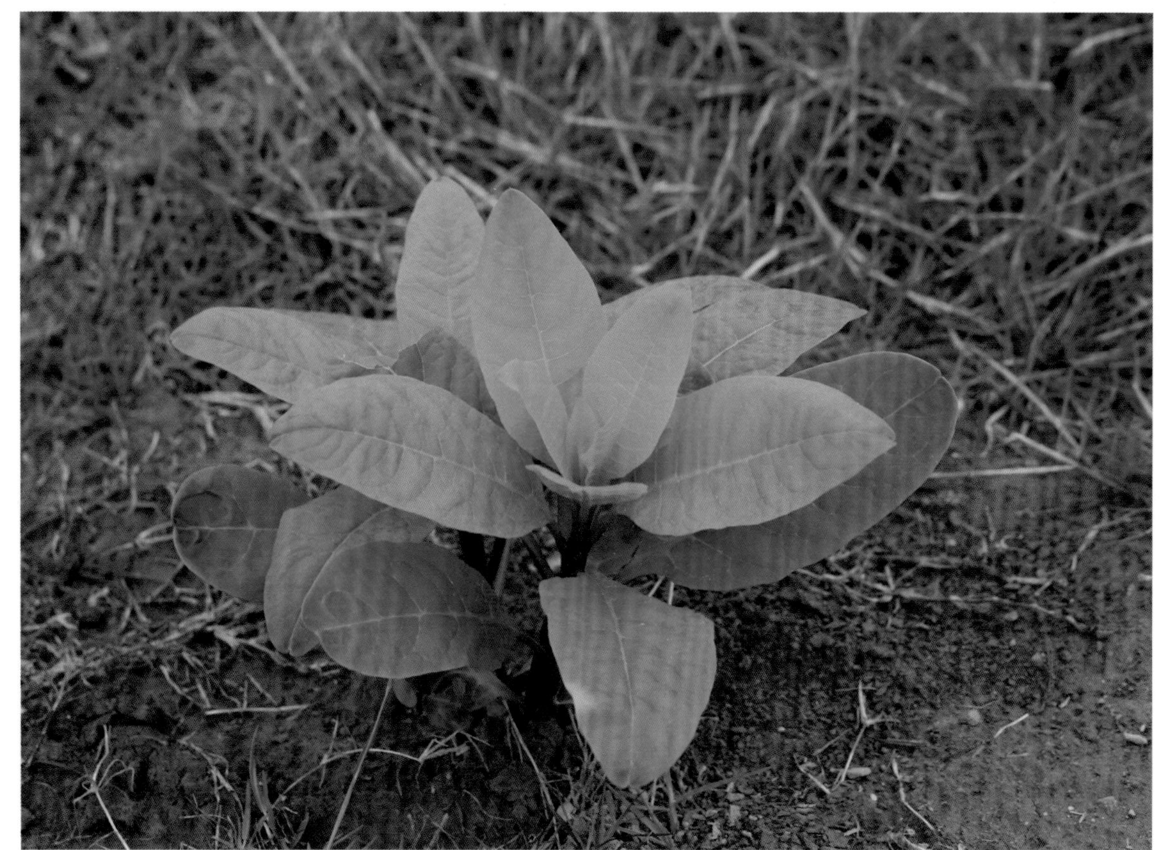

垂序商陆

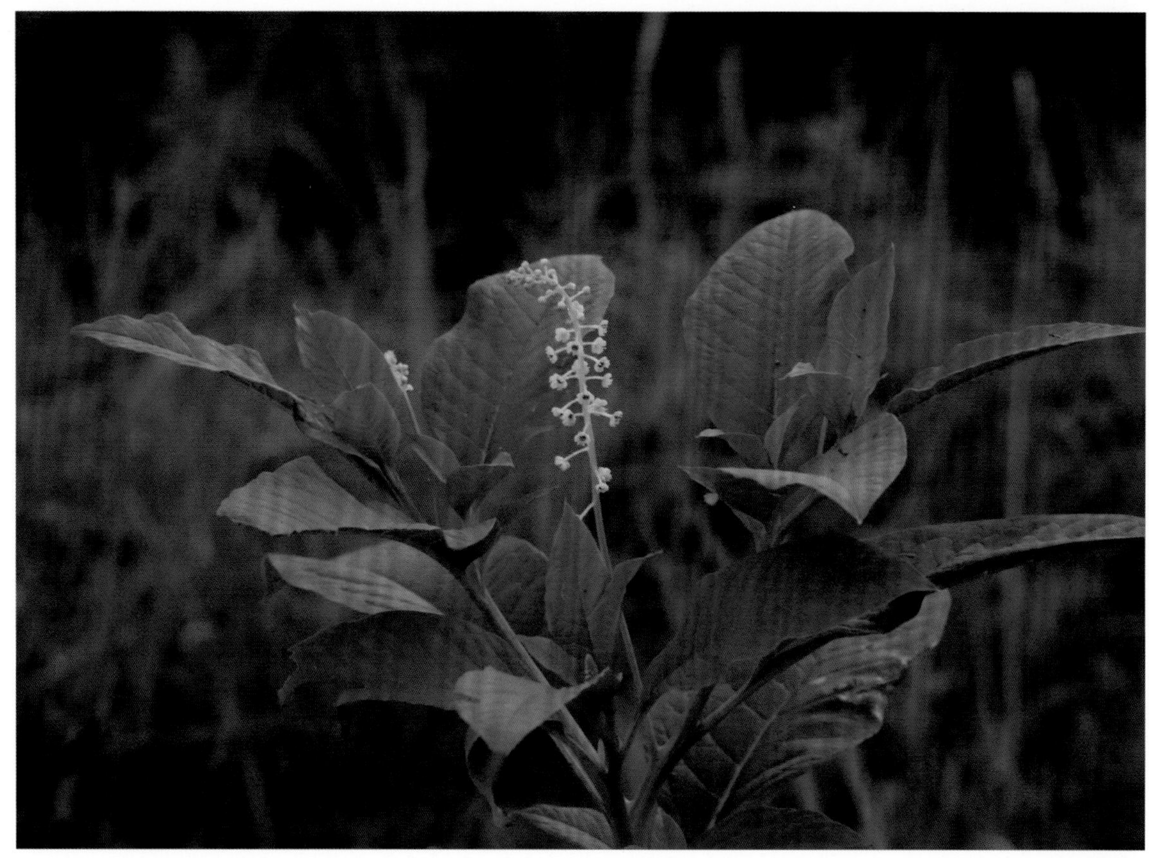

垂序商陆

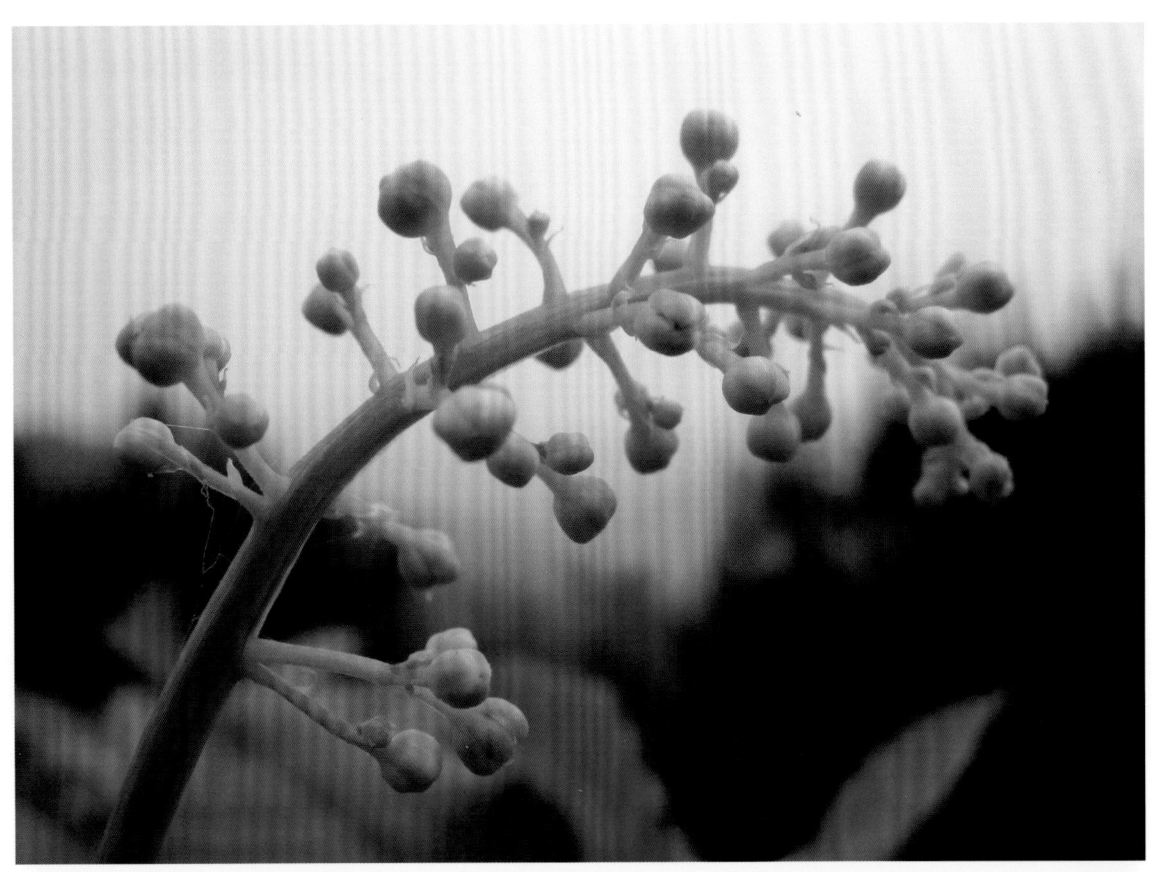

垂序商陆

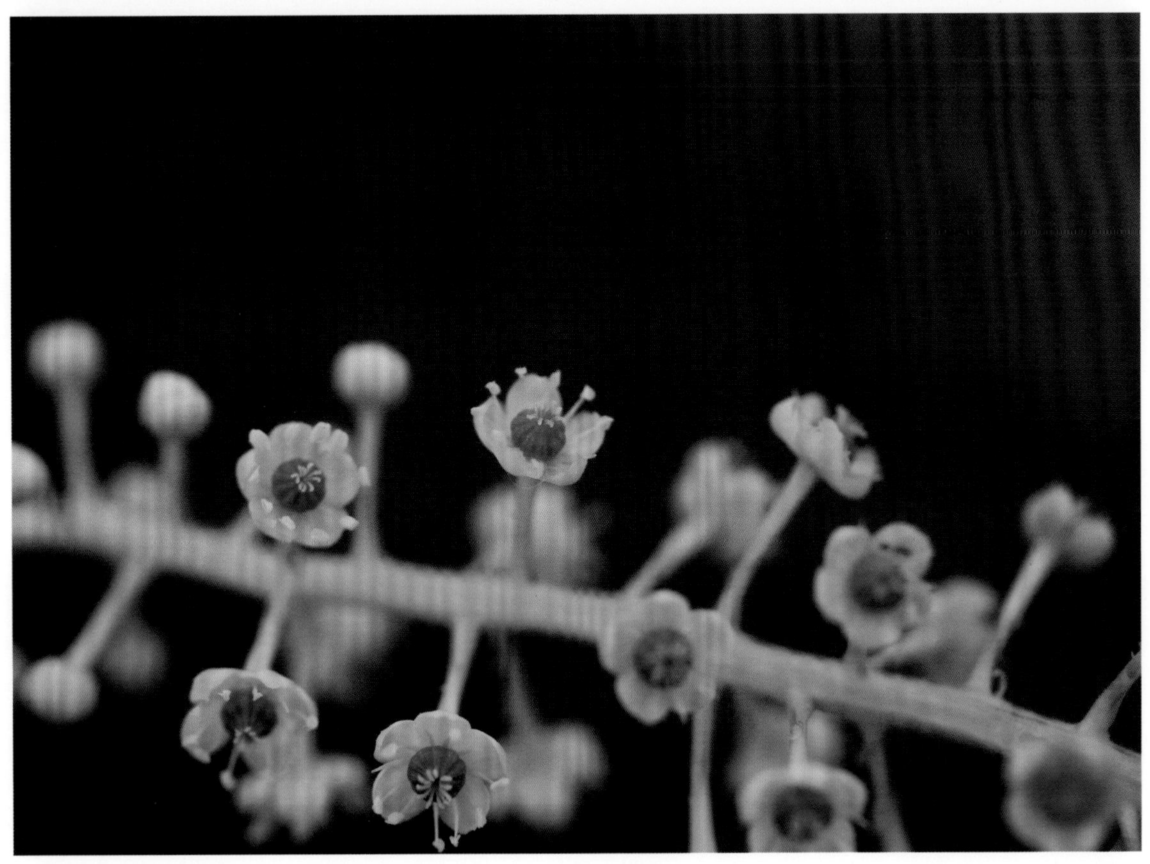

垂序商陆

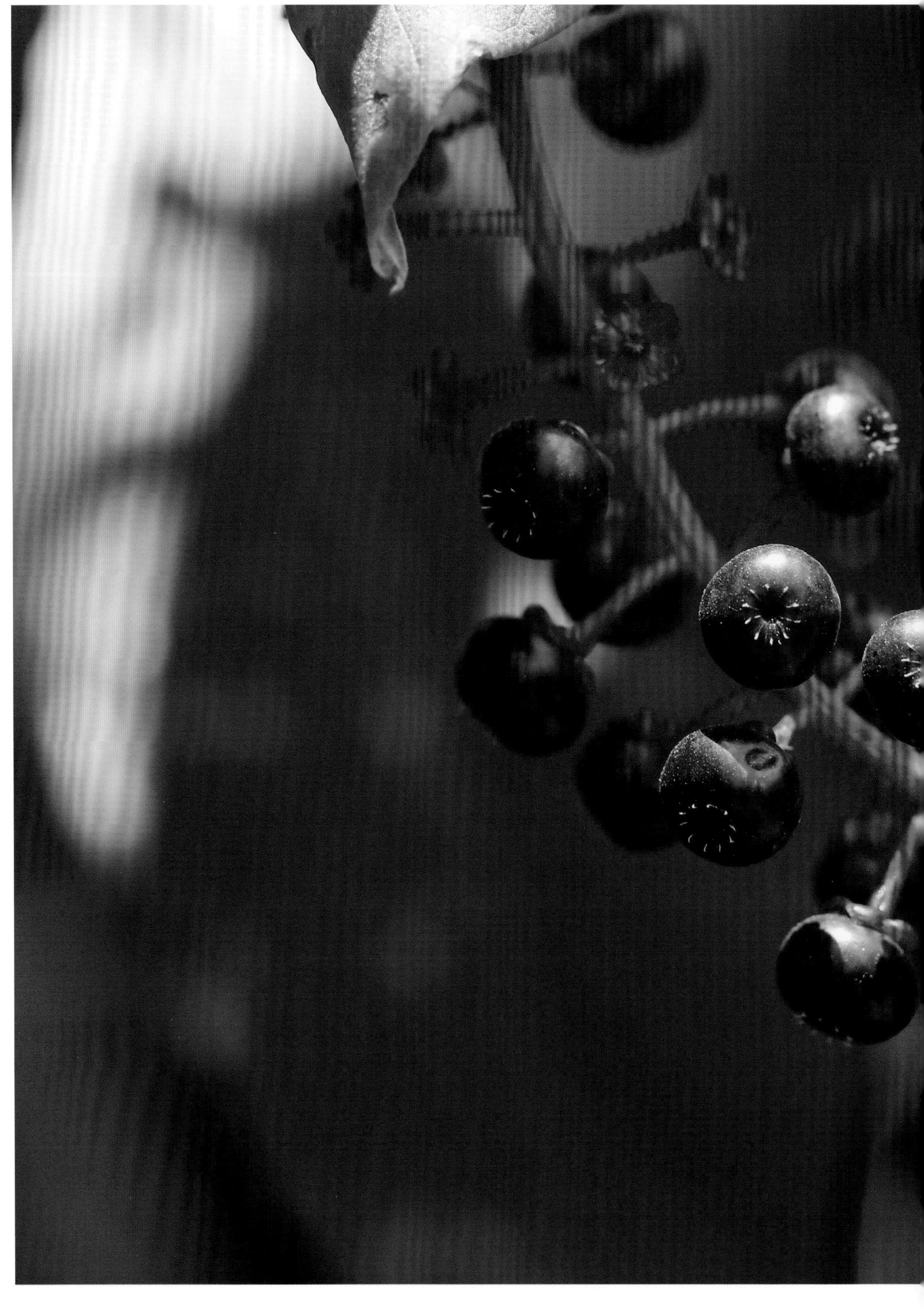

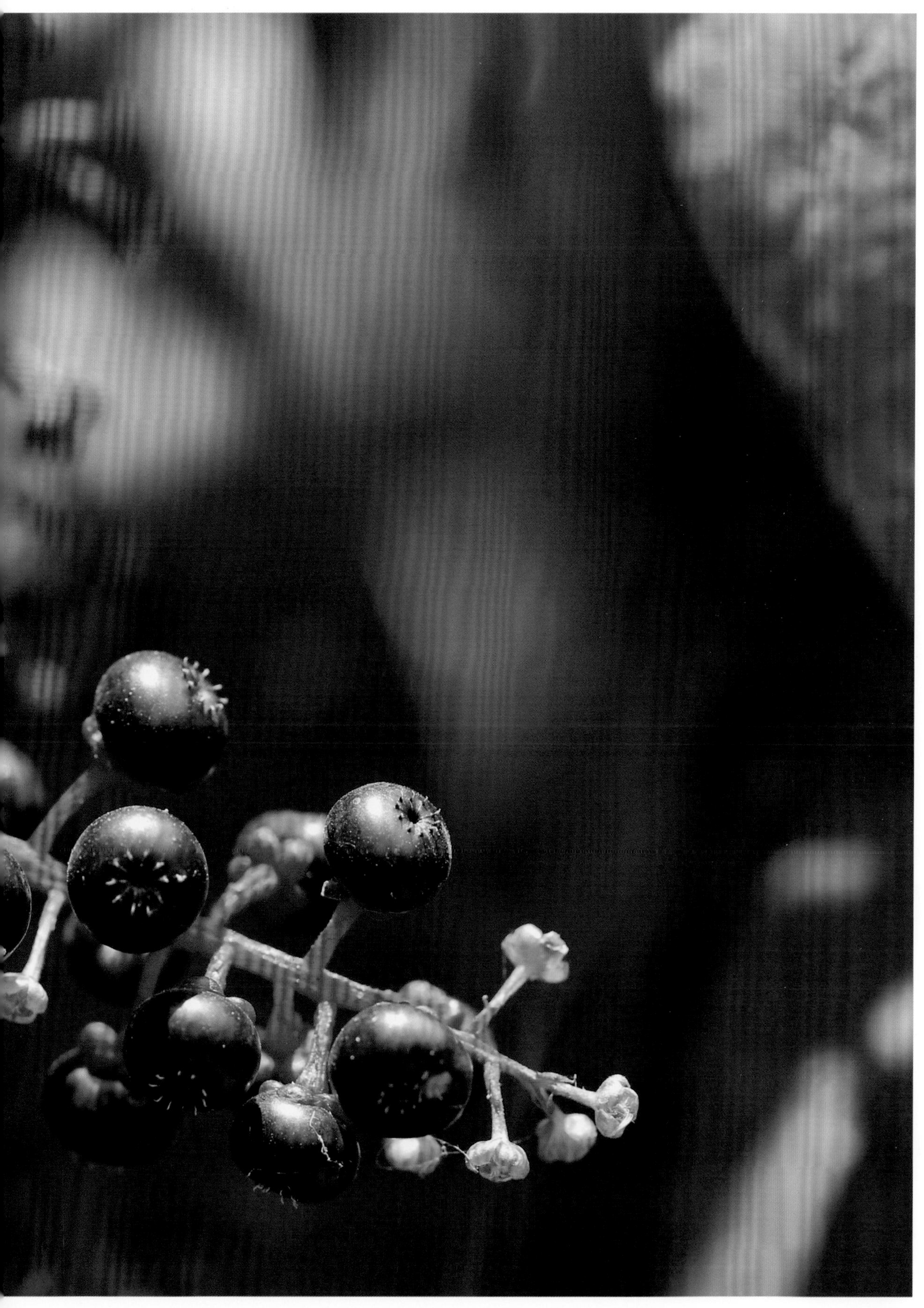

垂序商陆

垂序商陆

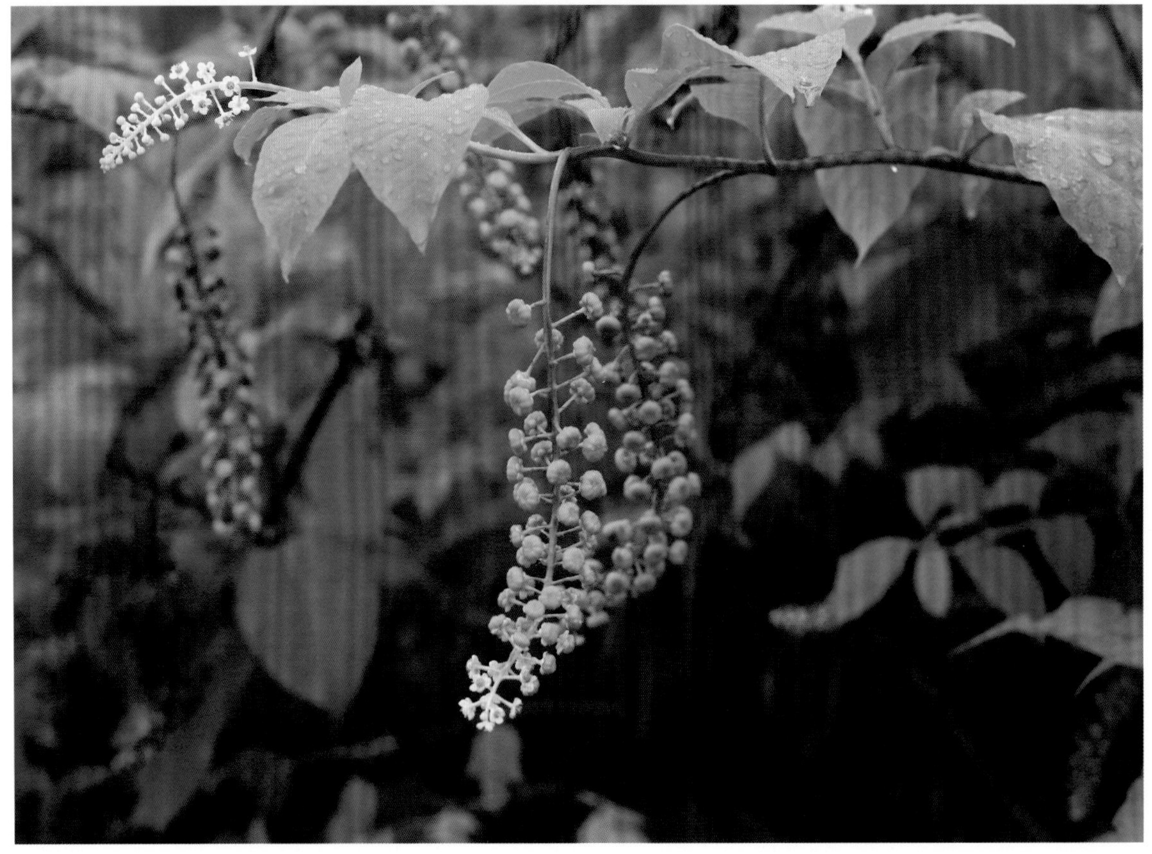

垂序商陆

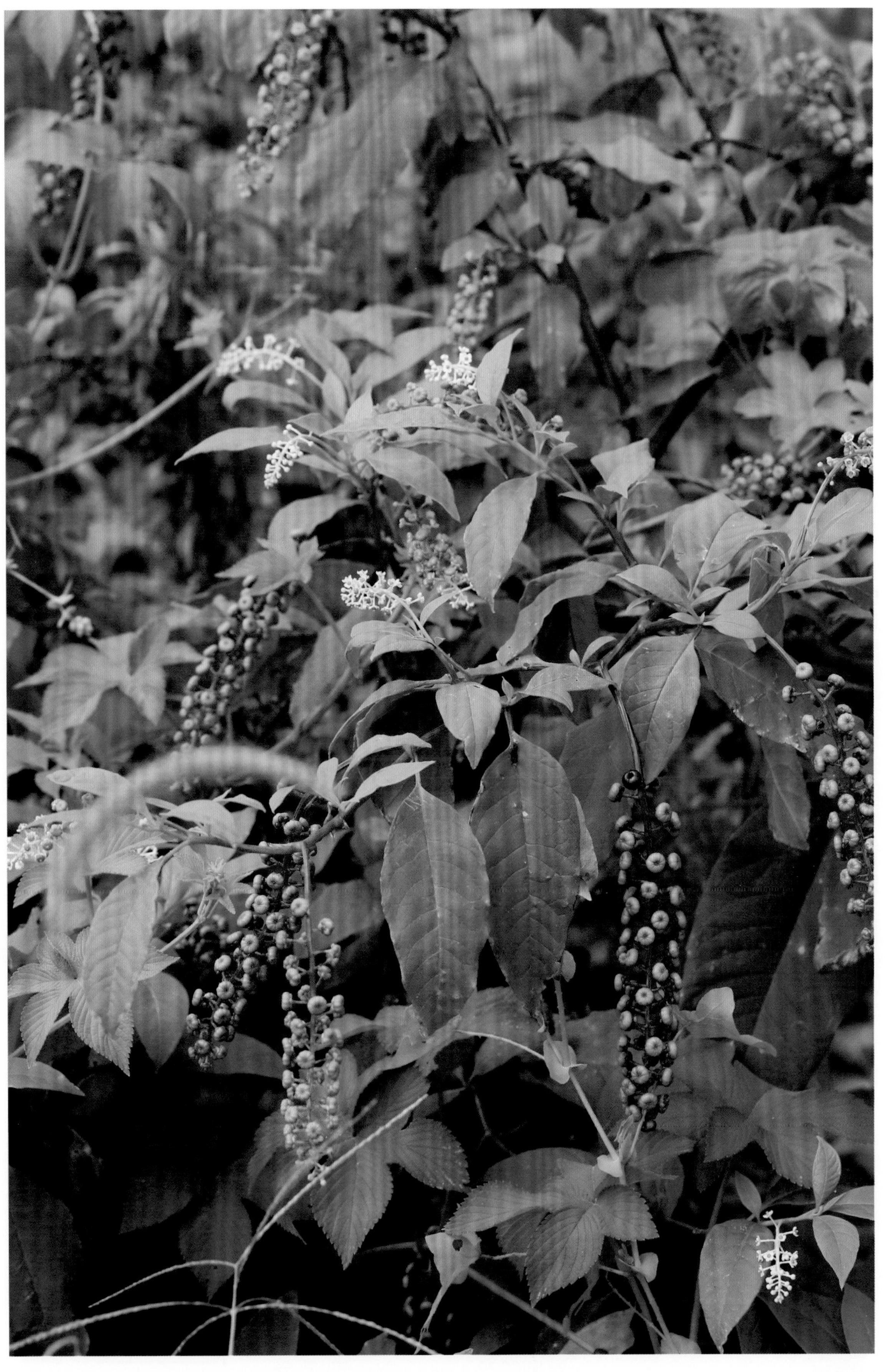

垂序商陆

采收加工

秋季至次春采挖，除去须根及泥沙，切成块或片，晒干或阴干。

药材鉴别

1. 商陆　根圆锥形，有多数分枝。表面灰棕色或灰黄色，有明显的横向皮孔及纵沟纹。商品多为横切或纵切的块片。横切片为不规则圆形，边缘皱缩，直径 2 ~ 8 cm，厚 2 ~ 6 mm，切面浅黄色或黄白色，有多个凹凸不平的同心性环纹。纵切片为不规则长方形，弯曲或卷曲，长 10 ~ 14 cm，宽 1 ~ 5 cm，表面凹凸不平，木部呈多数隆起的纵条纹。质坚硬，不易折断。气微，味甘淡，久嚼麻舌。

2. 垂序商陆　药材外形与商陆类同。以块片大、色白者为佳。

功效主治

逐水消肿，通利二便，解毒散结。主治水肿胀满，二便不通，癥瘕，痃癖，瘰疬，疮毒。

用法用量

内服：5 ~ 10 g，煎汤。外用：适量，鲜品捣烂或干品研末涂敷。

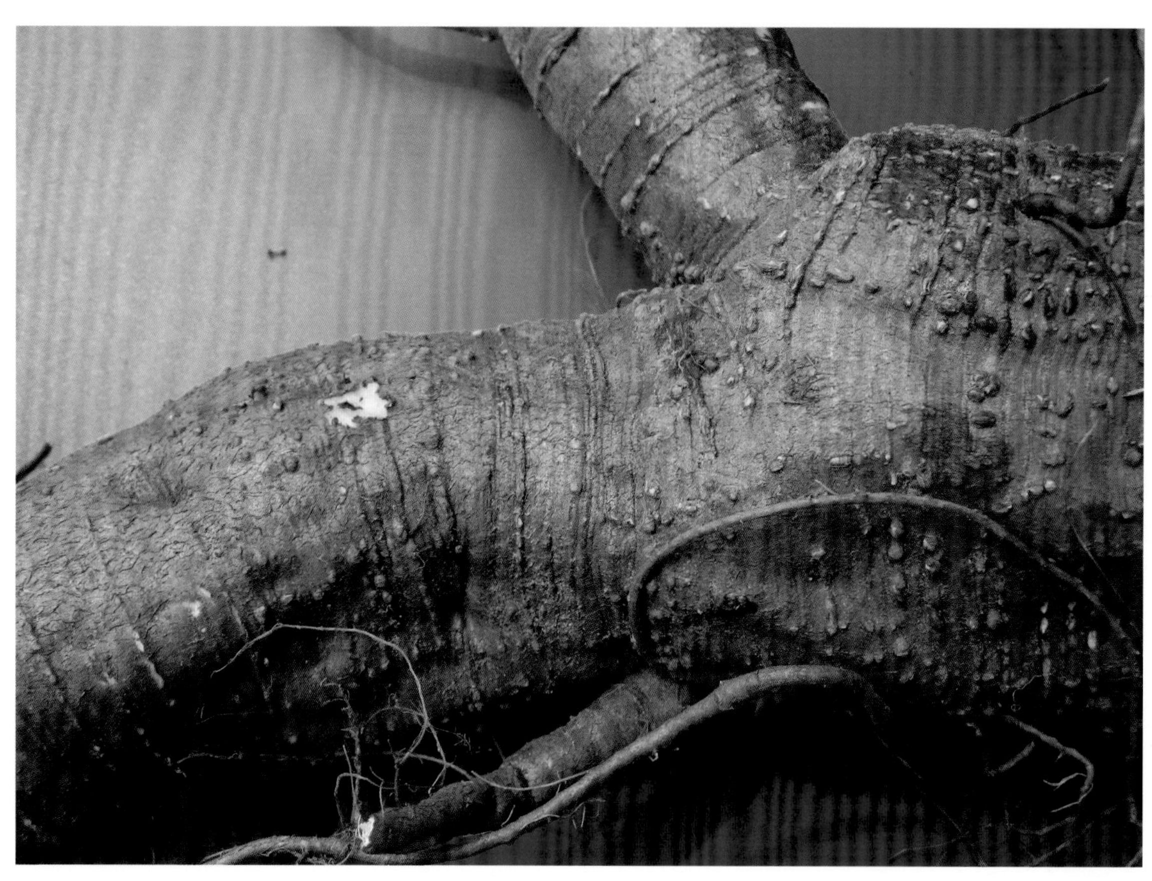

商陆药材

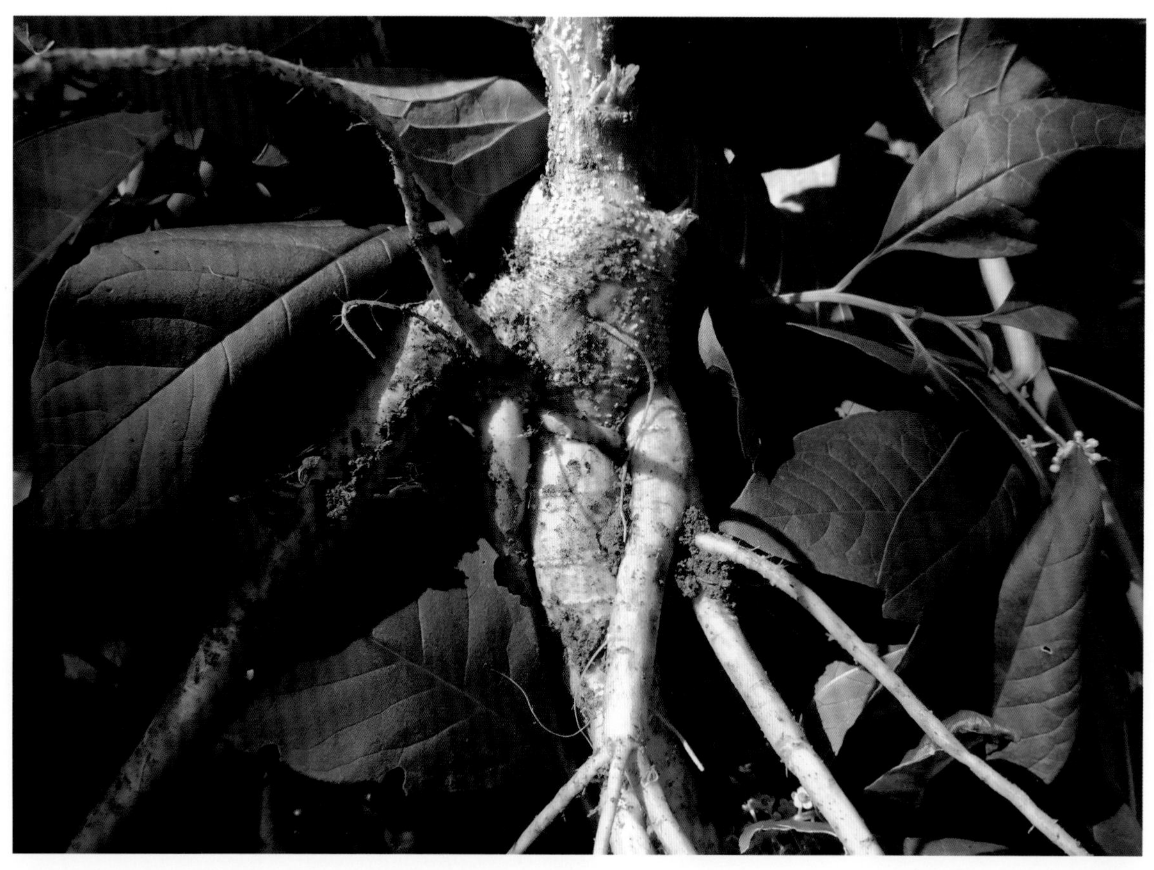

垂序商陆药材

民族药方

1．足癣　商陆、苦参各 100 g，川椒 20 g，赤芍 50 g。煎汤，每日 1 ~ 2 次浸泡患足，每次 15 ~ 30 分钟，保留药液加热重复使用。

2．肿毒　商陆根适量，盐少许。捣敷，次日再换。

3．腹中如有石、痛如刀刺者　商陆根适量。捣烂蒸之，布裹熨痛处，冷更换。

4．跌打　商陆适量。研细末，调热酒擦患处，可外贴膏药。

5．淋巴结结核　商陆 9 g，红糖适量。水煎服。

6．痈疮肿毒　商陆 2.5 g，蒲公英 100 g。煎水洗患处。

7．腹水　商陆 6 g，赤小豆、冬瓜皮各 50 g，泽泻 12 g，茯苓皮 24 g。水煎服。

8．宫颈糜烂，白带多，功能失调性子宫出血　鲜商陆 200 g（干者减半）。同母鸡或猪瘦肉煮极烂，放盐少许，分 2 ~ 3 次吃。

9．血小板减少性紫癜　商陆适量。煎水 30 分钟，浓缩成 100% 的煎剂。首次服 30 ml，以后每次服 10 ml，每日 3 次。成人以 12 ~ 24 g、小儿以 9 ~ 12 g 为每日用量。

使用注意

孕妇忌用。

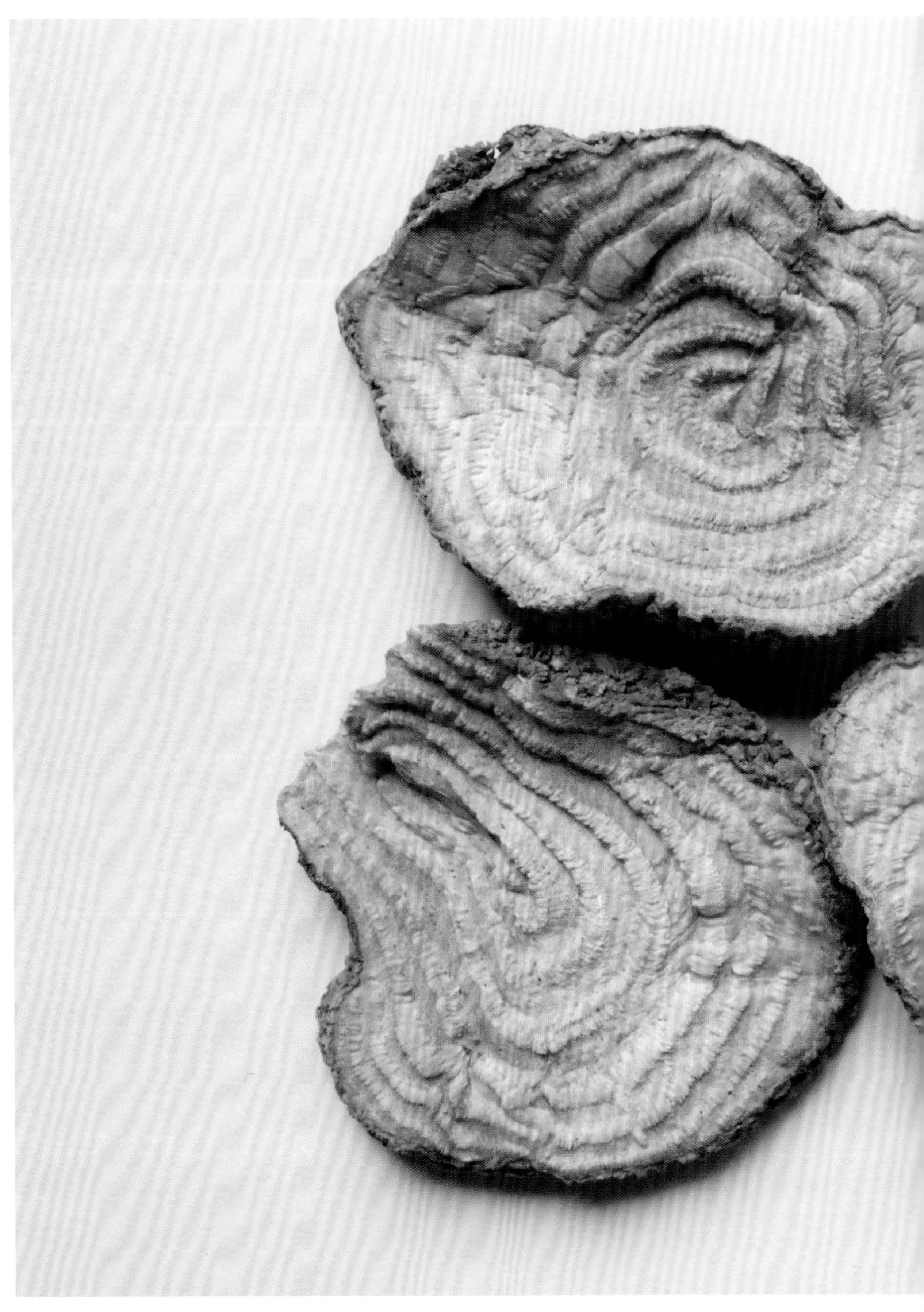

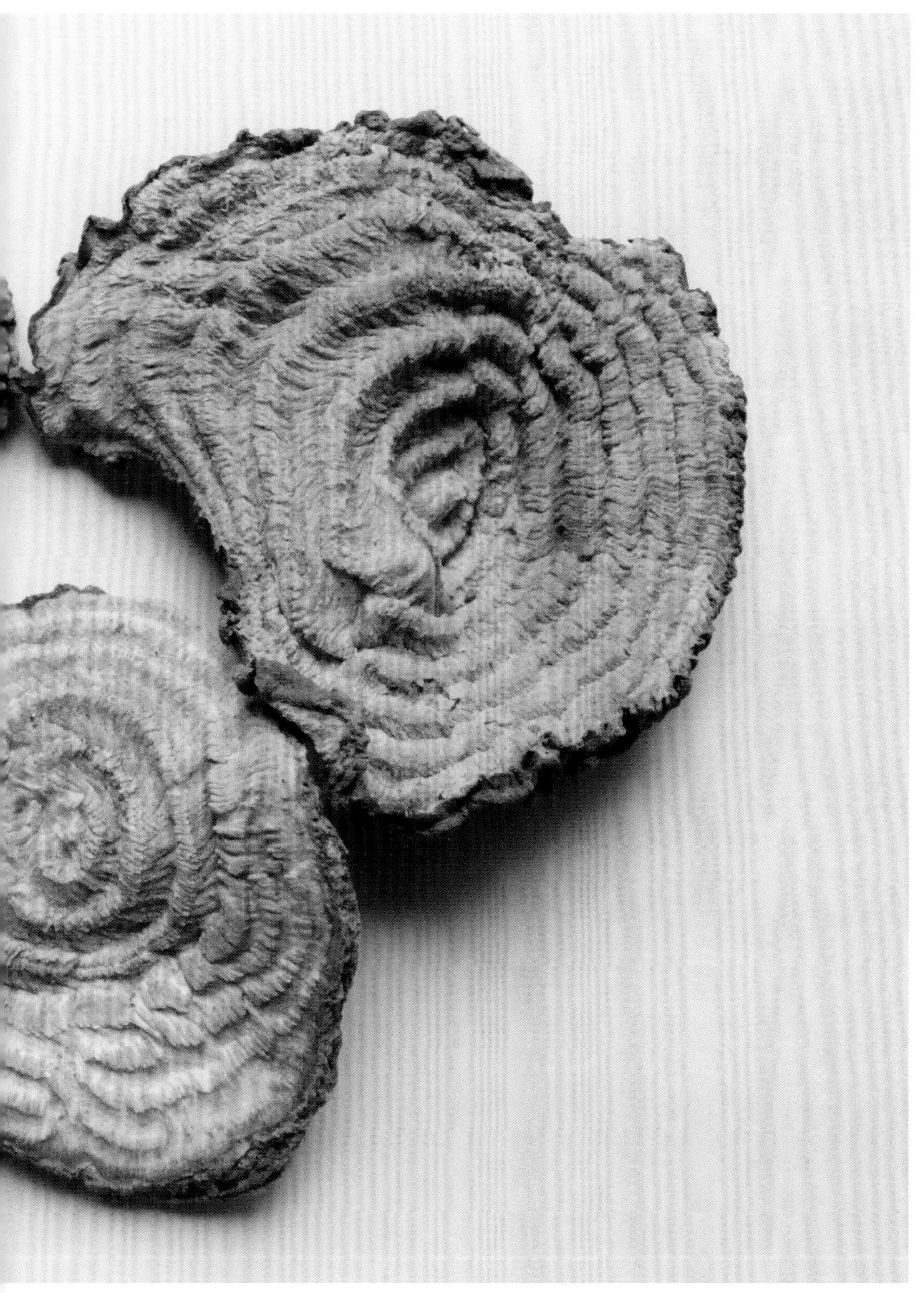

商陆饮片

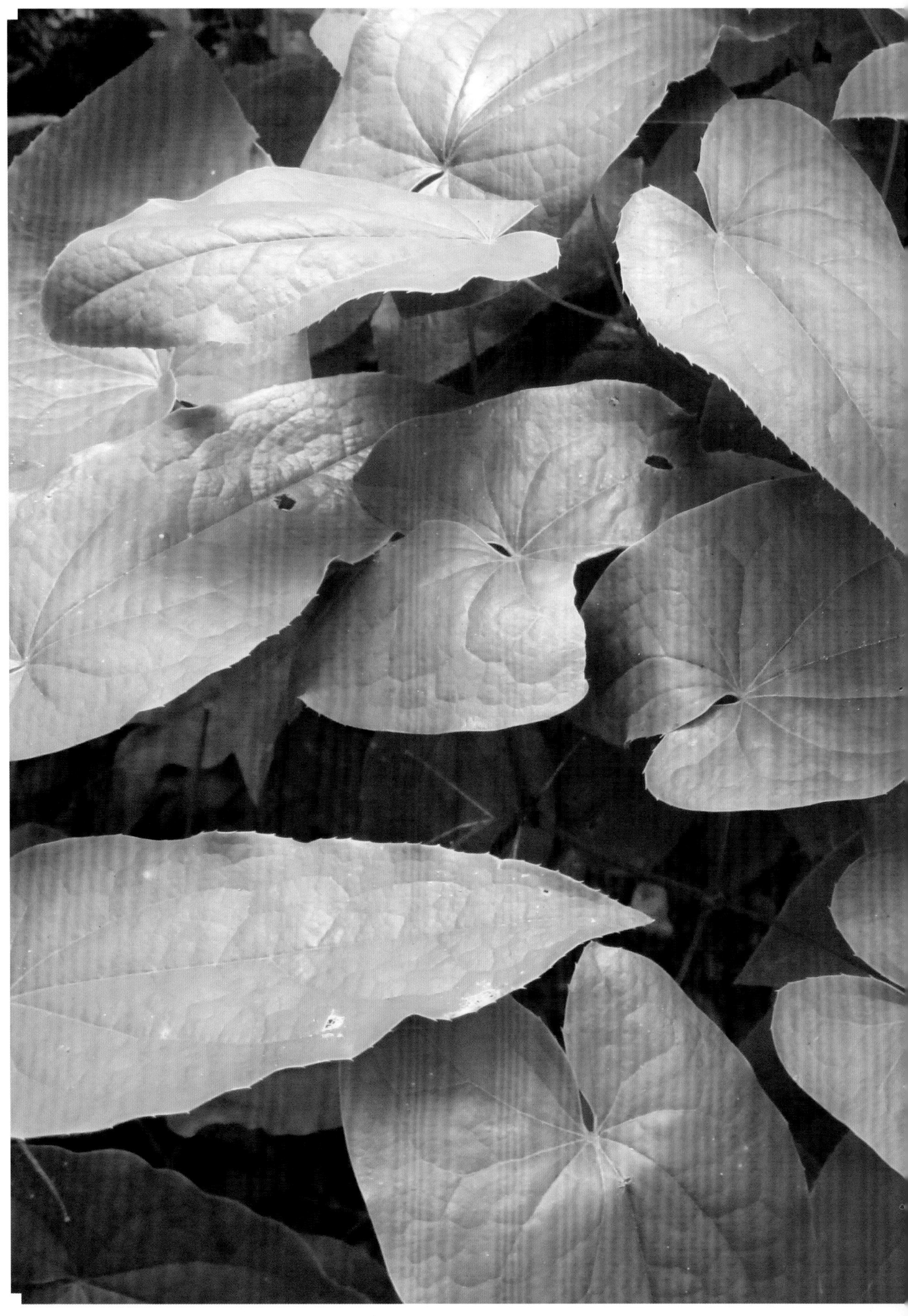

淫羊藿

【壮 药 名】 楣国羊。

【别　　名】 羊角风、羊藿、仙灵脾、牛角花、黄连祖、羊藿叶、牛角花、铜丝草、铁打杵。

【来　　源】 本品为小檗科植物淫羊藿 *Epimedium brevicornum* Maxim.、箭叶淫羊藿 *Epimedium sagittatum*（Sieb. et Zucc.）Maxim.、柔毛淫羊藿 *Epimedium pubescens* Maxim. 或朝鲜淫羊藿 *Epimedium koreanum* Nakai 的干燥叶。

【性味归经】 味辛、甘，性温。归肝、肾经。

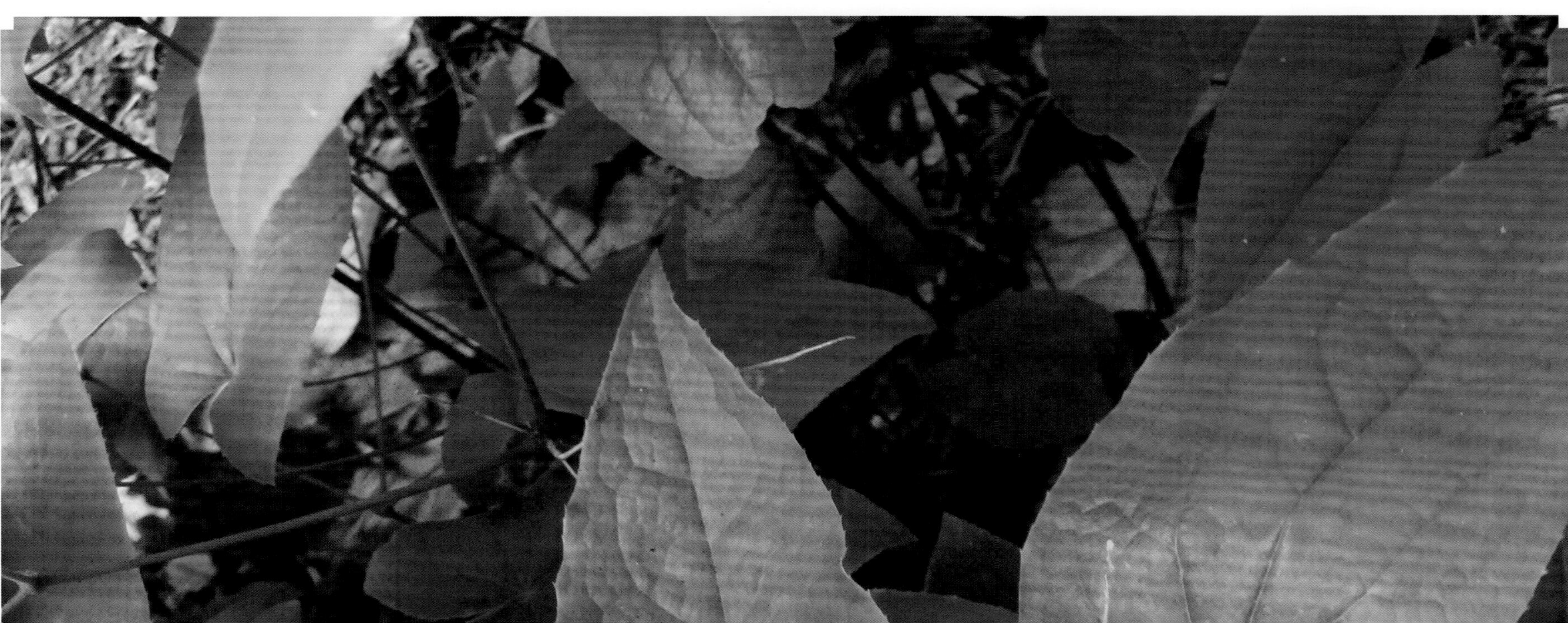

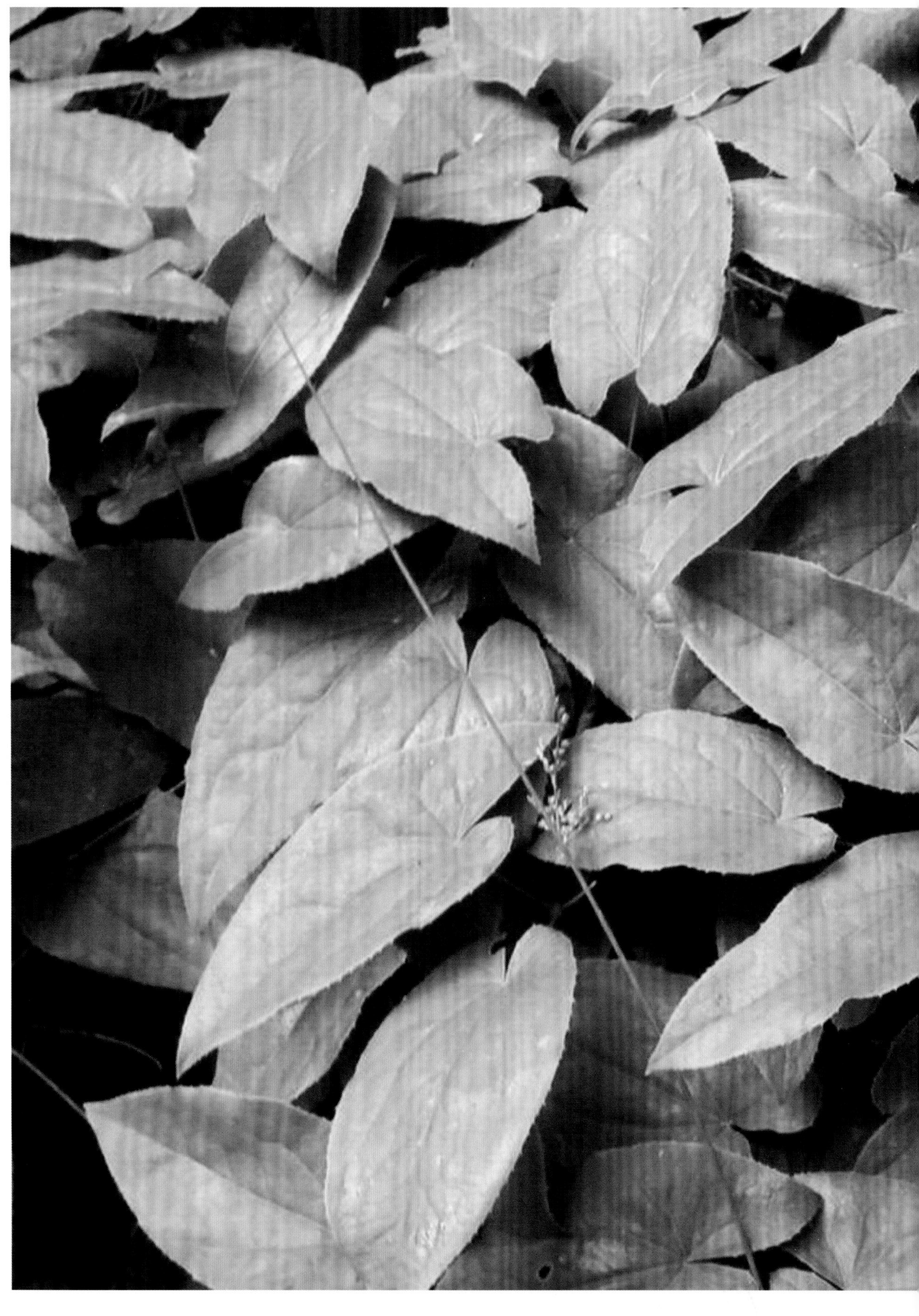

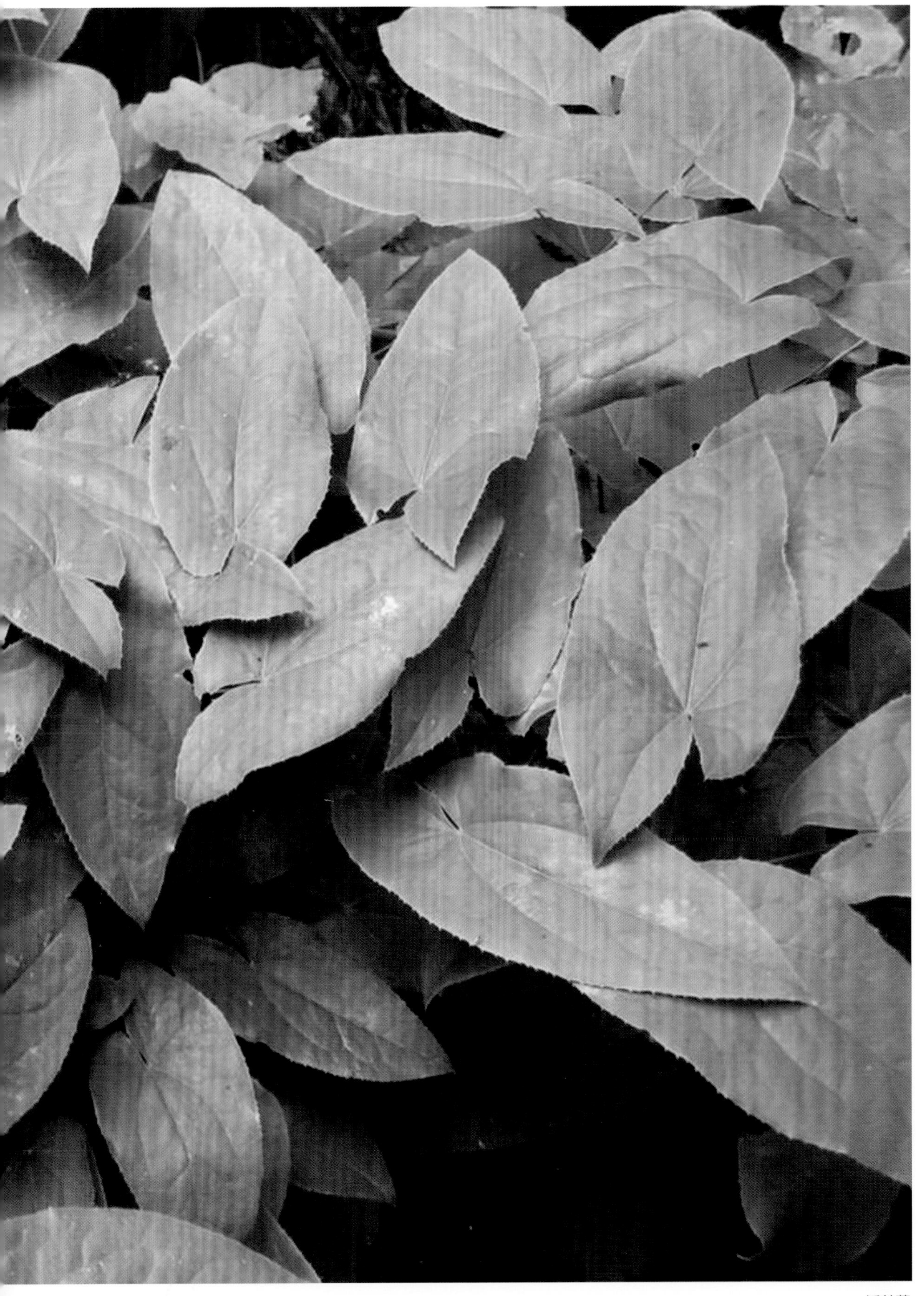

淫羊藿

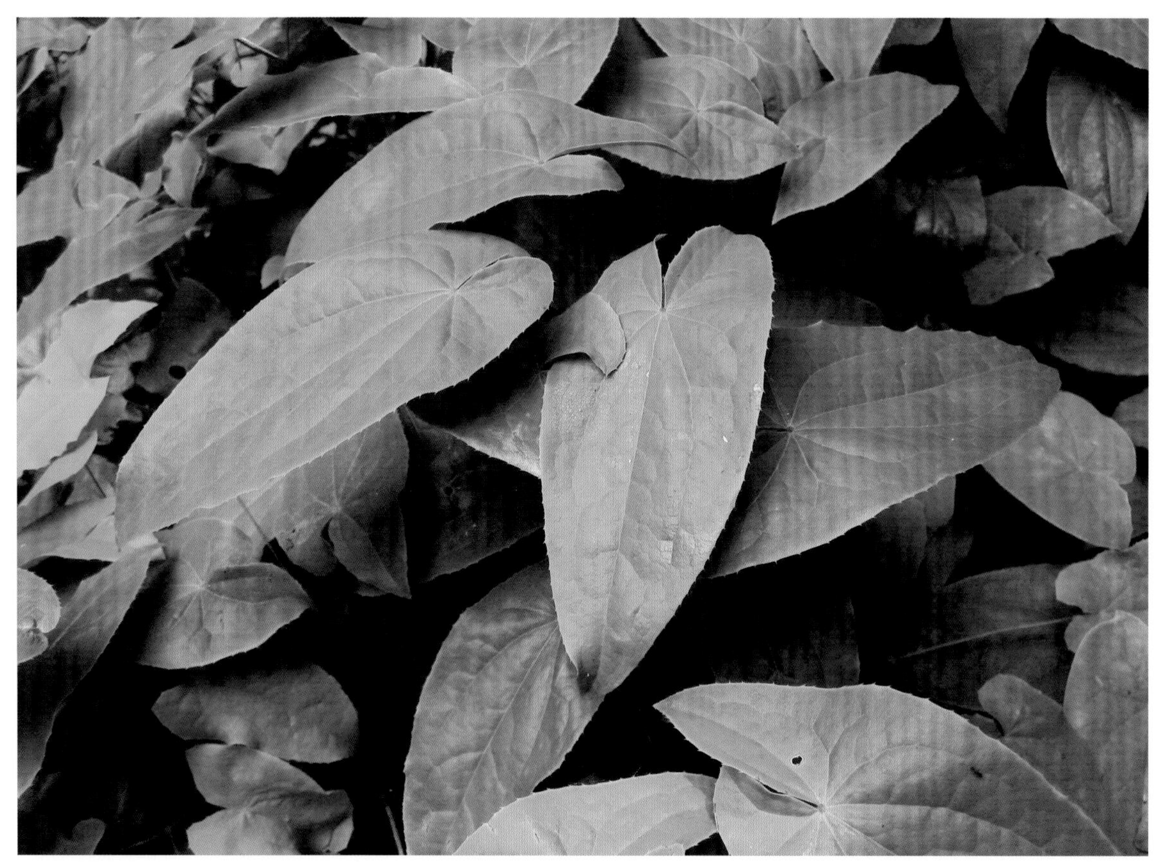

淫羊藿

识别特征

1. 淫羊藿 多年生草本，高 30 ~ 40 cm，根茎长，横走，质硬，须根多数。叶为 2 回 3 出复叶，小叶 9 片，有长柄，小叶片薄革质，卵形至长卵圆形，长 4.5 ~ 9 cm，宽 3.5 ~ 7.5 cm，先端尖，边缘有细锯齿，锯齿先端呈刺状毛，基部深心形，侧生小叶基部斜形，上面幼时有疏毛，开花后毛渐脱落，下面有长柔毛。花 4 ~ 6 朵成总状花序，花序轴无毛或偶有毛，花梗长约 1 cm；基部有苞片，卵状披针形，膜质；花大，直径约 2 cm，黄白色或乳白色；花萼 8 片，卵状披针形，2 轮，外面 4 片小，不同形，内面 4 片较大，同形；花瓣 4，近圆形，具长距；雄蕊 4；雌蕊 1，花柱长。果纺锤形，成熟时 2 裂。花期 4—5 月，果期 5—6 月。

2. 箭叶淫羊藿 多年生草本，高 30 ~ 50 cm，根茎匍行呈结节状。根出叶 1 ~ 3 枚，3 出复叶，小叶卵圆形至卵状披针形，长 4 ~ 9 cm，宽 2.5 ~ 5 cm，先端尖或渐尖，边缘有细刺毛，基部心形，侧生小叶基部不对称，外侧裂片形斜而较大，三角形，内侧裂片较小而近于圆形；茎生叶常对生于顶端，形与根出叶相似，基部呈歪箭状心形，外侧裂片特大而先端渐尖。花多数，聚成总状或下部分枝而成圆锥花序，花小，直径仅 6 ~ 8 mm，花瓣有短距或近于无距。花期 2—3 月，果期 4—5 月。

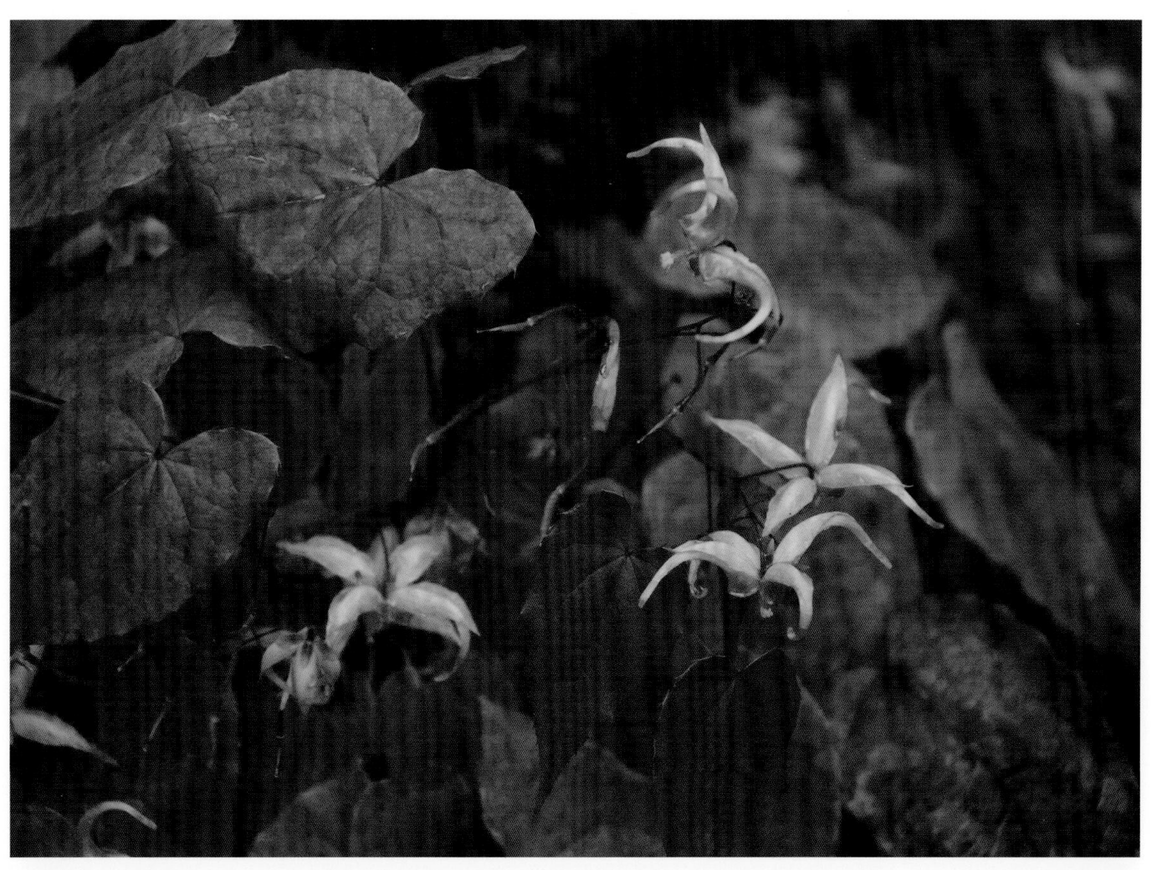

淫羊藿

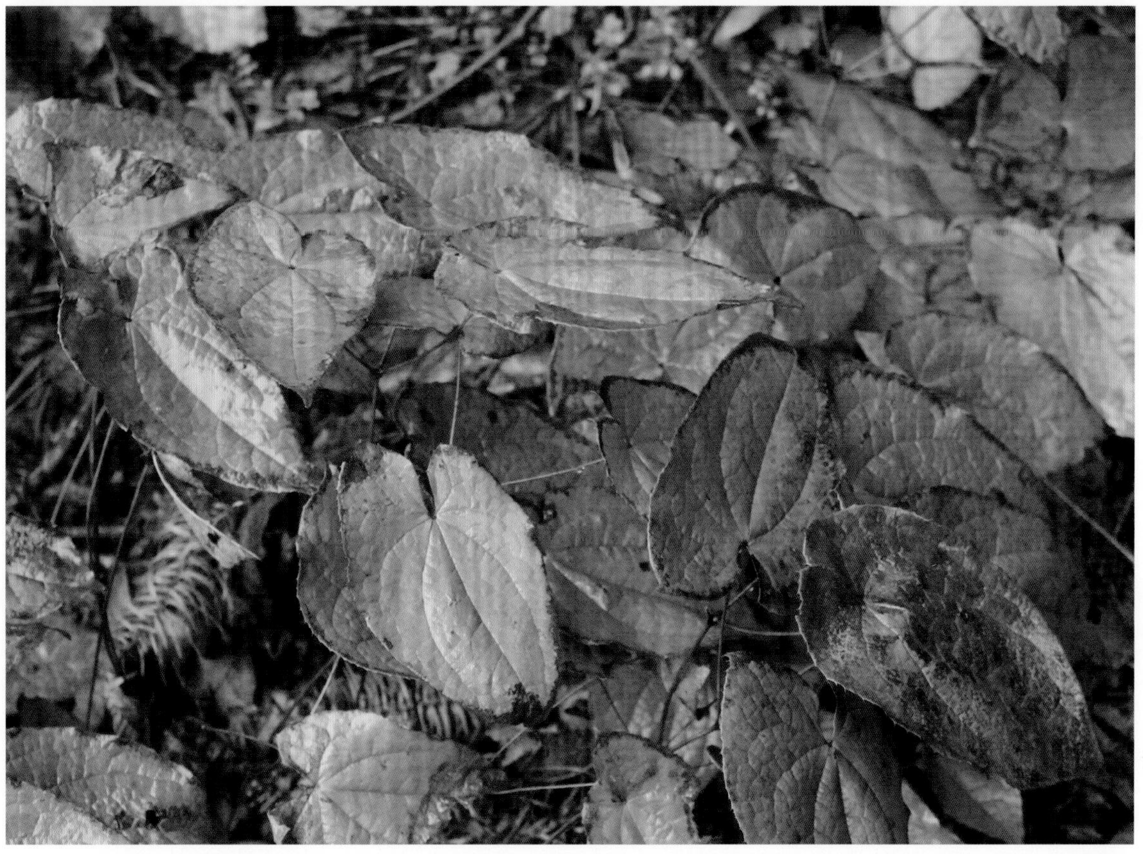

淫羊藿

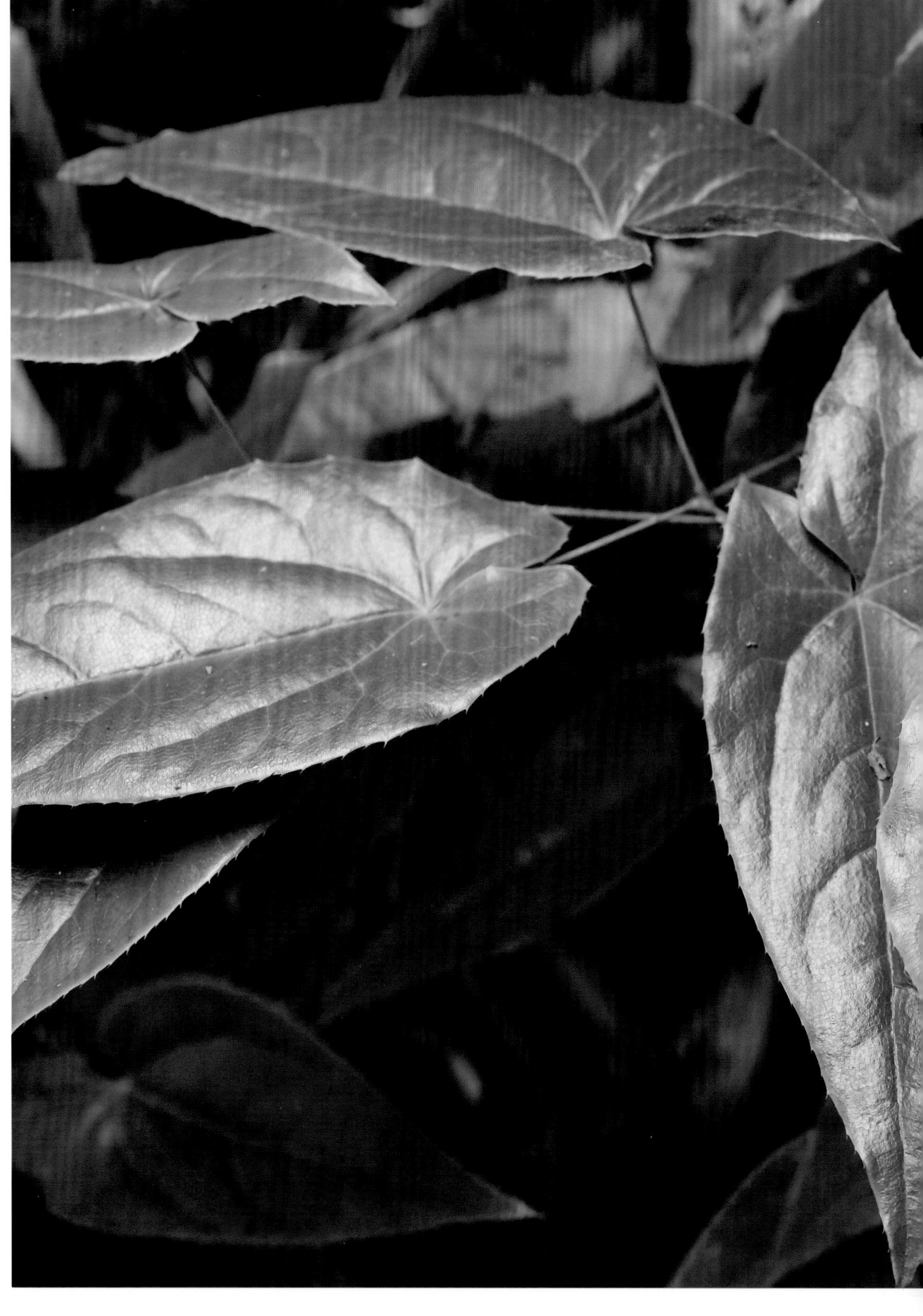

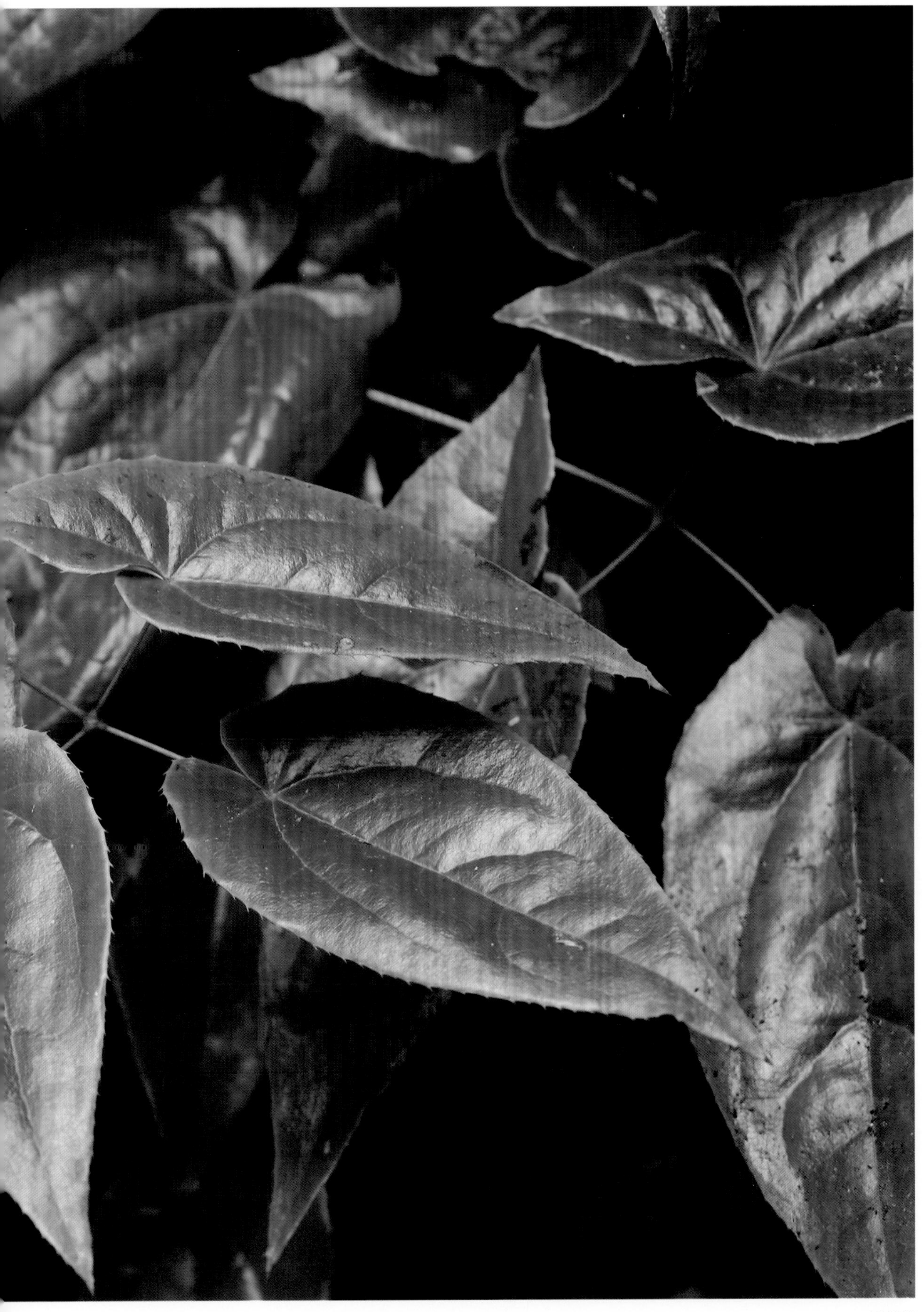

淫羊藿

箭叶淫羊藿

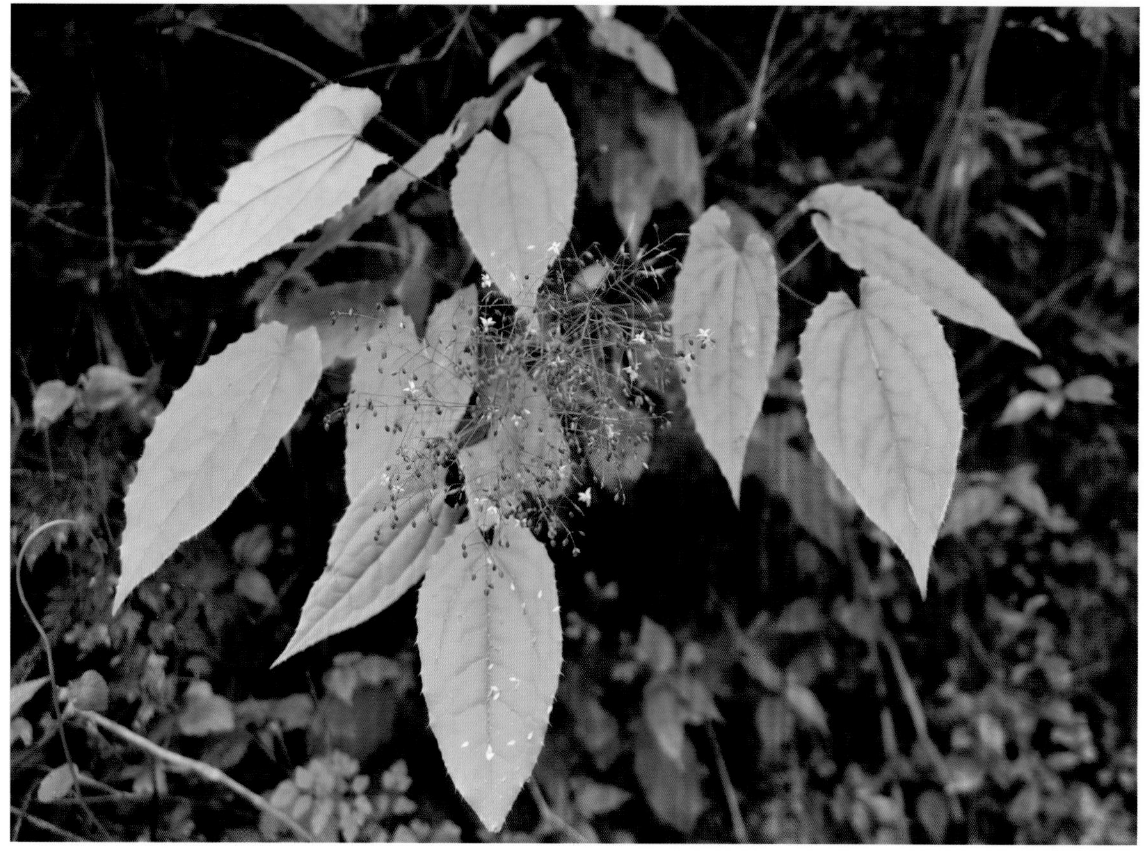

柔毛淫羊藿

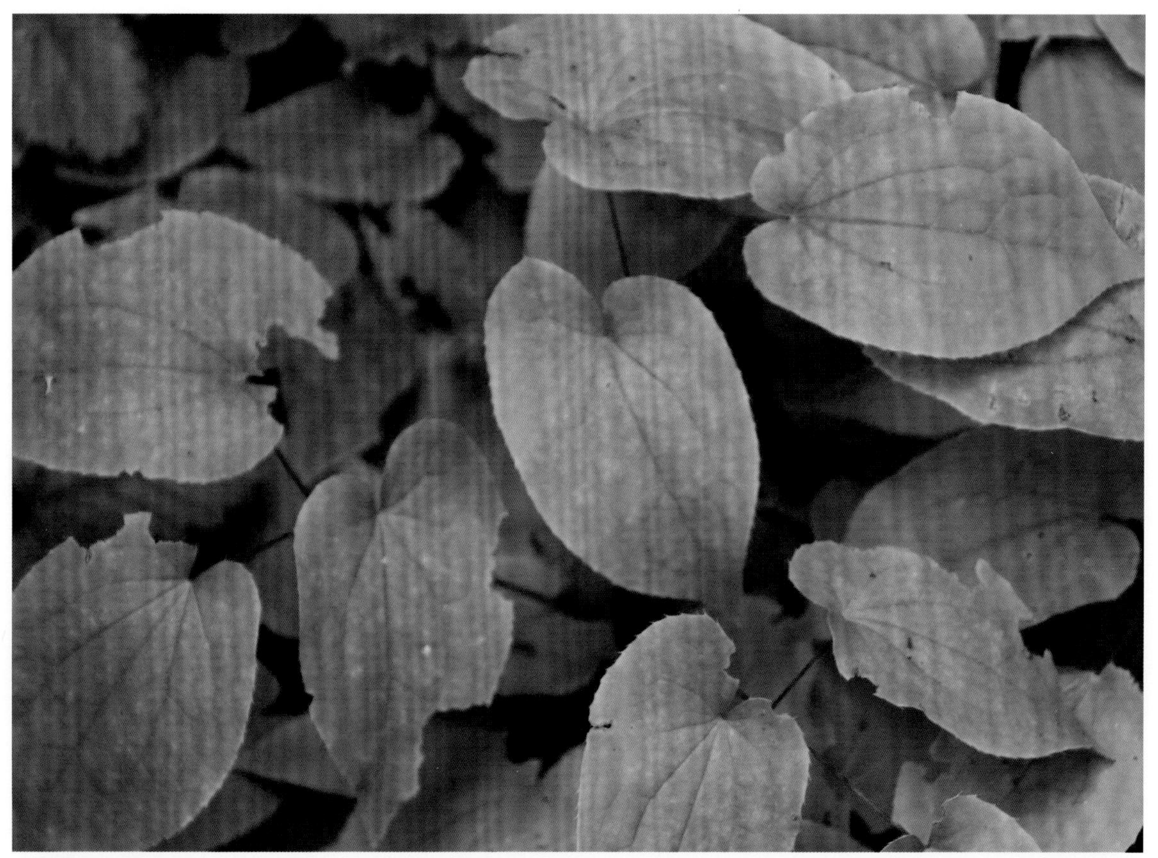

朝鲜淫羊藿

生境分布

生长于山坡阴湿处或山谷林下或沟岸。分布于陕西、辽宁、山西、湖北、四川等省。

采收加工

夏秋茎叶茂盛时采收，晒干或阴干。生用或以羊脂油炙用。

药材鉴别

1. 淫羊藿 三出复叶，小叶片卵圆形，长 3 ~ 8 cm，宽 2 ~ 6 cm；先端微尖，顶生小叶基部心形，两侧小叶较小，偏心形，外侧较大，呈耳状，边缘具黄色刺毛状细锯齿；上表面黄绿色，下表面灰绿色，主脉 7 ~ 9 条，基部有稀疏细长毛，细脉两面突起，网脉明显；小叶柄长 1 ~ 5 cm。叶片近革质。气微，味微苦。

2. 箭叶淫羊藿 三出复叶，小叶片长卵形至卵状披针形，长 4 ~ 12 cm，宽 2.5 ~ 5 cm；先端渐尖，两侧小叶基部明显偏斜，外侧呈箭形。下表面疏被粗短伏毛或近无毛。叶片革质。

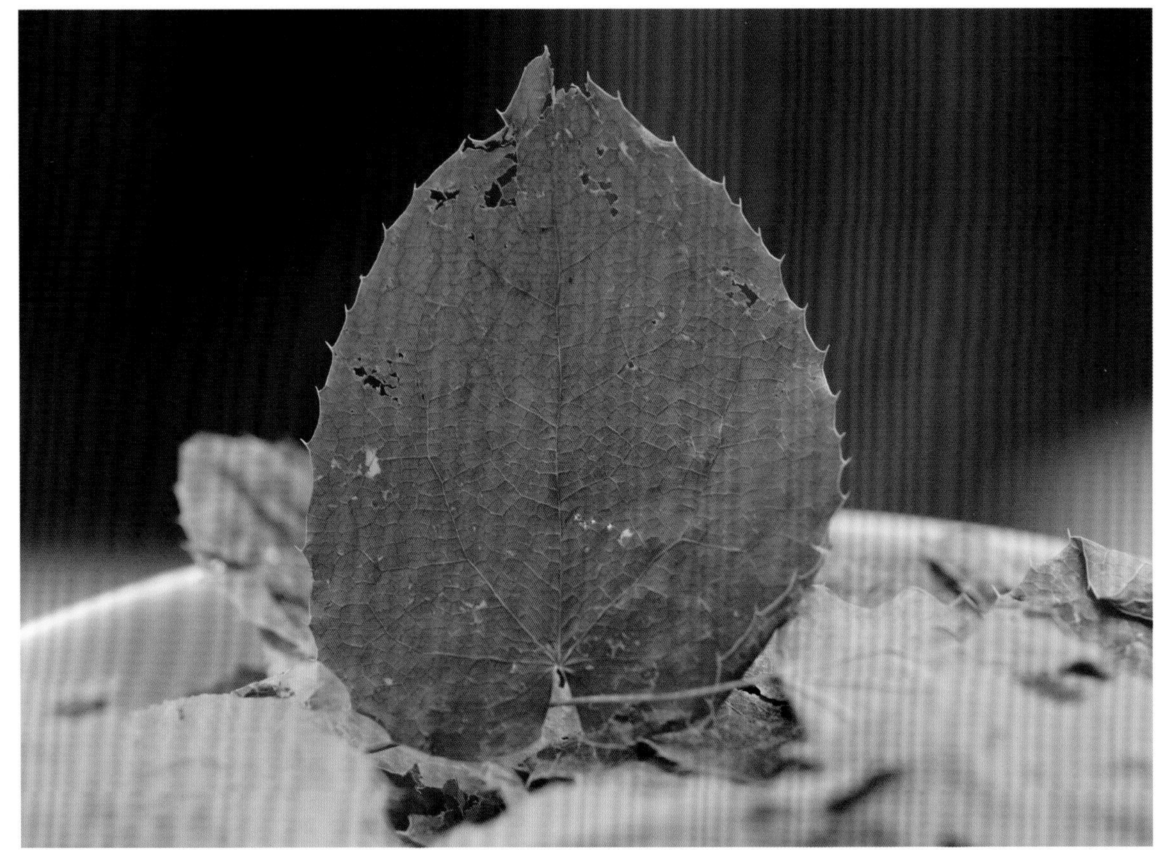

淫羊藿药材

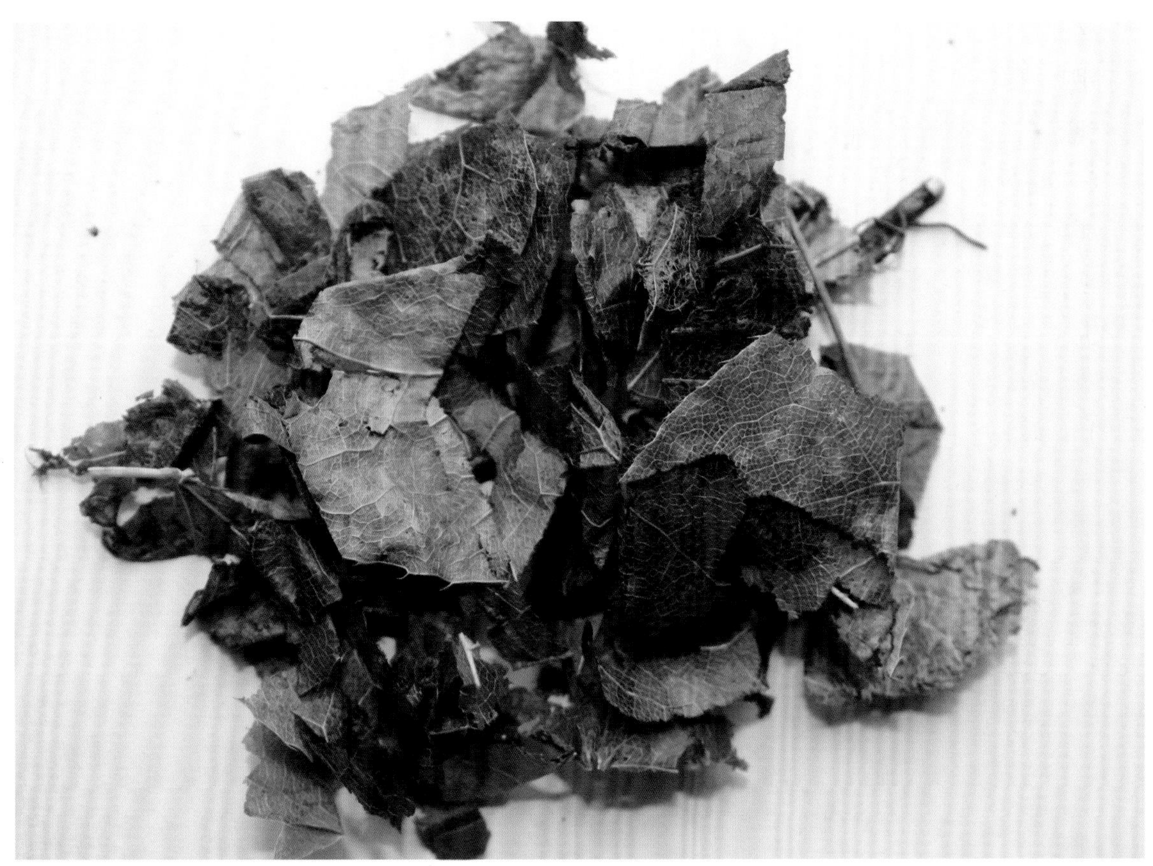

淫羊藿饮片

3. 柔毛淫羊藿 叶下表面及叶柄密被绒毛状柔毛。

4. 朝鲜淫羊藿 小叶较大，长 4 ~ 10 cm，宽 3.5 ~ 7 cm，先端长尖。叶片较薄。

以上药材均以梗少、叶多、色黄绿、不破碎者为佳。

功效主治

补肾阳，强筋骨，祛风湿。主治肾阳虚衰，阳痿遗精，筋骨痿软，风湿痹痛，麻木拘挛。

用法用量

内服：6 ~ 10 g，煎汤；或浸酒服；或熬膏服；或入丸、散服。外用：煎水洗。

民族药方

1．肢体麻木 淫羊藿（切成片）120 g，白酒 500 ml。浸泡 45 日即可，每次服 20 ml，每日 2 次。

2．肾阳虚久泻 淫羊藿 45 g，补骨脂 30 g。上药分别烘干，研成细粉，混合均匀，装瓶备用。每次取 4 g 药粉，用温开水送服，每日 2 次，10 日为 1 个疗程，连用 3 个疗程。

3．阳痿 淫羊藿 250 g，白酒 1000 ml。浸泡 7 日后服用，每晚睡前服 50 ml，15 日为 1 个疗程。

4．早泄 淫羊藿 15 g，桂枝 10 g，煅龙骨、煅牡蛎各 30 g，益智（盐水炒）12 g。水煎服，每日 1 剂。

5．男性不育 淫羊藿（羊脂油炙）、熟地黄各 200 g，枸杞子 150 g，巴戟天 120 g，蛇床子 100 g。共研细末，用蜜调为丸，淡盐水调服，每次 6 g，每日 3 次。

6．糖尿病腹泻 淫羊藿、麦冬各 15 g，黄芪、炒薏苡仁各 30 g，党参 20 g，白术、莲子、肉豆蔻、丹参、鸡血藤各 10 g，升麻、柴胡各 5 g。煎水 2 次，混合药液，分 3 次服，每日 1 剂，2 周为 1 个疗程。

7．慢性前列腺炎 淫羊藿、川牛膝各 8 g，金银花 15 g，山药 30 g。煎水取药液 600 ml，分 3 次服，每日 1 剂。

8．小便频数，夜卧遗尿 淫羊藿 20 g，乌药 10 g，益智（盐水炒）、桑螵蛸各 12 g，炮穿山甲（末冲服）5 g，王不留行 15 g。水煎服，每日 1 剂。

使用注意

阴虚火旺者不宜服。

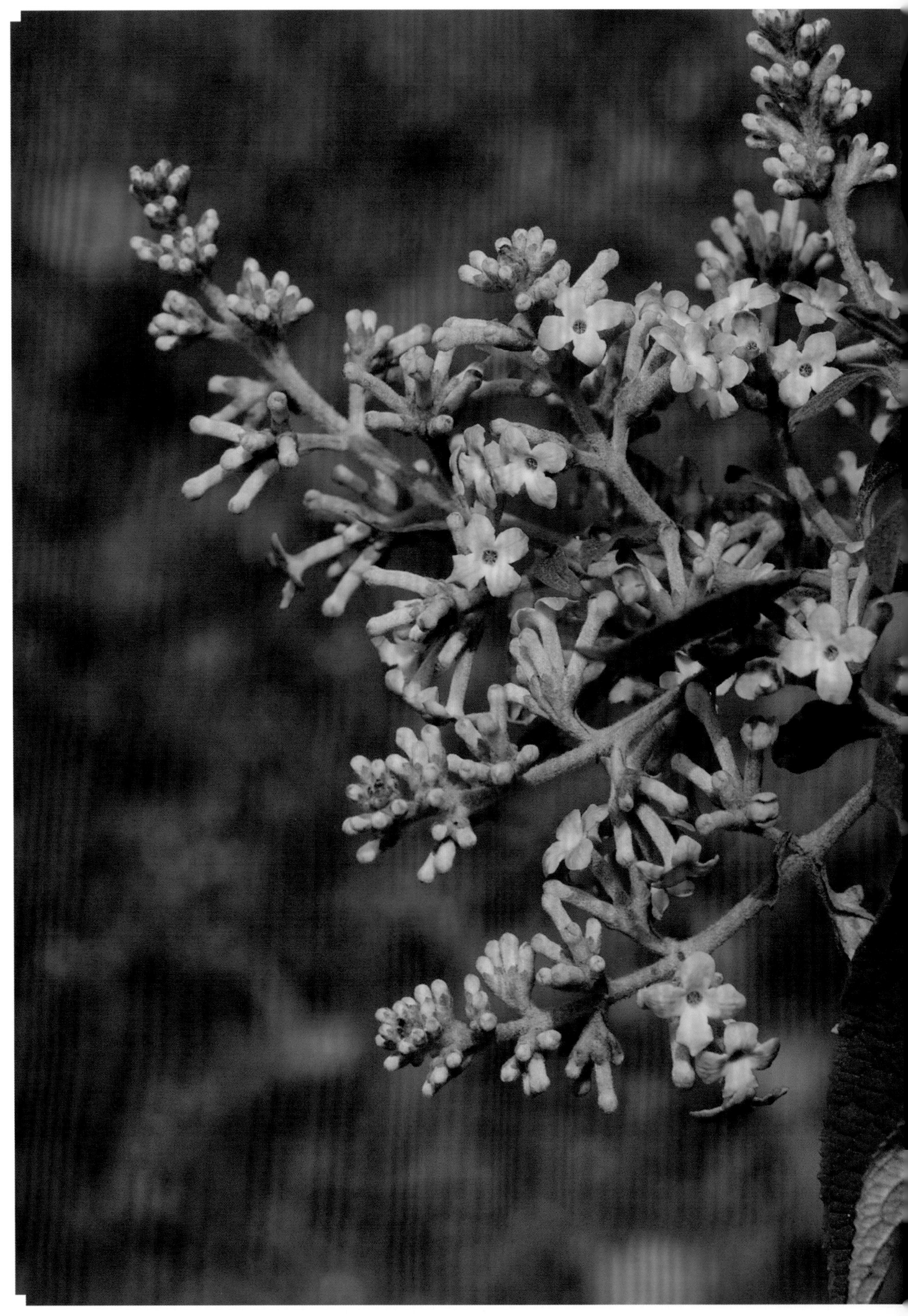

密蒙花

【壮药名】棵花埋。

【别　名】蒙花、蒙花珠、老蒙花、水锦花、羊耳朵朵尖、黄花醉鱼草。

【来　源】本品为马钱科植物密蒙花 *Buddleja officinalis* Maxim. 的干燥花蕾及花序。

【性味归经】味甘，微寒。归肝经。

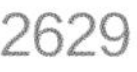

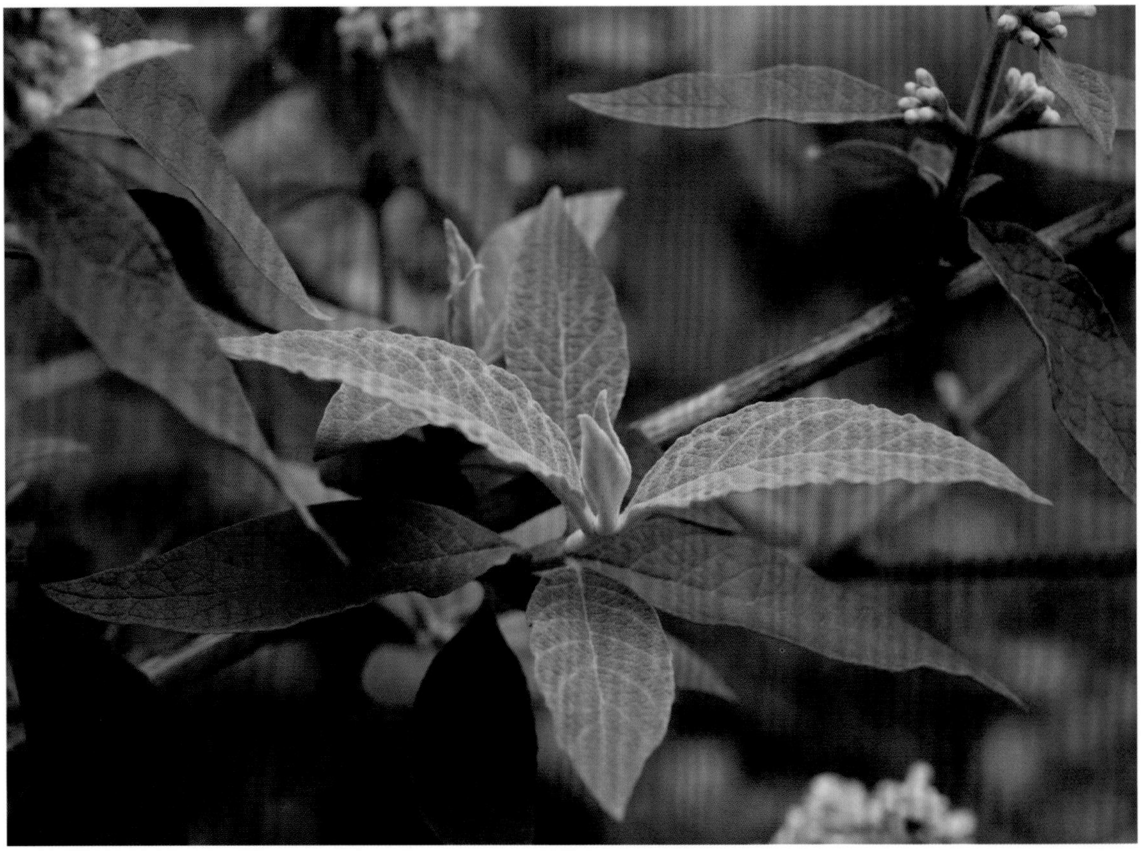

密蒙花

识别特征

灌木，高达 3 m。小枝略呈四棱形，密被灰白色茸毛。叶对生，矩圆披针形，长 5 ~ 15 cm，宽 3 cm，先端渐尖，基部楔形，全缘，上面被星状毛，下面为白灰色或黄色星状茸毛。聚伞圆锥花序顶生，密被灰白色柔毛；花芳香，萼片 4 裂，外面被毛；花冠淡紫色，筒状，口部橘黄色，疏生茸毛；雄蕊 4，着生于花冠中部；子房顶端被茸毛。蒴果卵形，2 瓣裂。种子具翅。花期 2—3 月，果期 5—8 月。

生境分布

生长于海拔 200 ~ 2800 m 的山坡、丘陵、河边、村边的灌木丛中。分布于贵州、湖北、四川、陕西、云南、湖南等省。

采收加工

春季花未开放时采收，晒干。

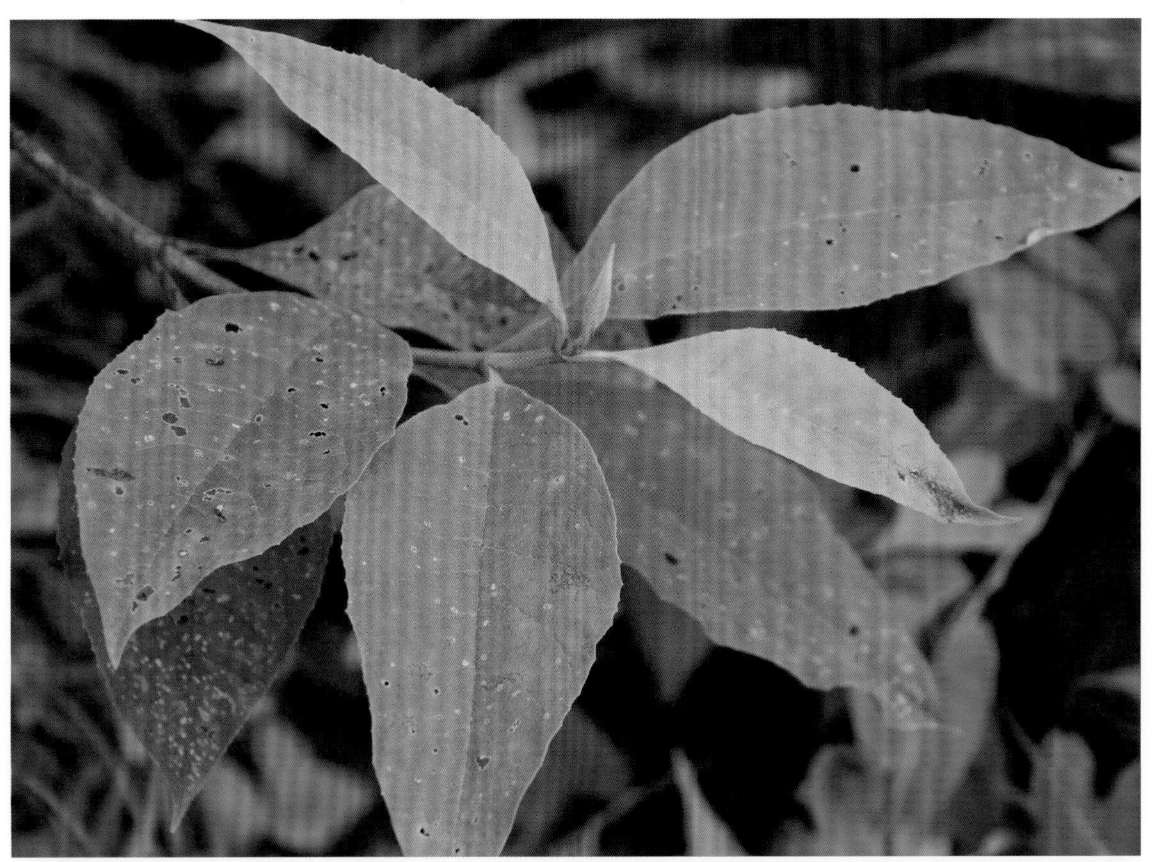

密蒙花

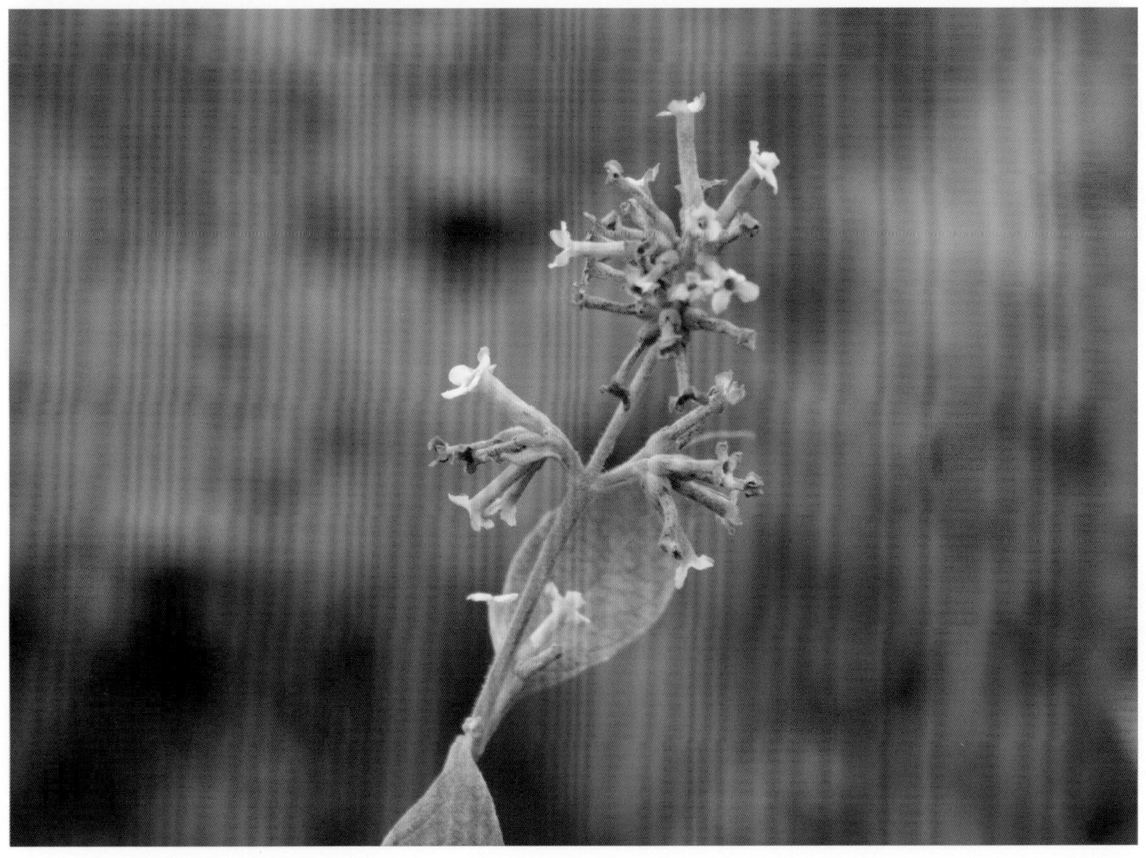

密蒙花

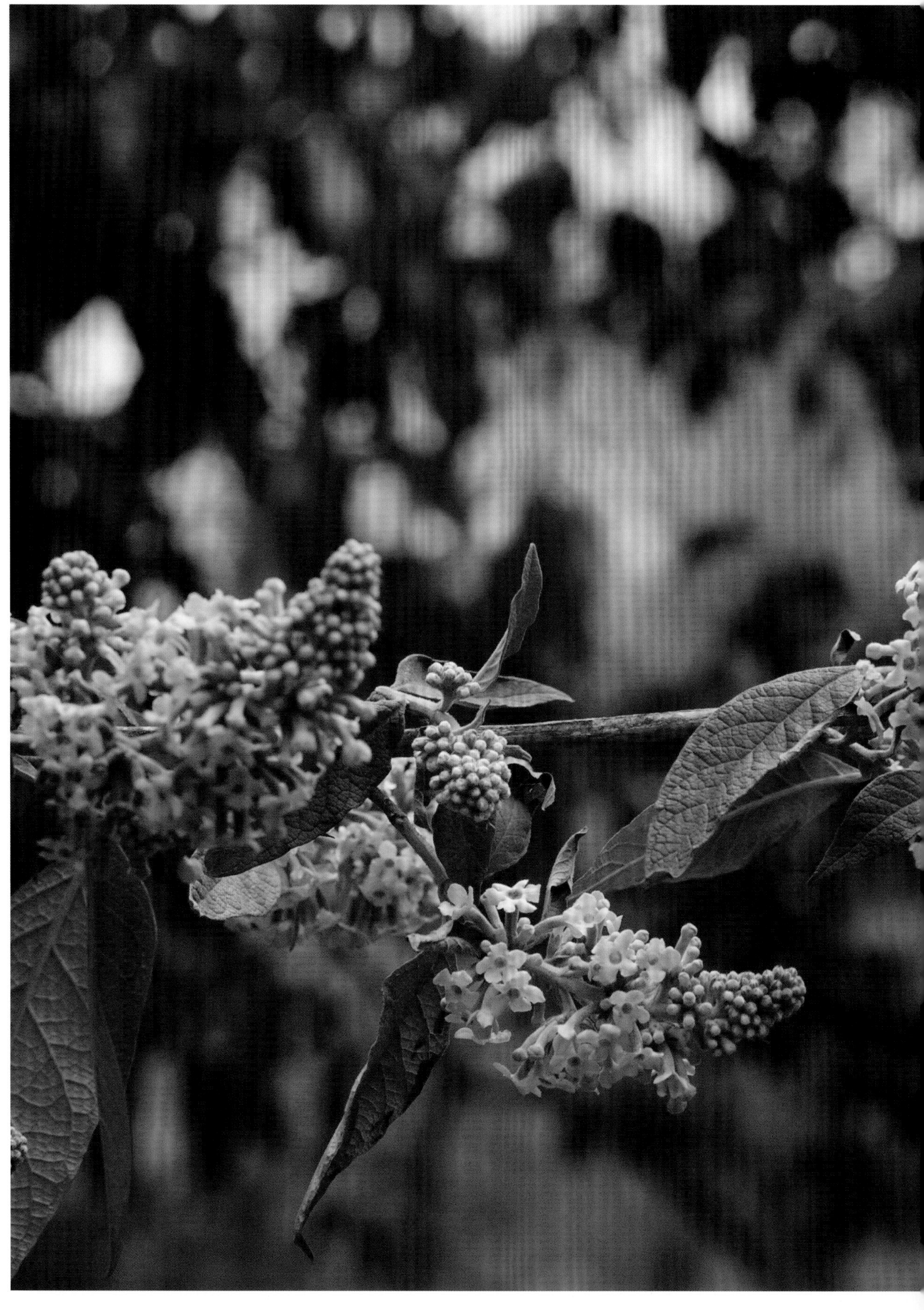

密蒙花

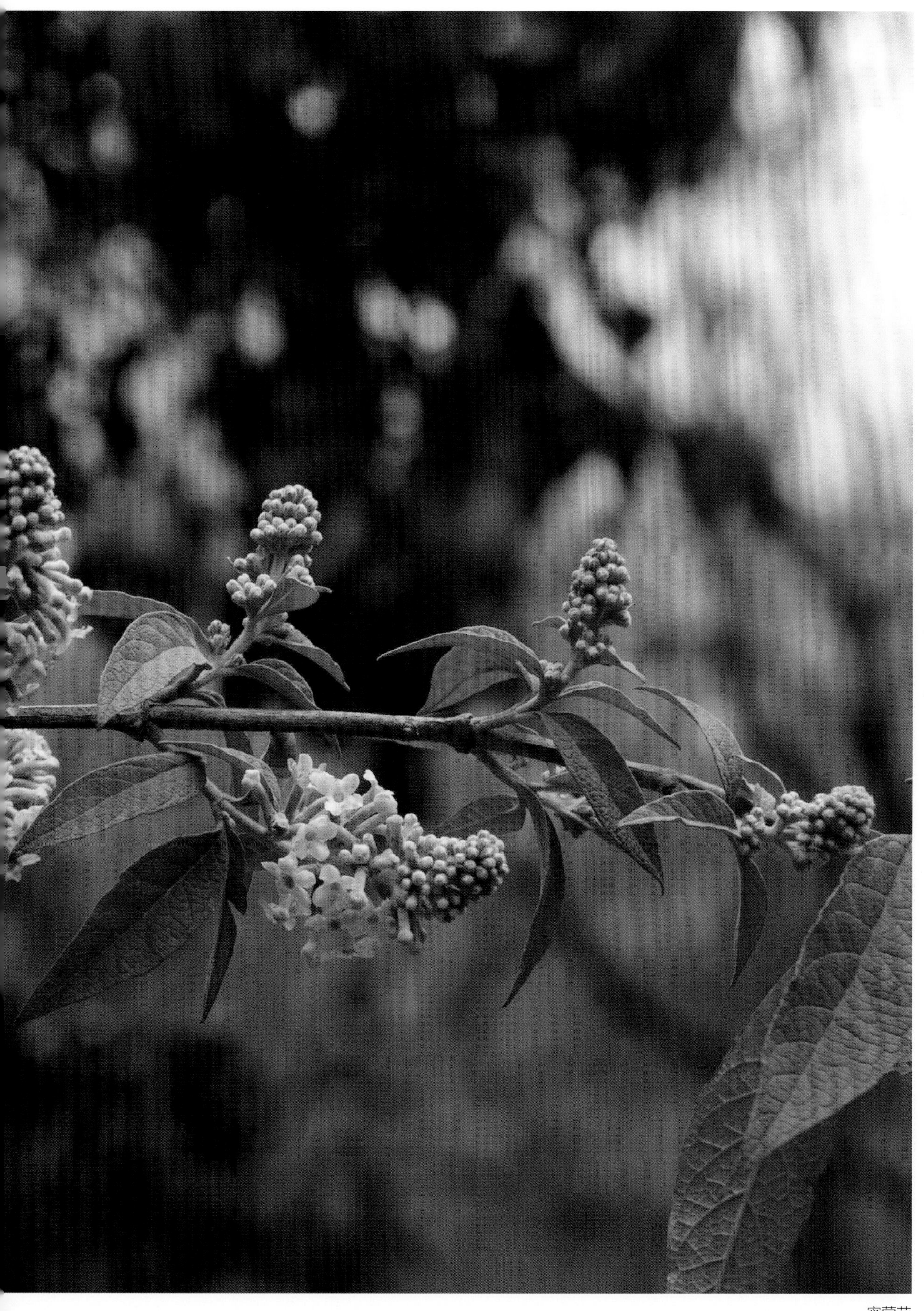

密蒙花

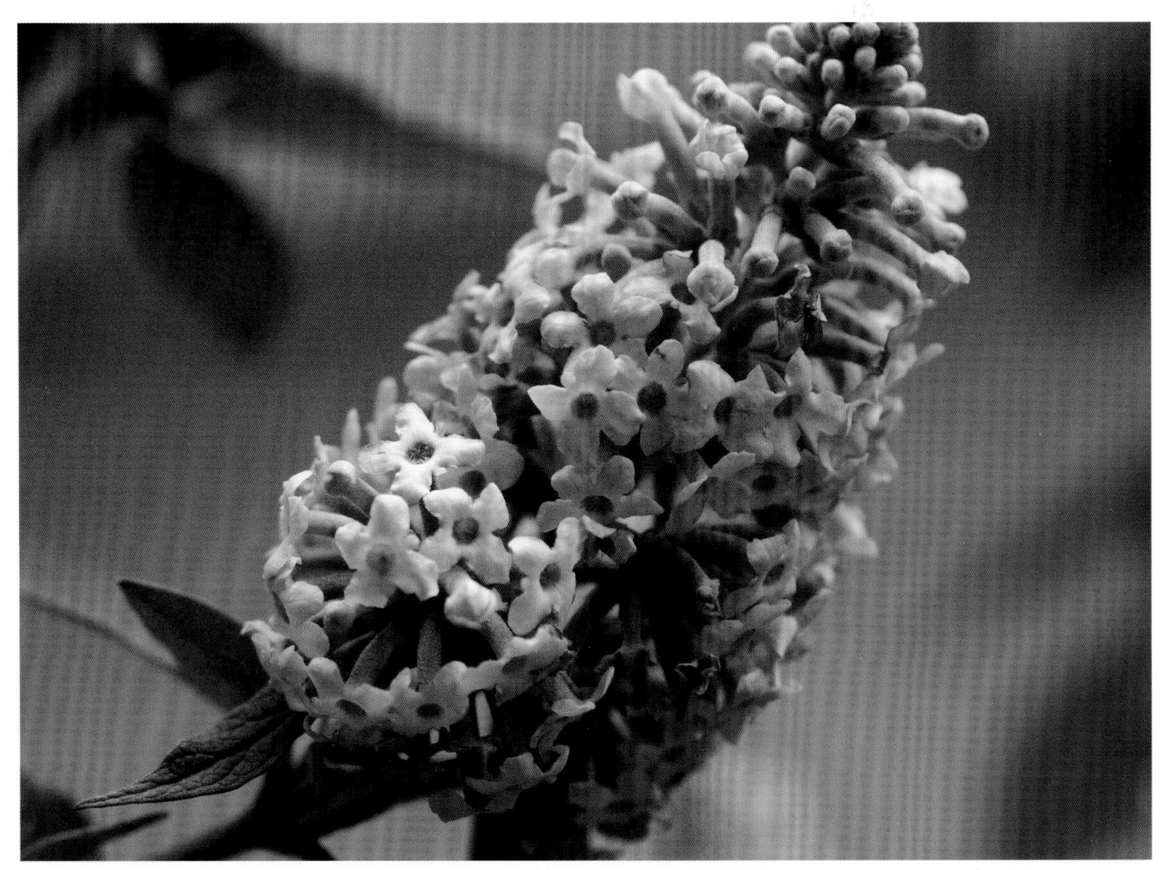

密蒙花

药材鉴别

本品为多数小花蕾簇生的花序。形状、大小不一，表面灰黄色或淡褐色，密被毛茸。单个花蕾呈短棒状，上粗下细，长 3 ~ 6 mm，顶端圆而略膨大，花萼钟状，4 裂，花冠筒状，裂瓣暗紫色，毛茸极稀疏。全体柔软而易碎，断面中央黑色。气微香，味甘而微苦辛。以花蕾密聚、色灰黄、有茸毛、质柔软者为佳。

功效主治

祛风清热，清肝明目，退翳。主治目赤肿痛，羞明多眵多泪，翳障遮目，眼目昏暗，视物不清，头昏。

用法用量

内服：3 ~ 9 g，煎汤；或入丸、散服。

民族药方

1．头昏　密蒙花 9 g。蒸小鸡，去渣服汤、肉。

2．黄疸　密蒙花 30 g。水煎服。

3．结膜炎　密蒙花适量。煎水外洗。

4．角膜云翳　密蒙花、石决明各 15 g，木贼、菊花、蒺藜各 10 g。水煎服，每日 1 剂。

5．肝虚有热，目涩昏花　密蒙花、枸杞子、女贞子各 9 g，石决明、生地黄、菊花各 12 g。水煎服，每日 1 剂。

6．目赤肿痛，多眵多泪　密蒙花、青葙子、龙胆、赤芍各 10 g，菊花 15 g。水煎服，每日 1 剂。

7．肝虚，视力减退　密蒙花、枸杞子、菊花、生地黄、楮实子各 12 g，木瓜、秦皮各 6 g。炼蜜为丸，每次服 9 g，每日 3 次。

8．百日咳　密蒙花、米汤油、蜂蜜或糖各适量。蒸熟吃。或将密蒙花塞入去盖去心的梨中加蜂蜜蒸吃。

使用注意

目疾属阳虚内寒者慎服。

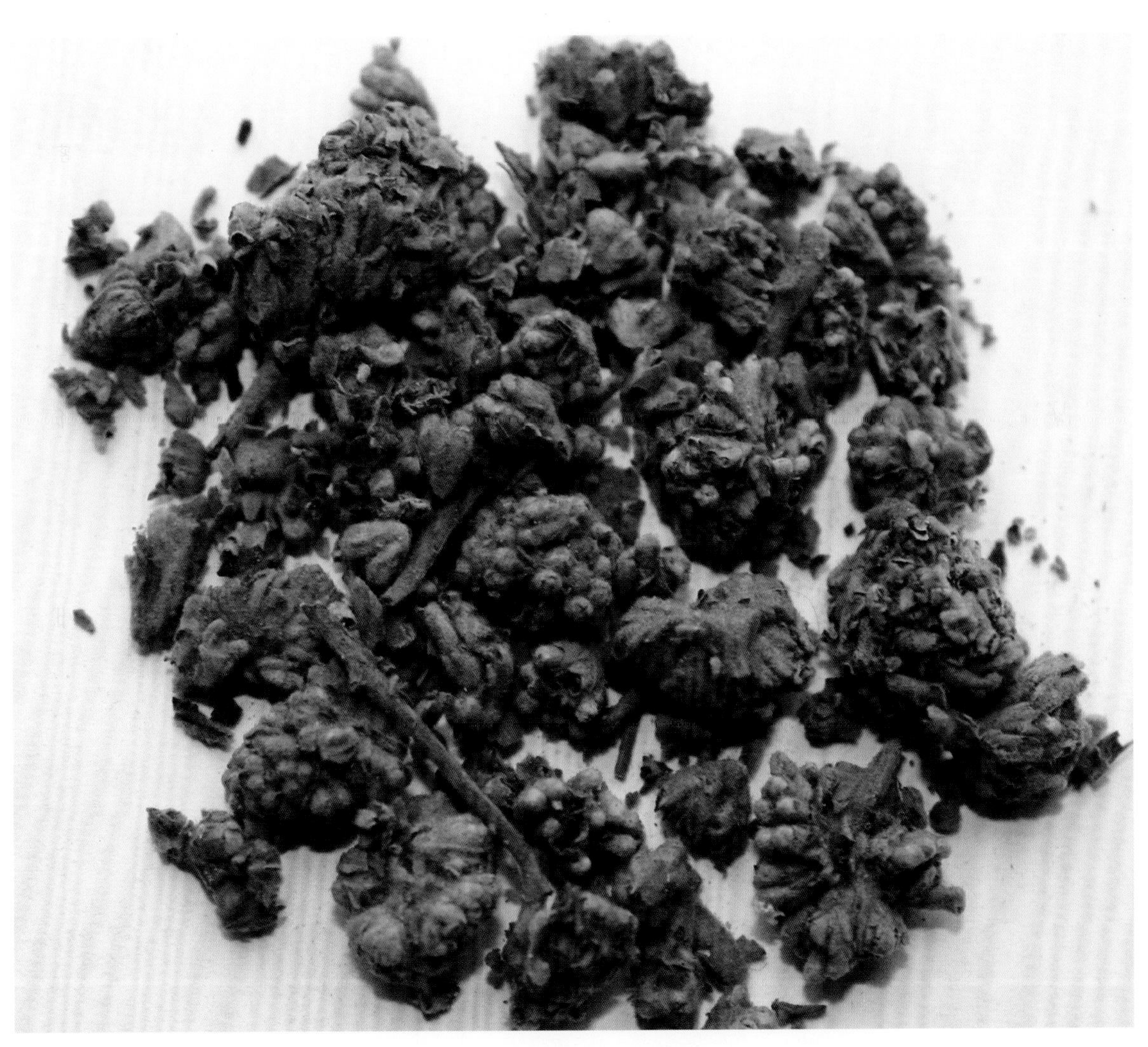

密蒙花饮片

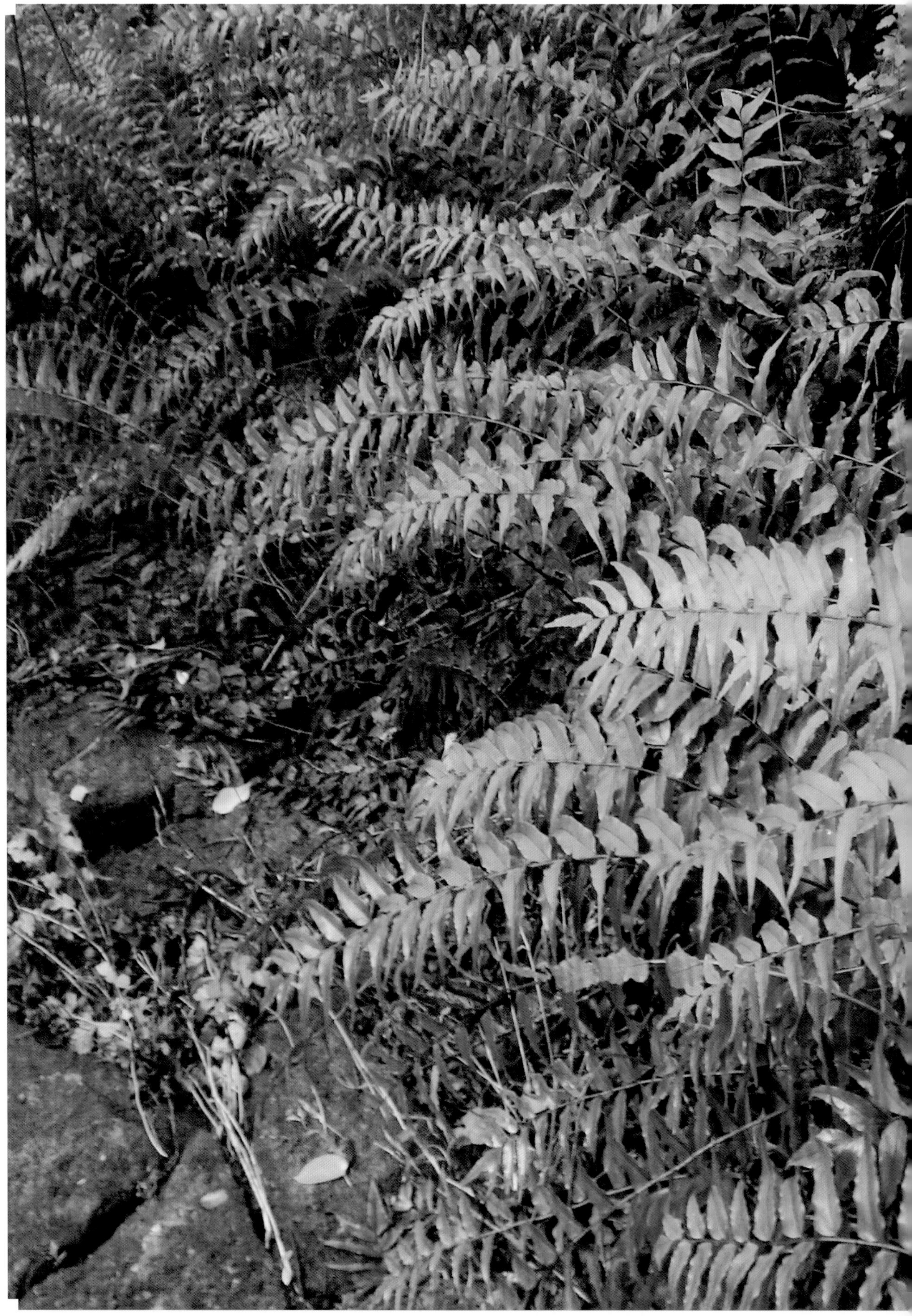

绵马贯众

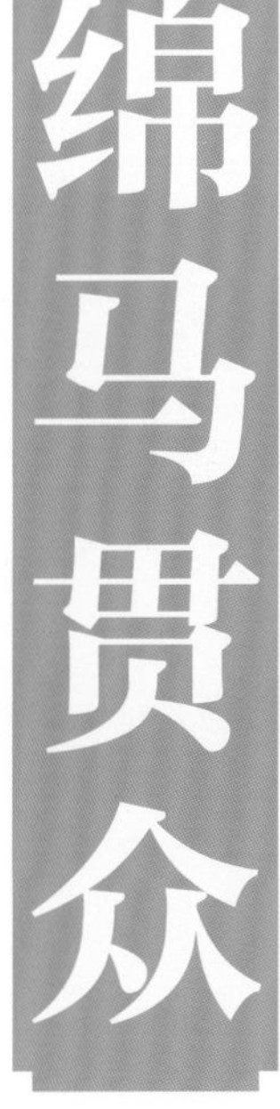

【壮药名】棍发。

【别　名】贯节、贯渠、贯来、贯中、贯钟、贯仲、绵马贯仲。

【来　源】本品为鳞毛蕨科植物粗茎鳞毛蕨 *Dryopteris crassirhizoma* Nakai 的干燥根茎及叶柄残基。

【性味归经】味苦、涩，性寒。归肝、胃经。

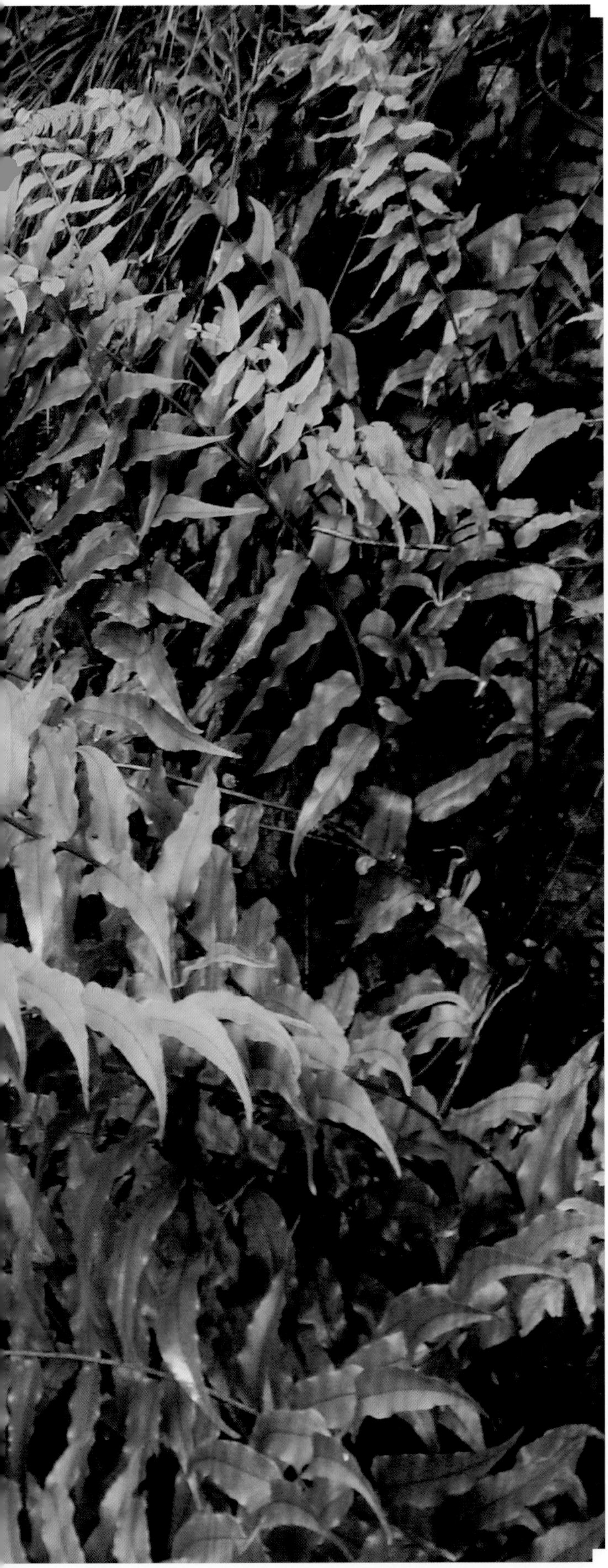

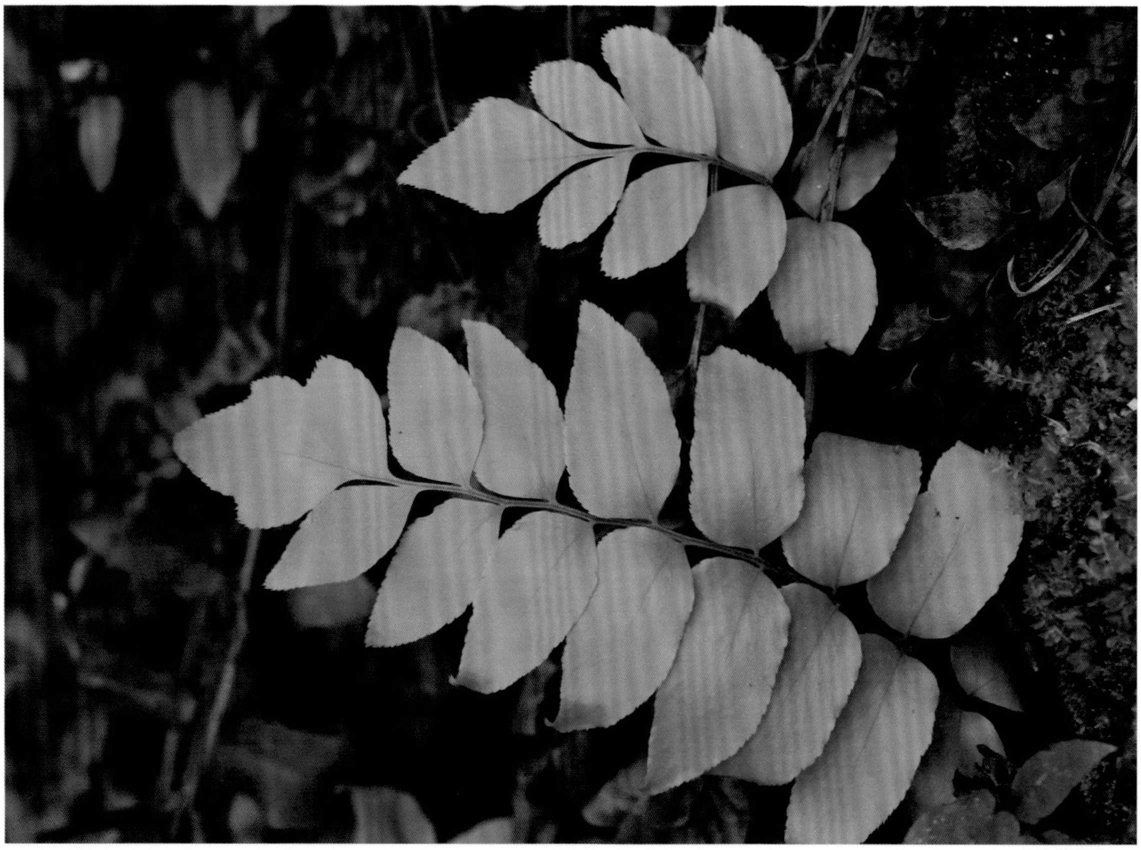

粗茎鳞毛蕨

识别特征

多年生草本，植株高 30 ~ 70 cm。根茎短而斜升，连同叶柄基部密被黑褐色、阔卵状披针形大鳞片。叶簇生；叶柄长 10 ~ 25 cm，淡绿色，向上被疏鳞片；叶片长圆形至披针形，长 20 ~ 45 cm，宽 8 ~ 15 cm，基部不缩狭，1 回羽状；羽片 10 ~ 20 对，镰状披针形，有短柄，基部圆楔形，上侧稍呈尖耳状突起，边缘有细锯齿；叶脉网状。孢子囊群生于内藏小脉先端，散生于羽片背面；囊群盖圆盾形，棕色，全缘。

生境分布

生长于海拔 100 ~ 2300 m的林缘、山谷、田埂和路旁。分布于华东、中南、西南，以及河北、山西、陕西、甘肃等省。

采收加工

全年均可采收。全株掘起，清除地上部分及须根后充分晒干。

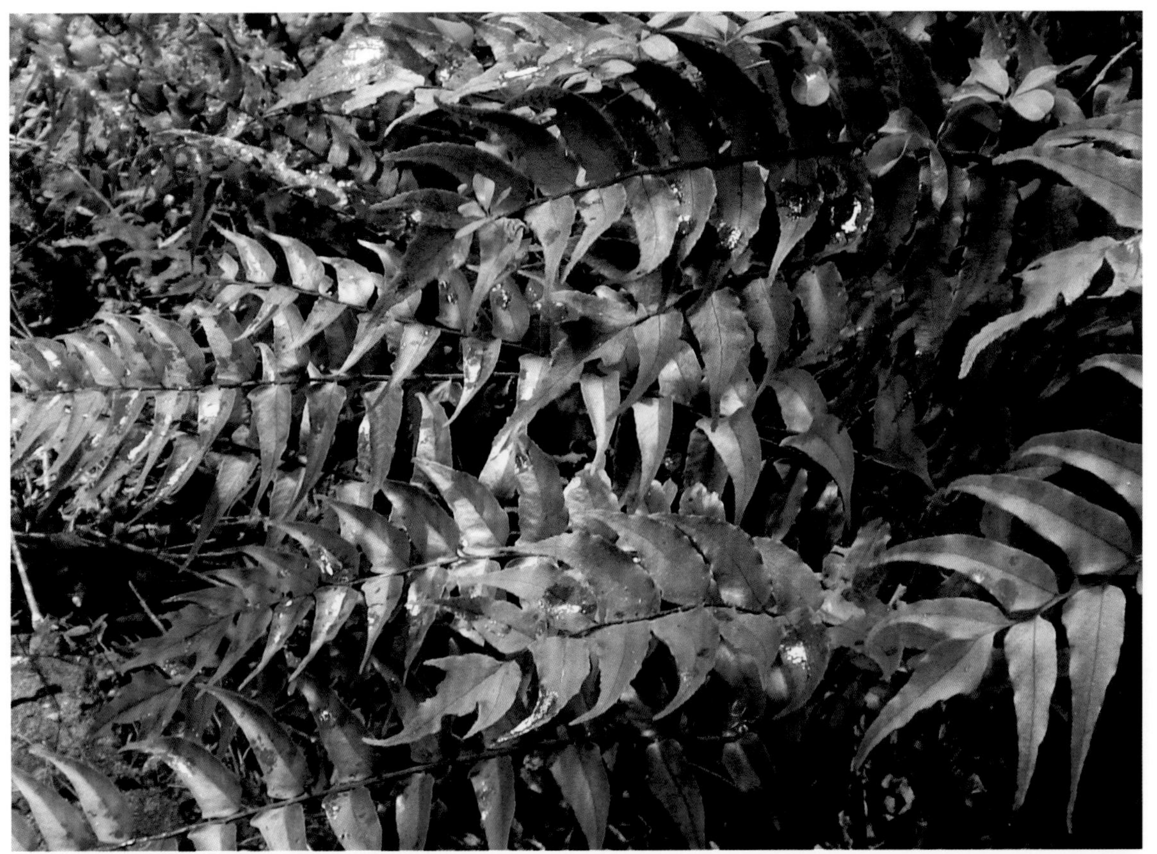

粗茎鳞毛蕨

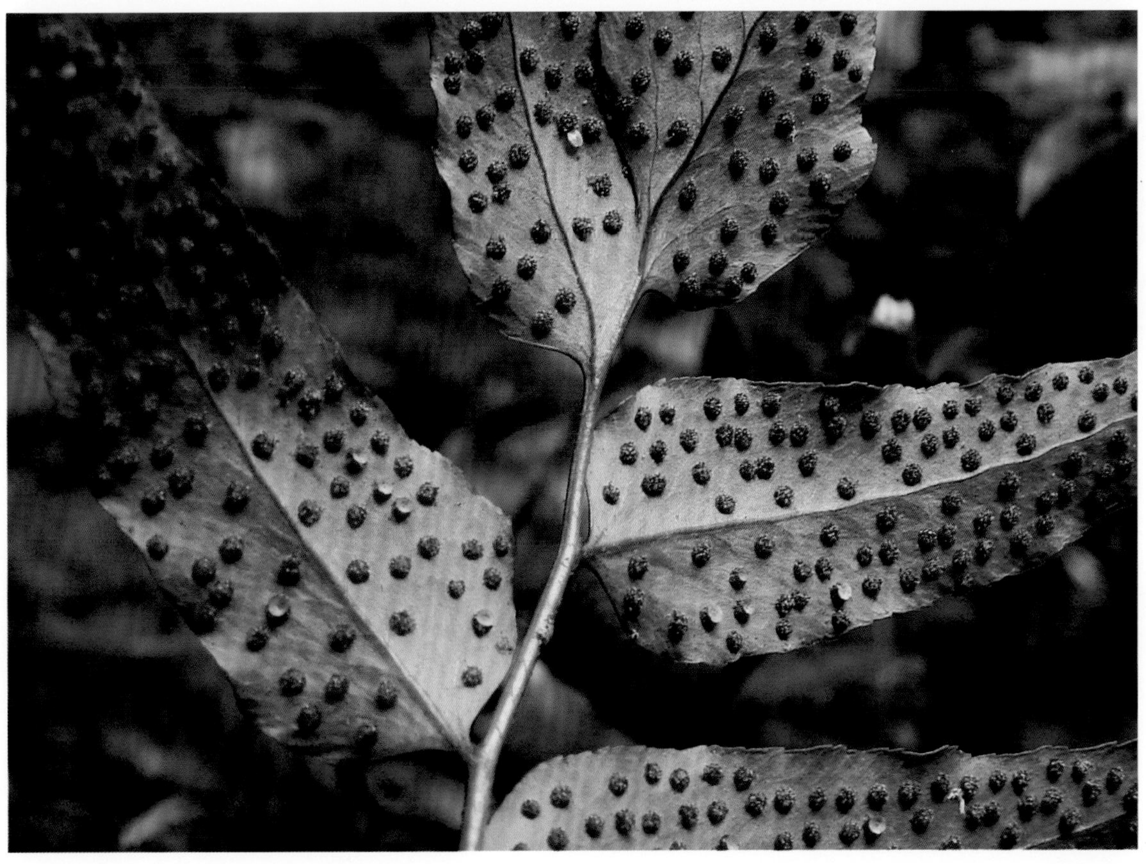

粗茎鳞毛蕨

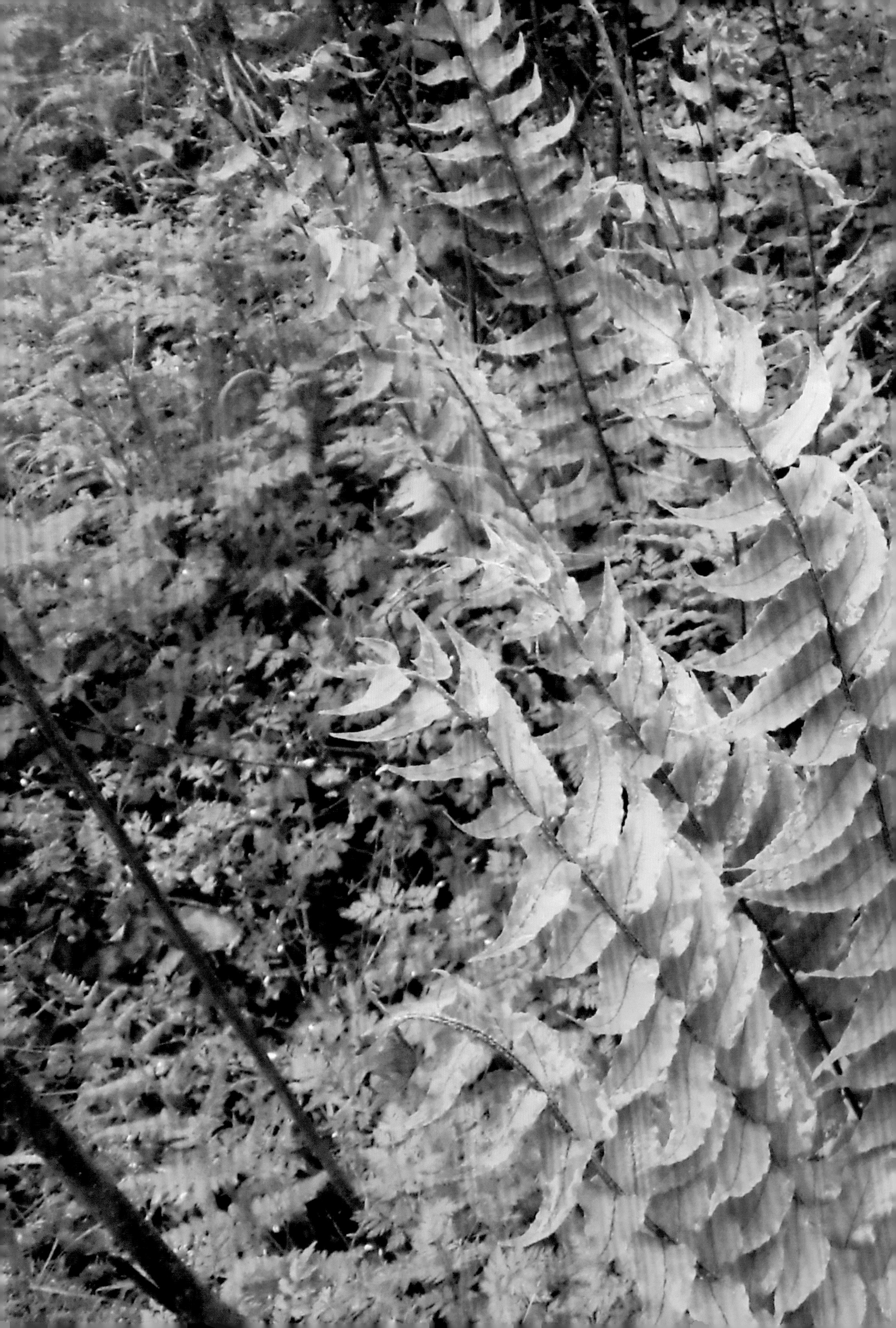

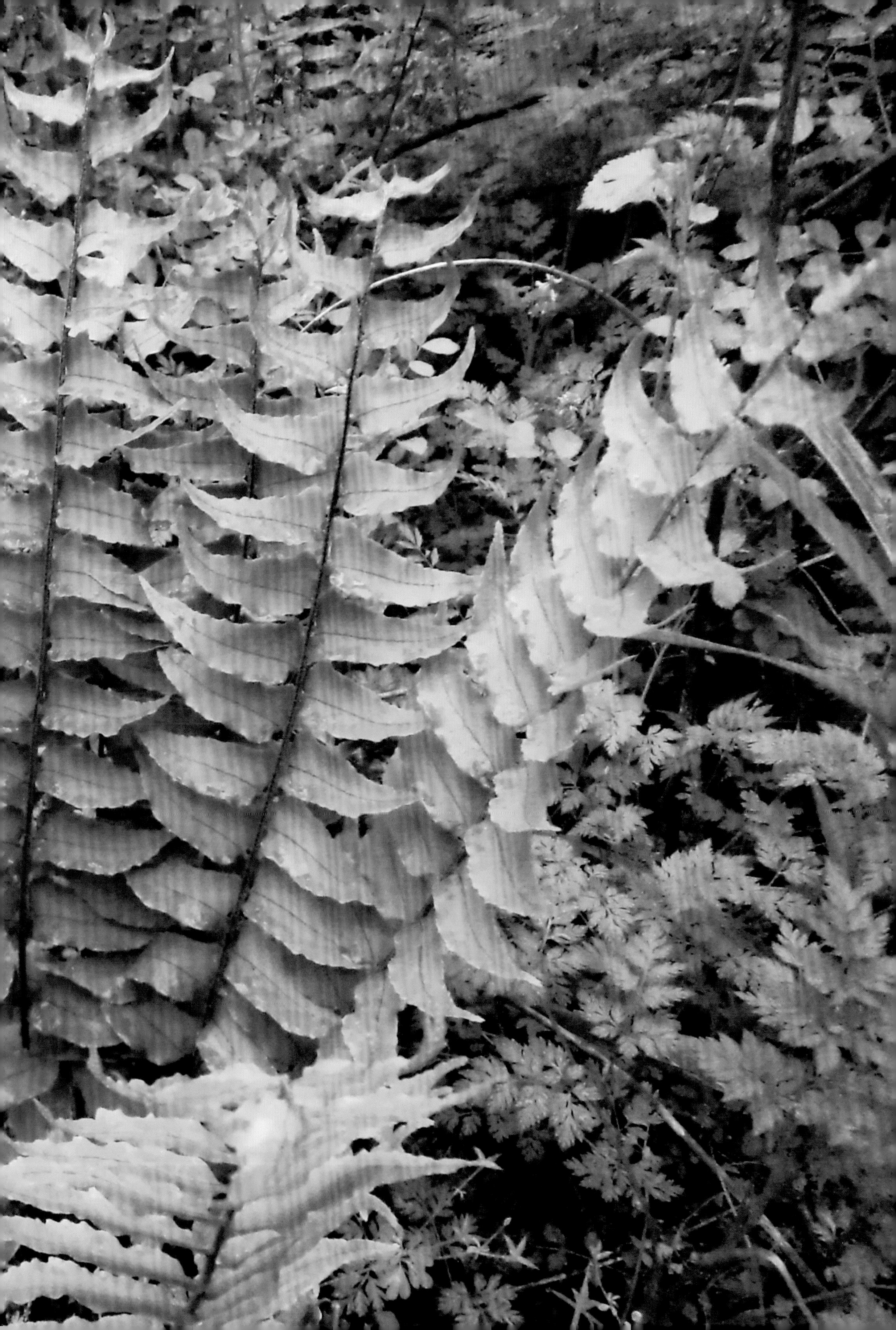

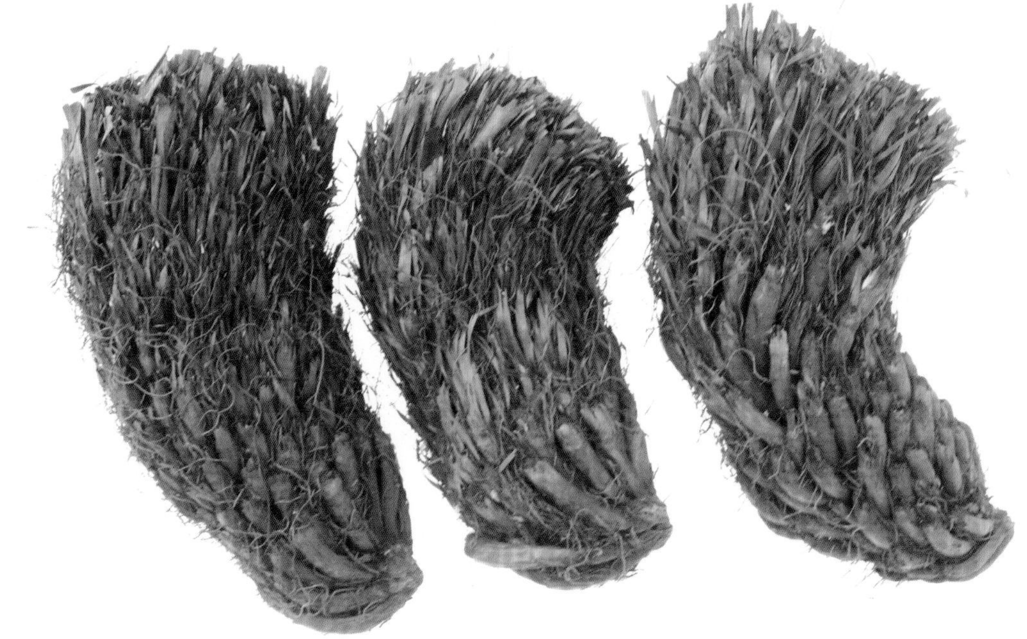

绵马贯众药材

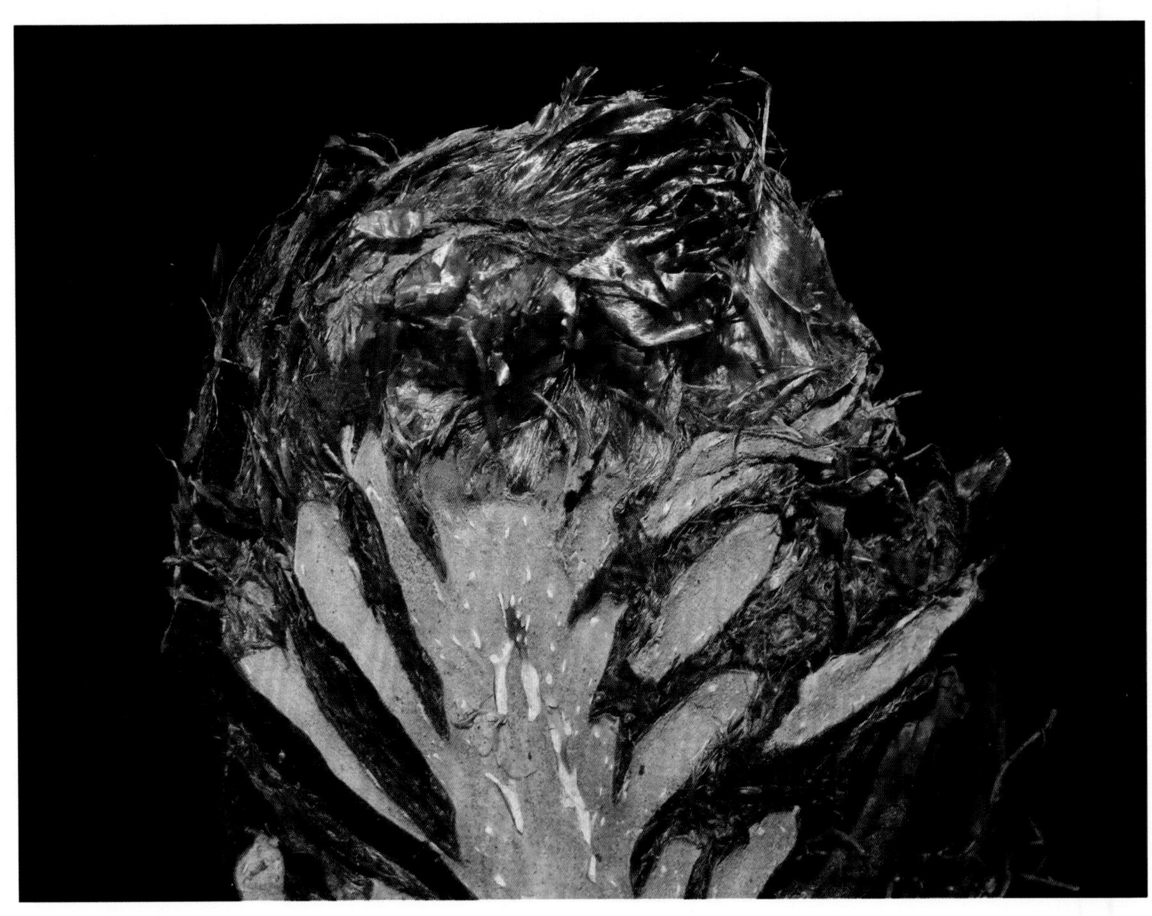

绵马贯众药材

药材鉴别

本品为带叶柄残基的根茎。呈块状圆柱形或一端略细，微弯曲，长 10 ~ 30 cm，直径 2 ~ 5 cm。表面棕褐色，密集多数叶柄残基，倾斜地作覆瓦状围绕于根茎，并被有红棕色膜质半透明的鳞片；下部着生黑色较硬的须根。叶柄残基长 2 ~ 4 cm，直径 3 ~ 5 mm，棕黑色，有不规则的纵棱。根茎质较硬，鲜品的折断面为绿棕色，干品为红棕色，有 4 ~ 8 个类白色小点（分体中柱）排列成环；叶柄残基断面略呈马蹄形，红棕色，有 3 ~ 4 个类白色小点三角形或四方形角隅排列。气微，味涩、微甘，易引起恶心。

功效主治

清热解毒，凉血祛瘀，驱虫。主治感冒，热病斑疹，高热不退，筋骨疼痛，白喉，乳痈，痢疾，黄疸，吐血，便血，崩漏，痔血，带下，中耳炎，跌扑损伤，肠道寄生虫。

用法用量

内服：9 ~ 15 g，煎汤。外用：适量，捣烂外敷；或研末调敷。

民族药方

1. 中耳炎 绵马贯众、大青叶各 15 g，金银花、野菊花各 10 g。水煎服，并用鲜品捣烂敷患处。

2. 尿血 绵马贯众 15 g。水煎服。

3. 筋骨疼痛，高热不退 绵马贯众 15 g，野菊花 10 g，四块瓦 3 g，苕叶细辛 5 g。水煎服。

4. 头晕心悸 绵马贯众根茎 60 g。煨水服。

5. 漆疮 绵马贯众根茎 60 ~ 90 g。煨水洗患处。

6. 疝气偏坠 绵马贯众根 9 ~ 15 g。水煎服。

7. 赤痢 绵马贯众 24 g，槐花、地榆各 12 g。水煎服。

8. 血崩 绵马贯众根 3 g。醋炒，水煎服。

9. 痔疮出血 绵马贯众根茎 30 g。炖猪大肠吃。

10. 预防流行性感冒 绵马贯众、大青叶各 15 g，野菊花 9 g。水煎服。

使用注意

阴虚内热及脾胃虚寒者不宜，孕妇慎用。

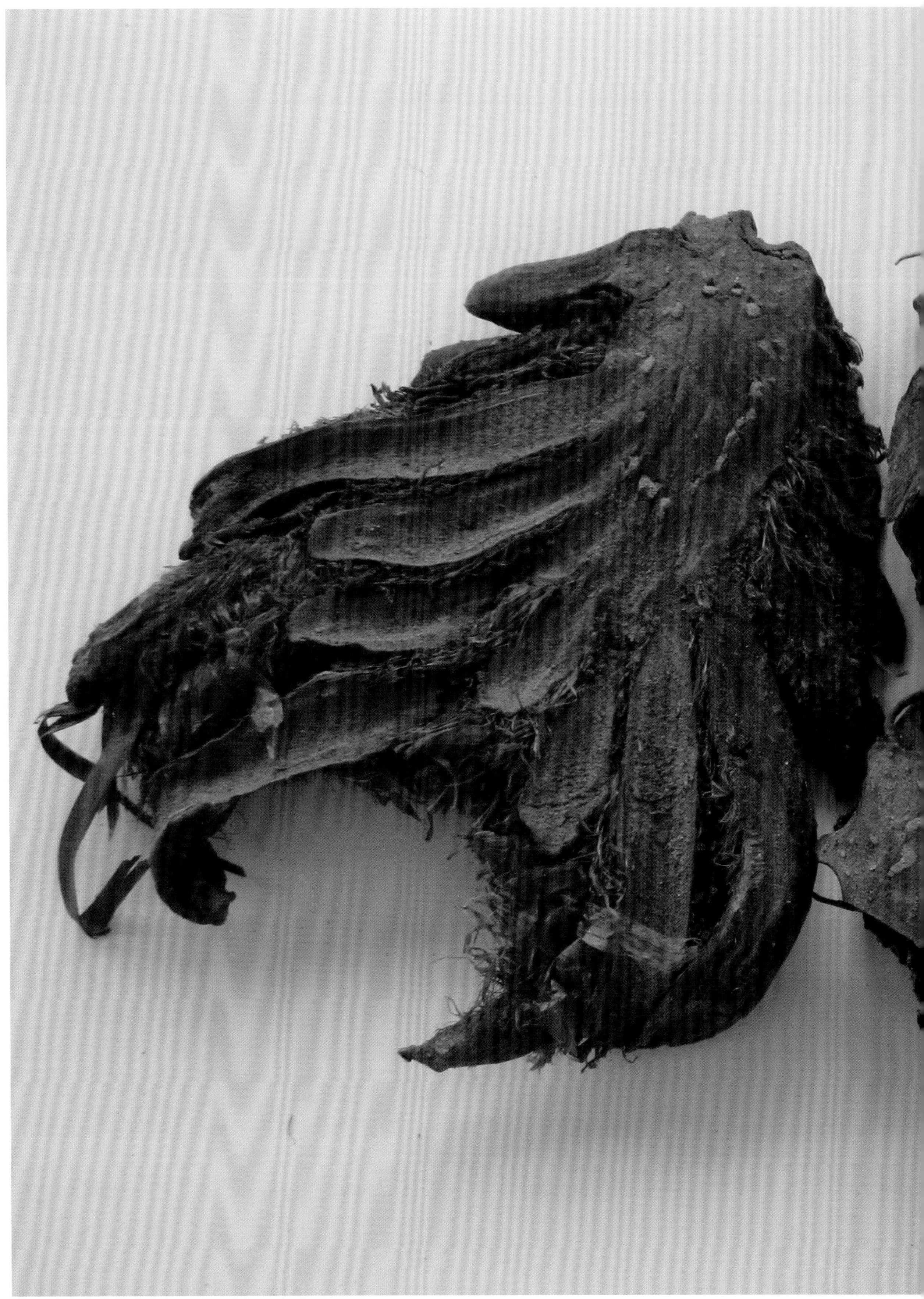

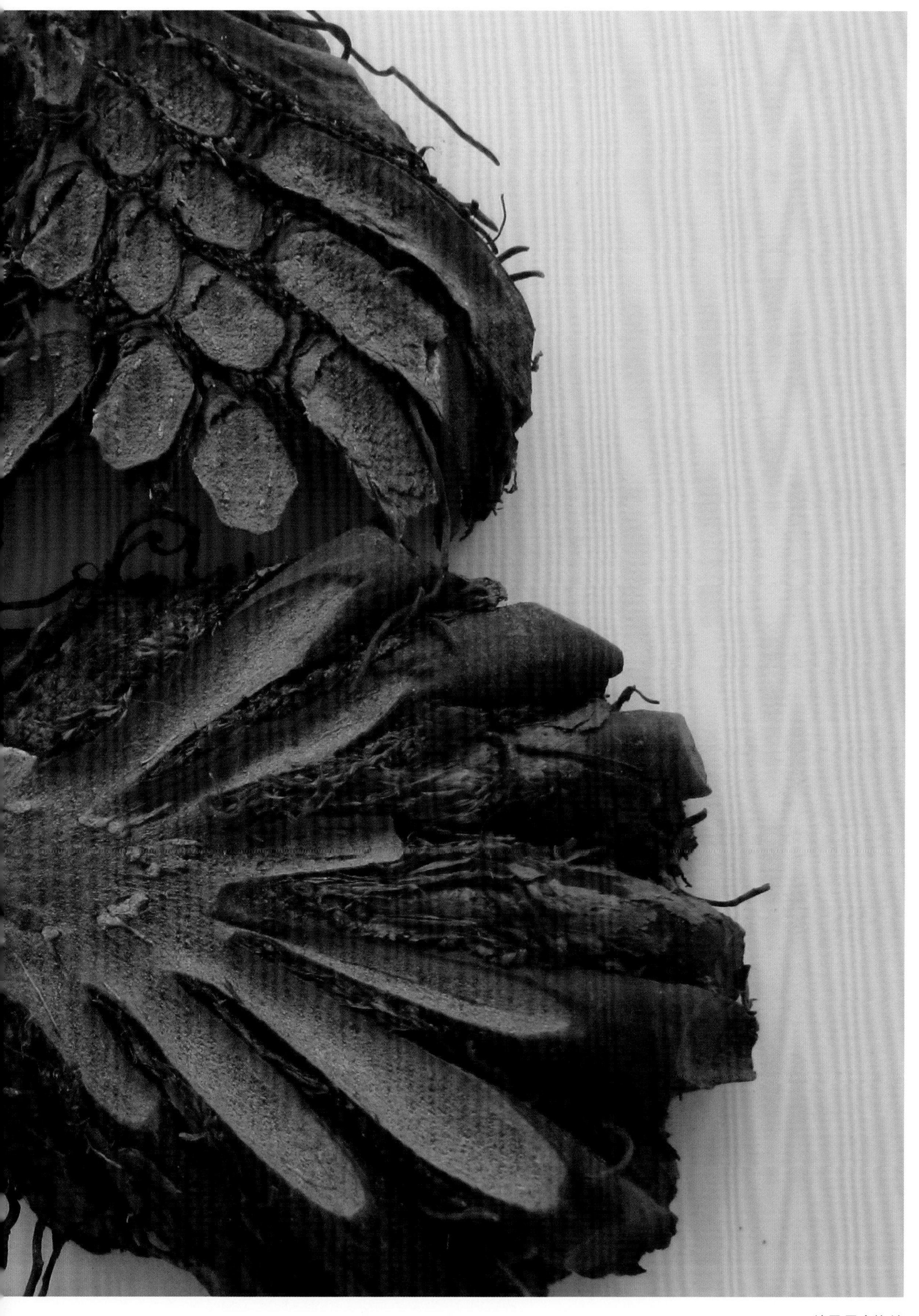

绵马贯众饮片

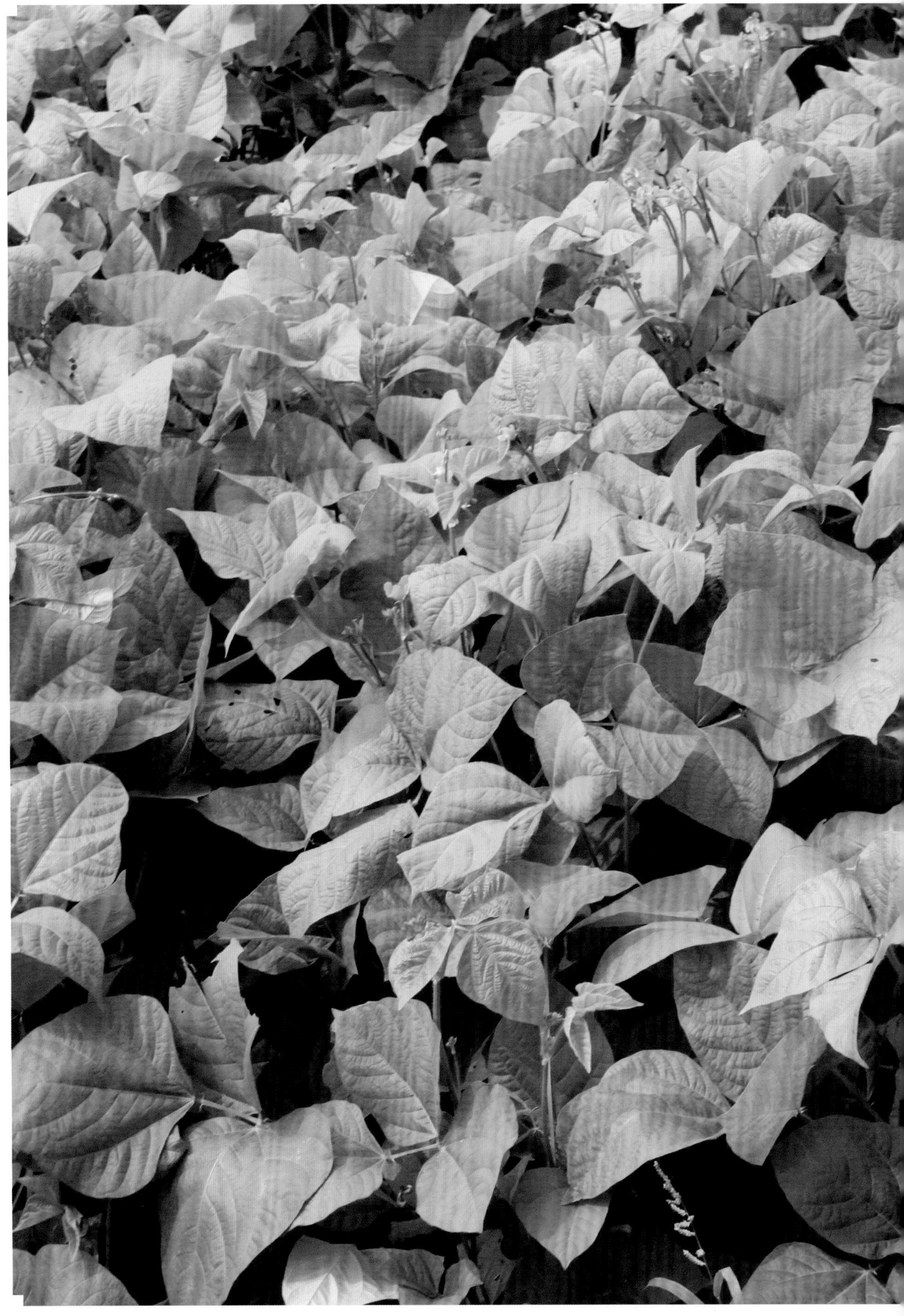

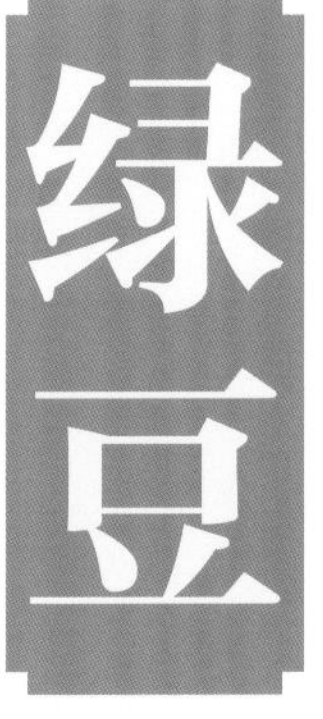

【壮药名】督碌。

【别　名】青小豆。

【来　源】本品为豆科植物绿豆 *Phaseolus radiatus* L. 的干燥成熟种子。

【性味归经】味甘，性寒。归心、胃经。

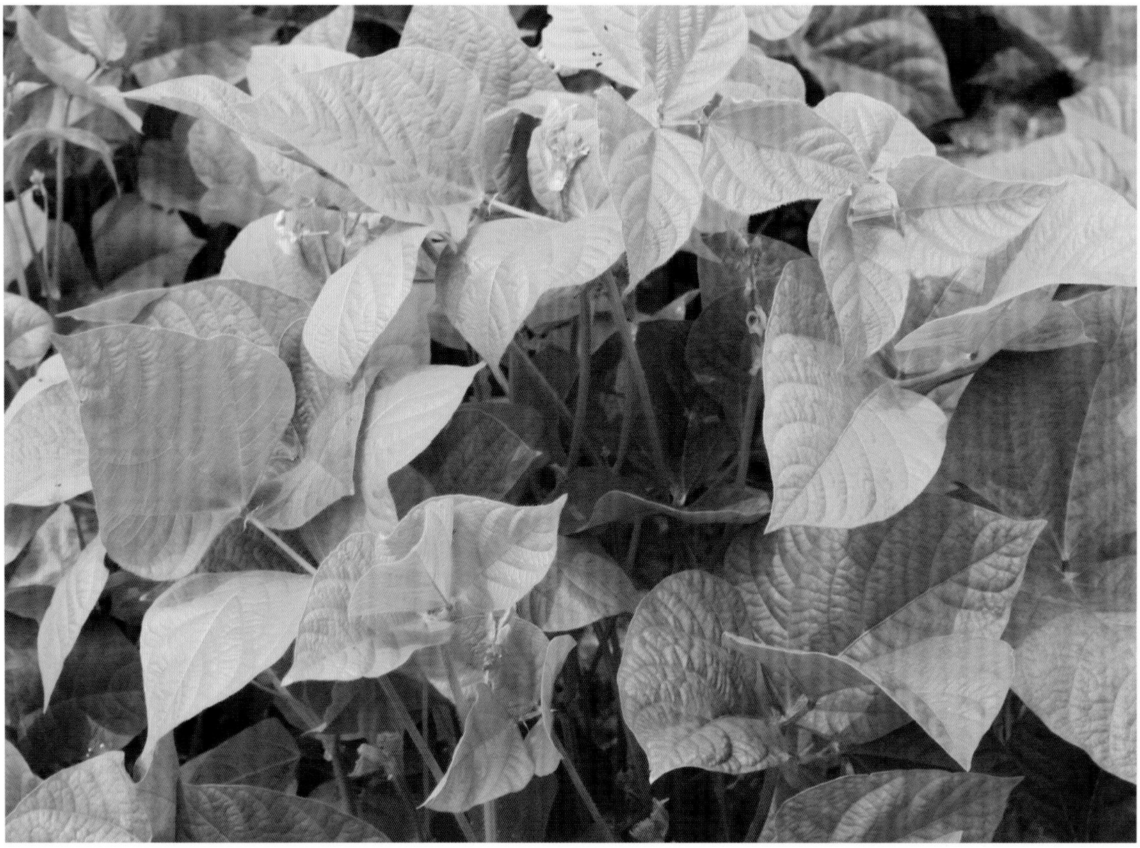

绿豆

识别特征

一年生直立或顶端微缠绕草本。高约 60 cm，被短褐色硬毛。3 出复叶，互生；叶柄长 9 ~ 12 cm；小叶 3，叶片阔卵形至菱状卵形，侧生小叶偏斜，长 6 ~ 10 cm，宽 2.5 ~ 7.5 cm，先端渐尖，基部圆形、楔形或截形，两面疏被长硬毛；托叶阔卵形，小托叶线形。总状花序腋生，总花梗短于叶柄或近等长；苞片卵形或卵状长椭圆形，有长硬毛；花绿黄色；萼斜钟状，萼齿 4，最下面 1 齿最长，近无毛；旗瓣肾形，翼瓣有渐窄的爪，龙骨瓣的爪截形，其中一片龙骨瓣有角；雄蕊 10，2 体；子房无柄，密被长硬毛。荚果圆柱形，长 6 ~ 8 cm，宽约 6 mm，成熟时黑色，被疏褐色长硬毛。种子绿色或暗绿色，长圆形。花期 6—7 月，果期 8 月。

生境分布

全国大部分地区均产，皆为栽培。

采收加工

秋后种子成熟时采收，洗净晒干，打碎入药或研粉用。

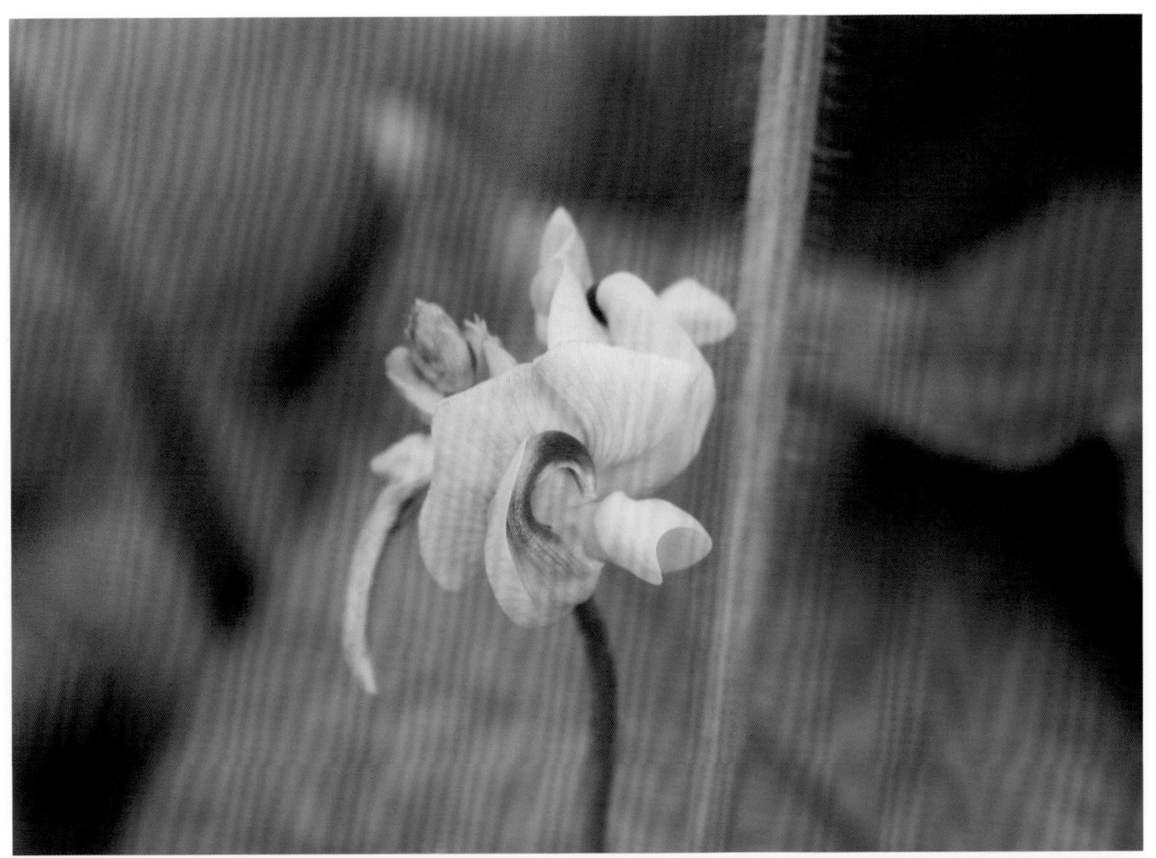

绿豆

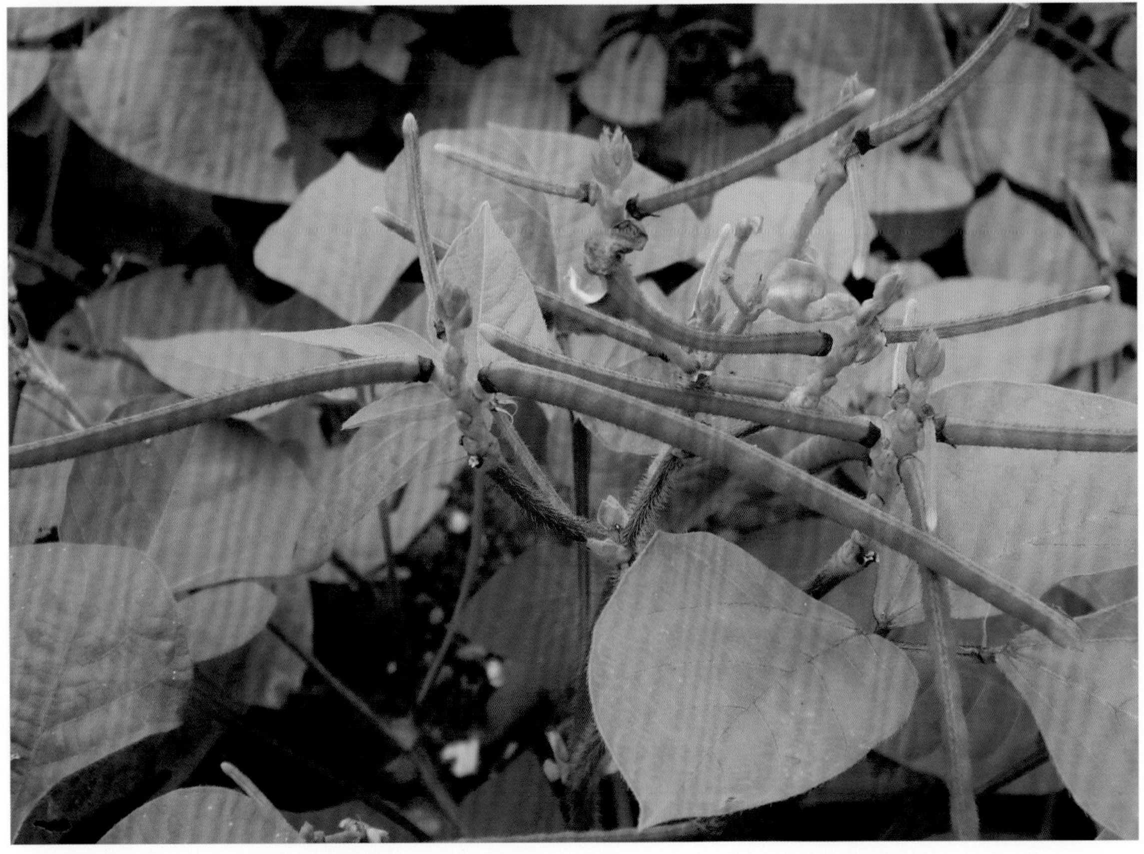

绿豆

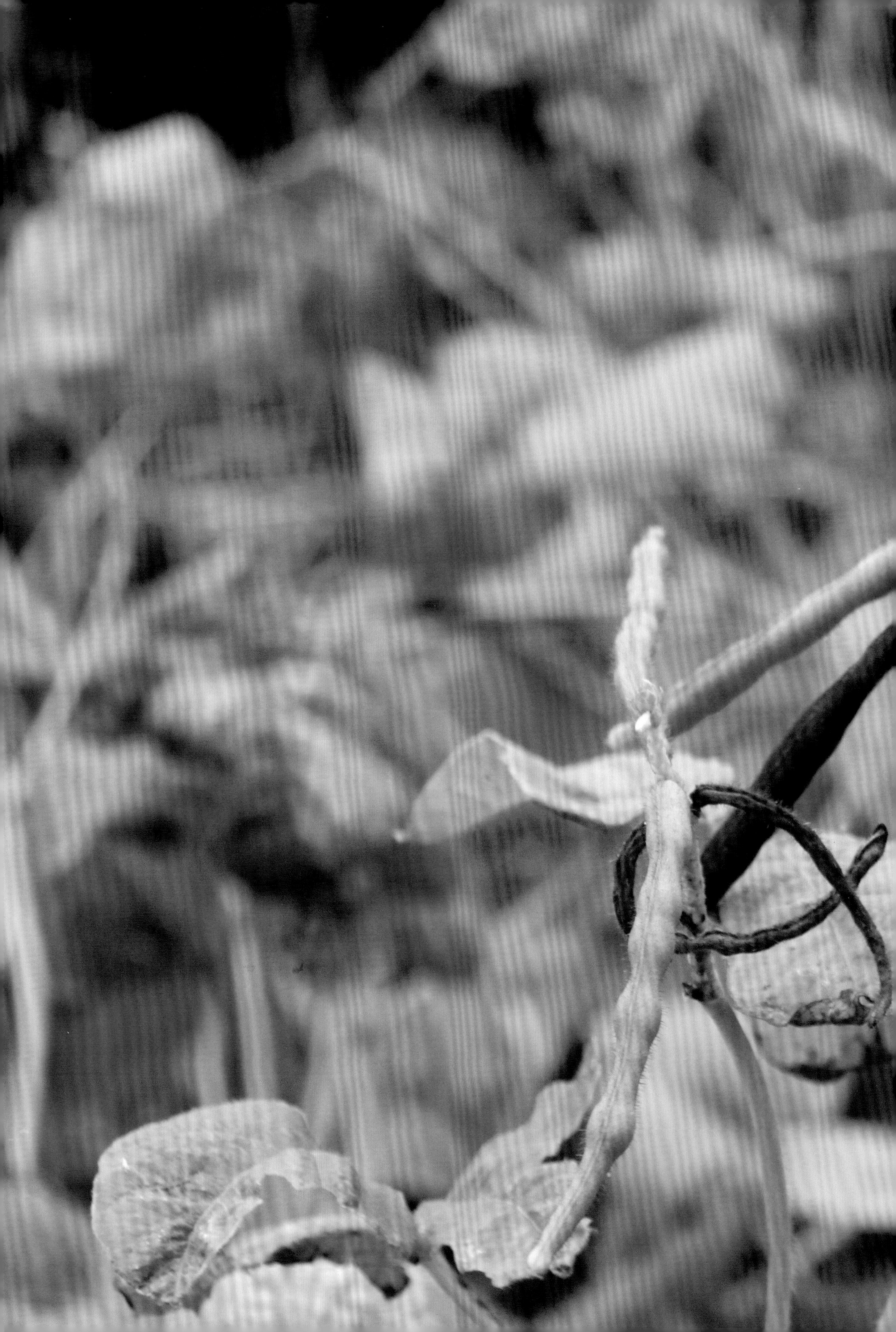

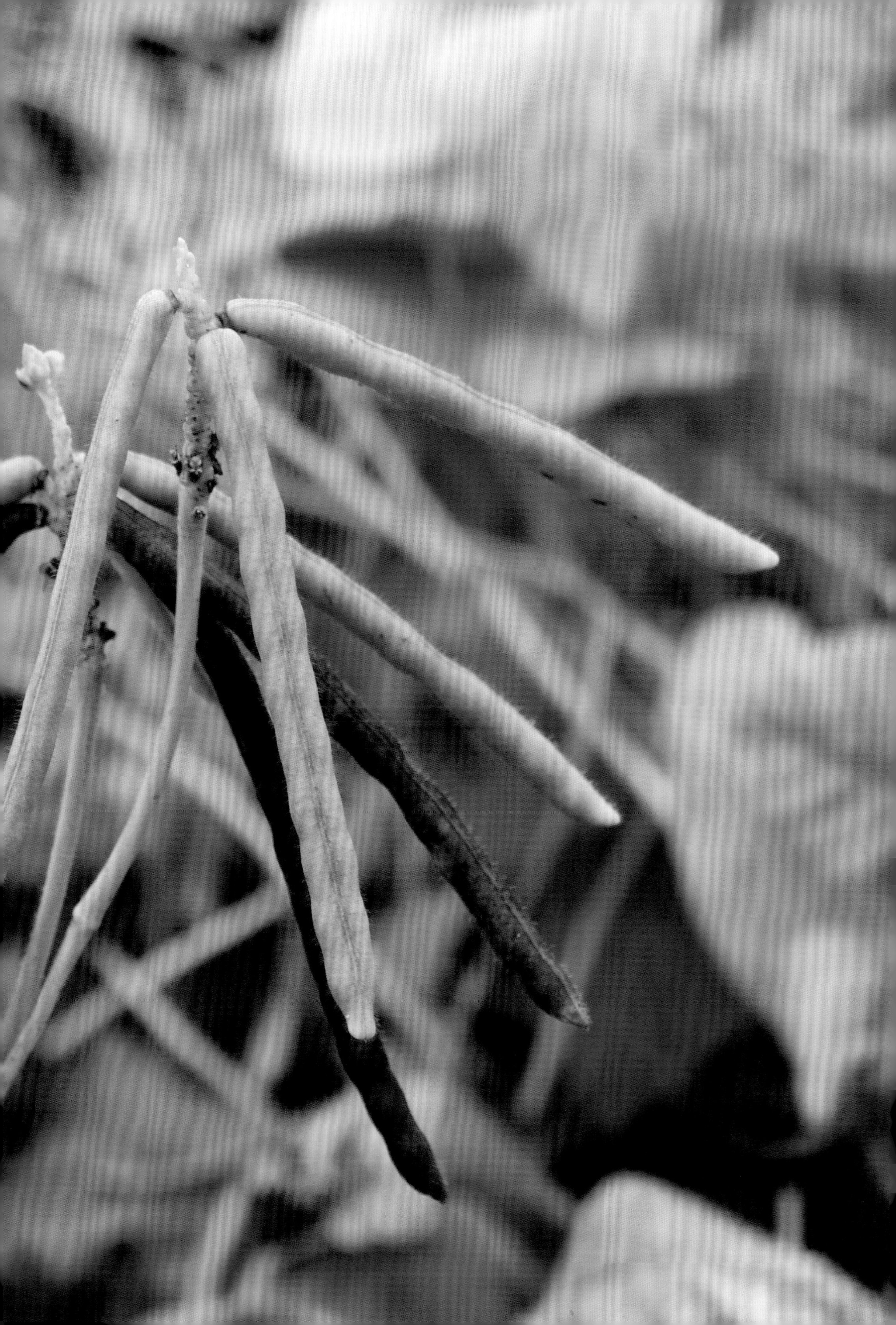

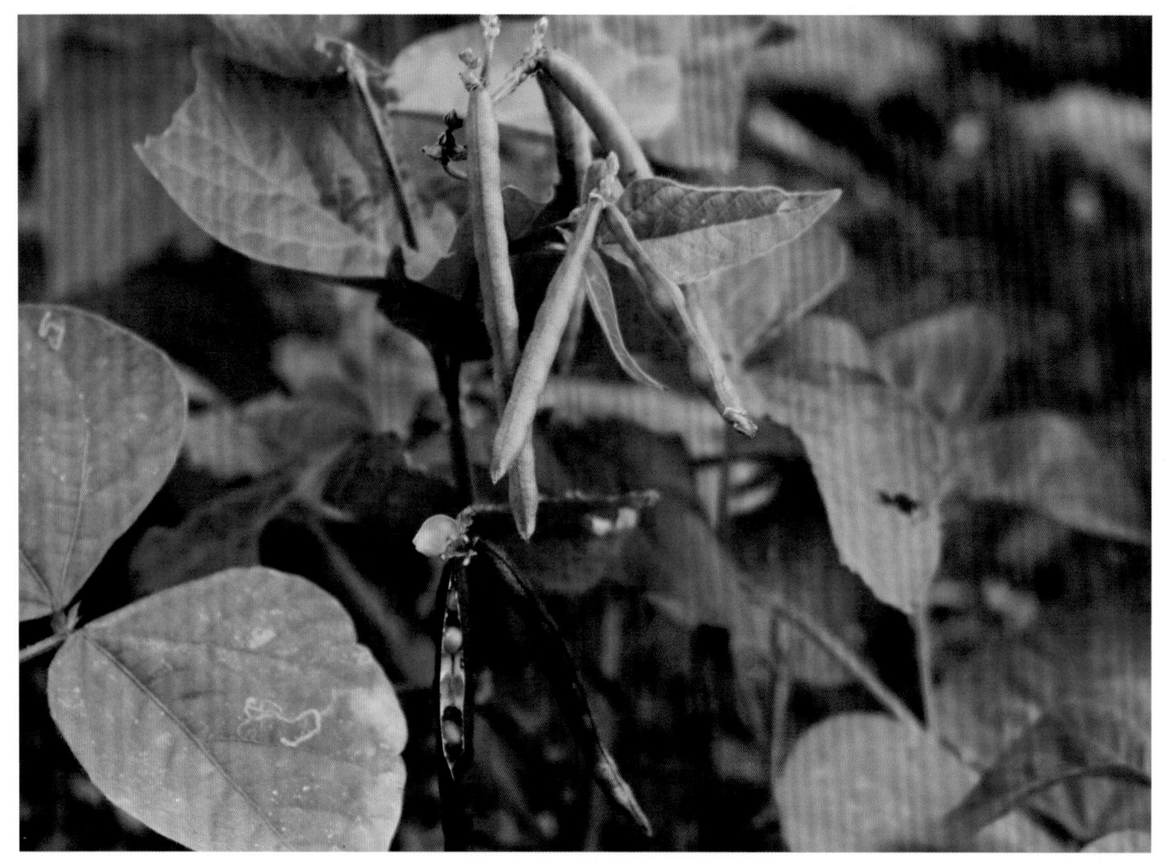

绿豆

药材鉴别

本品种子短矩圆形，长 4 ~ 6 mm。表面绿黄色、暗绿色、绿棕色，光滑而有光泽。种脐位于种子的一侧，白色，条形，约为种子长的 1/2。种皮薄而坚韧，剥离后露出淡黄绿色或黄白色 2 片肥厚的子叶。气微，嚼之具豆腥气。以粒大、饱满、色绿者为佳。

功效主治

清热，消暑，利水，解毒。主治暑热烦渴，感冒发热，霍乱吐泻，痰热哮喘，头痛目赤，口舌生疮，水肿尿少，疮疡痈肿，风疹丹毒，药物、食物中毒。

药理作用

本品能防治实验性高脂血症，对葡萄球菌有抑制作用。

用法用量

内服：15 ~ 30 g，煎汤。外用：适量。

民族药方

1. 烧伤 绿豆粉 60 g，75% 乙醇溶液（白酒也可）适量。调成糊状，30 分钟后，加入冰片 9 g 调匀备用，创面清洗后，将药糊涂于创面约 0.5 mm 厚，每日 2 ~ 3 次。

2. 烫伤 绿豆粉 30 g，鸡蛋清适量。调匀涂伤处，有水疱者，先刺破水疱再涂。

3. 腮腺炎 生绿豆 60 g。置小锅内煮至将熟时，加入白菜心 2 ~ 3 个，再煮约 20 分钟，取汁顿服，每日 1 ~ 2 次。

4. 小儿胃肠炎 绿豆粉 6 g，鸡蛋清 1 个。两味调匀，如呕吐不止敷两脚心一晚；泻不止敷囟会穴（位于督脉百会穴前 10 cm 处）一晚。

5. 中暑 绿豆粉、苦参各 10 g，茶 30 g，甘草 6 g。苦参、甘草研末，与茶、绿豆粉拌匀，每次取适量，沸水冲，频饮。

6. 慢性咽炎 绿豆 50 g，白糖 1 匙。绿豆洗净，加冷水适量，中火烧开后加白糖 1 匙，打开锅盖烧 20 分钟，至绿豆裂开，皮发青（未变黄），绿豆已熟时，离火当点心吃，当日吃完，勿过夜。

7. 猩红热 绿豆 20 g，牡丹皮 6 g，薄荷 3 g。煎水取药汁，每日 1 剂，分 2 ~ 3 次服。

8. 小儿猩红热 绿豆 30 g，生地黄、金银花各 20 g。将生地黄和金银花加水煎汤，去渣取汁，再加绿豆煎汤。代茶饮，每日 3 次。

使用注意

脾胃虚寒、肠滑泄泻者忌用。

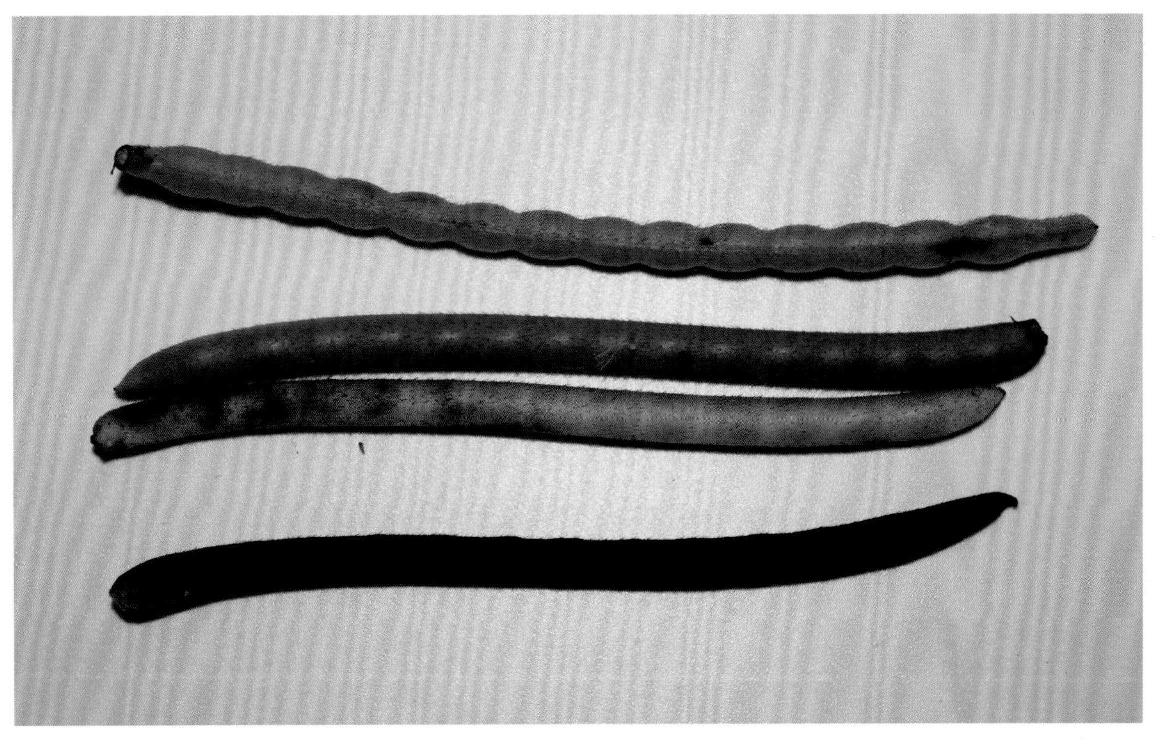

绿豆药材

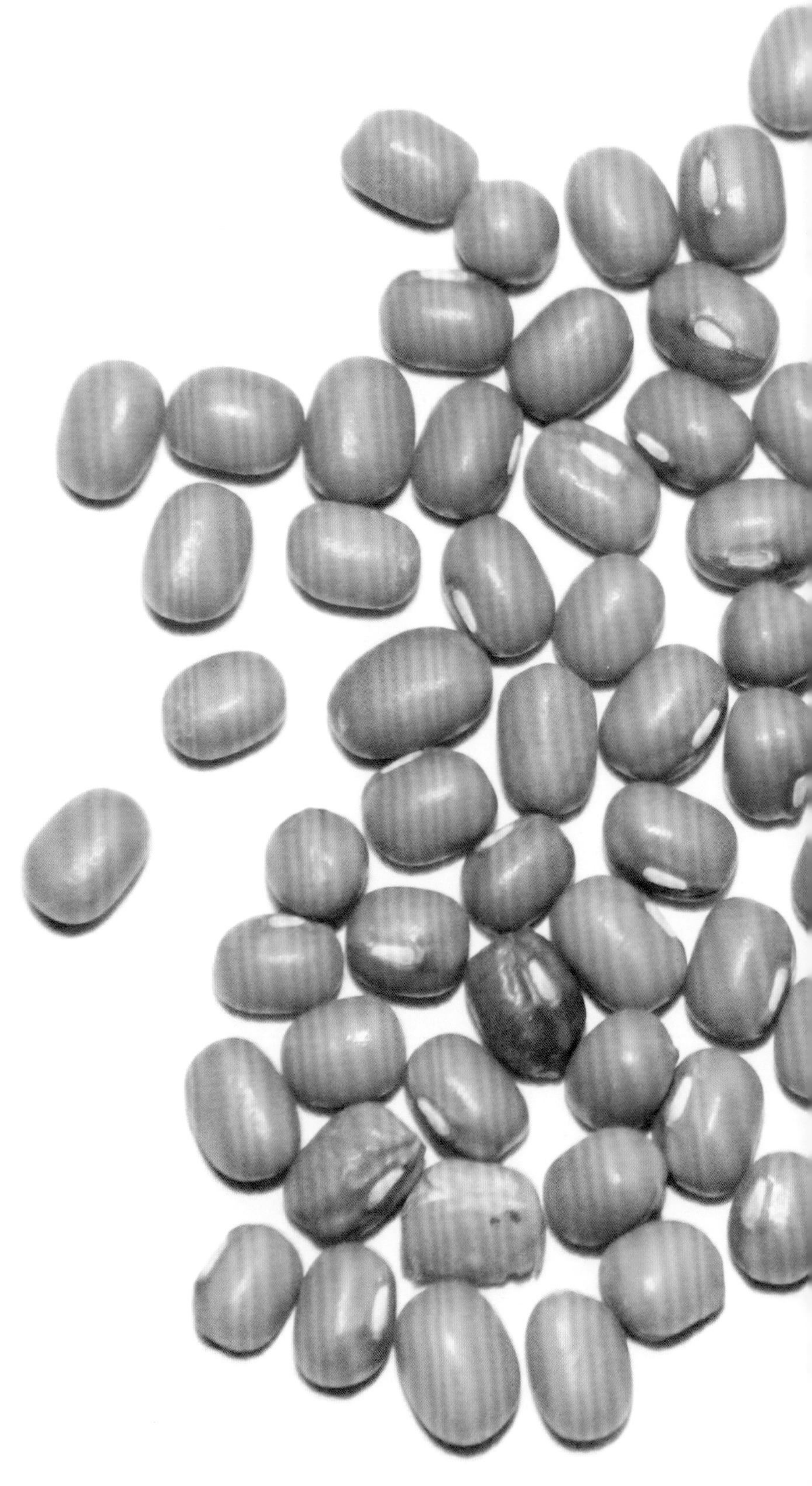

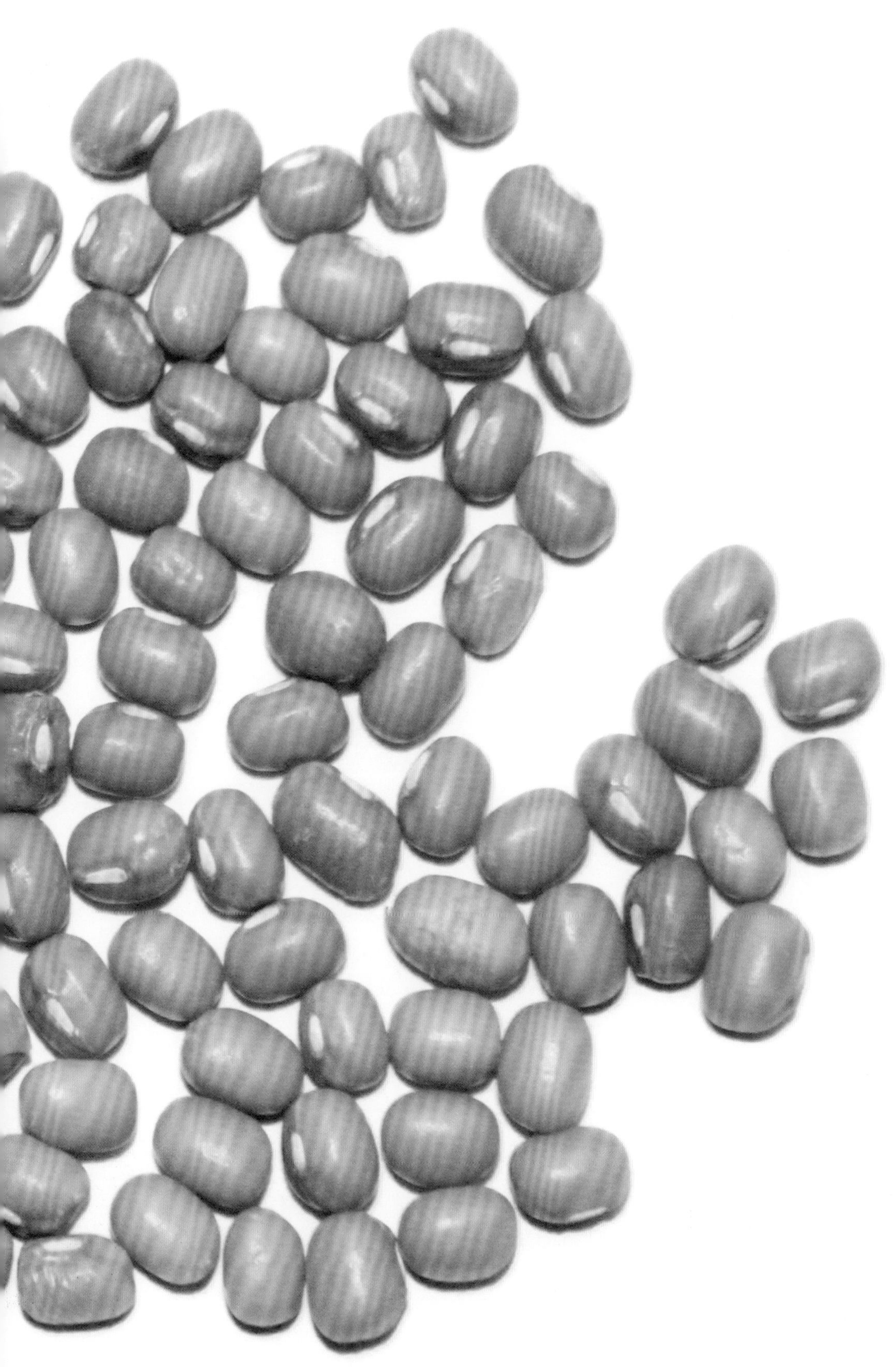

绿豆饮片

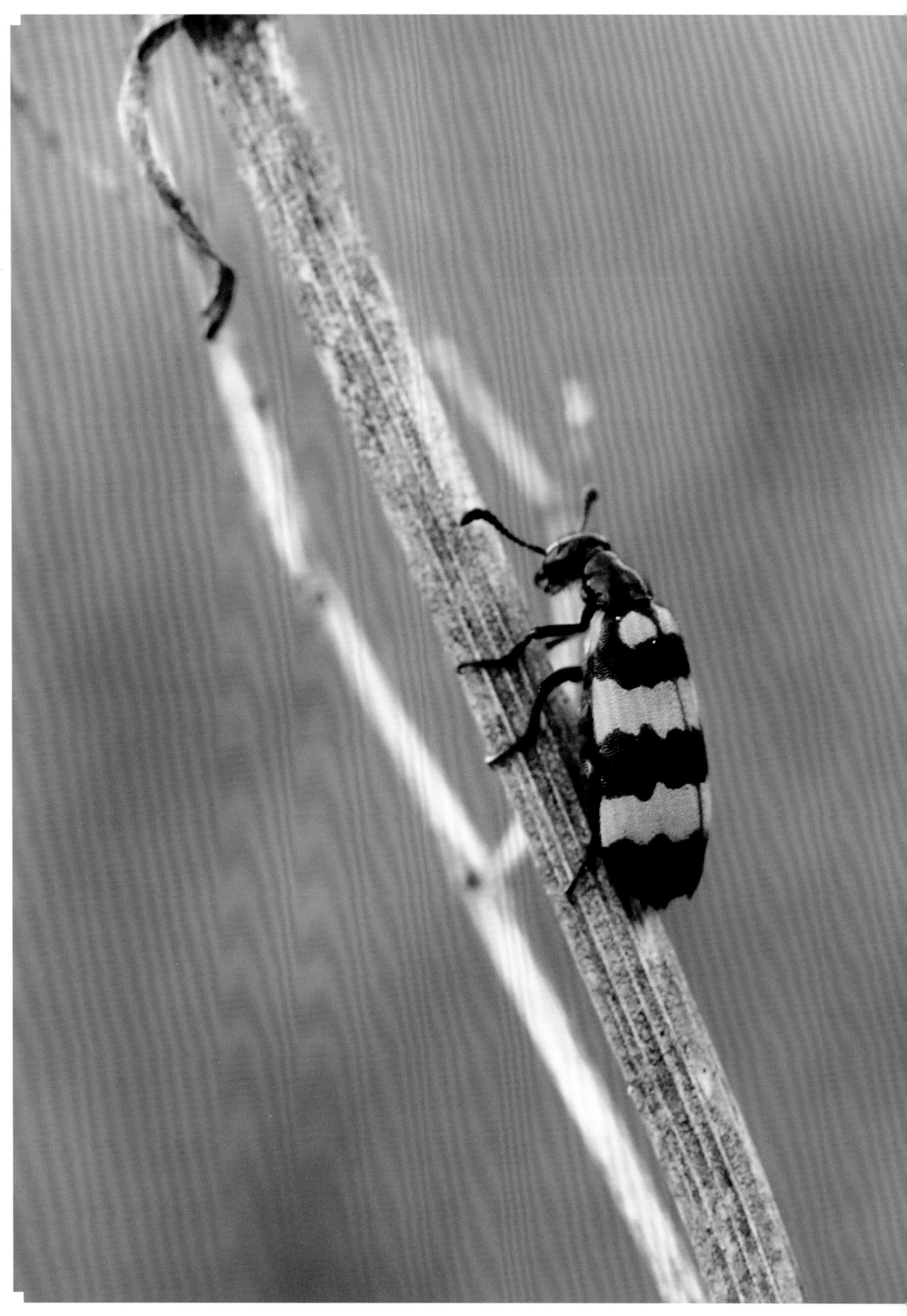

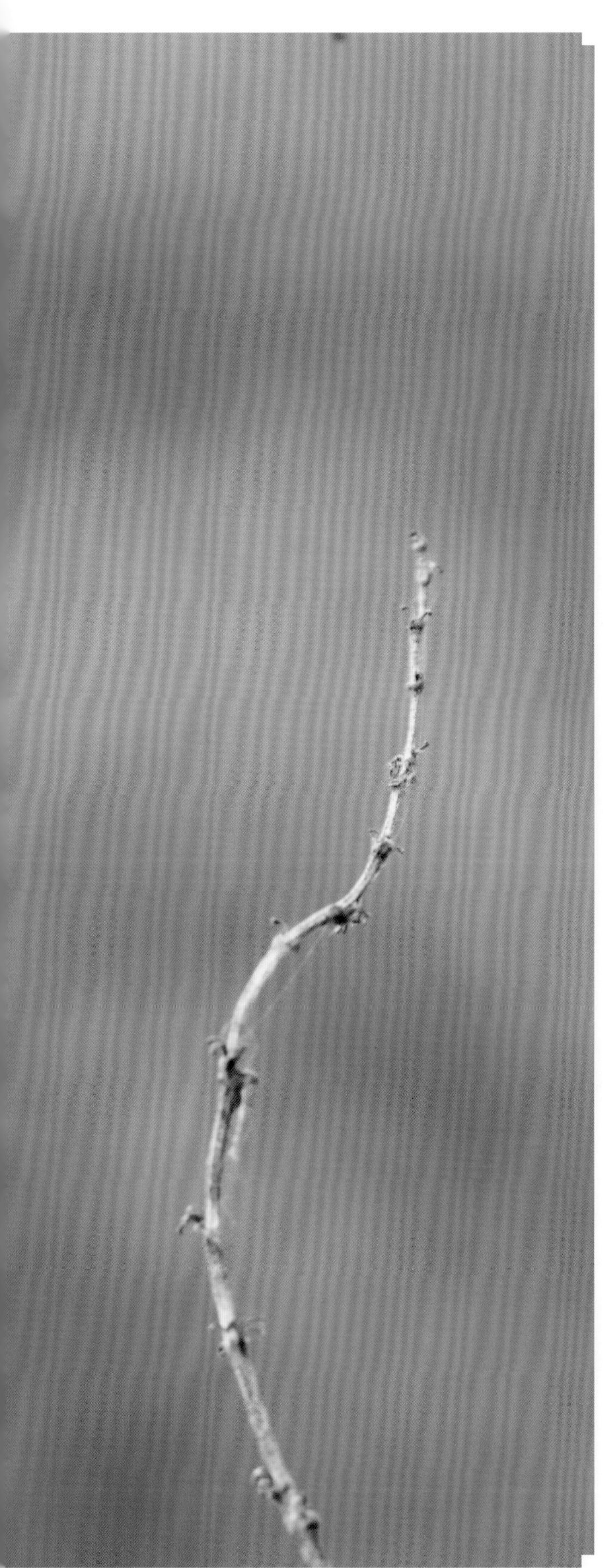

斑蝥

【壮药名】名限。

【别　名】斑毛、白米乌、生斑蝥、炒斑蝥、米斑蝥、大斑蝥、黄斑芫青。

【来　源】本品为芫青科昆虫南方大斑蝥 *Mylabris phalerata* Pallas 或黄黑小斑蝥 *Mylabris cichorii* Linnaeus 的干燥体。

【性味归经】味辛，性寒；有大毒。归肝、胃、肾经。

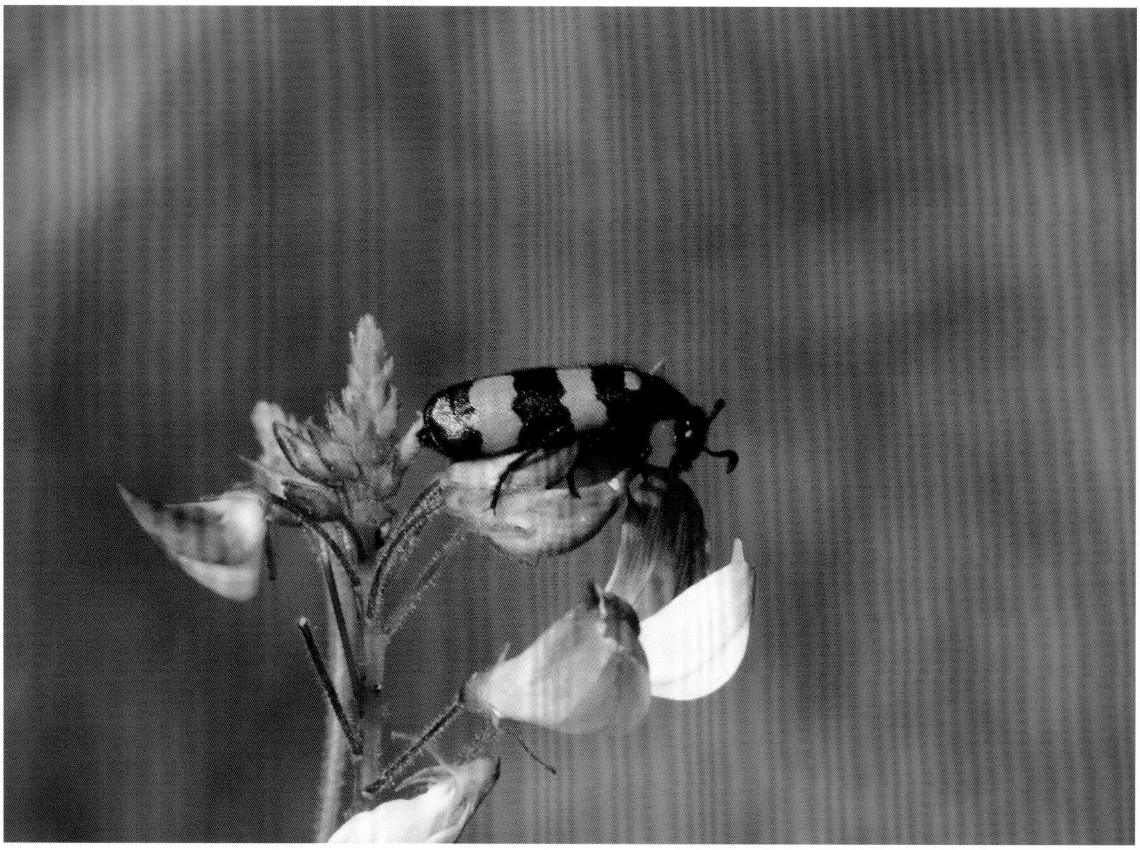

黄黑小斑蝥

识别特征

1. 南方大斑蝥 体长 15 ~ 30 mm，底色黑色，被黑绒毛。头部圆三角形，具粗密刻点，额中央有 1 条光滑纵纹。复眼大，略呈肾脏形。触角 1 对，线状，11 节，末端数节膨大呈棒状，末节基部狭于前节。前胸长稍大于阔，前端狭于后端；前胸背板密被刻点，中央具 1 条光滑纵纹，后缘前面中央有一凹陷，后缘稍向上翻，波曲形。小楯片长形，末端圆钝。鞘翅端部阔于基部，底色黑色，每翅基部各有 2 个大黄斑，个别个体中斑点缩小；翅中央前后各有一黄色波纹状横带；翅面黑色部分刻点密集，密生绒毛，黄色部分刻点及绒毛较疏。鞘翅下为 1 对透明的膜质翅，带褐色。足 3 对，有黑色长绒毛，前足和中足跗节均为 5 节；后足的跗节则为 4 节，跗节先端有 2 爪；足关节处能分泌黄色毒液，接触皮肤能起水疱。腹面也具黑色长绒毛。具复变态，幼虫共 6 龄，以假蛹越冬。成虫 4—5 月开始为害，7—9 月为害最烈，多群集取食大豆之花、叶，花生、茄子叶片及棉花的芽、叶、花等。

2. 黄黑小斑蝥 外形与上种极相近，体小型，长 10 ~ 15 mm。触角末节基部与前节等阔。

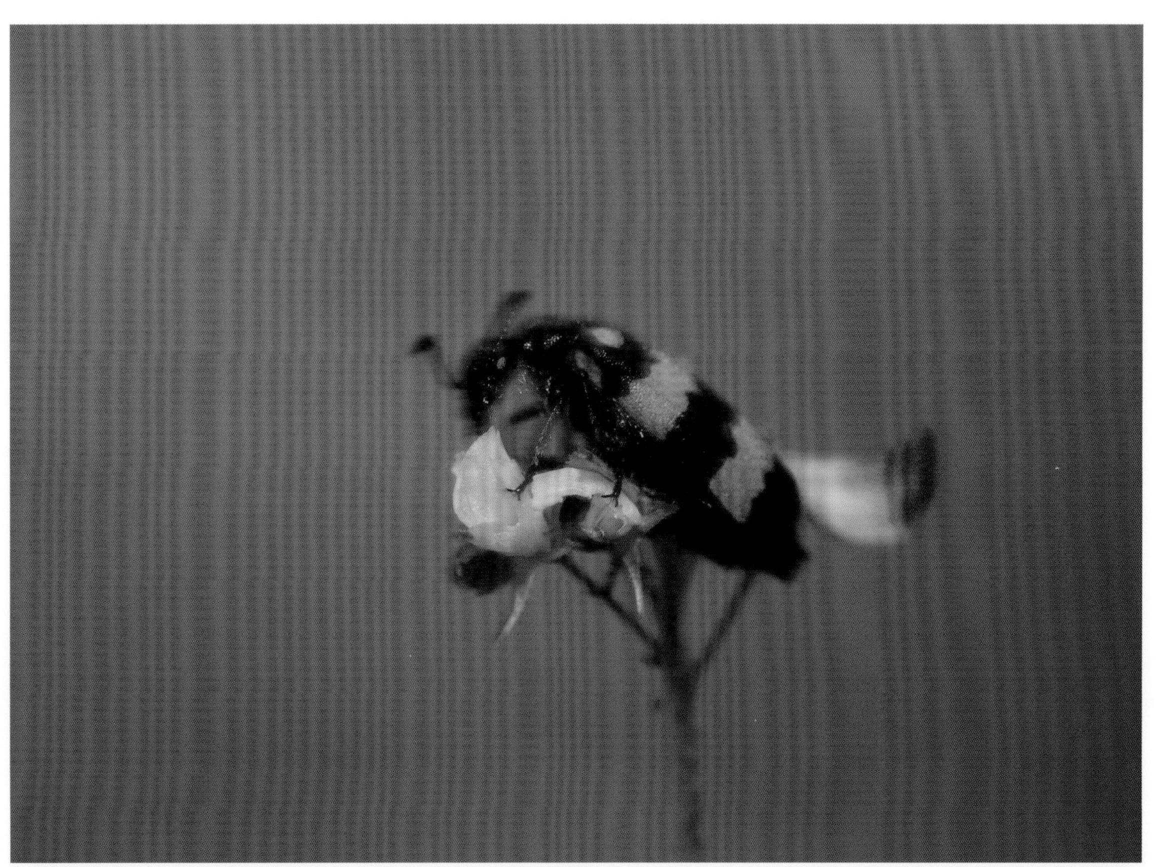

黄黑小斑蝥

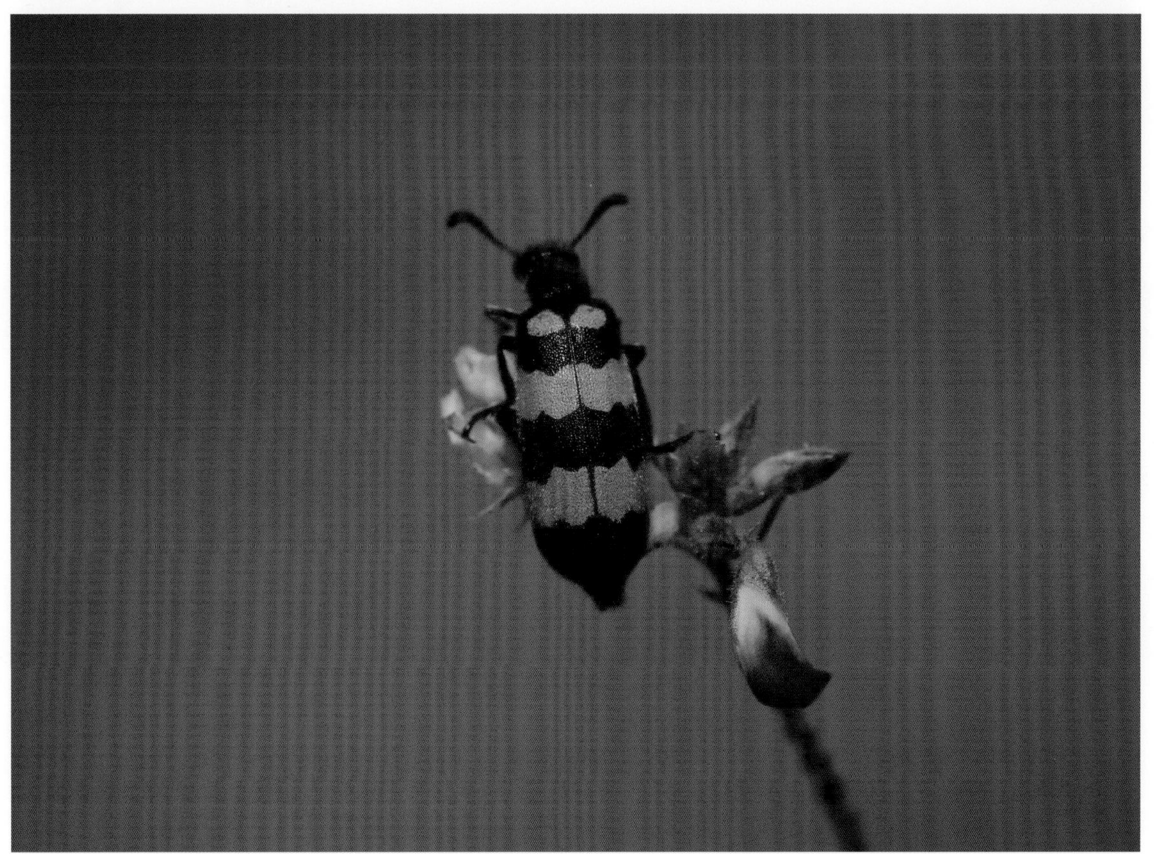

黄黑小斑蝥

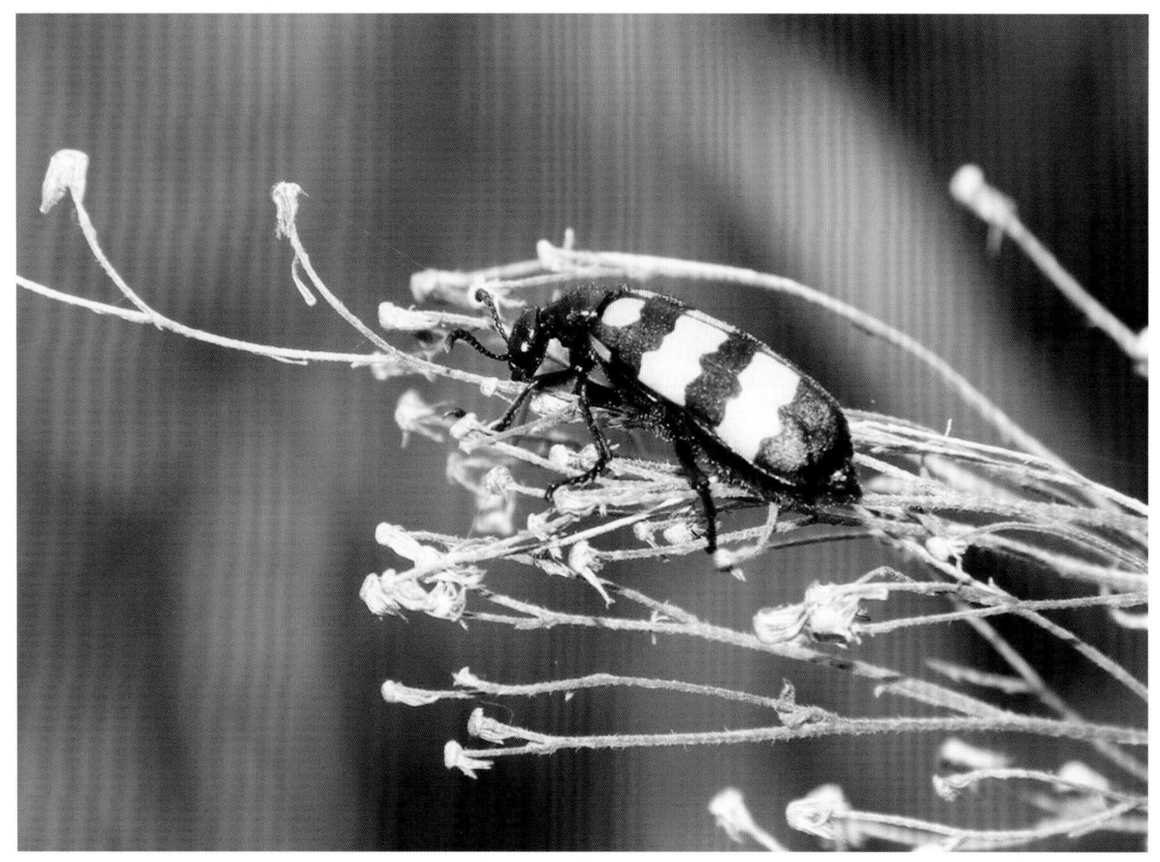

黄黑小斑蝥

生境分布

主要分布于河南、广西、安徽、四川、江苏、湖南等省区。

采收加工

夏、秋二季捕捉，闷死或烫死，晒干。

药材鉴别

1. 南方大斑蝥 呈长圆形，长 1.5 ~ 2.5 cm，宽 0.5 ~ 1 cm。头及口器向下垂，有较大的复眼及触角各 1 对，触角多已脱落。背部具革质翅 1 对，黑色，有 3 条黄色或棕黄色的横纹；鞘翅下面有棕褐色薄蜡状透明的内翅 2 片。胸腹部黑色，胸部有足 3 对。有特殊的臭气。

2. 黄黑小斑蝥 体形较小，长 1 ~ 1.5 cm。

功效主治

破血散结，攻毒蚀疮，引赤发泡。主治癥瘕肿块，积年顽癣，瘰疬，赘疣，痈疽不溃，恶疮死肌。

用法用量

内服：0.03 ~ 0.06 g，多入丸、散服。外用：适量，研末敷贴；或酒、醋浸泡；或泡用。

民族药方

1．疥癣　斑蝥 1 个，甘遂 5 g。共研成细面，用醋调搽患处。

2．白癜风　斑蝥 50 g。用 1000 ml 95% 乙醇溶液浸泡 2 周，将药液搽于白斑处，每日 2 ~ 3 次，白斑起疱后即停止，放出液体，有溃破者外搽烧伤类软膏，愈合后视色素沉着情况，行第 2、第 3 个疗程。

3．斑秃　斑蝥 40 个，羊踯躅 40 朵，骨碎补 40 片。浸于 500 ml 95% 乙醇溶液内，5 日后取澄清液搽擦患处，每日 1 次。擦药前，先用土大黄、一枝黄花煎液洗患处。

4．神经性皮炎　斑蝥 15 g。浸于 100 ml 70% 乙醇溶液中，1 周后取浸液搽患处。患处出现水疱后用针刺破，敷料包扎。

5．银屑病　斑蝥（烘干）15 g，皂角刺 250 g，砒霜 9 g。将皂角刺捣碎，加适量醋，煎浓后去渣，再加入其他 2 味药，稍煎一下，外搽患处，每日 3 ~ 4 次。本品有毒，忌内服。

使用注意

本品有大毒，内服宜慎，严格掌握剂量，体弱及孕妇忌服；外敷刺激皮肤，发红、起疱，甚至腐烂，不可敷之过久或大面积使用。内服过量，引起恶心、呕吐、腹泻、尿血及肾功能损害。

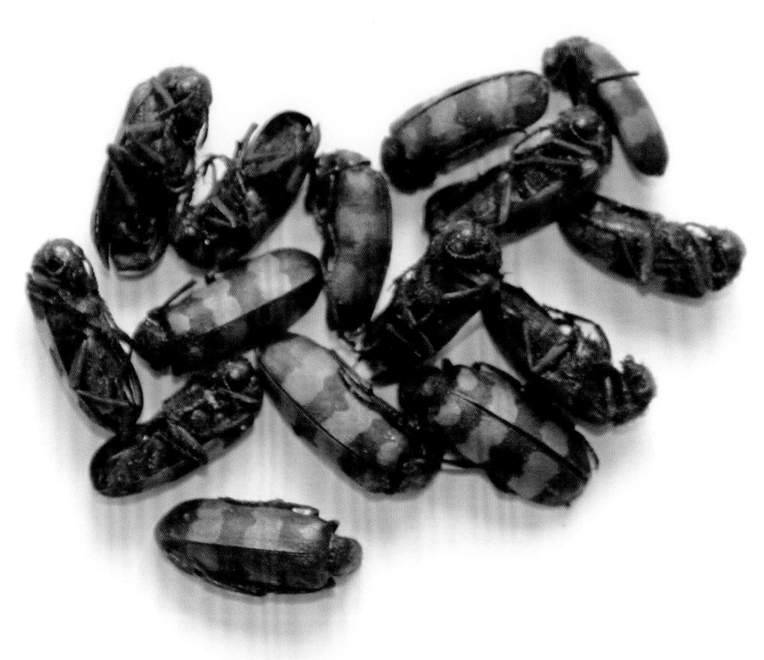

斑蝥药材

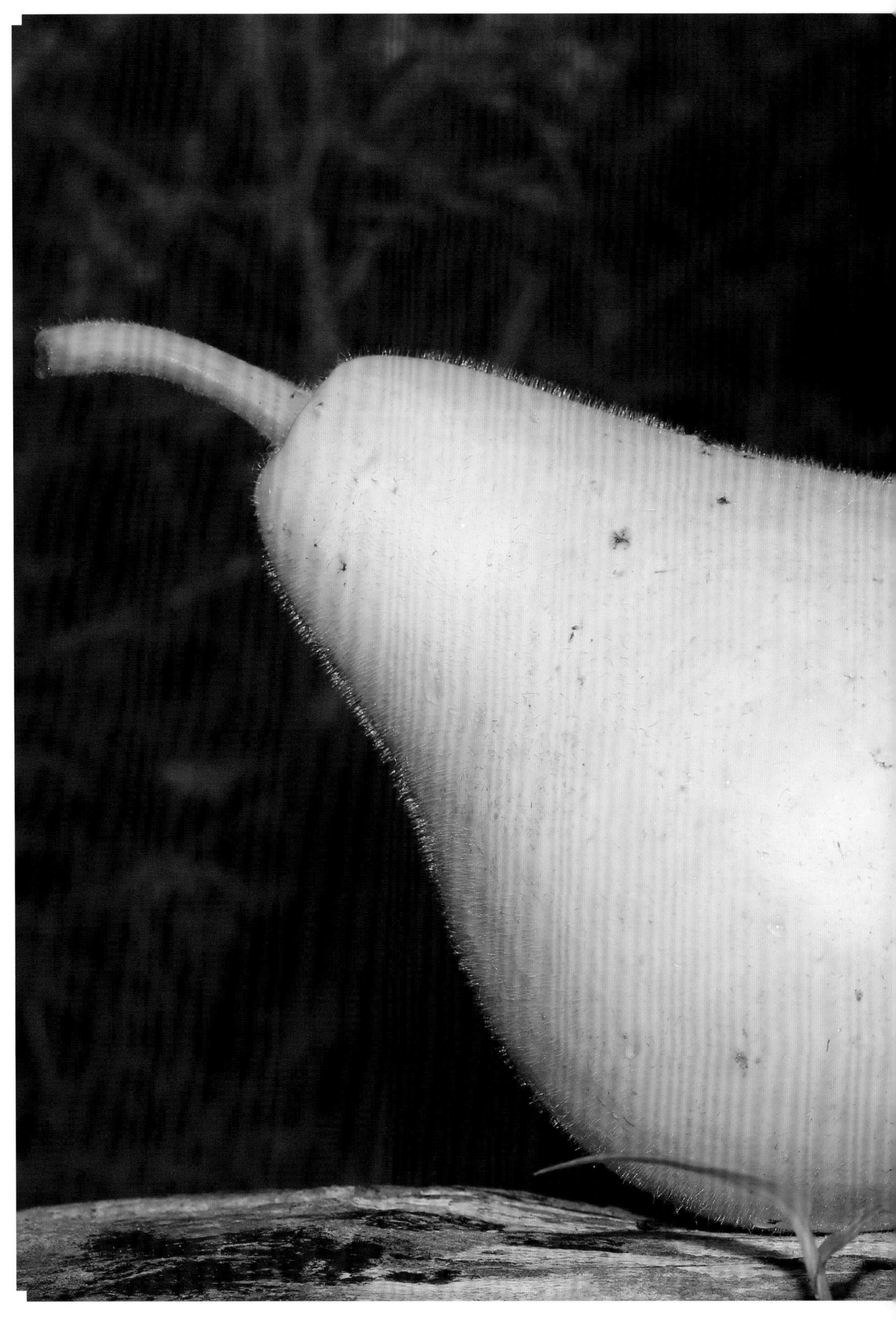

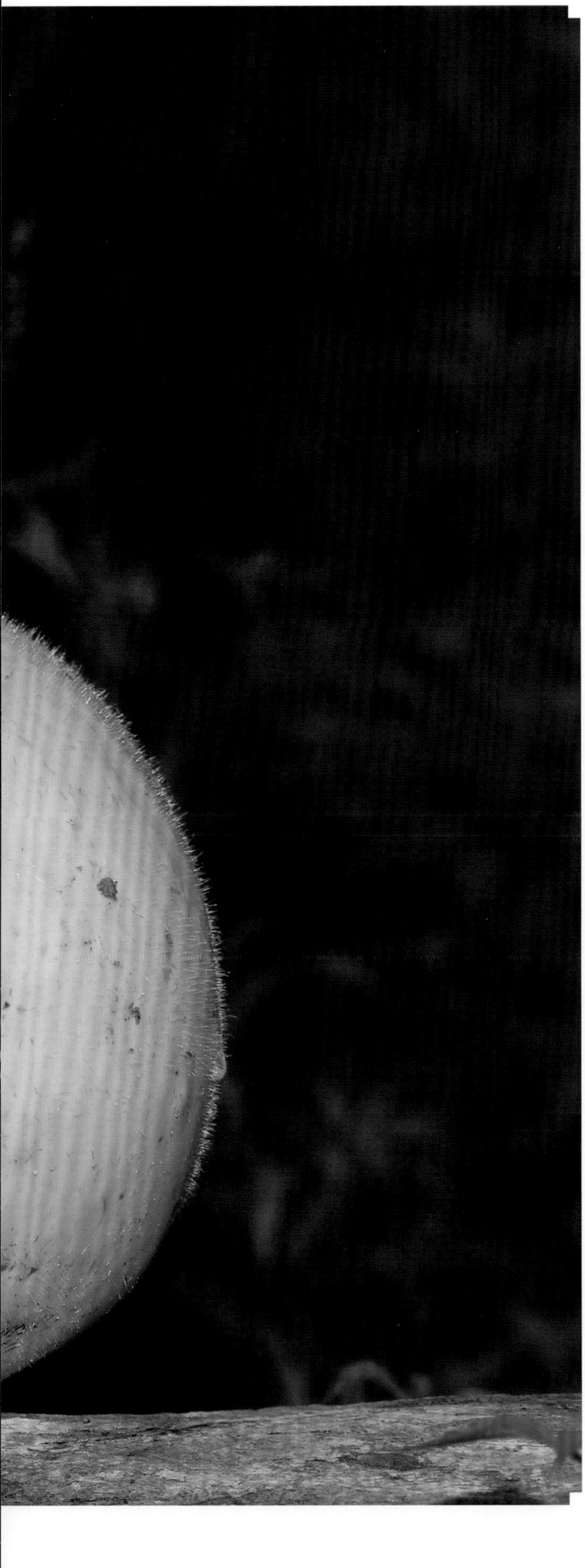

葫芦

【壮药名】冷丑。

【别　名】壶芦、蒲芦、葫芦壳、抽葫芦、陈葫芦、陈壶卢瓢。

【来　源】本品为葫芦科植物葫芦 *Lagenaria sicararia* (Molina) Standl. 的干燥果皮。

【性味归经】味甘，性平。归肺、小肠经。

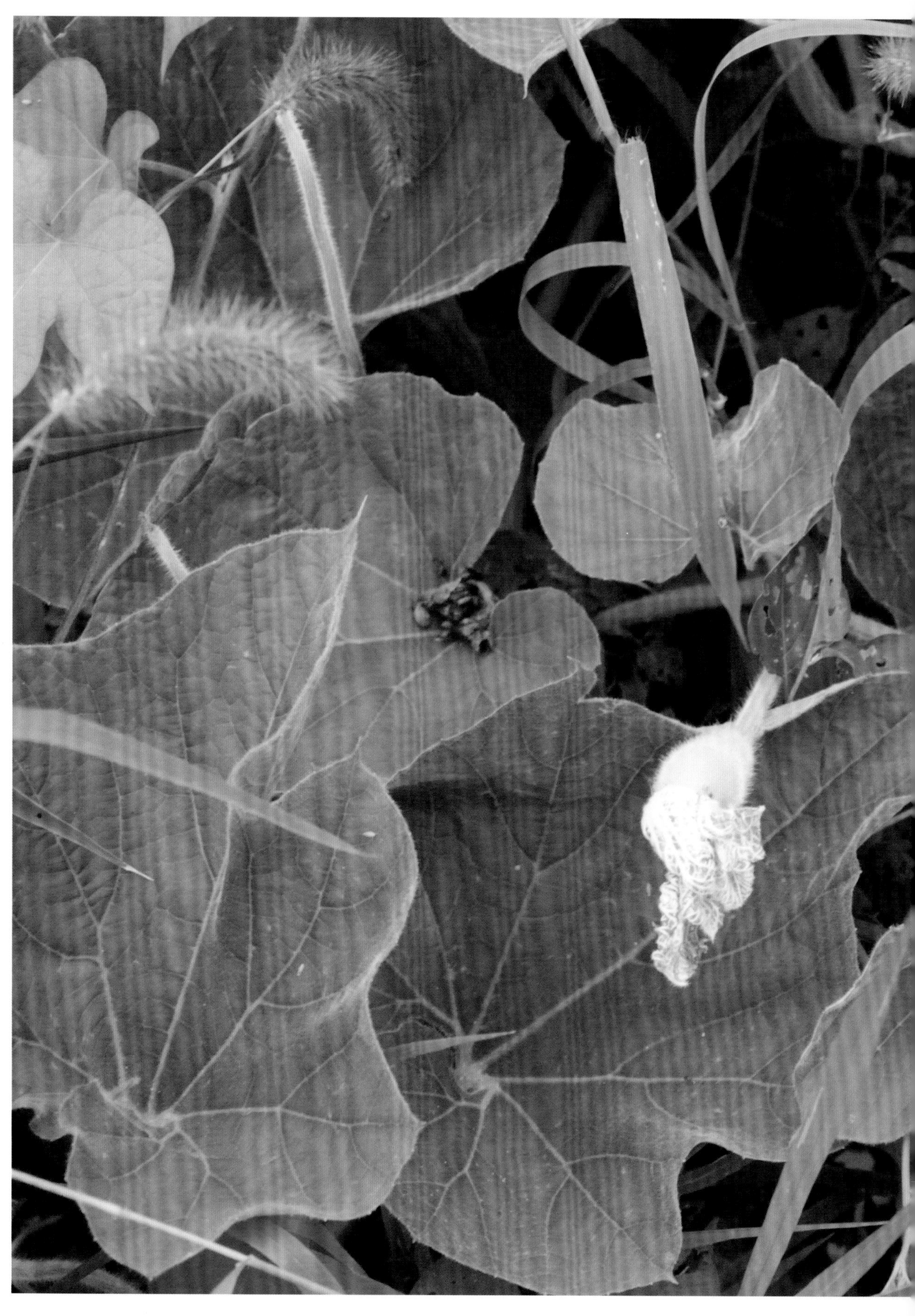

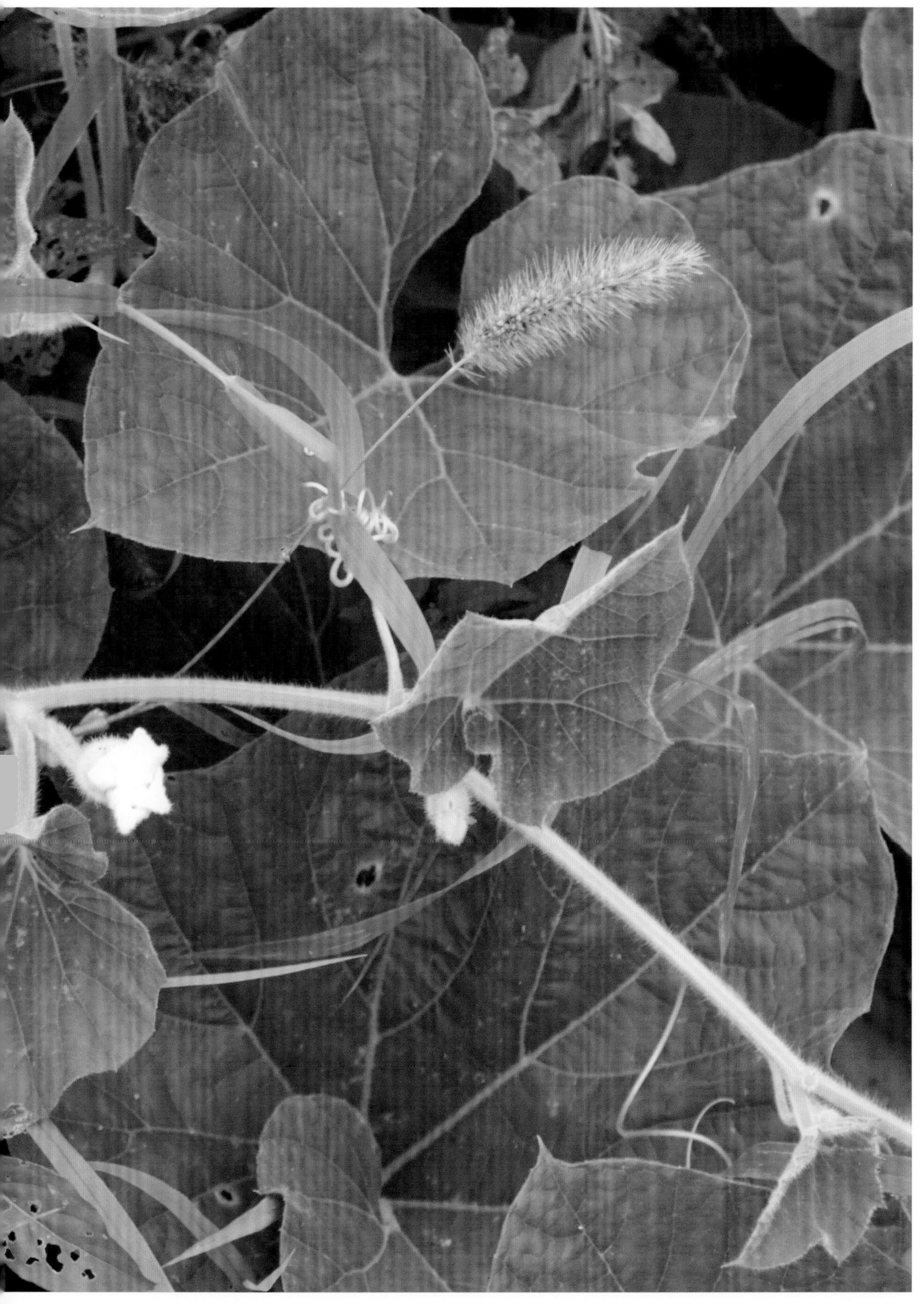

葫芦

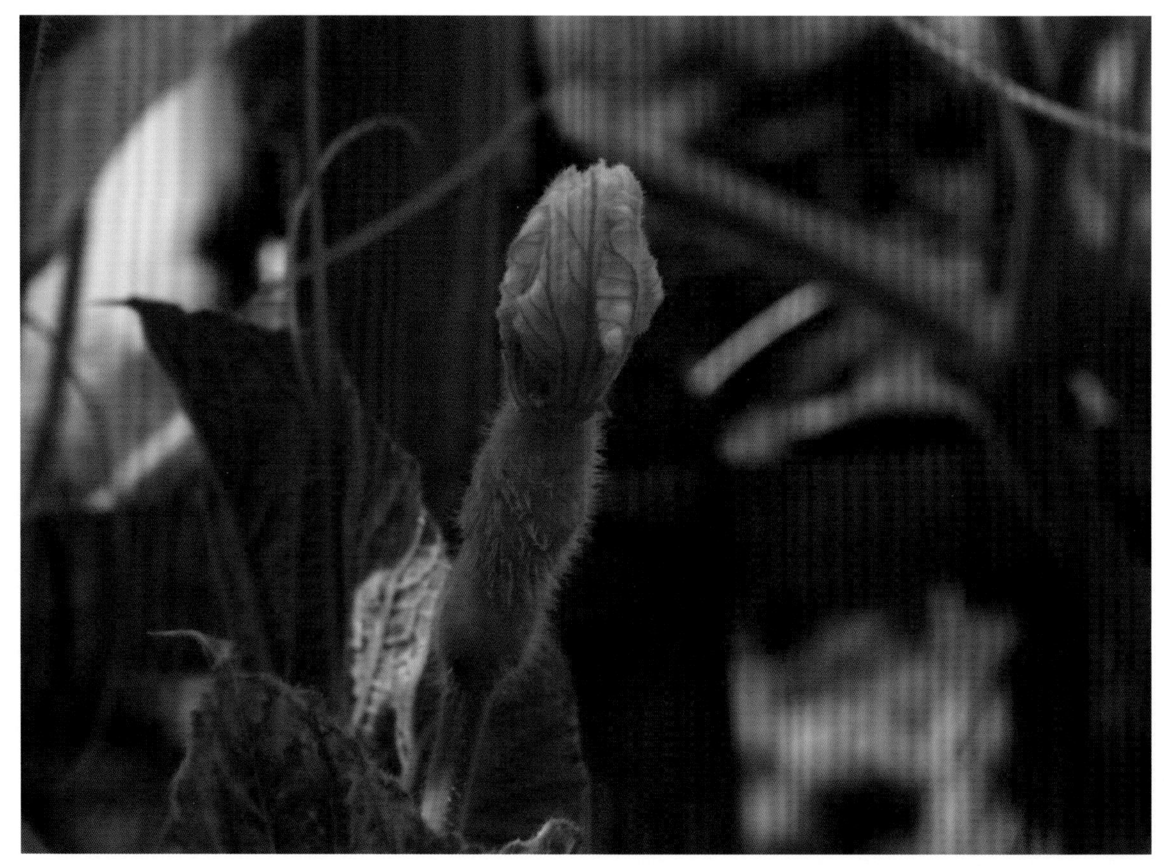

葫芦

识别特征

一年生攀缘草本，有软毛；卷须 2 裂。叶片心状卵形至肾状卵形，长 10 ~ 40 cm，宽与长近相等，稍有角裂或 3 浅裂，顶端尖锐，边缘有腺点，基部心形；叶柄长 5 ~ 30 cm，顶端有 2 腺点。花生于叶腋，雄花的花梗较叶柄长，雌花的花梗与叶柄等长或稍短；花萼长 2 ~ 3 cm，落齿锥形；花冠白色，裂片广卵形或倒卵形，长 3 ~ 4 cm，宽 2 ~ 3 cm，边缘皱曲，顶端稍凹陷或有细尖，有 5 脉；子房椭圆形，有茸毛。果实光滑，初绿色，后变白色或黄色，中间缢细，下部大于上部；种子白色，倒卵状椭圆形，顶端平截或有 2 角。花期 6—7 月，果期 7—8 月。

生境分布

全国大部分地区均有栽培。

采收加工

秋末或冬初，采取老熟果实，打碎，除去果瓤及种子，晒干。

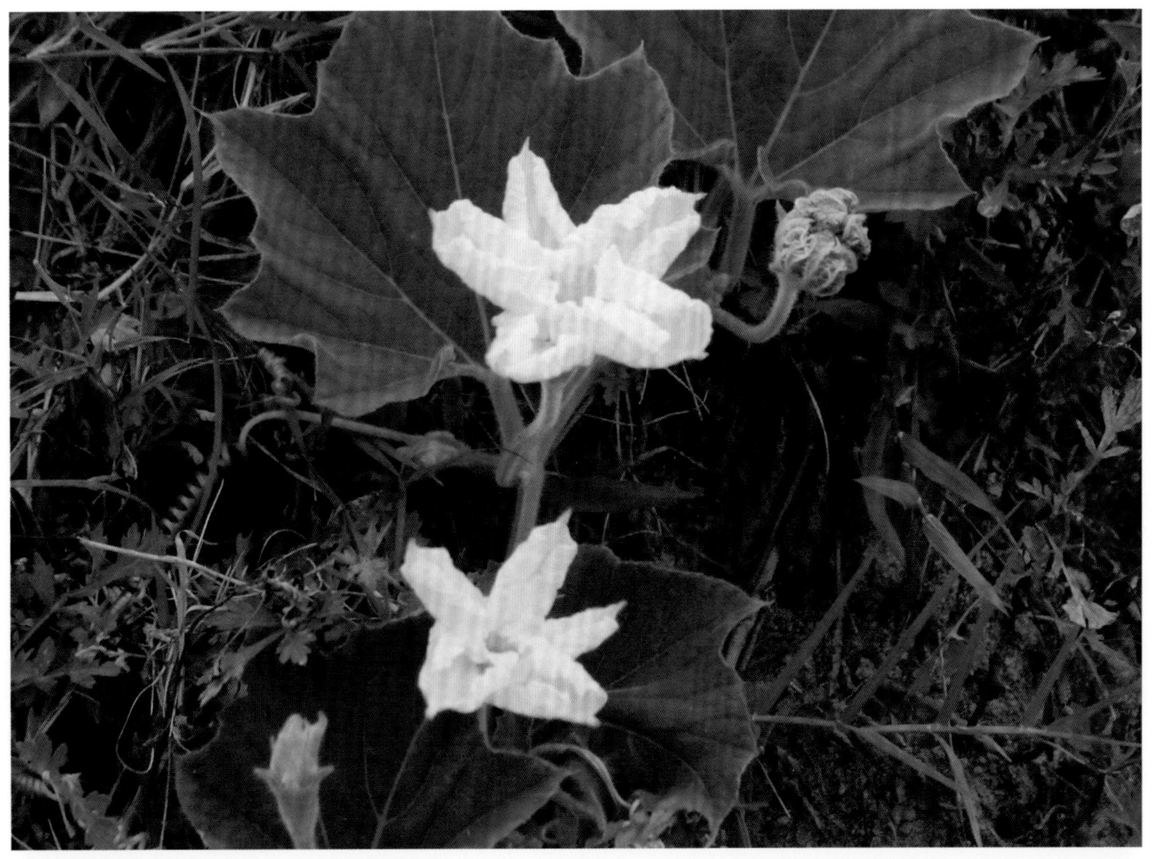

葫芦

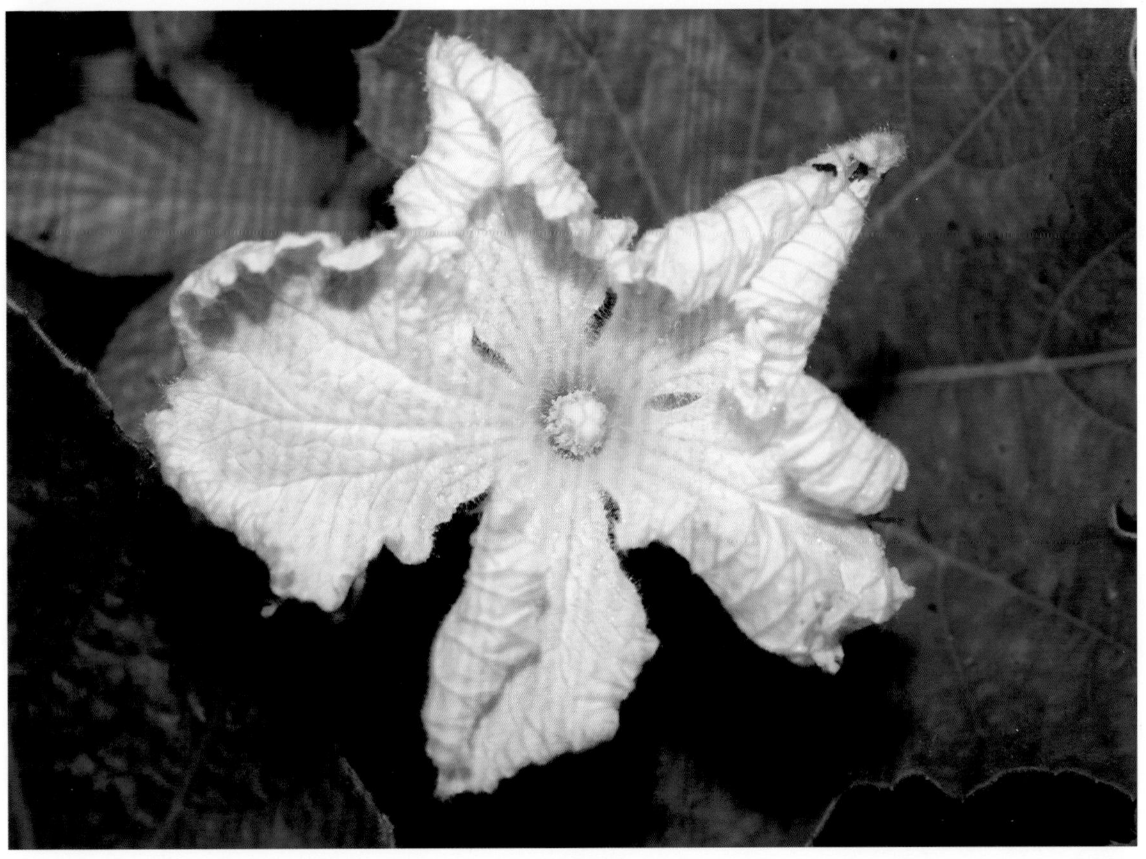

葫芦

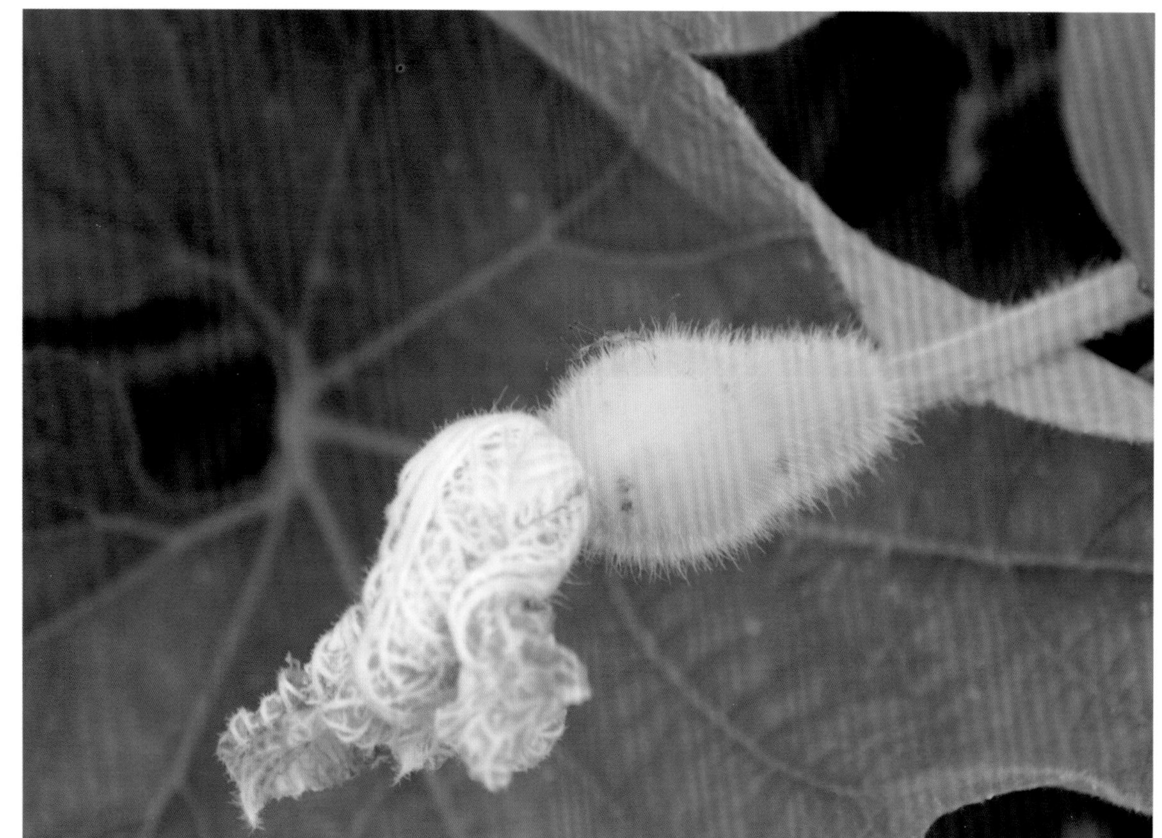

葫芦

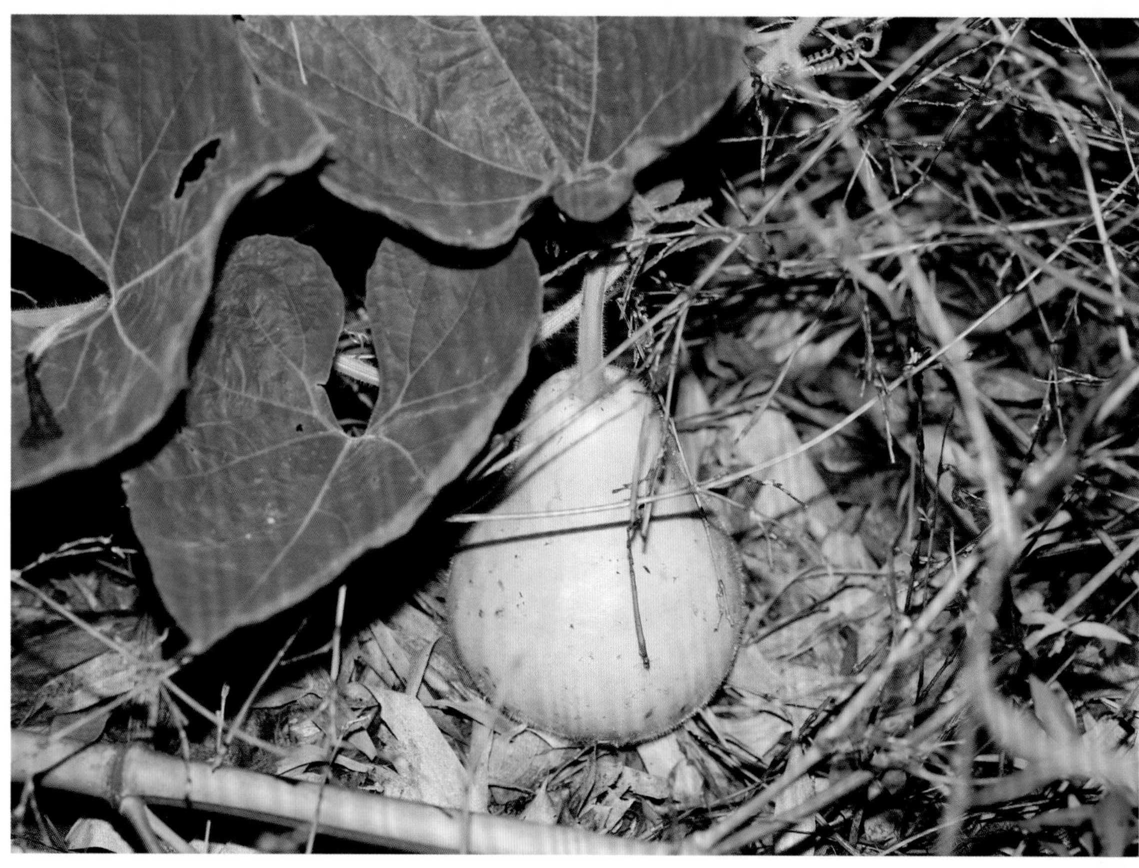

葫芦

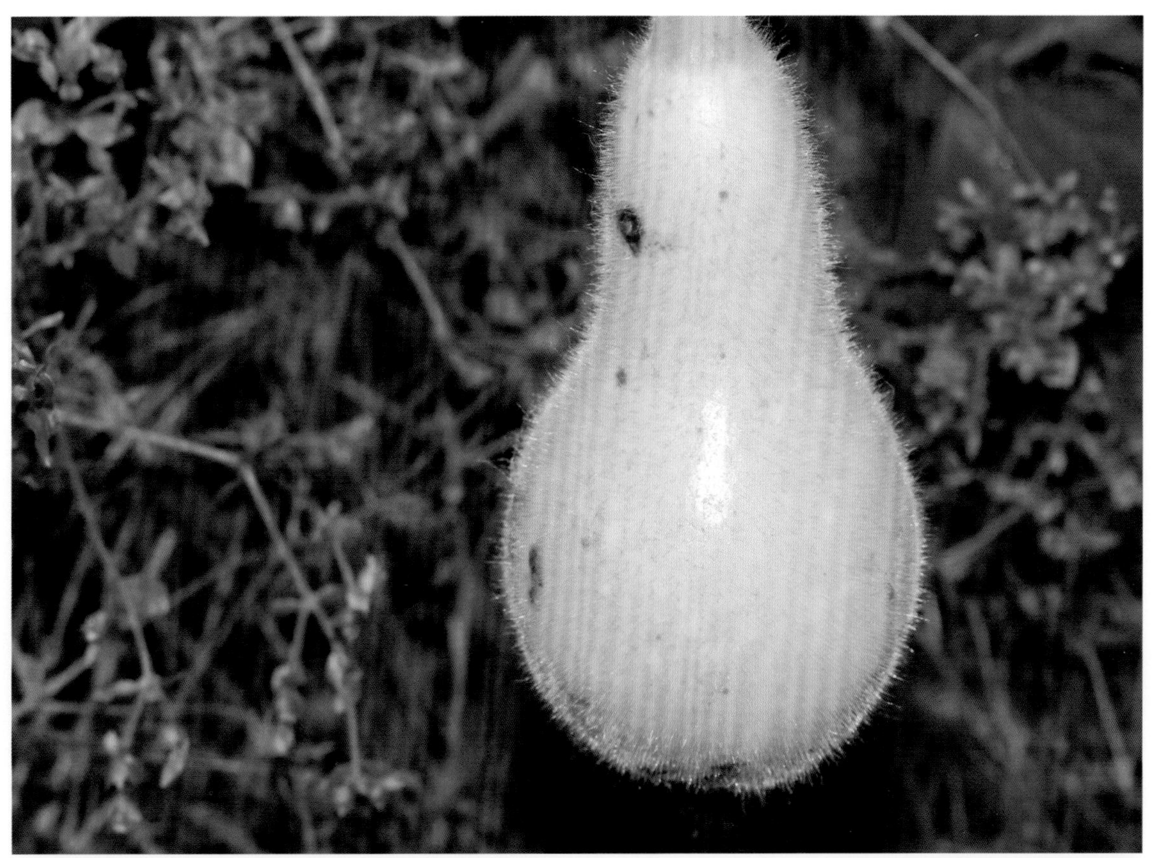

葫芦

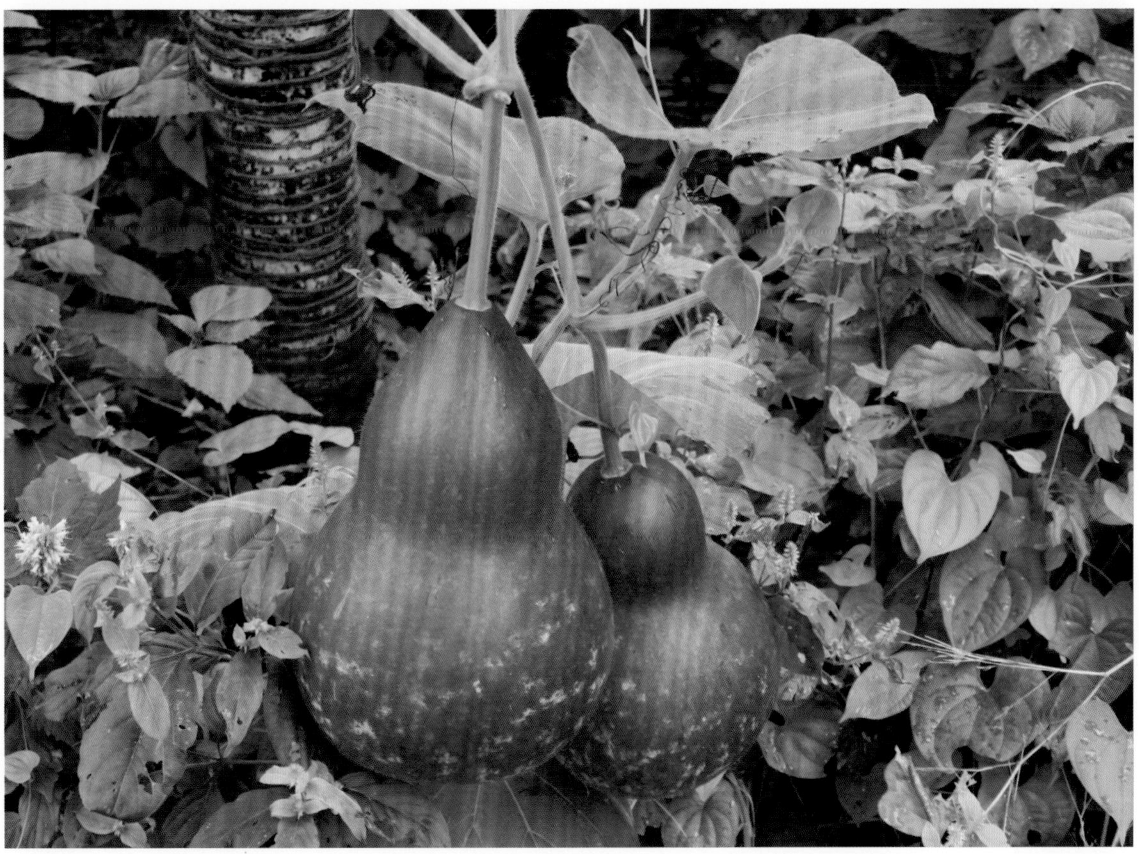

葫芦

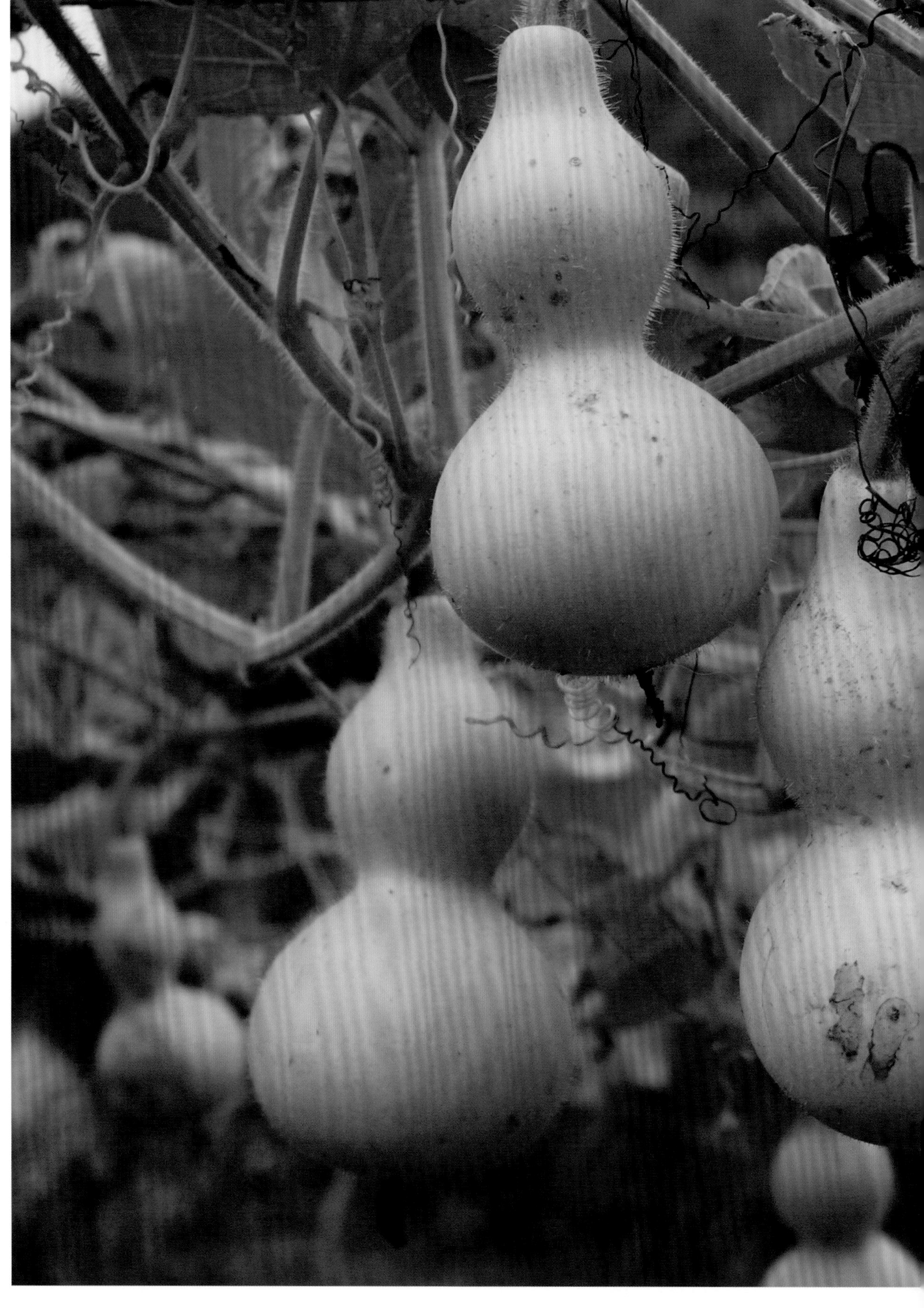

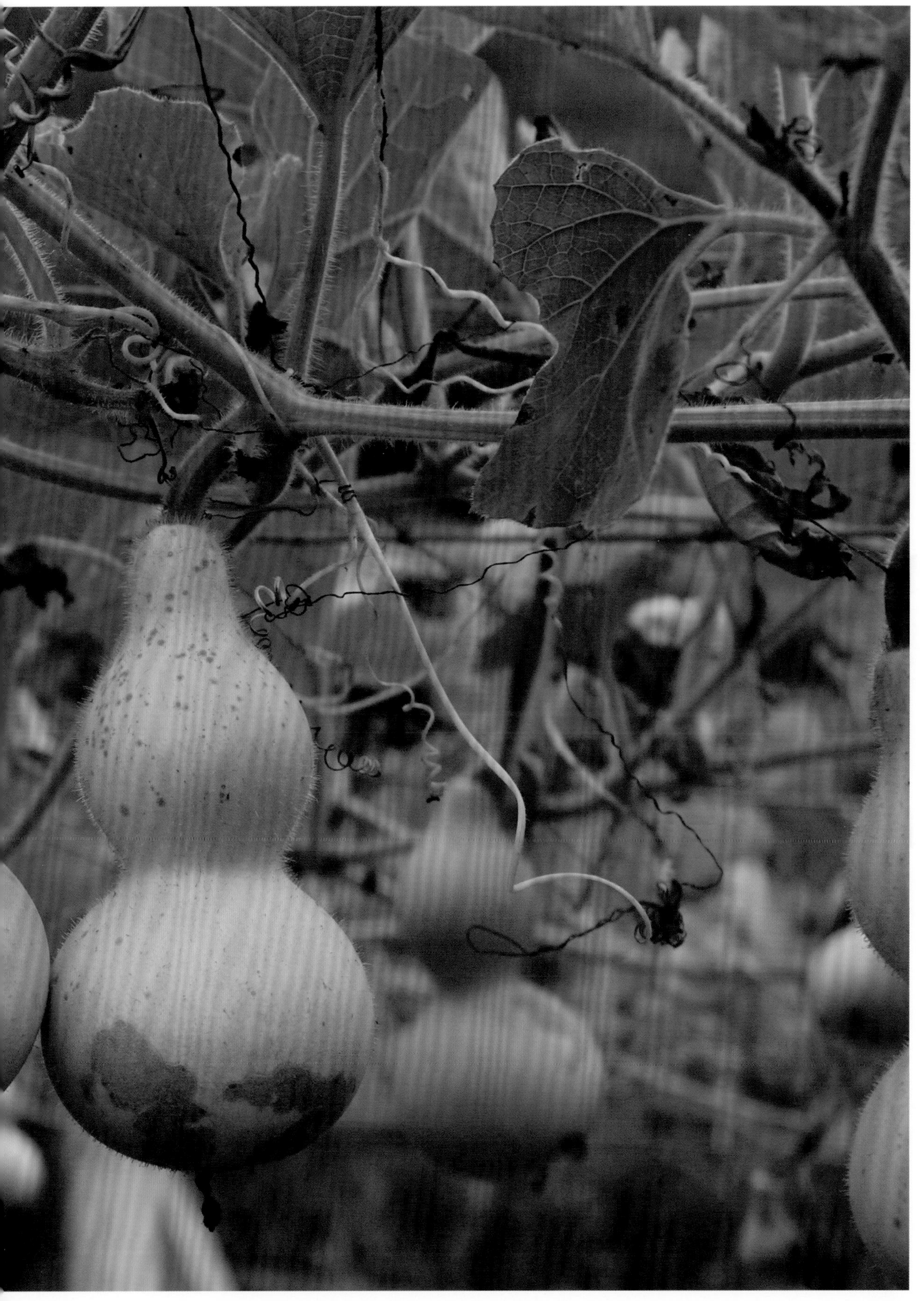

葫芦

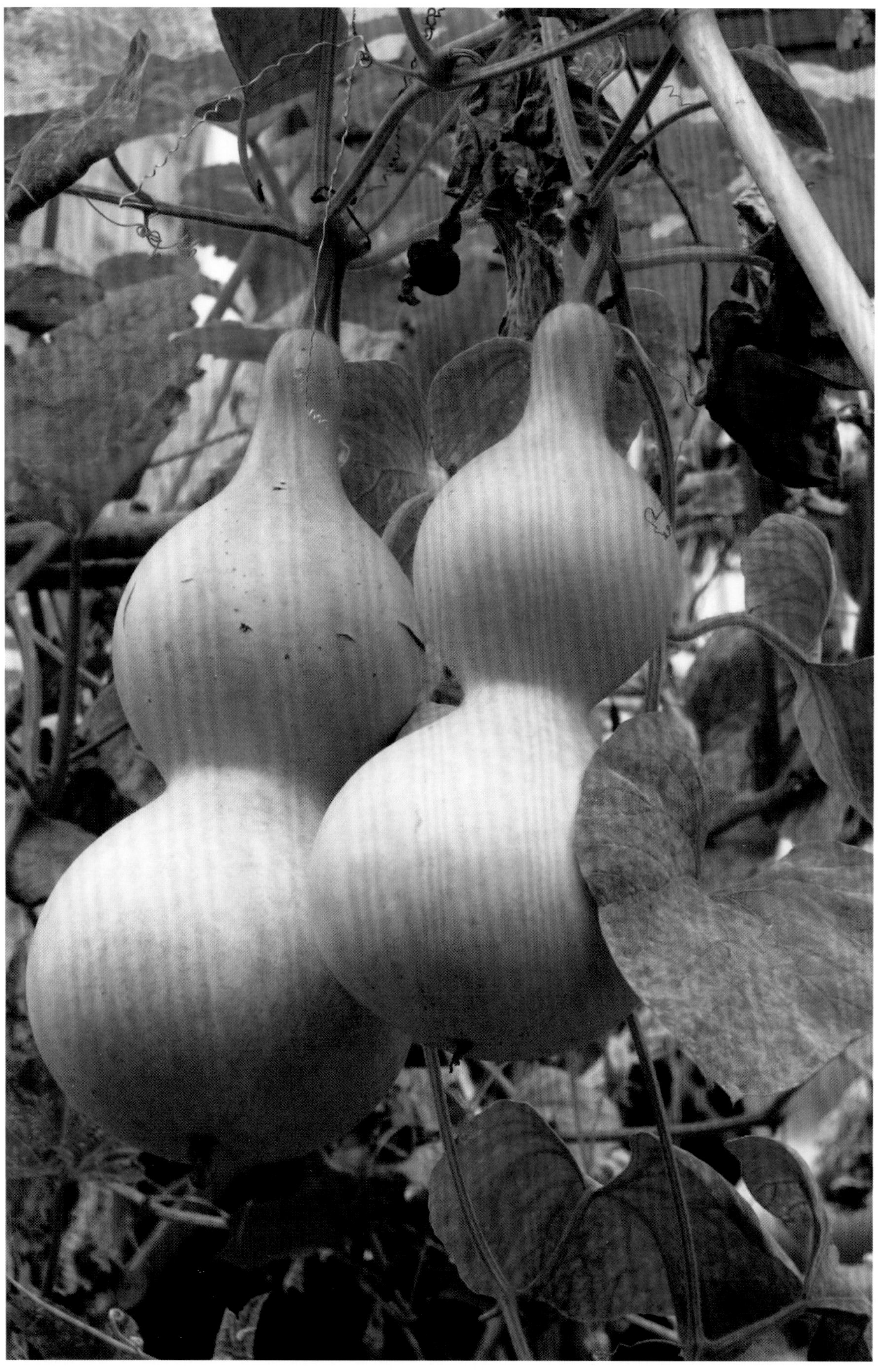

葫芦

药材鉴别

本品扁长方形或卵圆形，长 1.2 ~ 1.8 cm，宽约 0.6 cm，表面浅棕色或淡白色，较光滑，并有两面对称的四条深色花纹，花纹上密被淡黄色绒毛，一端平截或心形凹入，一端渐尖或钝尖。种皮质硬而脆，子叶 2，乳白色，富含油性。气微，味微甜。

功效主治

利尿，消肿，散结。主治水肿，腹水，颈淋巴结结核。

用法用量

内服：15 ~ 30 g，煎汤。

民族药方

1．肾炎性水肿，心脏病水肿，脚气水肿　葫芦 15 g，粳米 100 g，冰糖 20 g。将葫芦磨成细粉待用，将粳米、冰糖加水放入砂锅内，煮至米开时，加入葫芦粉，再煮片刻，至粥稠即可。

2．重症水肿，腹水　葫芦 15 ~ 30 g。水煎服，每日 3 次。

使用注意

中寒者忌服。

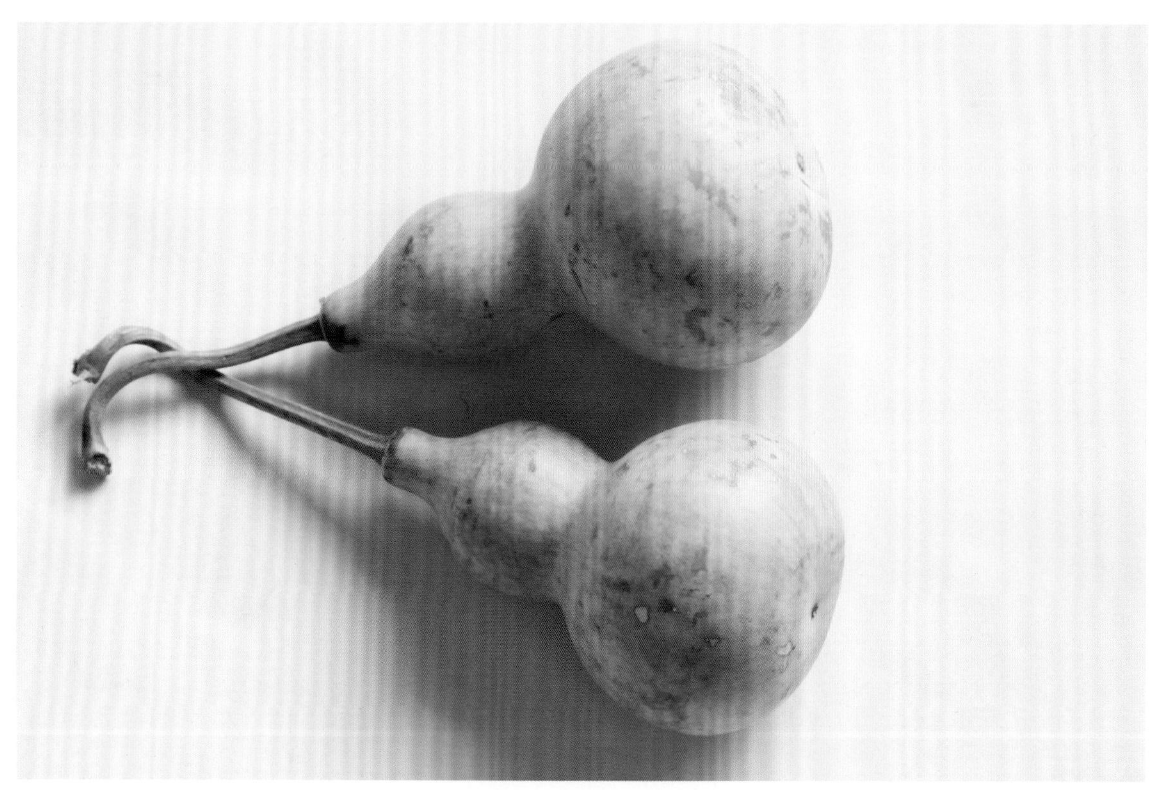

葫芦

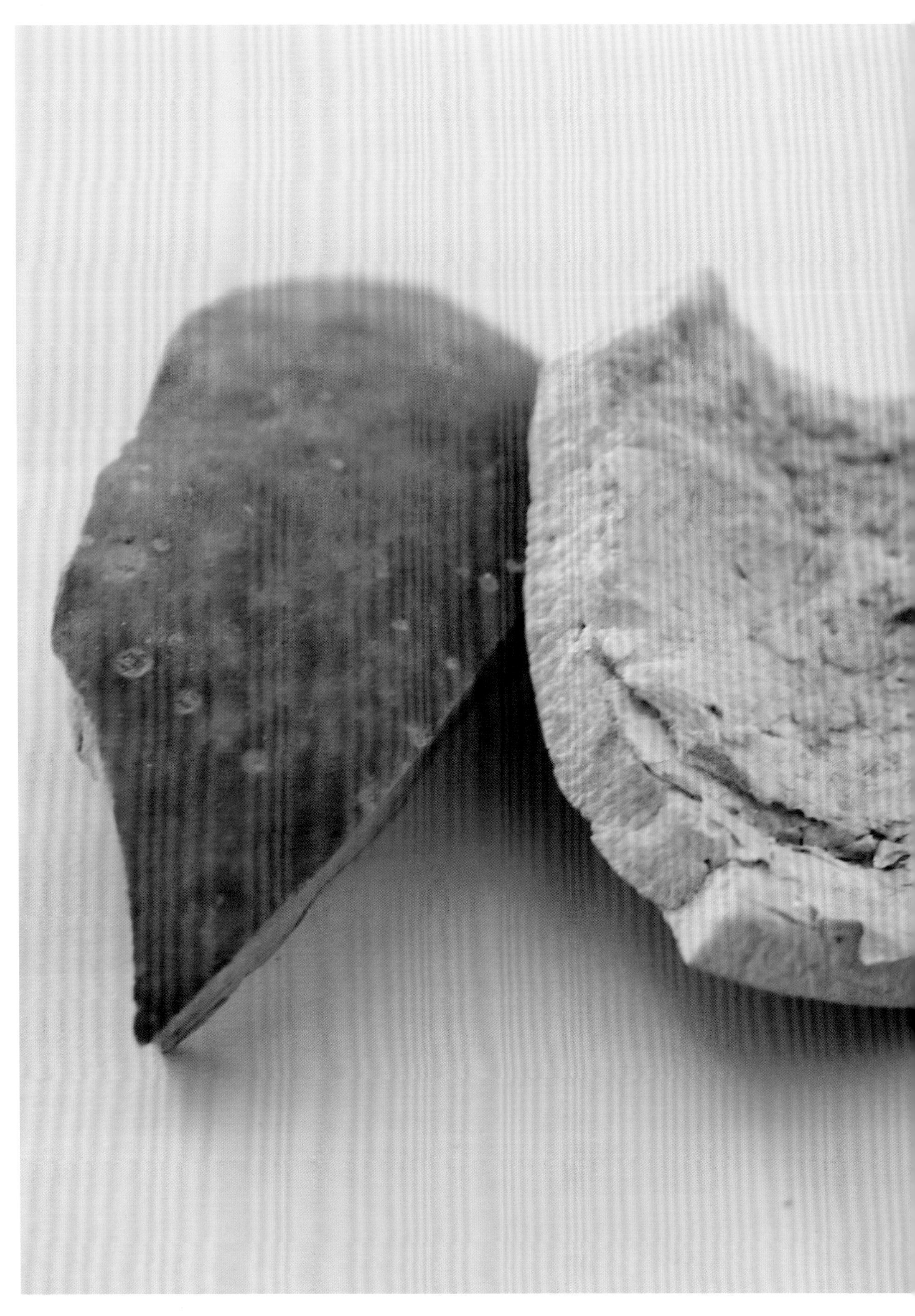

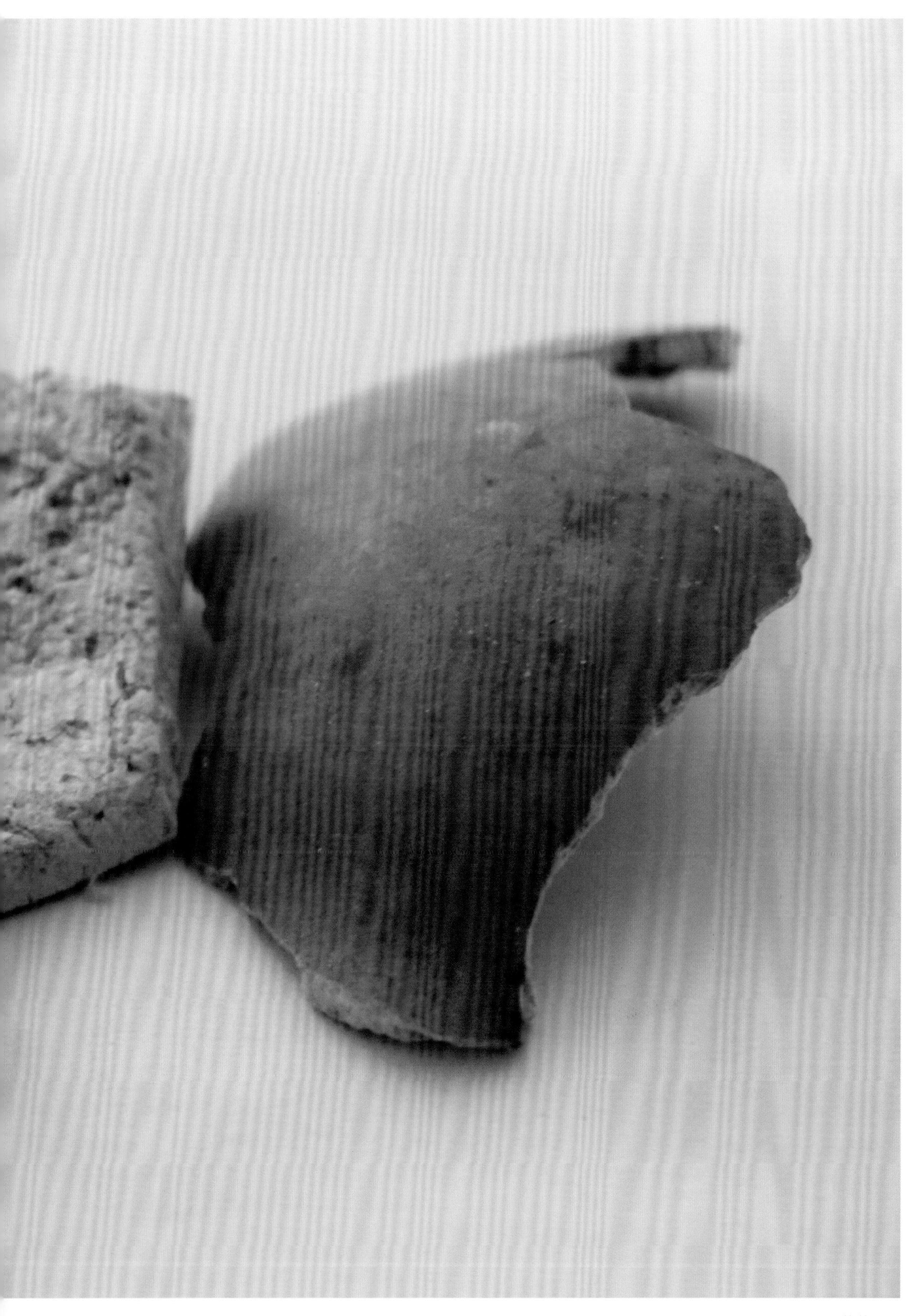

葫芦饮片

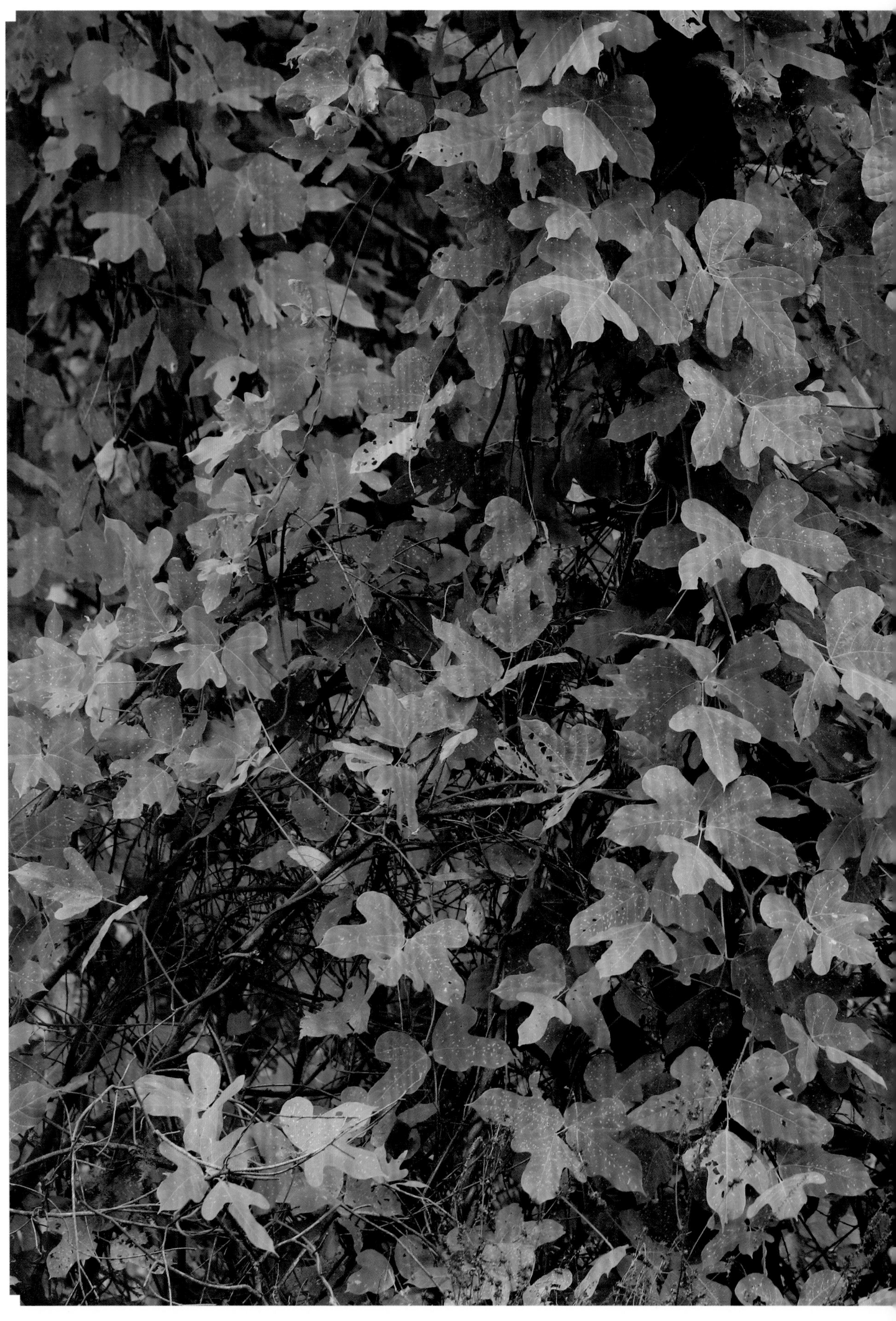

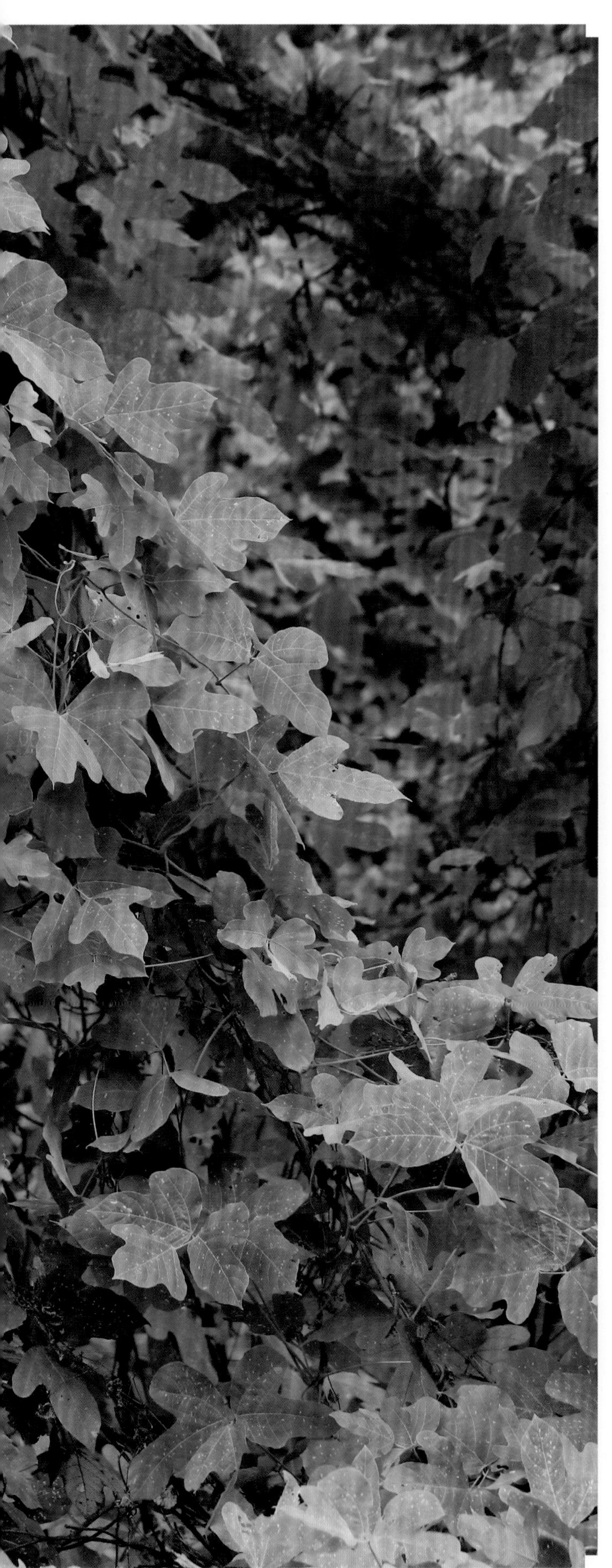

葛根

【壮药名】戈。

【别　名】甘葛、干葛、粉葛、葛子根、黄葛根、葛麻茹。

【来　源】本品为豆科植物野葛 *Pueraria lobata*（Willd.）Ohwi 的干燥根，习称「野葛」。

【性味归经】味甘、辛，性凉。归脾、胃、肺经。

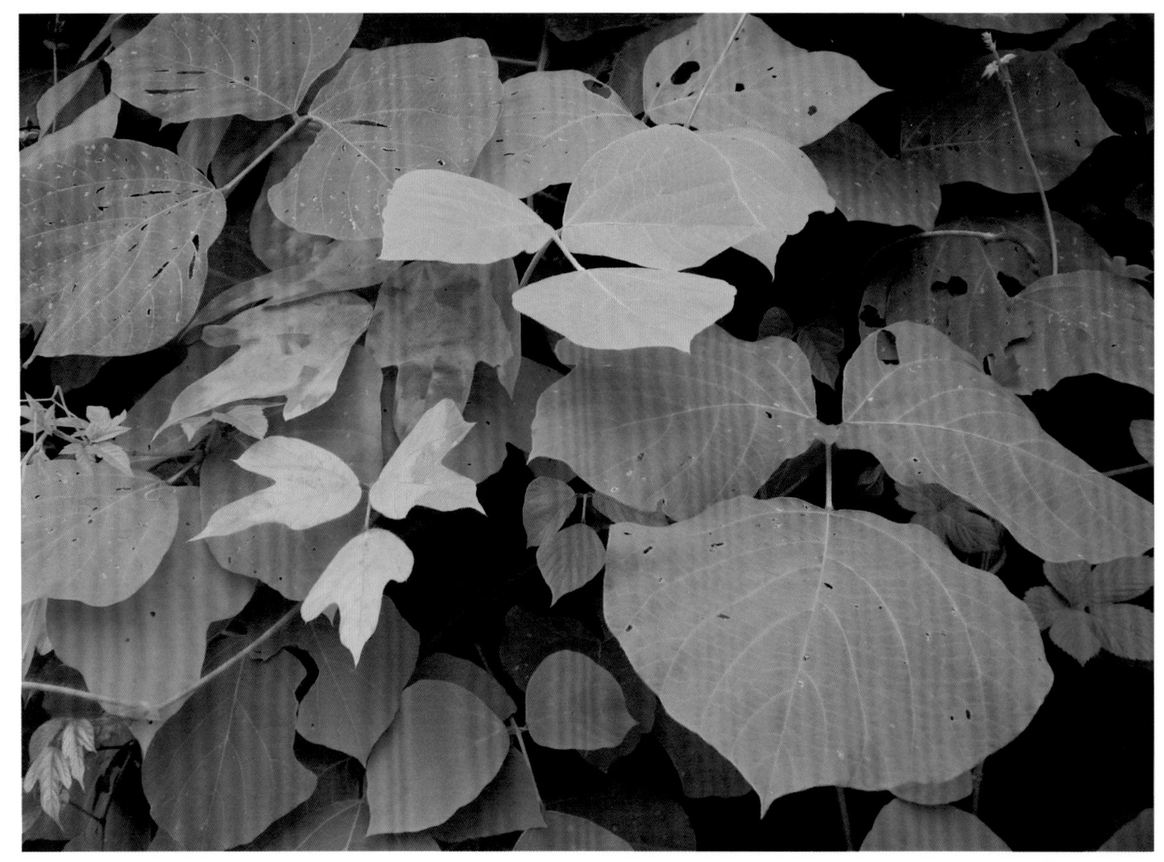

野葛

识别特征

多年生藤本，长达 10 m，全株被黄褐色粗毛，块根肥厚。叶互生，具长柄，3 出复叶，顶端小叶的柄较长，叶片菱状圆形，有时有 3 波状浅裂，长 8 ~ 19 cm，宽 6.5 ~ 18 cm，先端急尖，基部圆形，两面均被白色伏生短柔毛，下面较密；侧生小叶较小，偏椭圆形或偏菱状椭圆形，有时有 2 ~ 3 波状浅裂。总状花序腋生，总花梗密被黄白色绒毛，花密生；苞片狭线形，早落，小苞片线状披针形；蝶形花蓝紫色或紫色，长 15 ~ 19 cm；花萼 5 齿裂，萼齿披针形；旗瓣近圆形或卵圆形，先端微凹，基部有两短耳，翼瓣狭椭圆形，较旗瓣短，通常仅一边的基部有耳，龙骨瓣较翼瓣稍长；雄蕊 10，子房线形，花柱弯曲。荚果线形，扁平，长 6 ~ 9 cm，宽 7 ~ 10 mm，密被黄褐色的长硬毛。种子卵圆形而扁，赤褐色，有光泽。花期 4—8 月，果期 8—10 月。

生境分布

生长于山坡草丛中或路旁及较阴湿的地方。分布于辽宁、河北、河南、山东、安徽、江苏、浙江、福建、台湾、广东、广西、江西、湖南、湖北、四川、贵州、云南、山西、陕西、甘肃等省区。

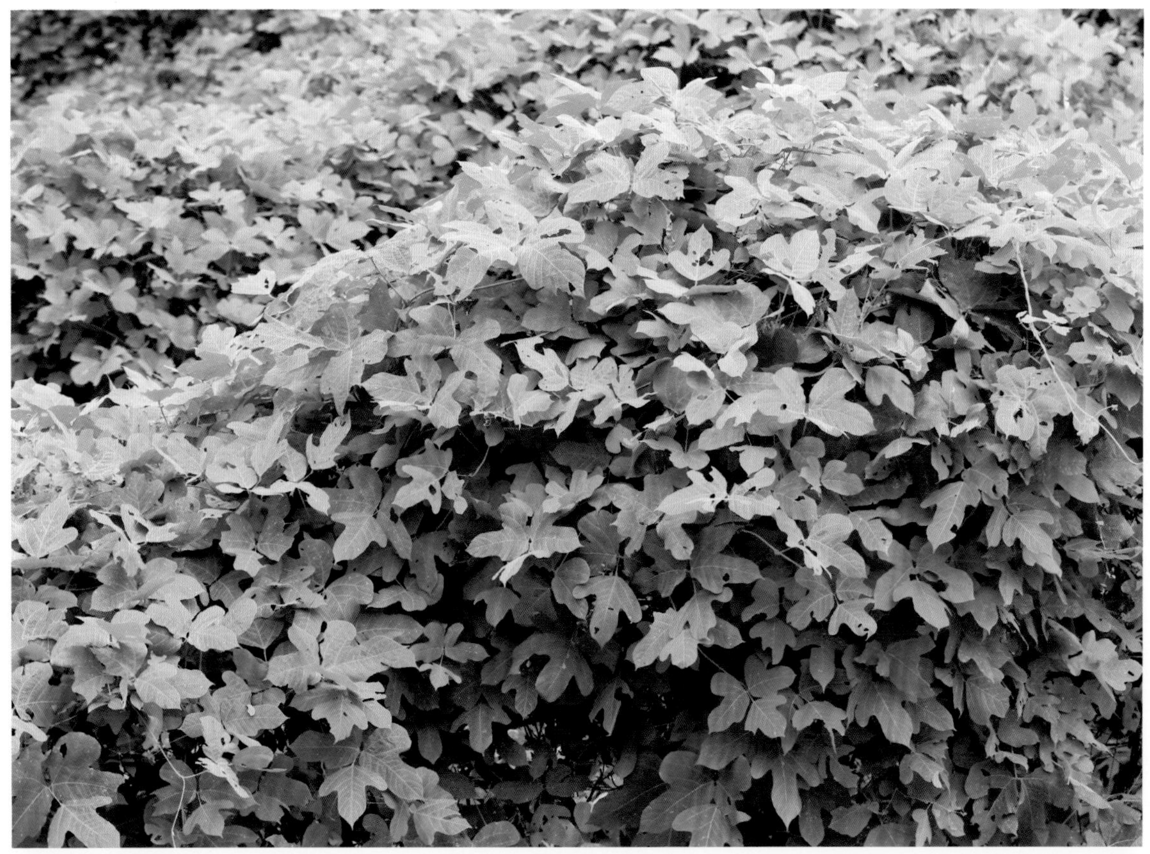

野葛

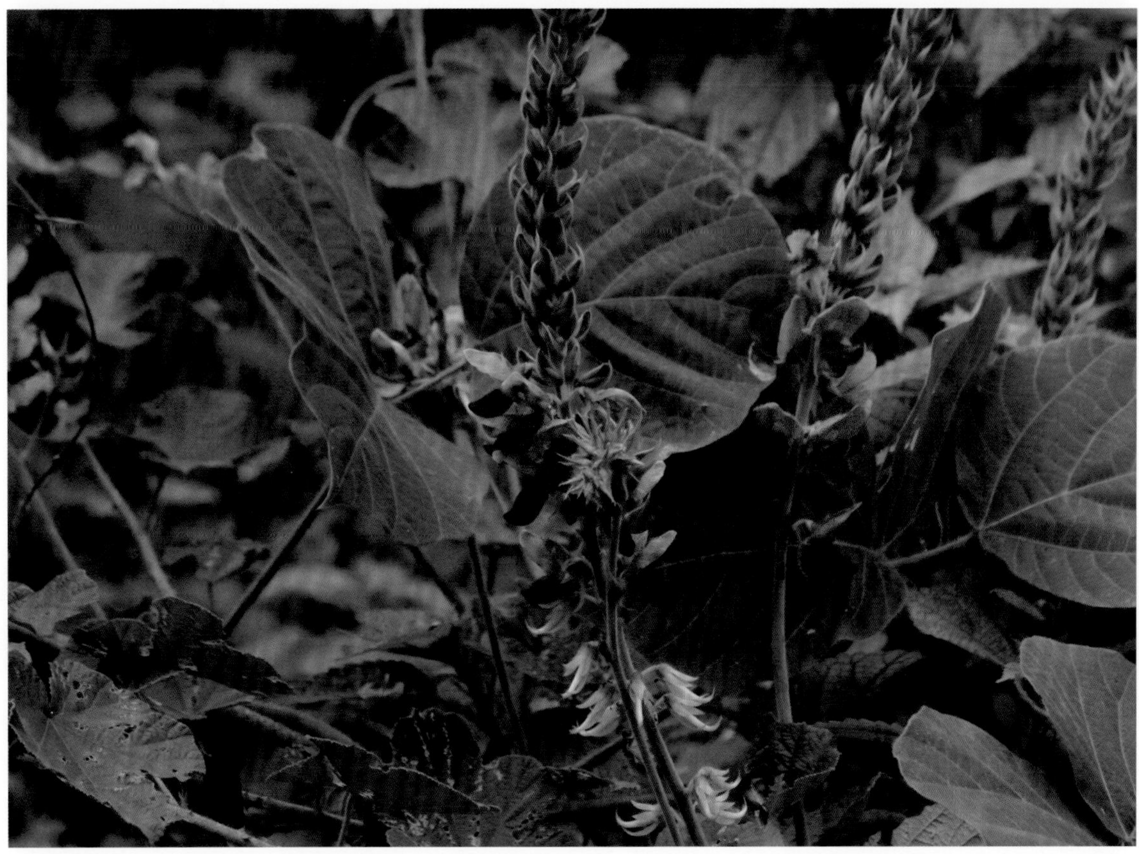

野葛

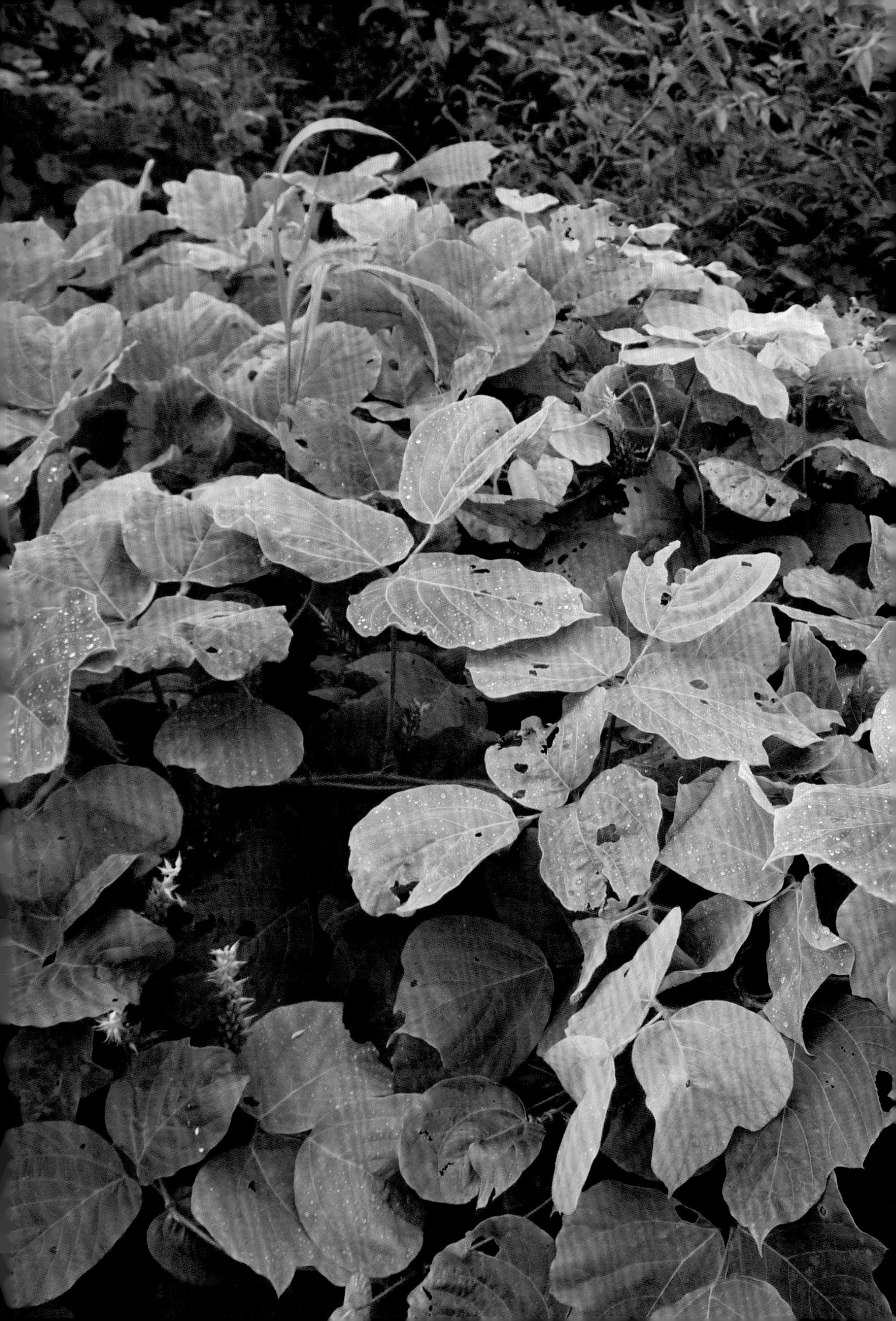

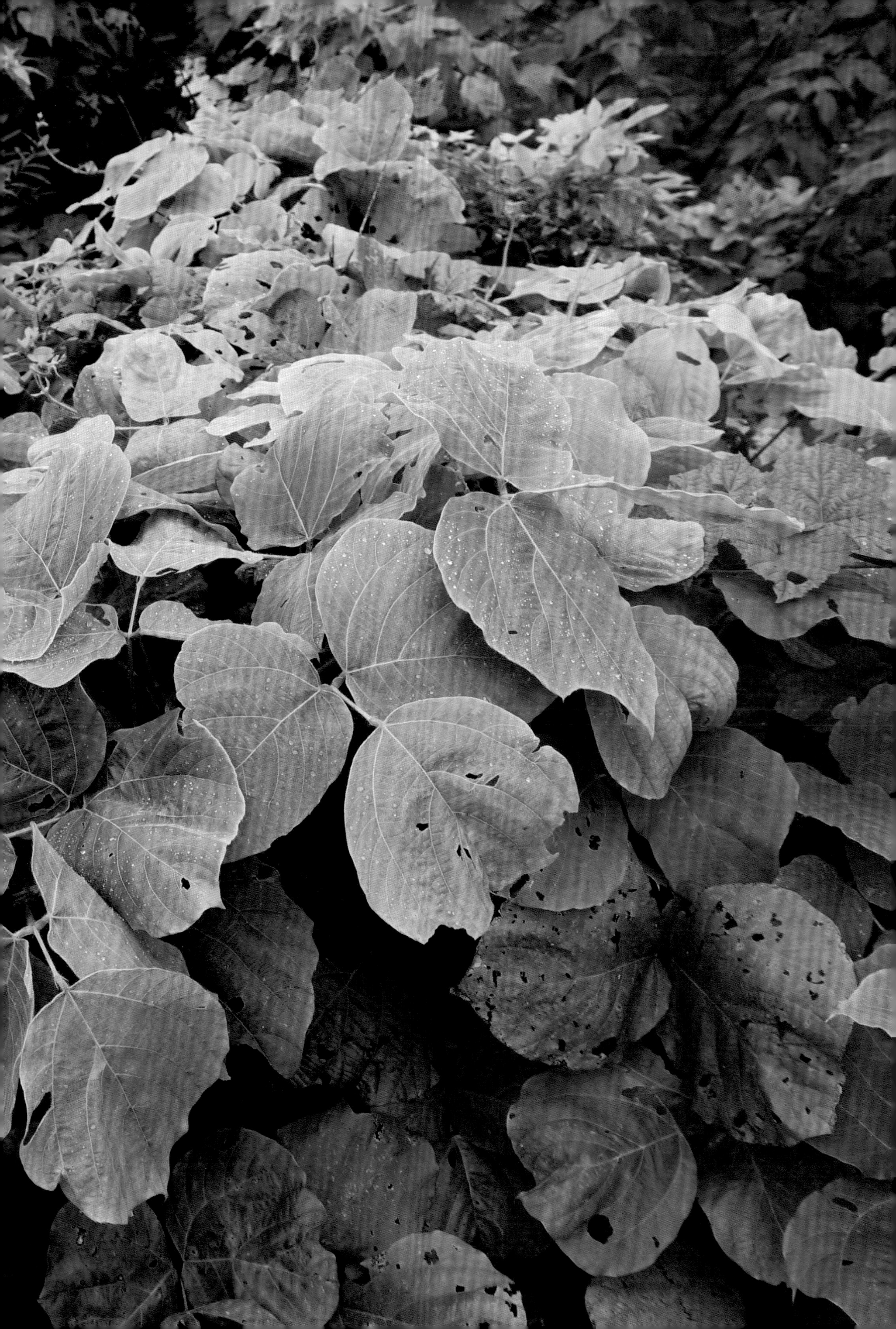

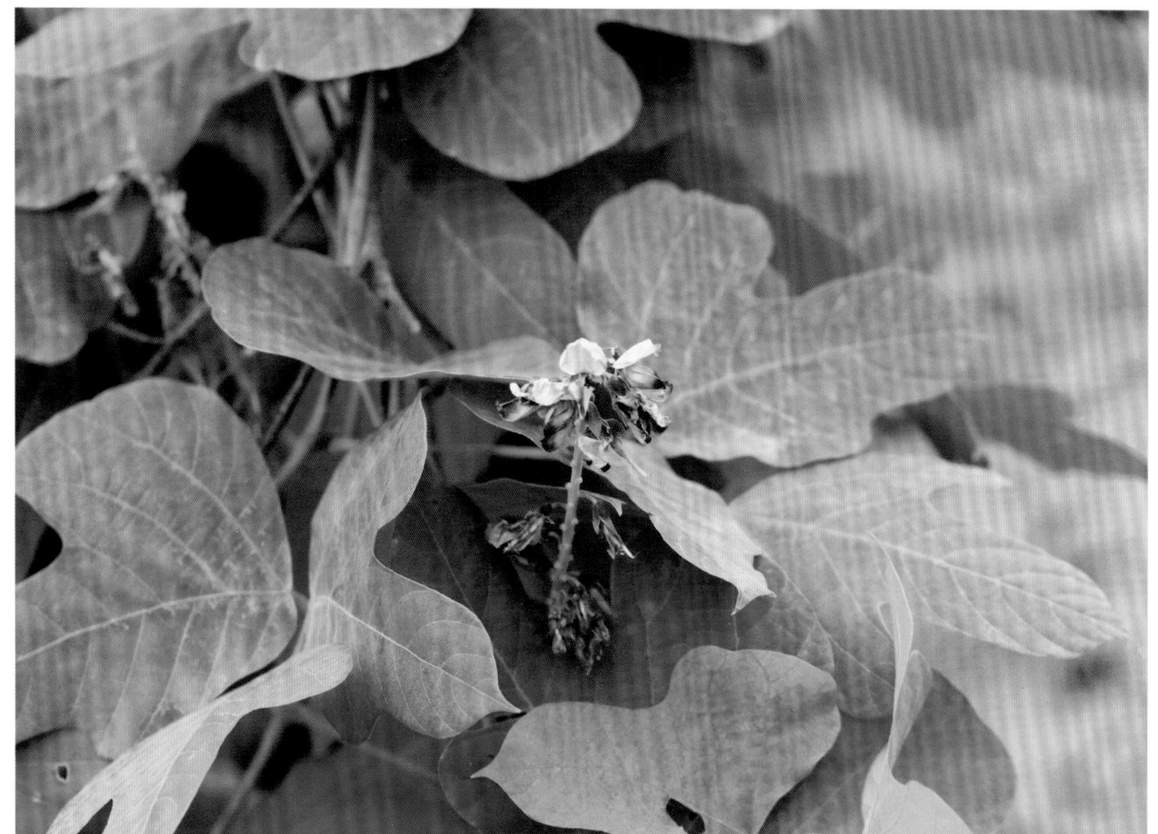

野葛

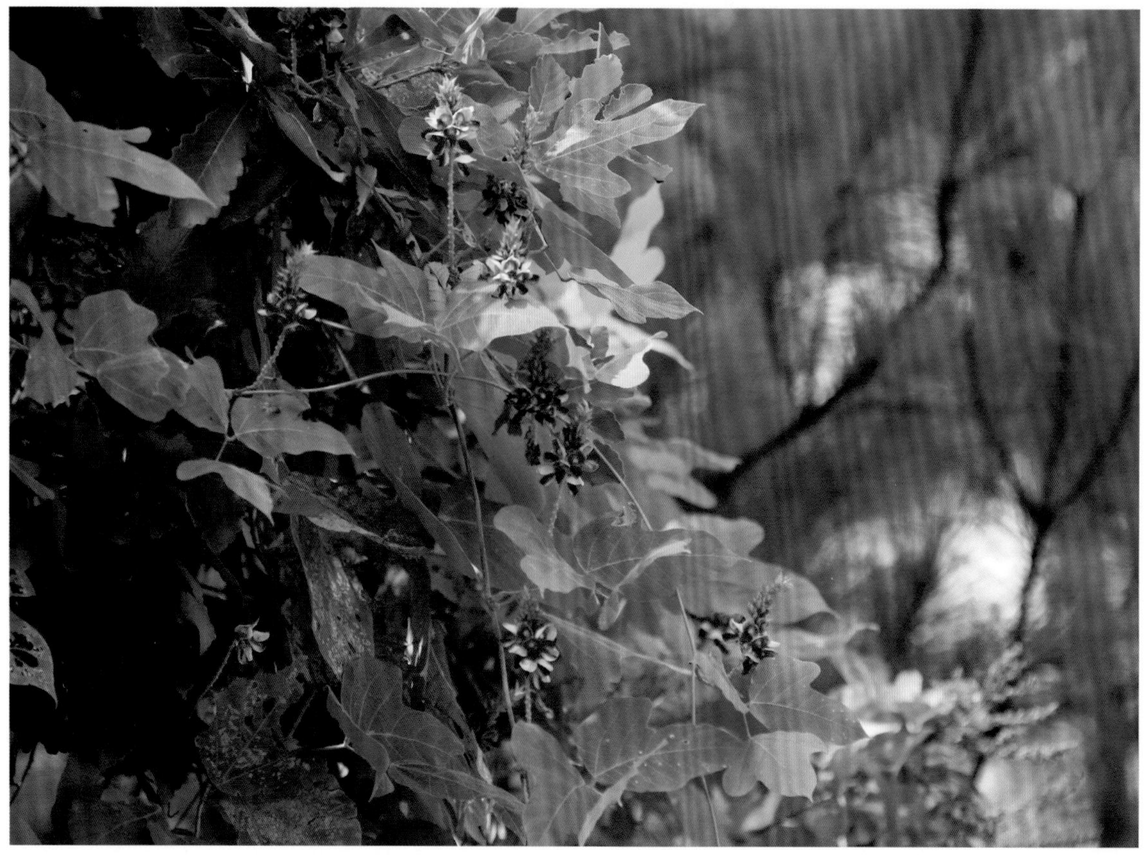

野葛

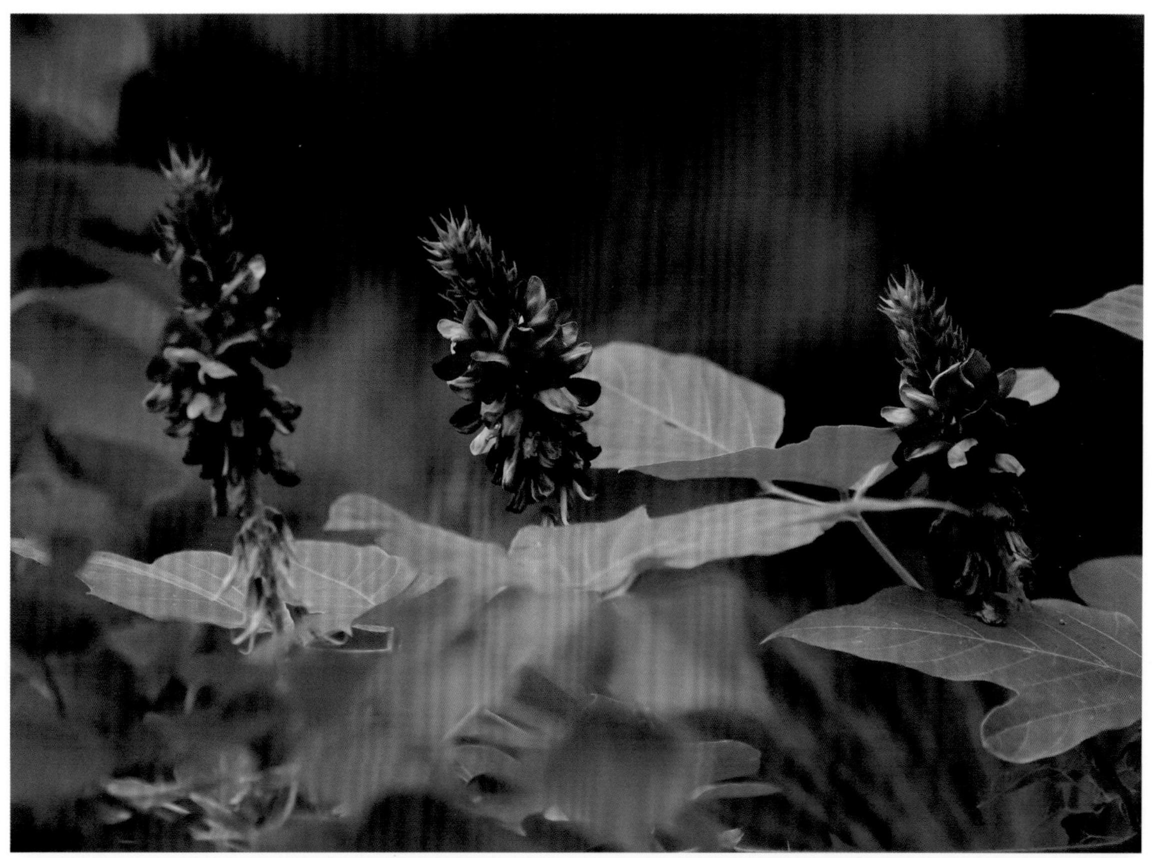

野葛

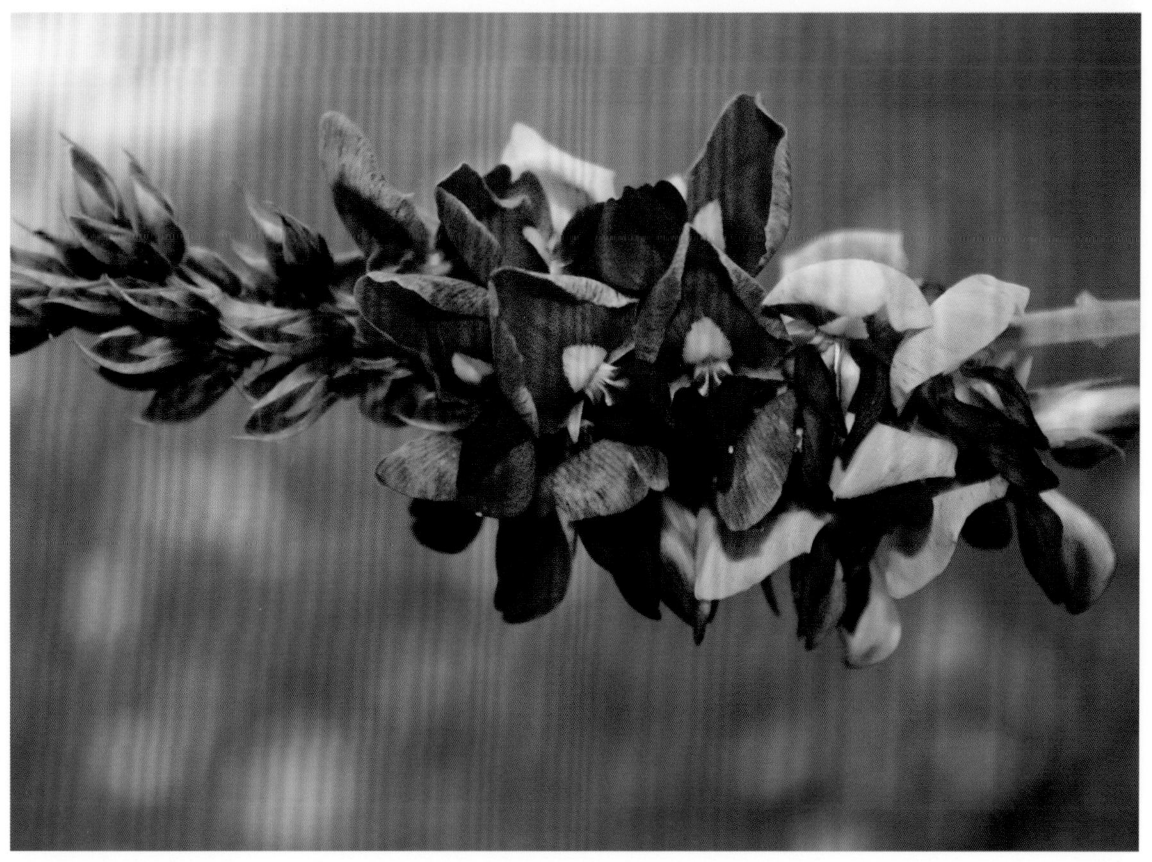

野葛

采收加工

秋、冬二季采挖，趁鲜切成厚片或小块；干燥。

药材鉴别

本品干燥块根呈长圆柱形，药材多纵切或斜切成板状厚片，长短不等，长 20 cm 左右，直径 5 ~ 10 cm，厚 0.7 ~ 1.3 cm。白色或淡棕色，表面有时可见残存的棕色外皮，切面粗糙，纤维性强。质硬而重，富粉性，并含大量纤维，横断面可见由纤维所形成的同心性环层，纵切片可见纤维性与粉质相间，形成纵纹。无臭，味甘。以块肥大、质坚实、色白、粉性足、纤维性少者为佳；质松、色黄、无粉性、纤维性多者质次。

功效主治

解肌退热，生津止渴，透疹，升阳止泻，通经活络，解酒毒。主治外感发热头痛、项背强痛，口渴，消渴，麻疹不透，热痢，泄泻，眩晕头痛，中风偏瘫，胸痹心痛，酒毒伤中。

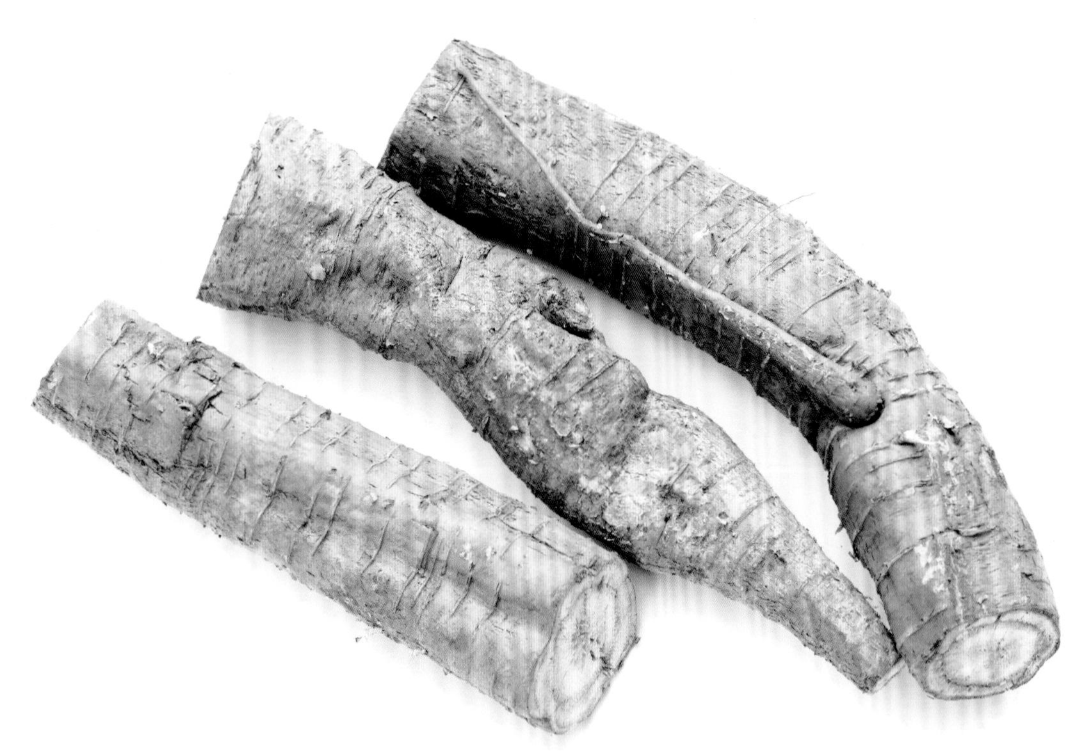

葛根药材

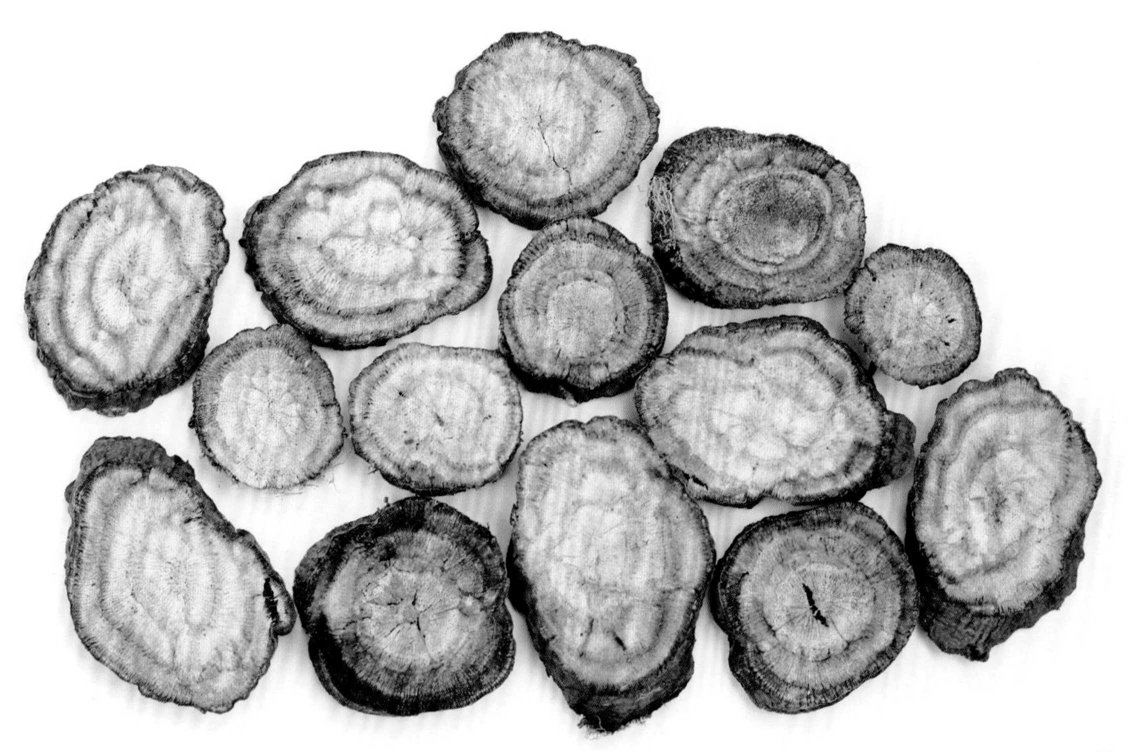

葛根饮片

用法用量

内服：10 ~ 15 g，煎汤；或捣汁服。外用：捣敷。

民族药方

1．细菌性痢疾　葛根、黄芩、黄连各等份。水煎服，每次 3 g，每日 3 次。

2．感冒发热　葛根、柴胡、黄芩各 10 g，生石膏 15 g，知母 6 g。水煎服。

3．颈背疼痛　葛根、木瓜、羌活、白芍各 10 g，桂枝 6 g。水煎服。

4．脾虚泄泻　葛根、莲子各 10 g，黄连 6 g，白术、山药各 15 g。水煎服。

5．突发性耳聋　葛根 100 g。研细末，装入胶囊，每次服 2 g，每日 3 次。

6．冠心病　葛根 30 g，丹参 60 g，三七 10 g。共研细末制成片剂，每片含生药 0.6 g，每次服 4 片，每日 3 次。

使用注意

表虚多汗、胃寒者慎用。

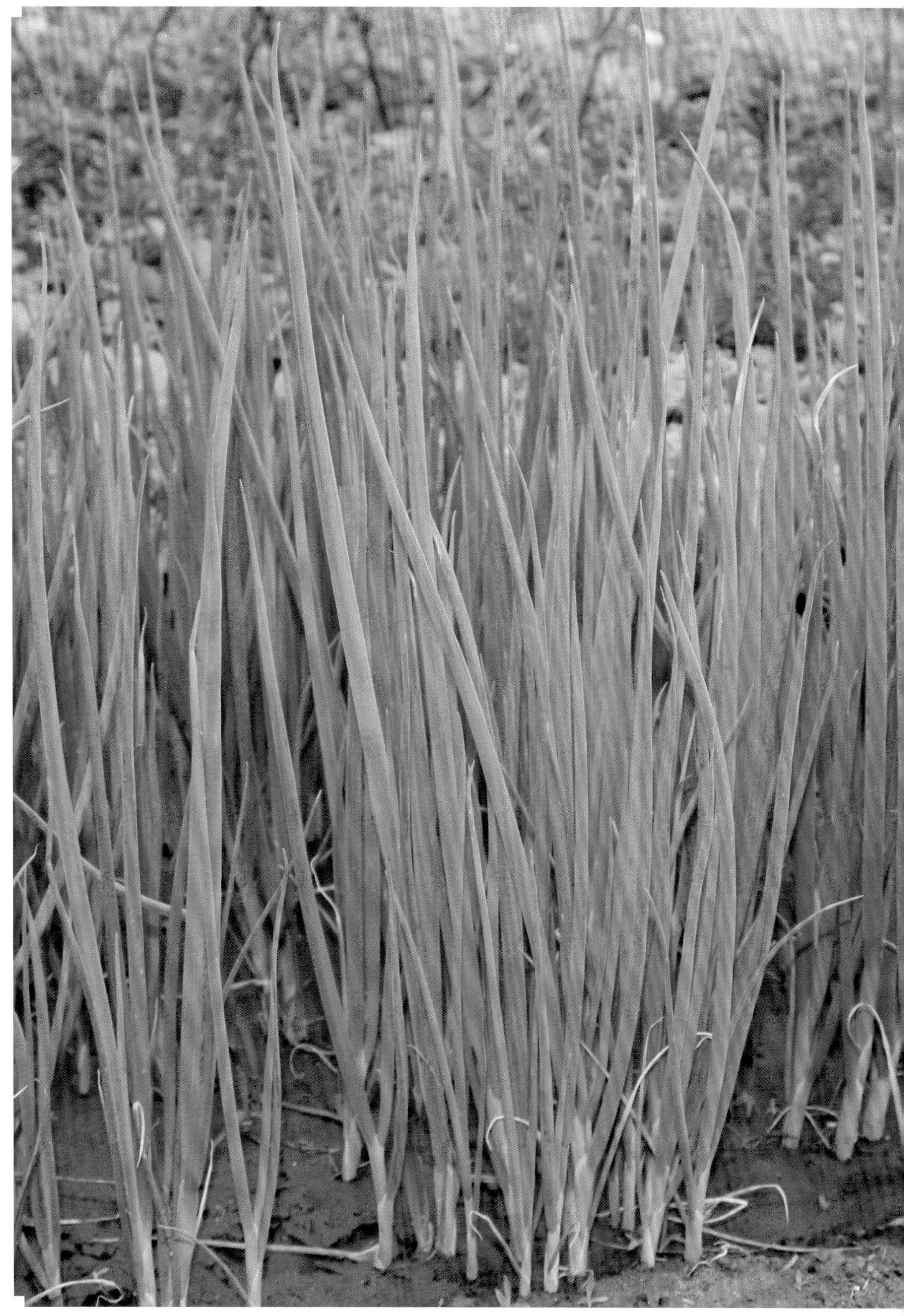

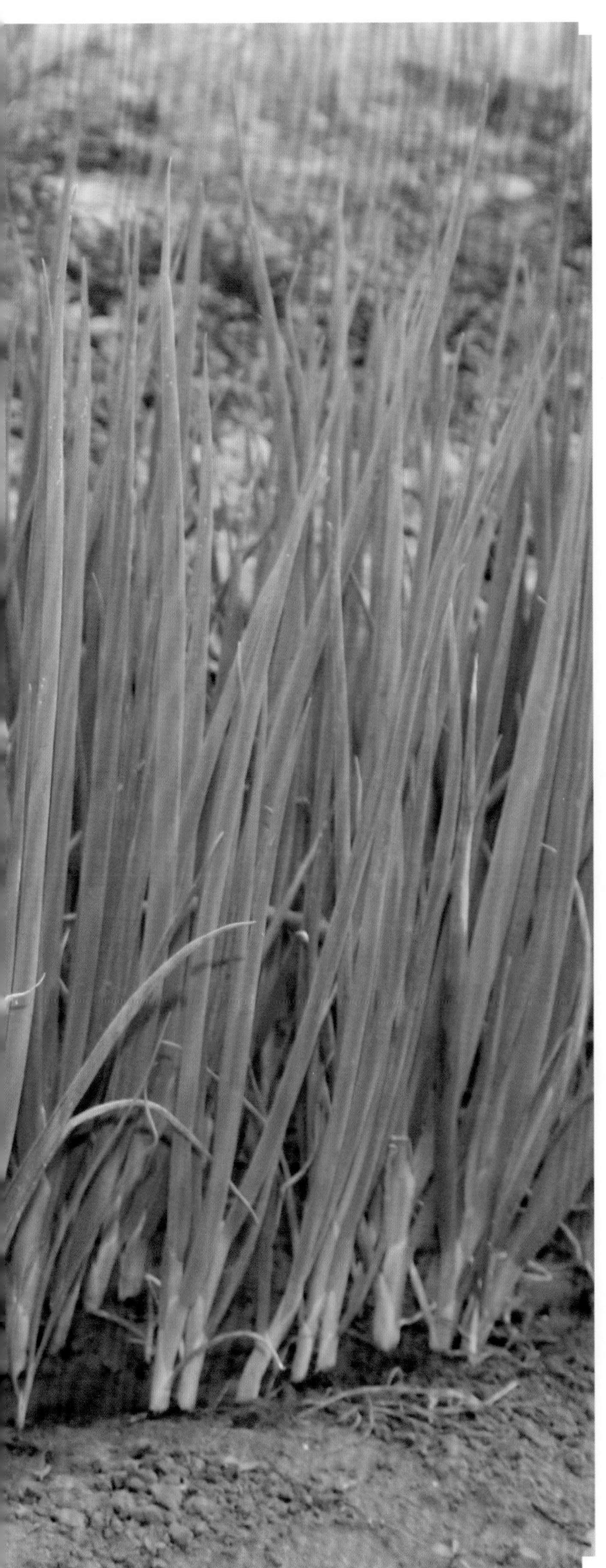

葱白

【壮药名】棵丛。

【别　名】葱茎、葱茎白、葱白头。

【来　源】本品为百合科植物葱 *Allium fistulosum* L. 近根部的鳞茎。

【性味归经】味辛，性温。归肺、胃经。

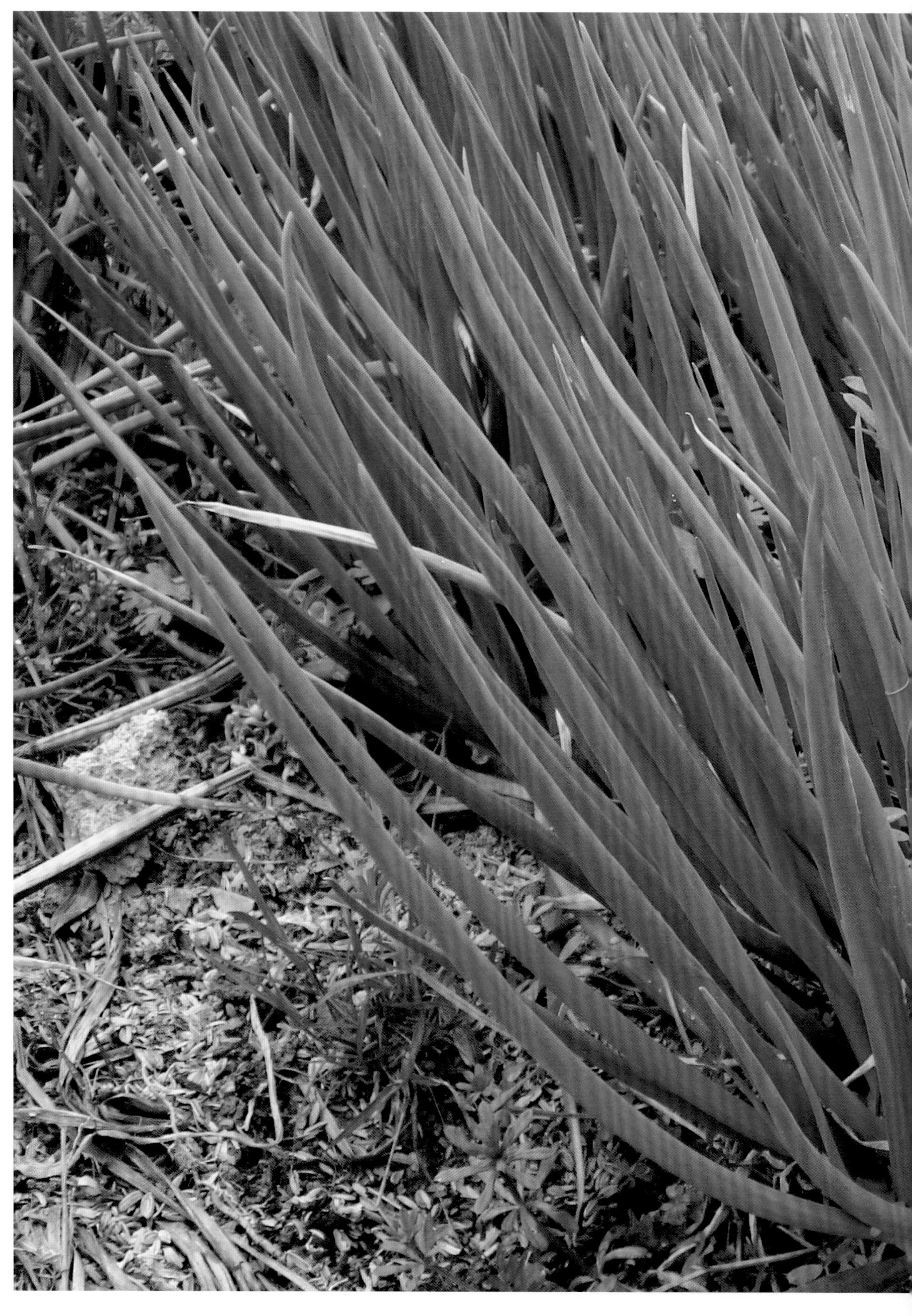

葱白

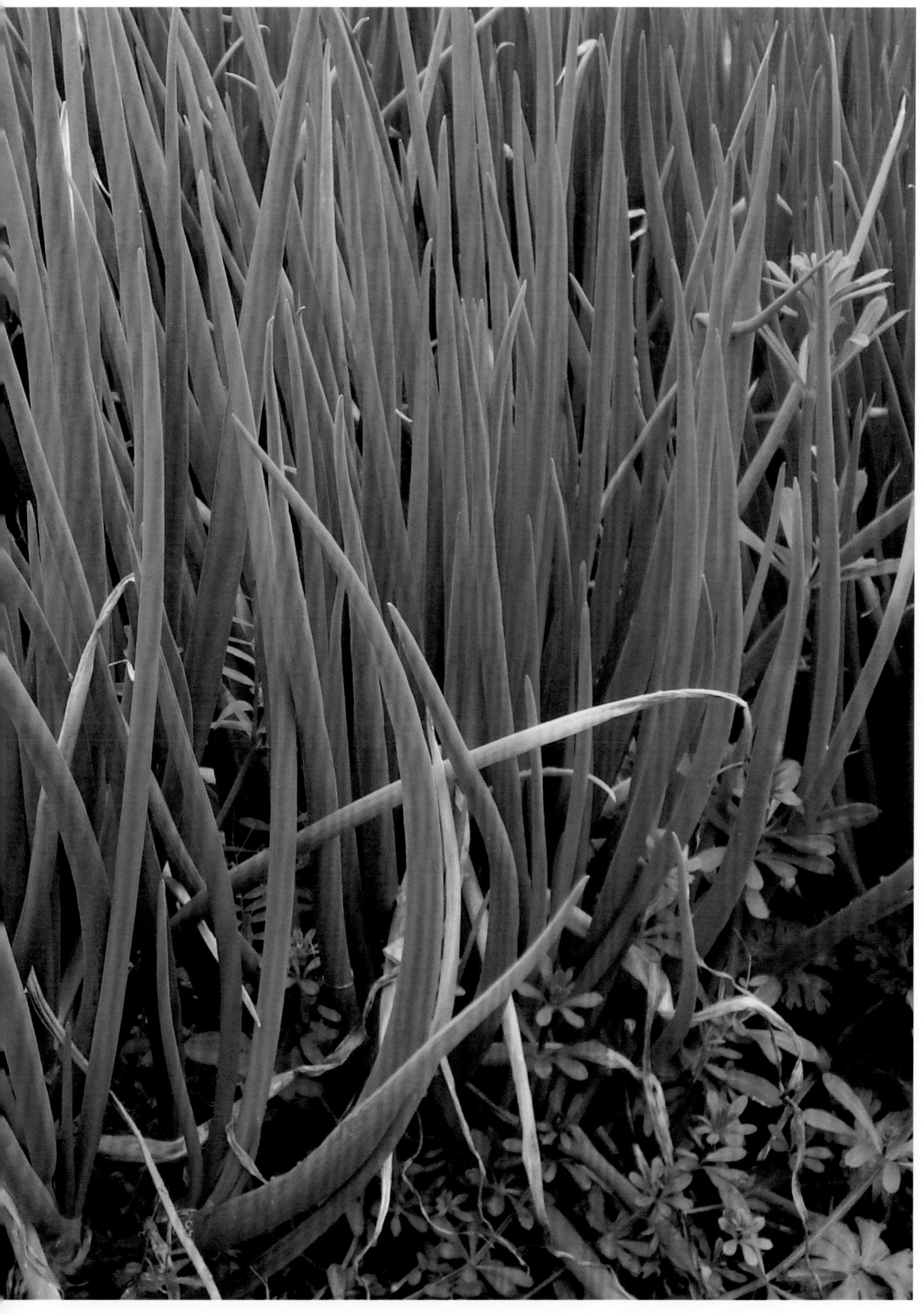
葱

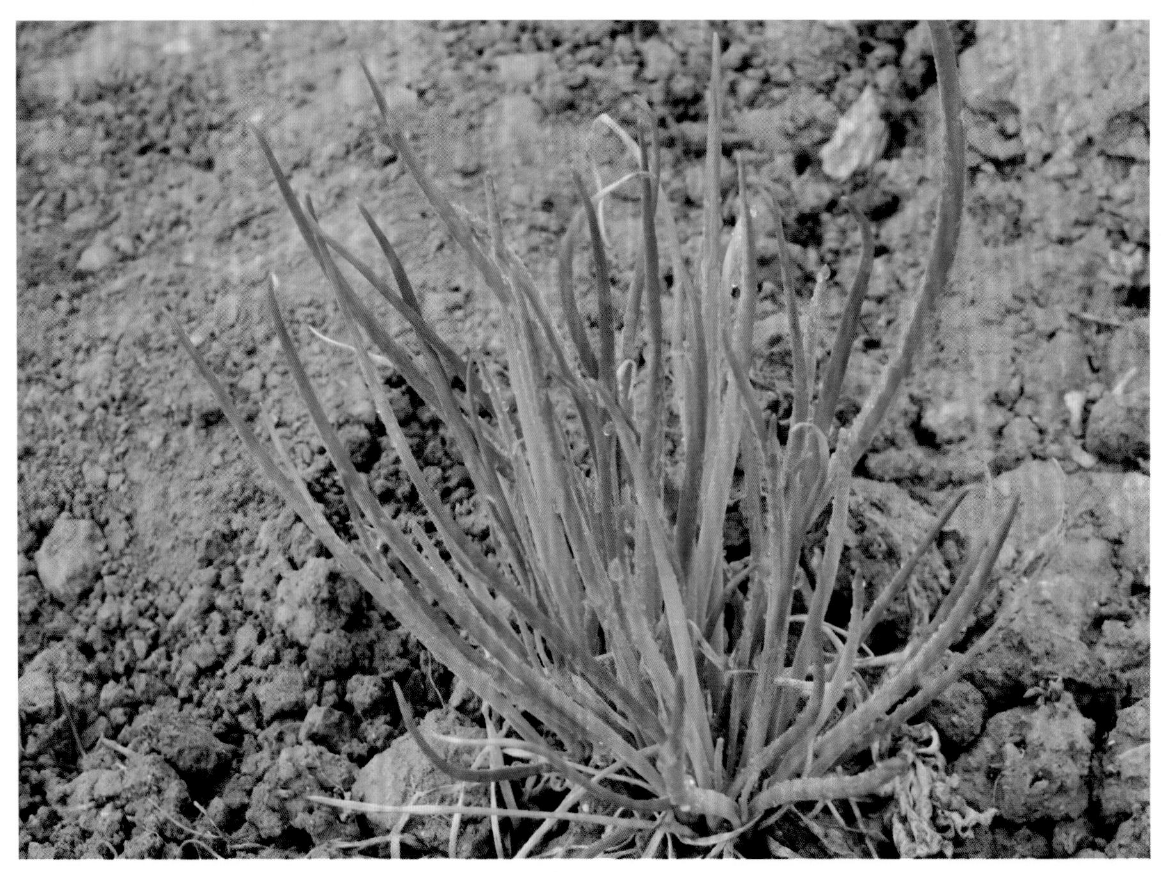

葱

识别特征

多年生草本，高可达 50 cm，通常簇生。须根丛生，白色，鳞茎圆柱形，先端稍肥大，鳞叶成层，白色，上具白色纵纹。叶基生，圆柱形，中空，长约 45 cm，直径 1.5 ~ 2 cm，先端尖，绿色，具纵纹；叶鞘浅绿色。花茎自叶丛抽出，通常单一，中央部膨大，中空，绿色，也有纵纹；伞形花序圆球状；总苞膜质，卵形或卵状披针形；花披针形，白色，外轮 3 枚较短小，内轮 3 枚较长大，花被片中央有一条纵脉。蒴果三棱形，种子黑色，三角状半圆形。花期 7—9 月，果期 8—10 月。

生境分布

生长于肥沃的砂质壤土里。全国各地均有出产。

采收加工

采挖后除去须根和叶，剥去外膜，鲜用。

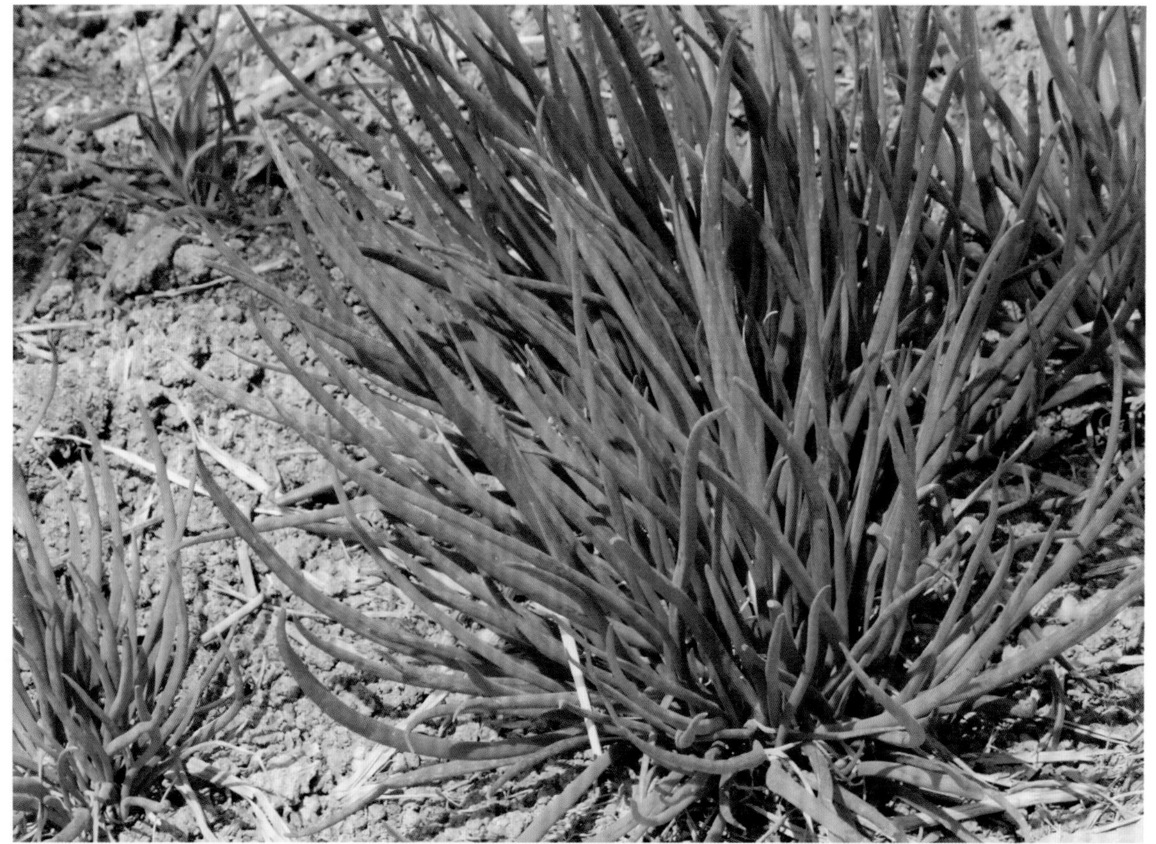

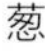

葱

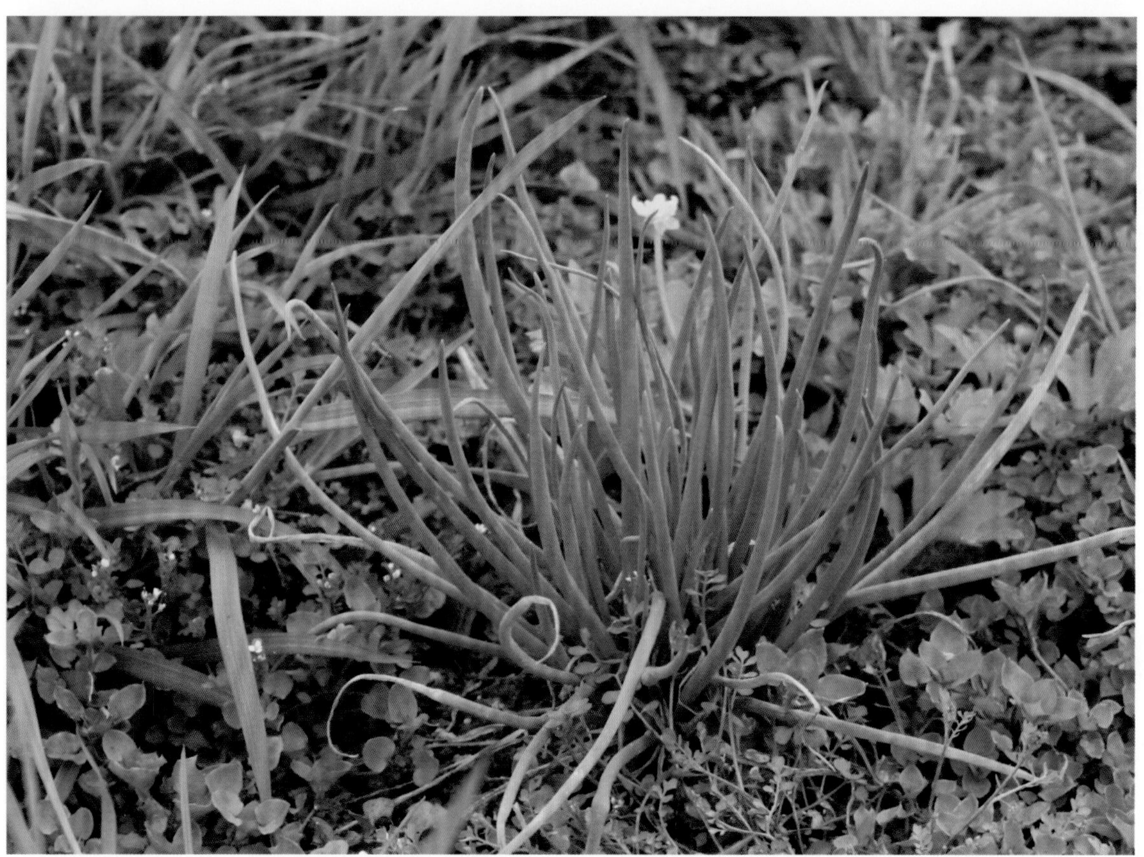

葱

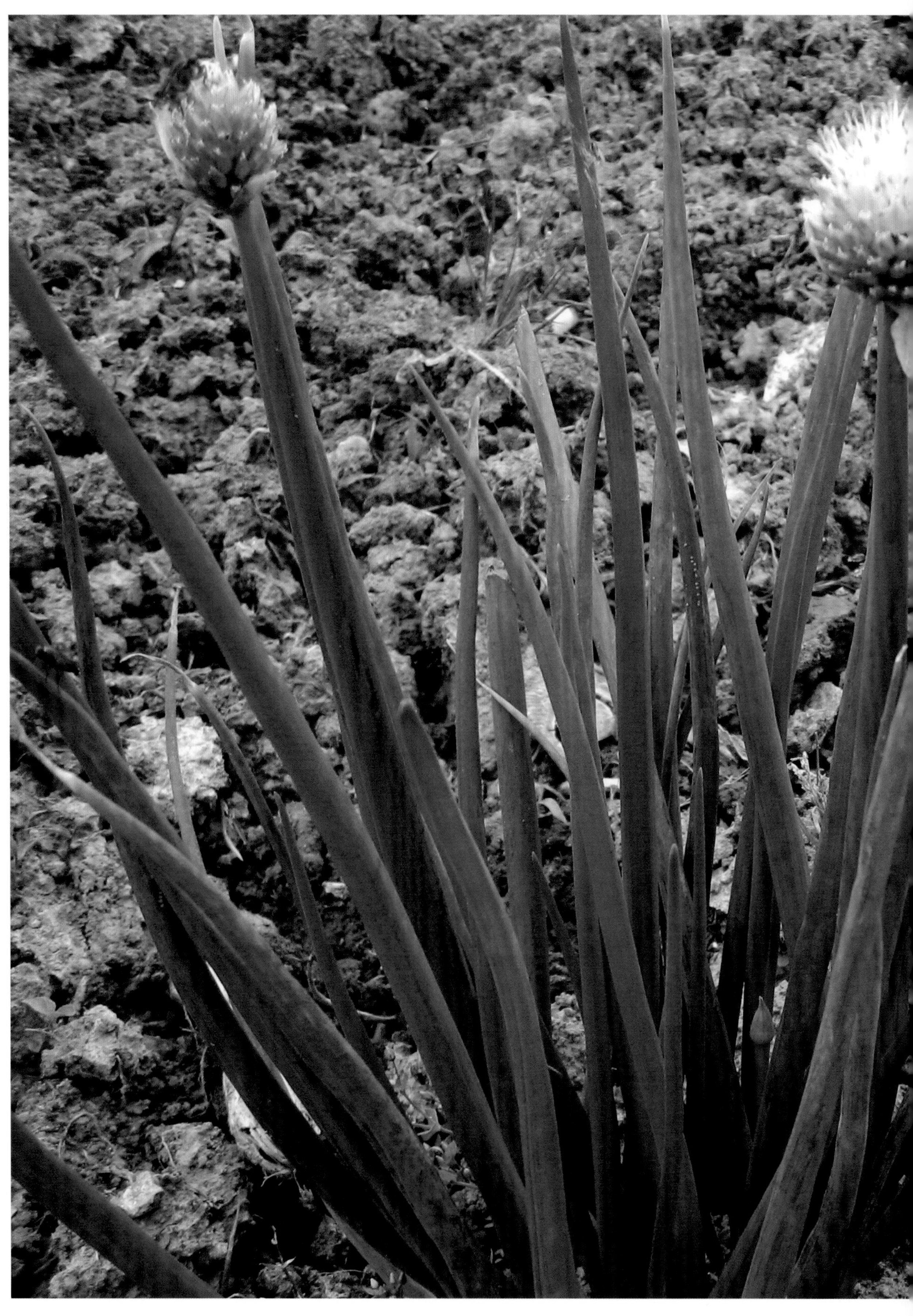

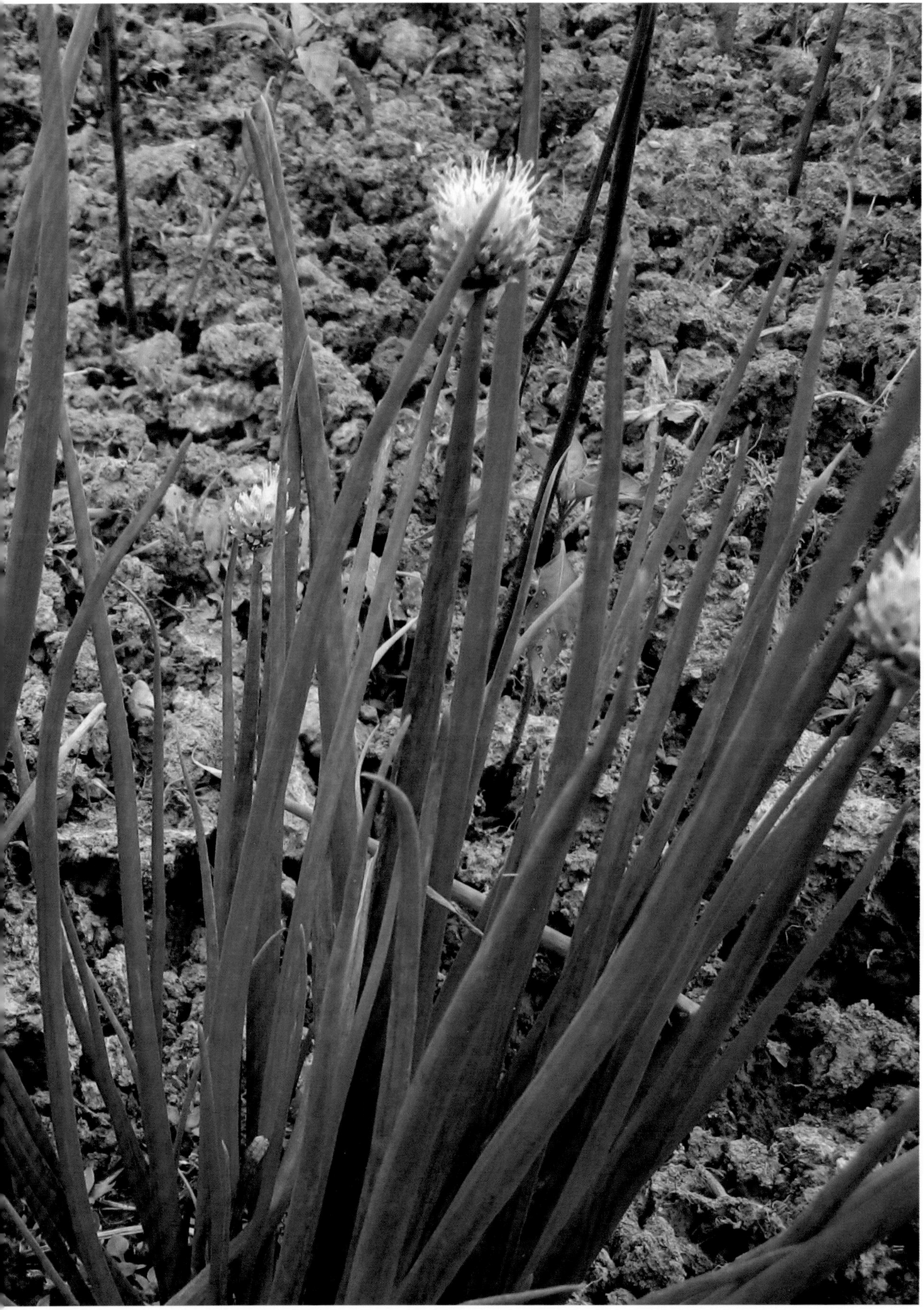

葱

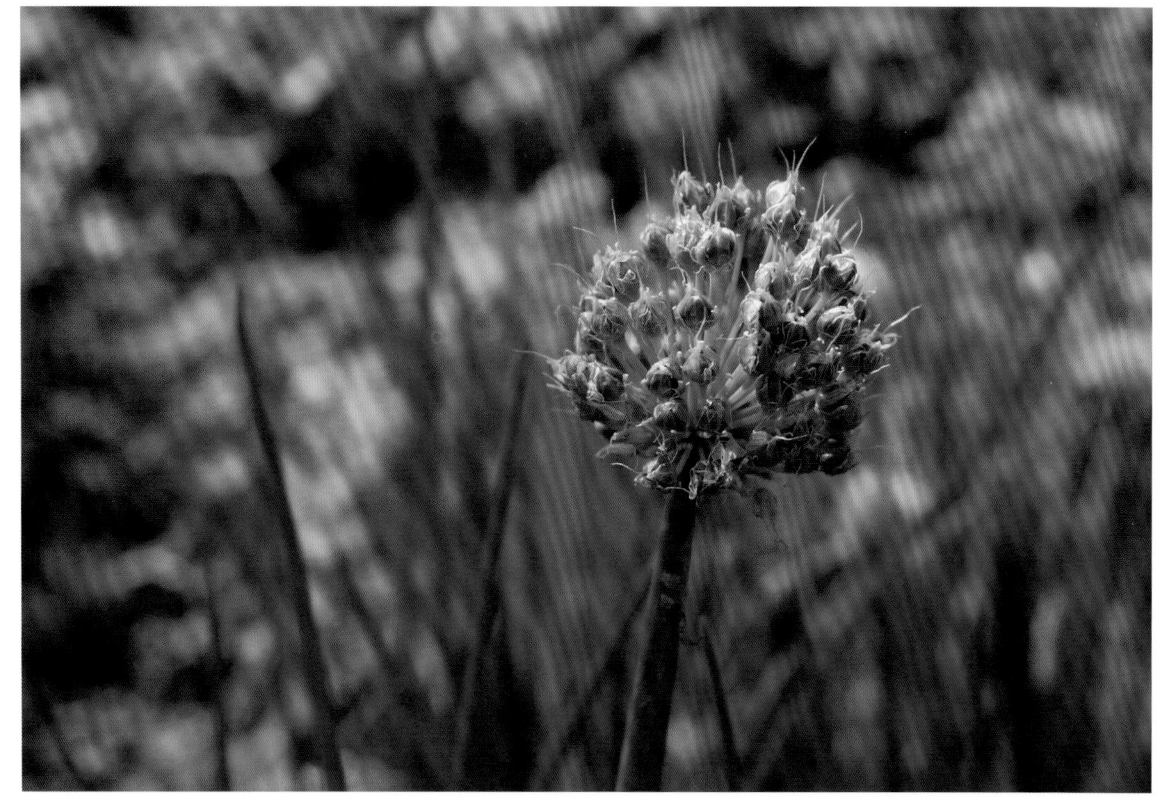

葱

药材鉴别

本品鳞茎圆柱形，先端稍肥大，鳞叶成层，白色，上具白色纵纹。叶基生，圆柱形，中空，先端尖，绿色，具纵纹。全株具辛臭，折断后有辛味之黏液。

功效主治

发表，通阳，解毒，杀虫。主治感冒风寒，阴寒腹痛，二便不通，痢疾，疮痈肿痛，虫积腹痛。

用法用量

内服：3 ~ 9 g，煎汤。外用：适量。

民族药方

1．感冒 葱白 100 g。葱白切碎加水煎汤，滤渣取汁，趁热饮用。

2．神经衰弱 葱白适量，大枣 20 枚。将大枣洗净用水泡发，放入锅中，用大火烧沸，约 15 分钟后加入葱白，再加热 2 分钟即可，每日 2 次，食枣、葱白，饮汤，2 日为 1 个疗程。

3．伤风、感冒初起的表证 葱白 15 g，淡豆豉 30 g。水煎服，趁热服。

4．感冒低热者　葱白（带须）30 g，嫩茶叶 6 g。煎水代茶饮。

5．流行性感冒　葱白 500 g，大蒜 250 g。将葱白、大蒜洗净后，切碎，入锅中，加水煎煮，每次饮 250 ml，每日 3 次，3 日为 1 个疗程。

6．急性胃肠炎　葱白适量。葱白捣碎炒熟，放于肚脐上，用胶布固定暖脐，每日 1 ~ 2 次，连用数日。

7．尿路感染　葱白 5 根。葱白捣泥，敷脐，每日 1 次。

8．胃痛　葱白 30 g，生姜 15 g。捣烂炒热，用布包好，趁热敷在胃部。

9．小儿蛔虫腹痛　葱白 10 根。洗净切碎，捣烂绞汁，调入麻油 1 ~ 2 匙，空腹服，每日 2 次，连服 3 日。

10．因受凉引起的咳嗽　连须葱白 15 g，梨 1 个，白糖 30 g。煎水，吃葱、吃梨、喝汤。

11．蜂蜇伤，虫蜇伤　被黄蜂刺伤或毛毛虫蜇伤后，可立即用葱白切片擦患处，可立刻止痛消毒。

12．轻度冻伤　将葱白捣成糊状，加食盐少许涂在患处，或将葱白切开，以平滑的切面轻轻擦拭冻疮患处，每日数次。

使用注意

表虚多汗者禁服。

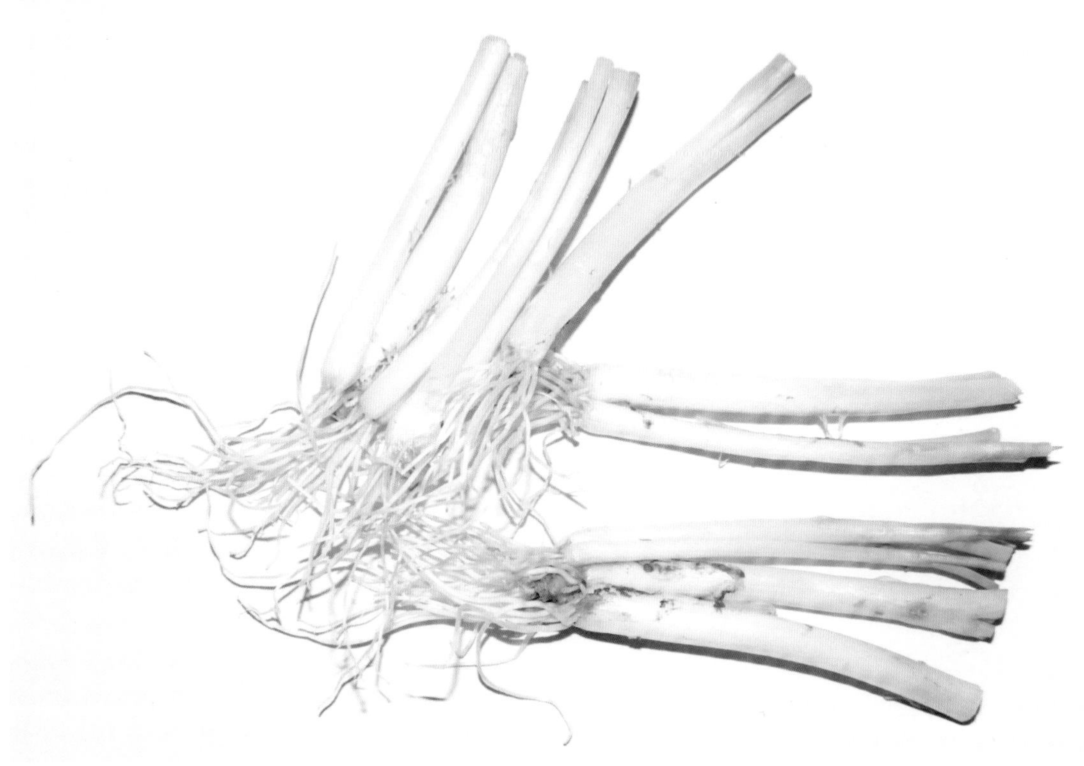

葱白药材

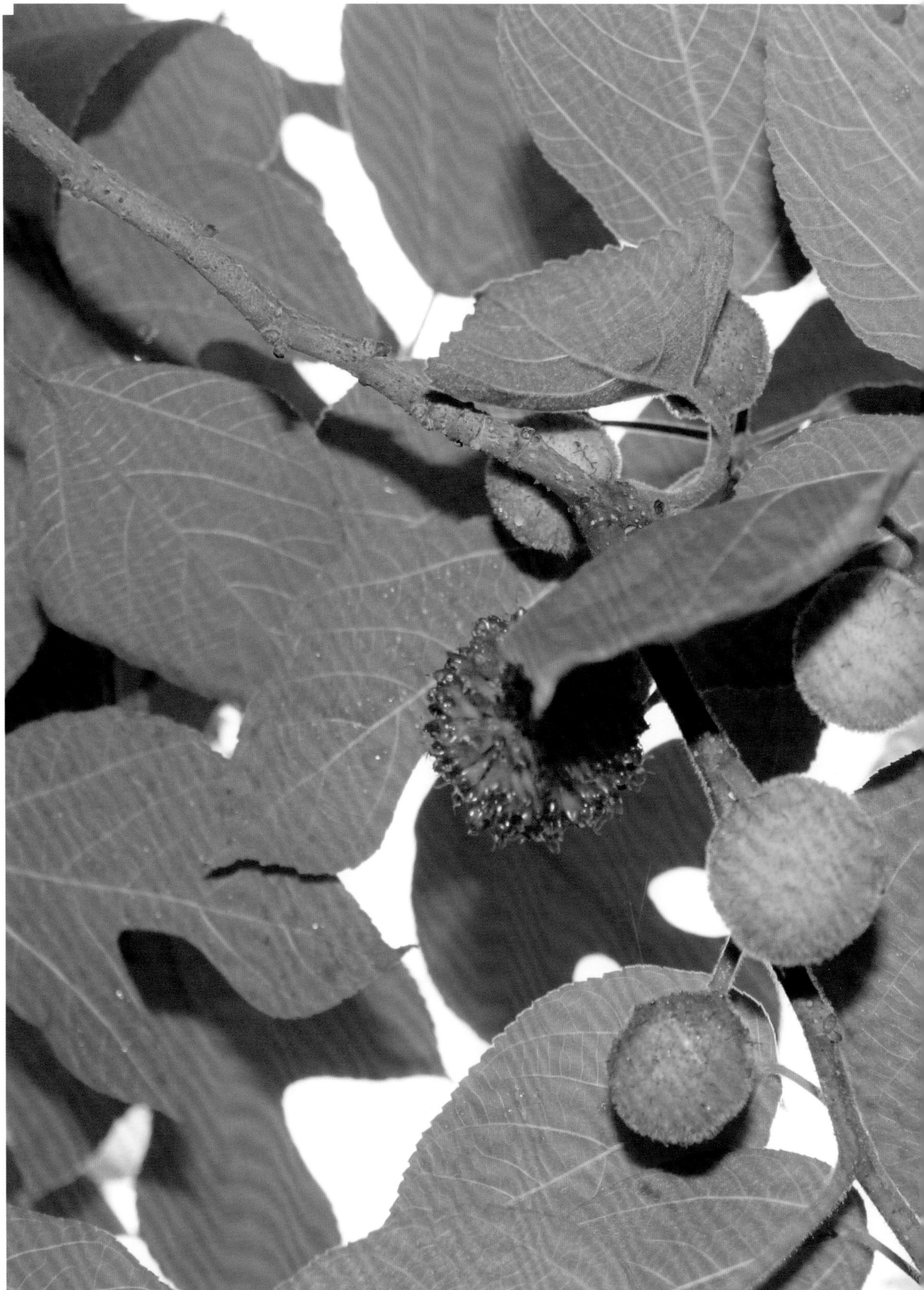

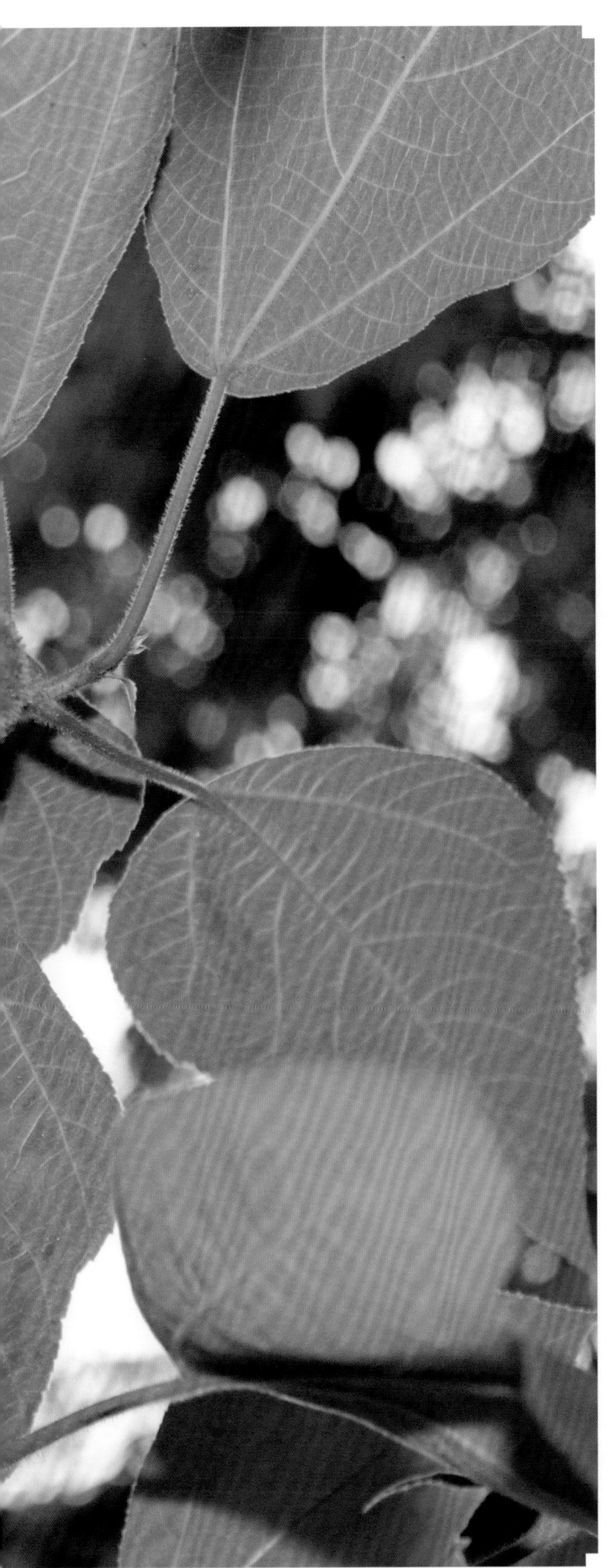

楮实子

【壮药名】壤棵沙。

【别　名】楮实、楮桃、角树子、野杨梅子、构泡。

【来　源】本品为桑科植物构树 *Broussonetia papyrifera*（L.）Vent. 的干燥成熟果实。

【性味归经】味甘，性寒。归肝、肾经。

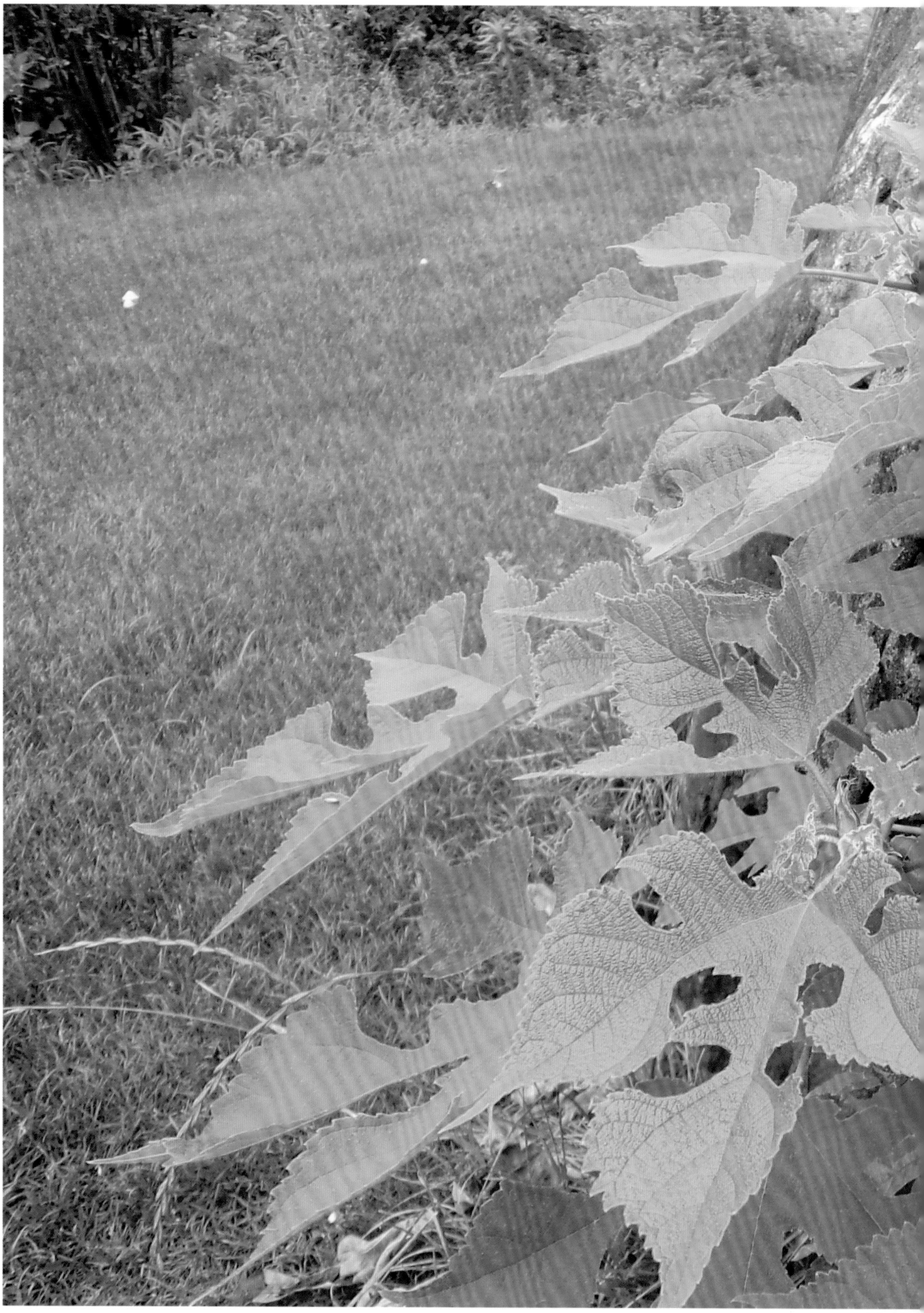

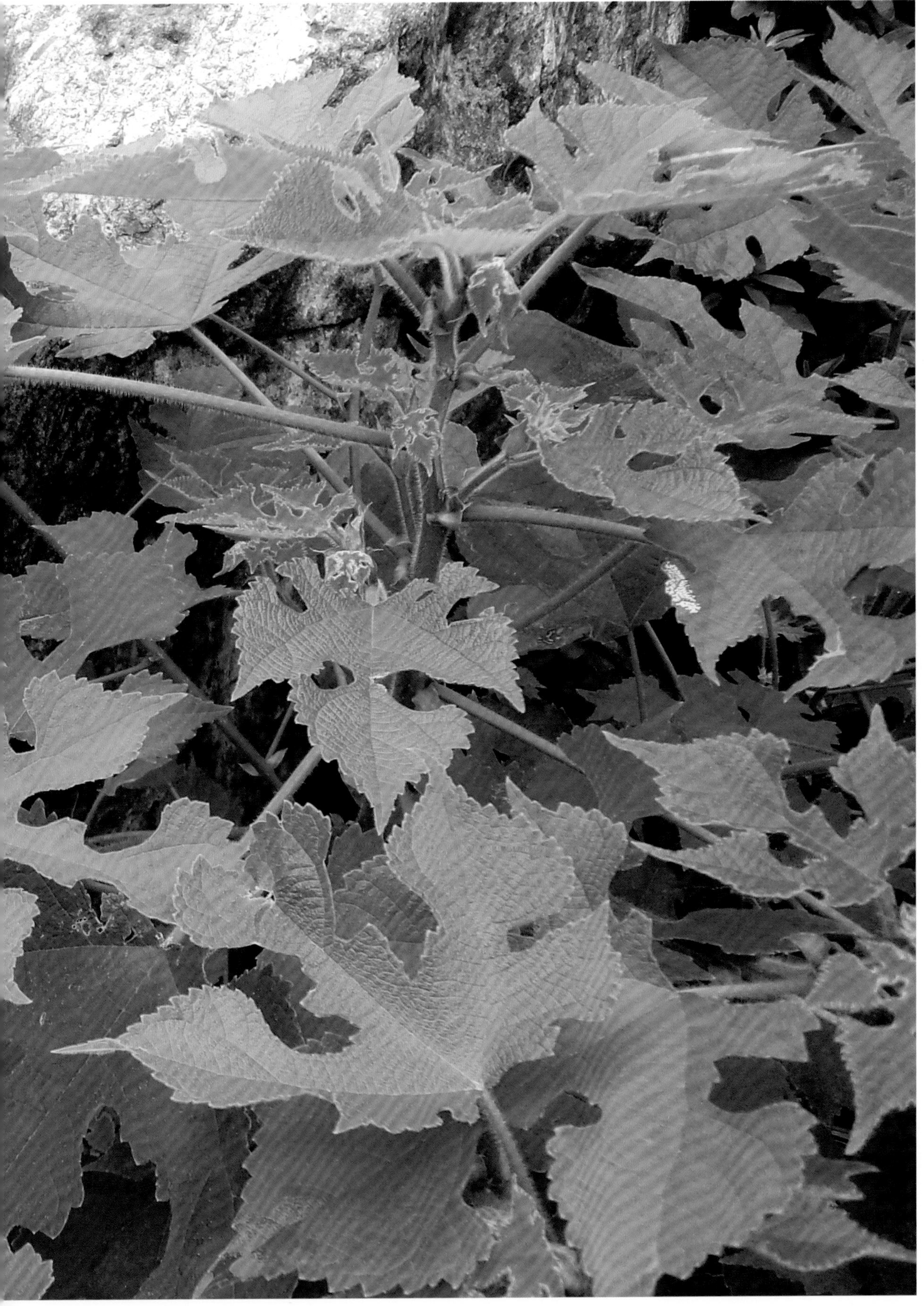

构树

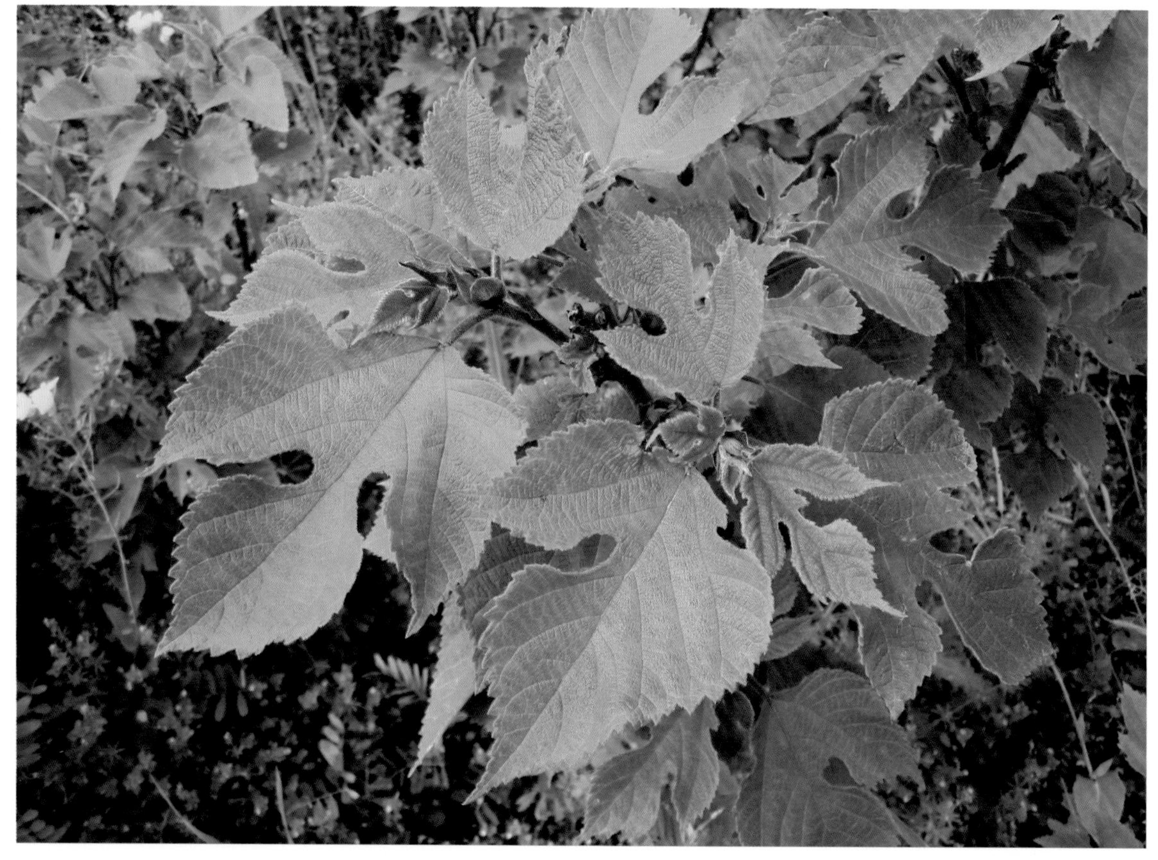

构树

识别特征

落叶乔木，高达 20 m。茎、叶具乳液，嫩枝被柔毛。叶互生；叶片卵形，长 8 ~ 18 cm，宽 6 ~ 12 cm，不分裂或 3 ~ 5 深裂，先端尖，基部圆形或心形，有时不对称，边缘锯齿状，上面暗绿色，具粗糙伏毛，下面灰绿色，密生柔毛；叶柄长 3 ~ 10 cm，具长柔毛；托叶膜质，早落。花单性，雌雄异株；雄花为腋生肉荑花序，下垂，长 5 cm，萼 4 裂；雄蕊 4；雌花为球形假头状花序，有多数棒状苞片，先端圆锥形，有毛，雌蕊散生于苞片间，花柱细长，丝状，紫色，方筒状卵圆形，为花萼所包被。聚花果肉质，球形，橙红色。花期 5 月，果期 9 月。

生境分布

生长于山坡林缘或村寨道旁。分布于华东、华南、西南，以及河北、山西、陕西等省。

采收加工

夏季采收，鲜用或晒干备用。

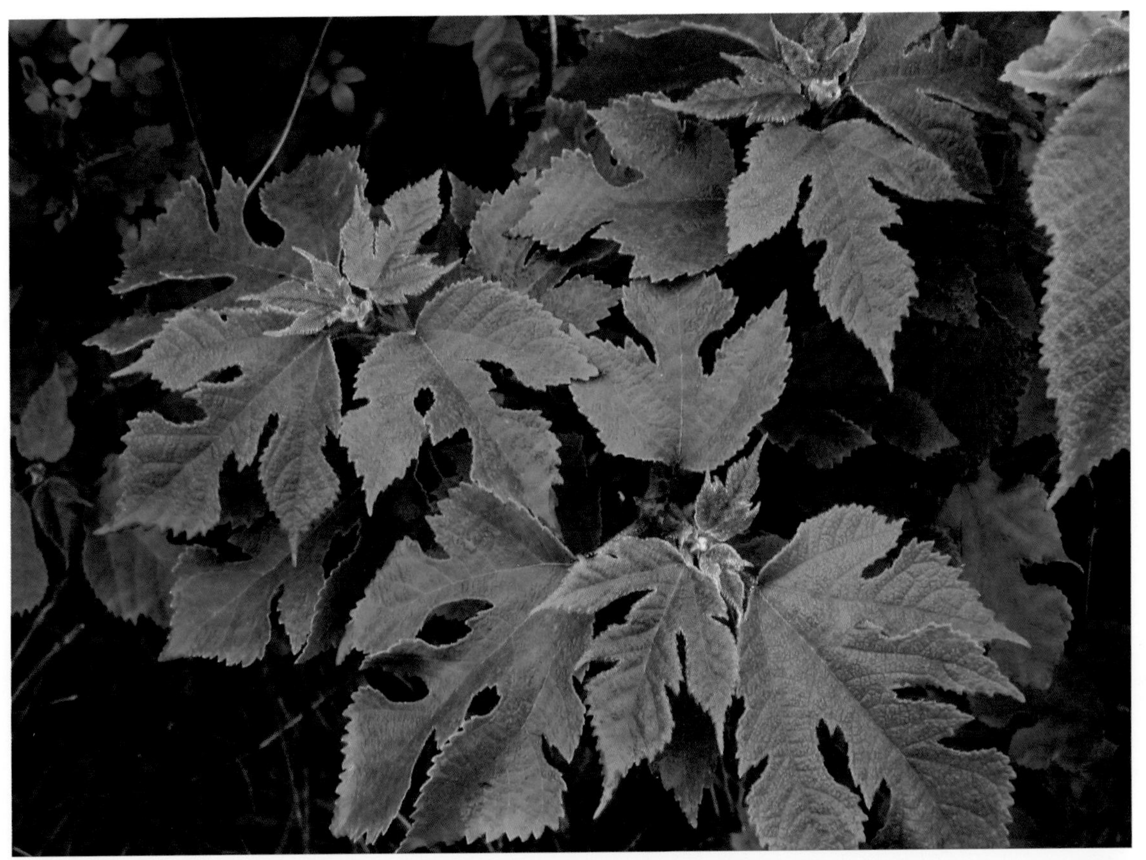

构树

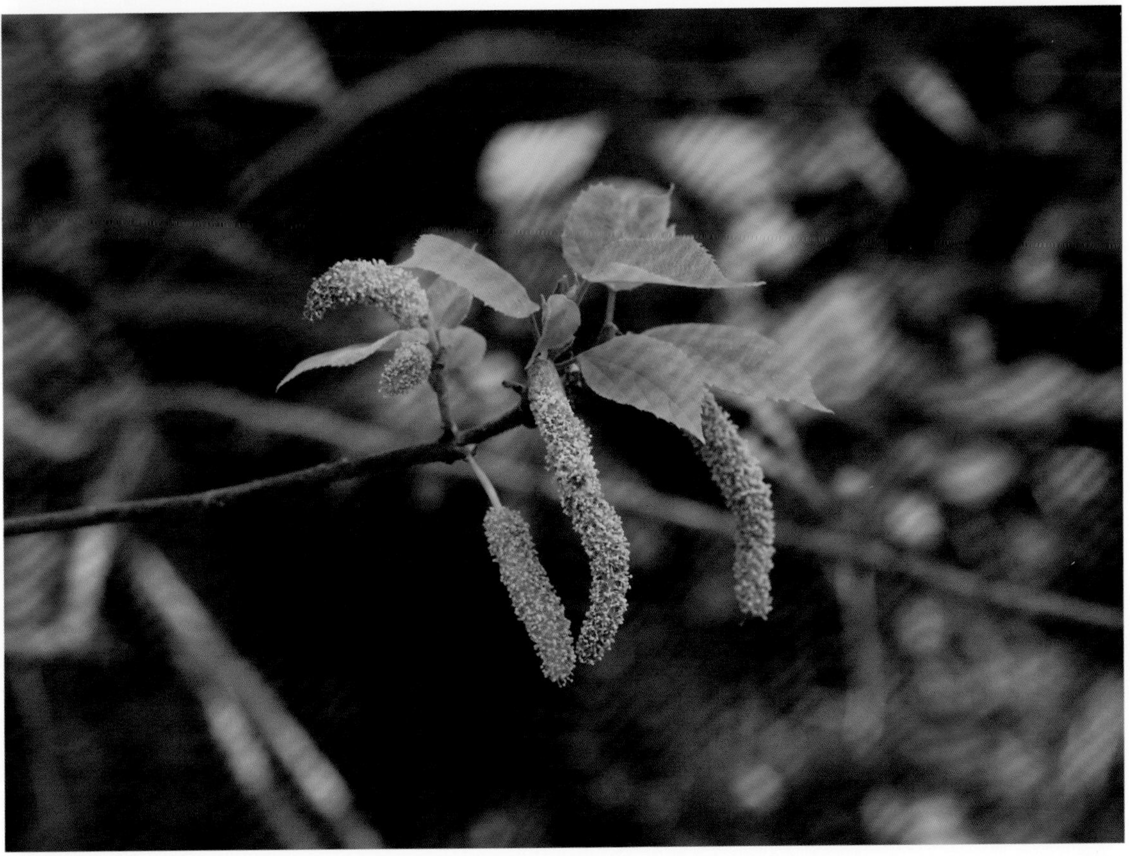

构树

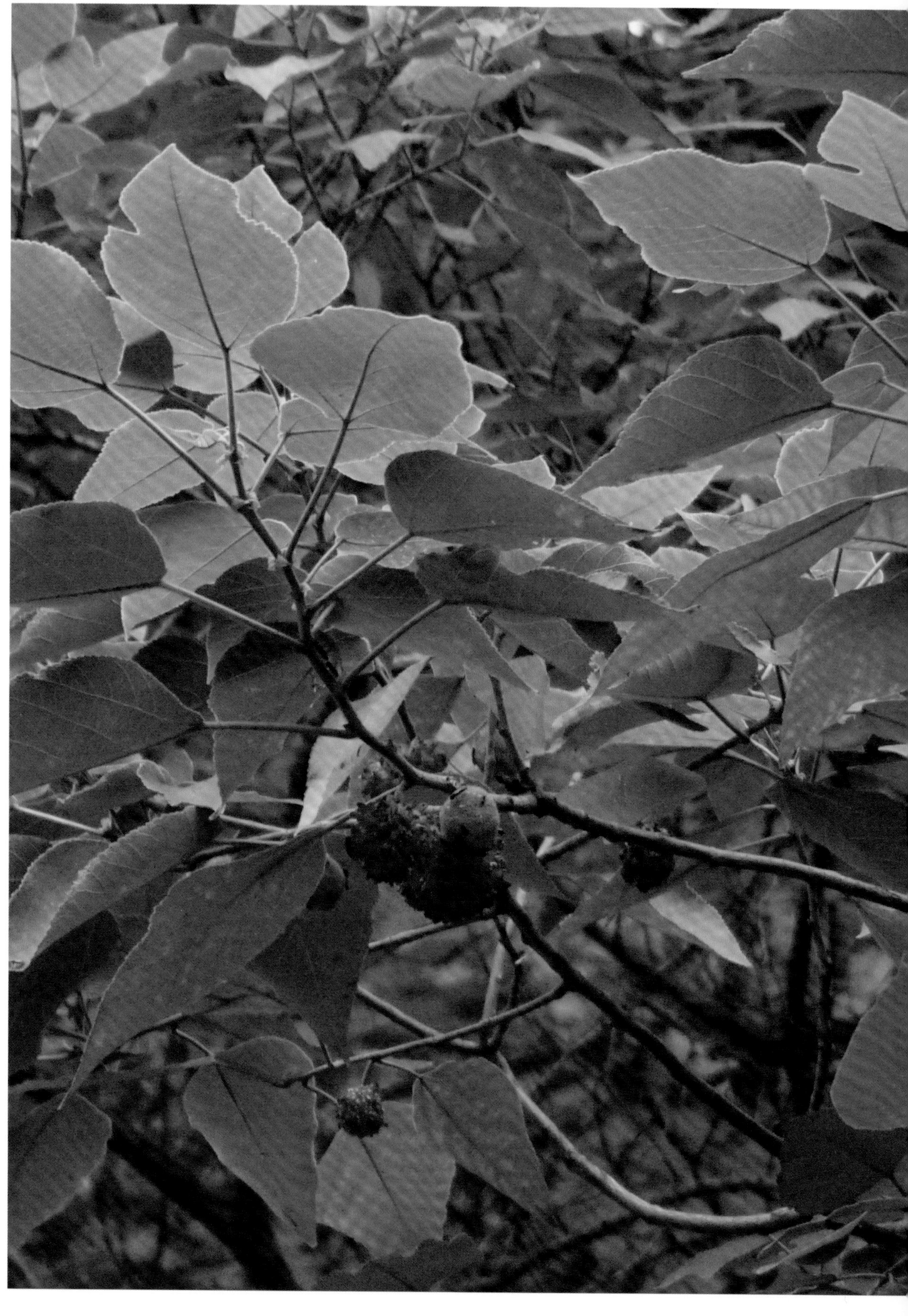

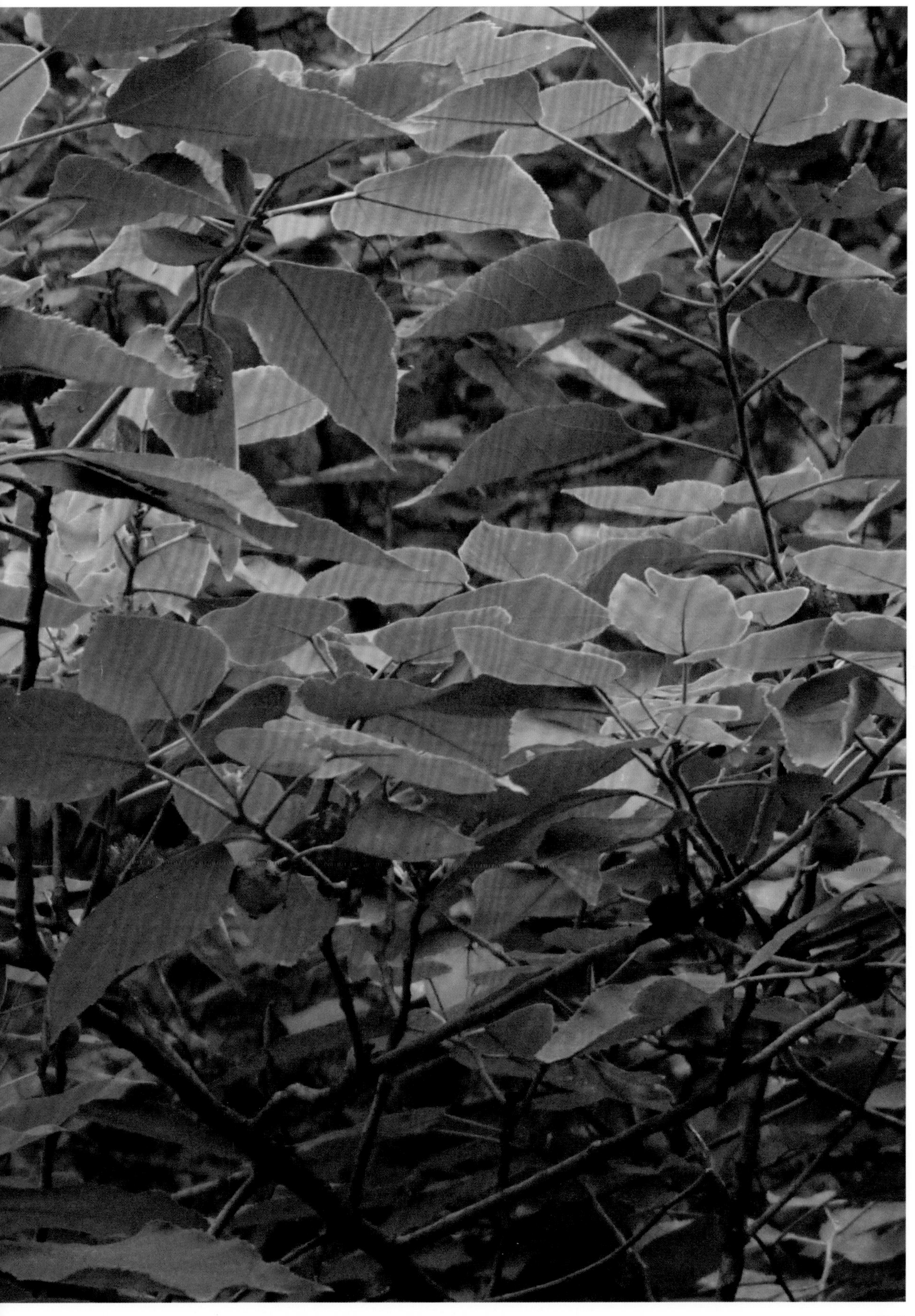

构树

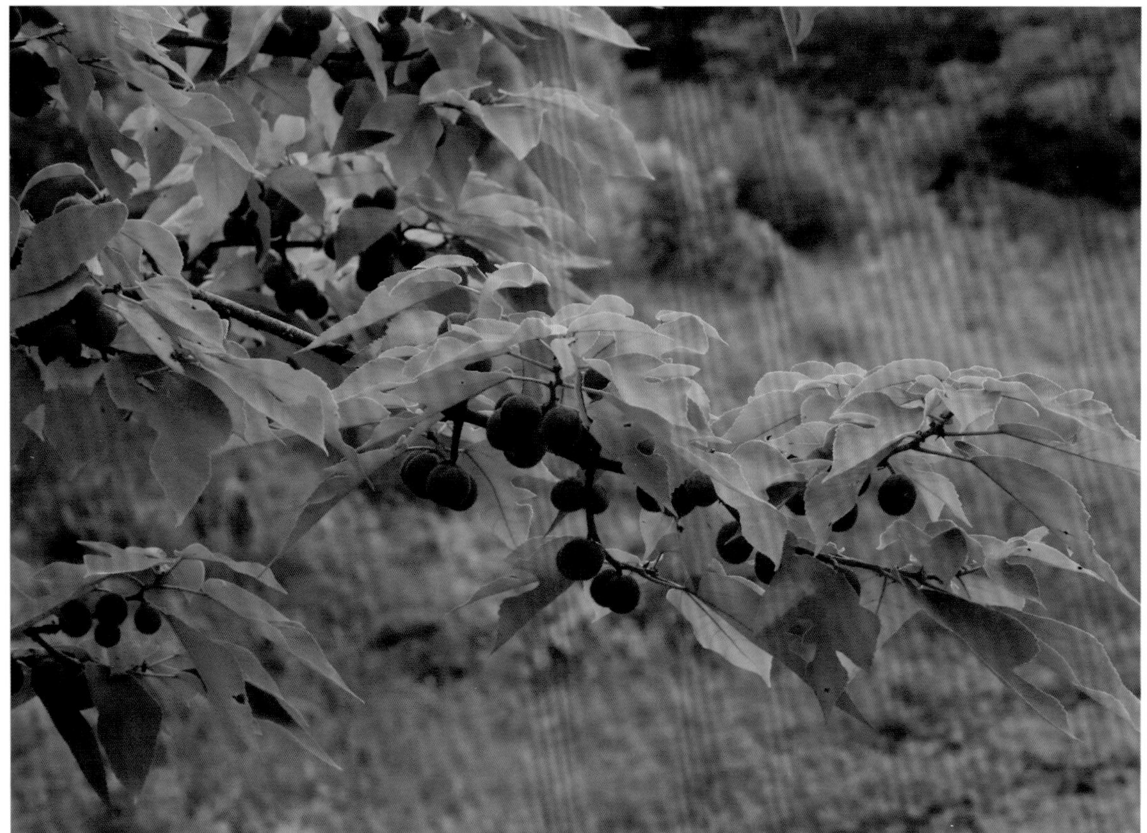

构树

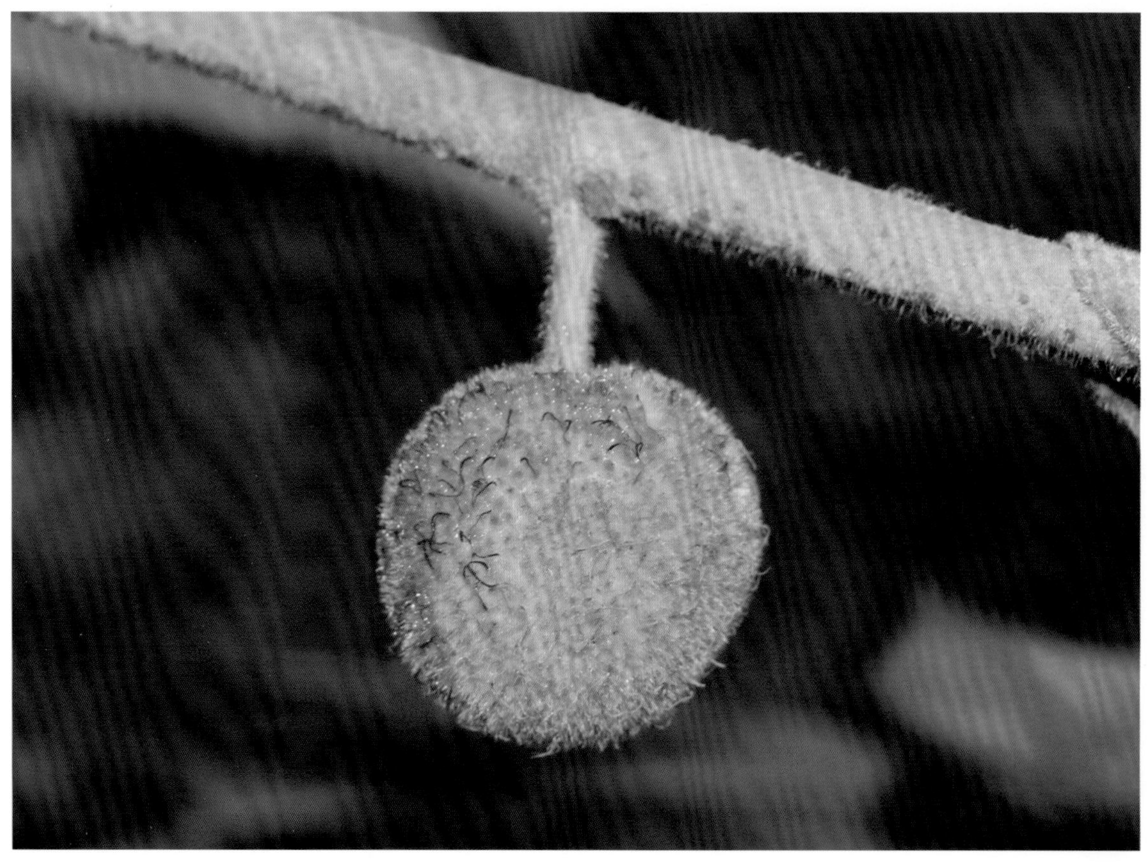

构树

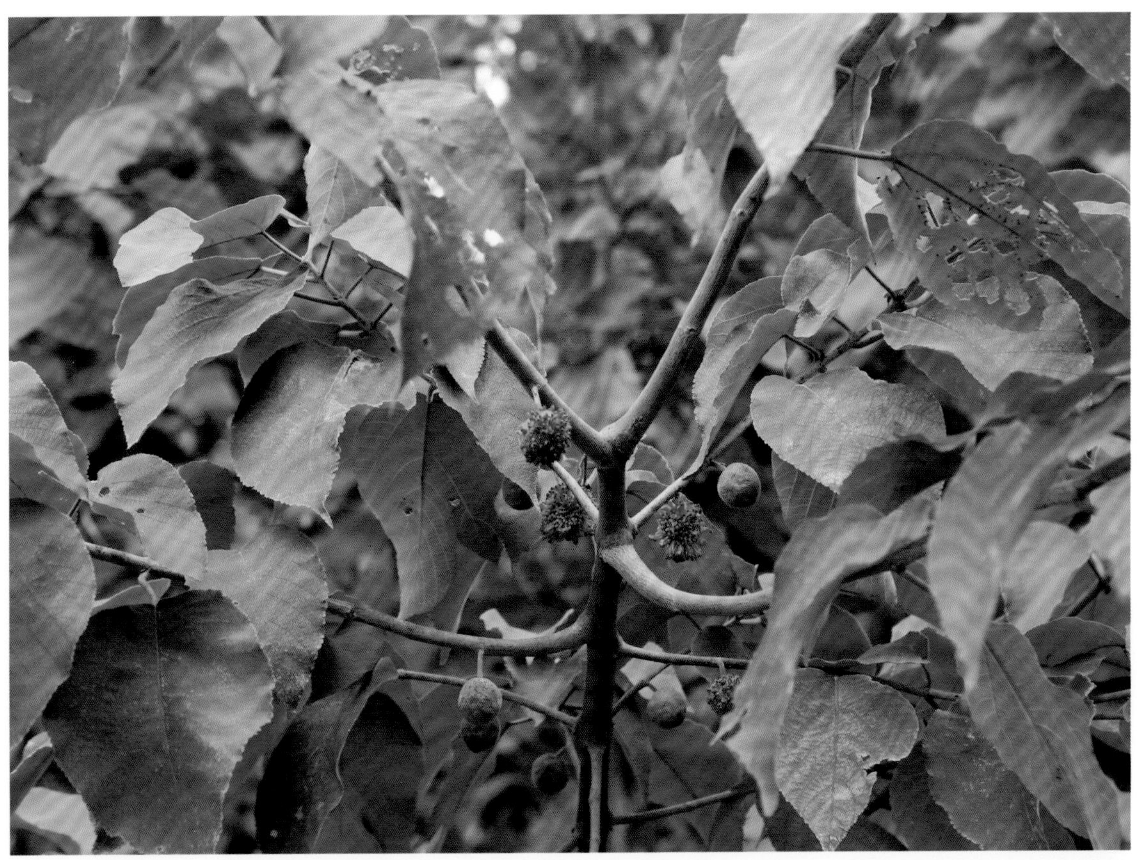

构树

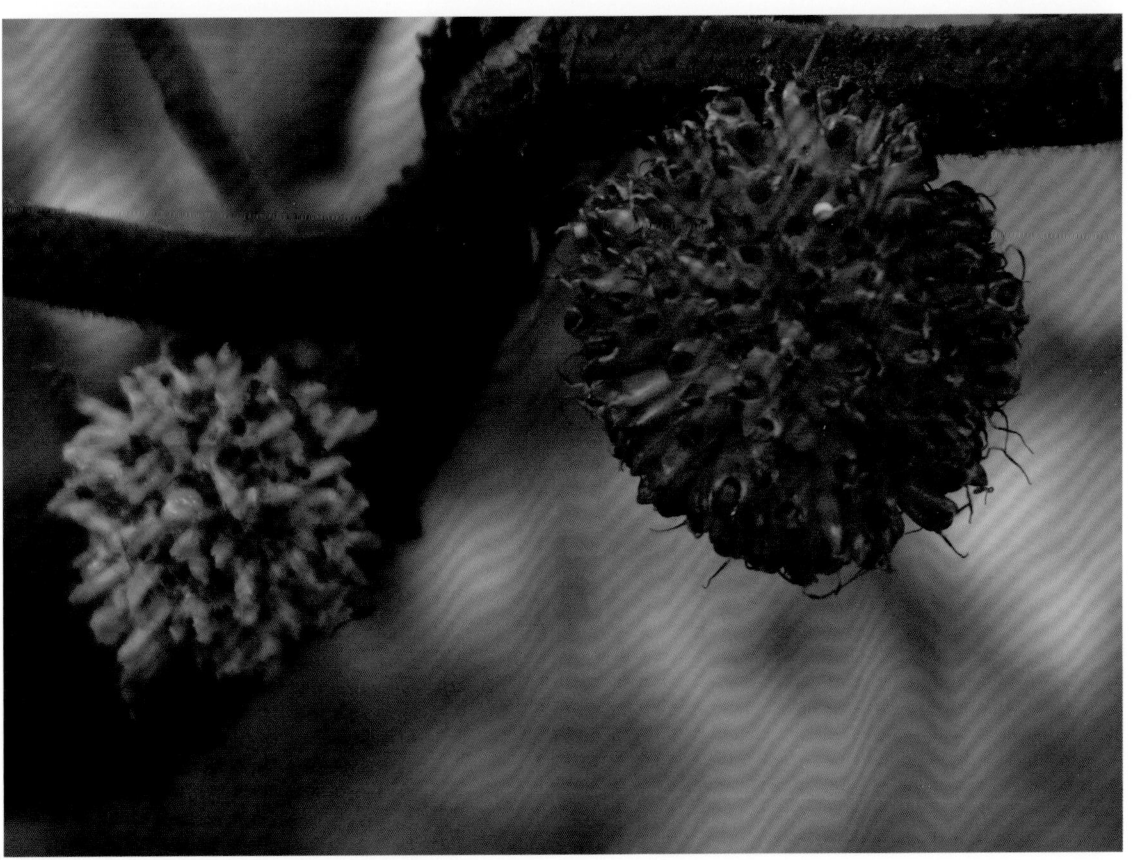

构树

药材鉴别

本品干燥果实呈卵圆形至宽卵形，顶端渐尖，长 2 ~ 2.5 mm，直径 1.5 ~ 2 mm。外表面黄红色至黄棕色，粗糙，具细皱纹。一侧具凹下的沟纹，另一侧显著隆起，呈脊纹状，基部具残留的果柄，剥落果皮后可见白色充满油脂的胚体。气弱，味淡而有油腻感，以色红、子老、无杂质者为佳。

功效主治

清肝明目，滋肾益阴，催乳，健脾利水。主治目昏，目翳，肾虚腰膝酸软，阳痿，水肿，尿少，产后乳少。

用法用量

内服：6 ~ 15 g，煎汤；或入丸、散服。外用：适量，捣烂外敷。

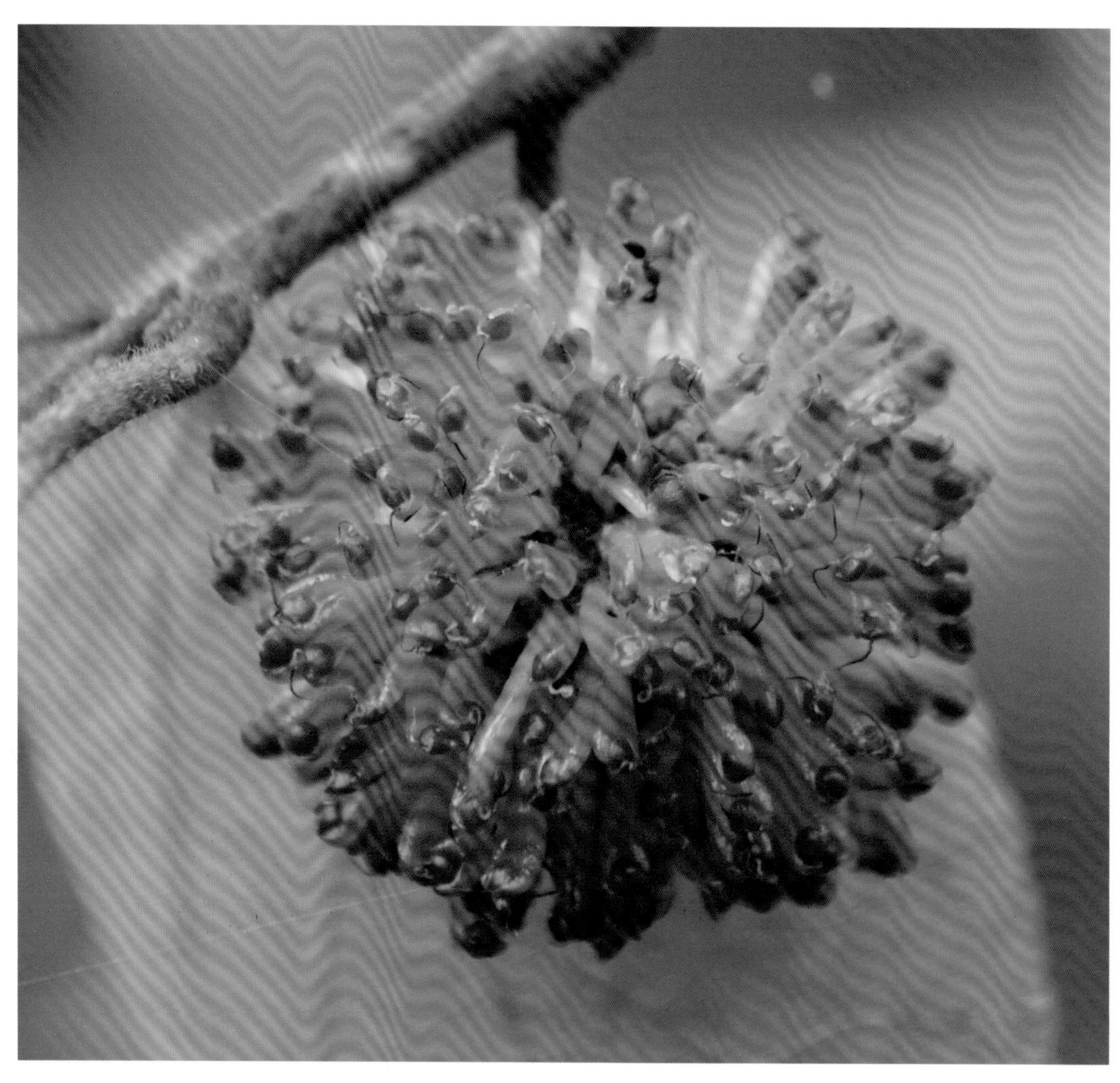

楮实子

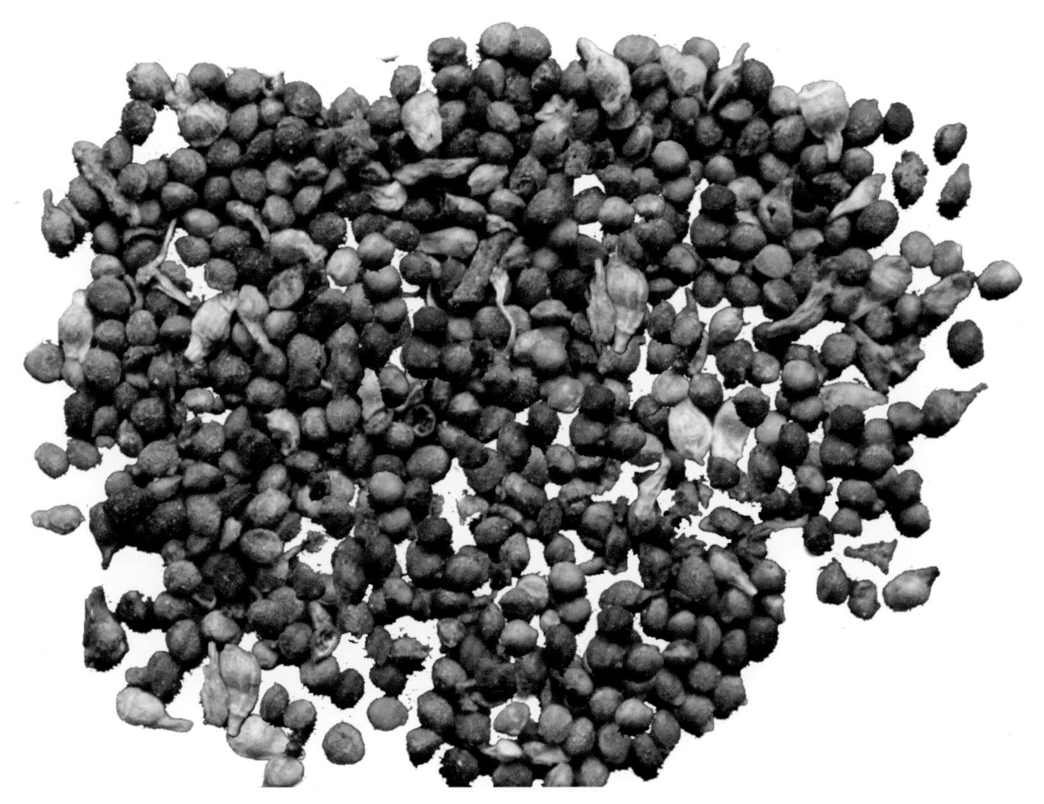

楮实子饮片

民族药方

1．腰膝酸软 楮实子、杜仲、牛膝各 12 g，枸杞子、菊花各 9 g。水煎服。

2．目昏，视物不明 楮实子、荆界穗、地骨皮各等份。共研细末，炼蜜为丸，如梧桐子大，与米汤一起吃下，每次 20 丸。

3．补肾壮阳 楮实子（微炒）50 g，制附子、牛膝、巴戟天、石斛各 10 g，大枣 30 枚，炮姜、肉桂、鹿茸各 5 g，白酒 1000 ml。将所有药材捣碎放入纱布袋中，加酒密封，不时晃动，8 日后开封，过滤澄清，每次饮 10 ml，每日 2 次。

4．肝癌腹水 楮实子、泽兰、泽泻、黑豆、茵陈、川牛膝、大腹皮各 10 g，路路通 5 g，茯苓 20 g，厚朴 15 g。水煎服。

使用注意

脾胃虚弱、孕妇、年老体弱者慎用。

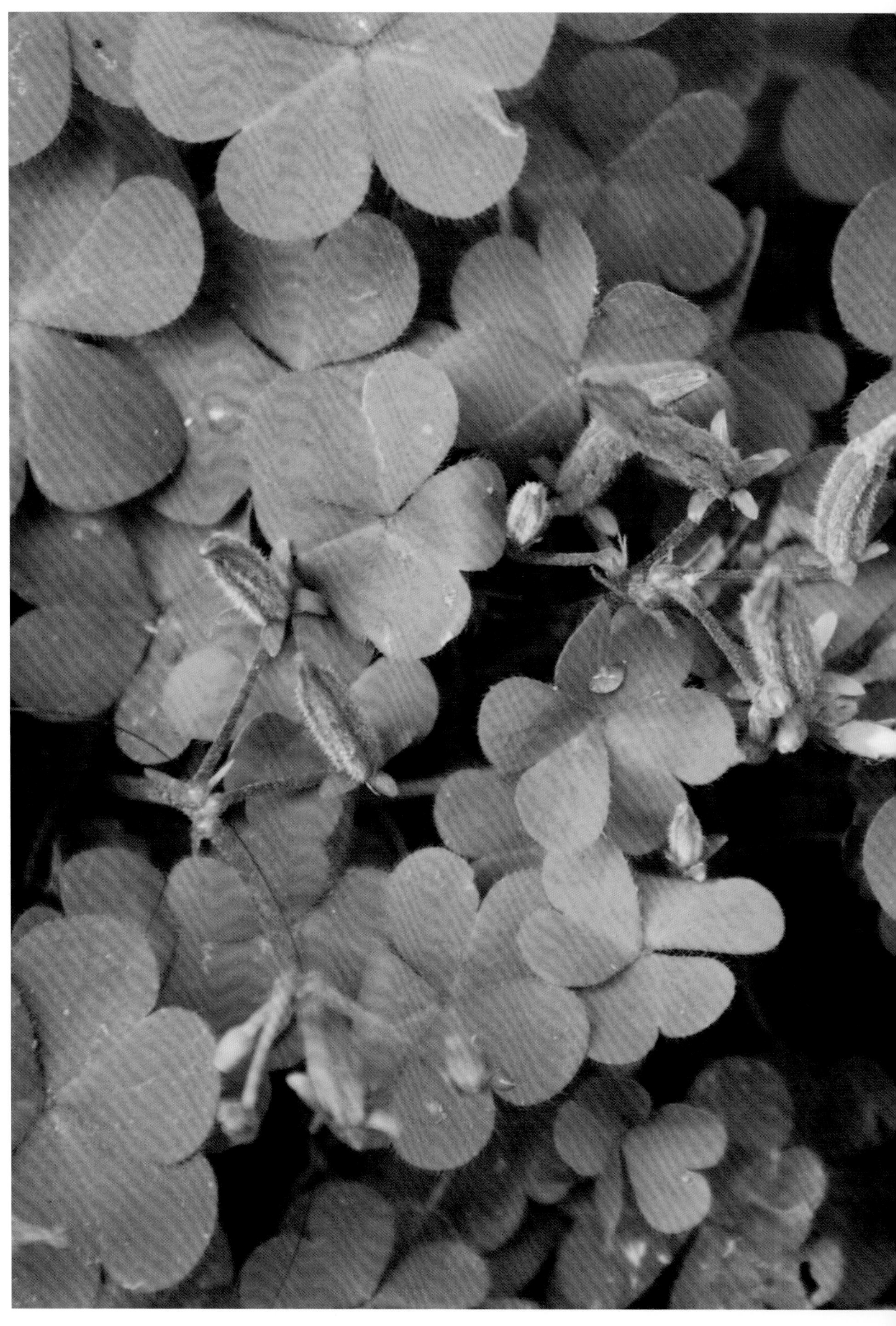

酢浆草

【壮 药 名】 棵送梅。

【别　　名】 酸母草、小酸茅、酸浆草、酸饺草、三叶酸、酸酢草、酸得溜。

【来　　源】 本品为酢浆草科植物酢浆草 *Oxalis corniculata* L. 的全草。

【性味归经】 味酸，性寒。归大肠、小肠经。

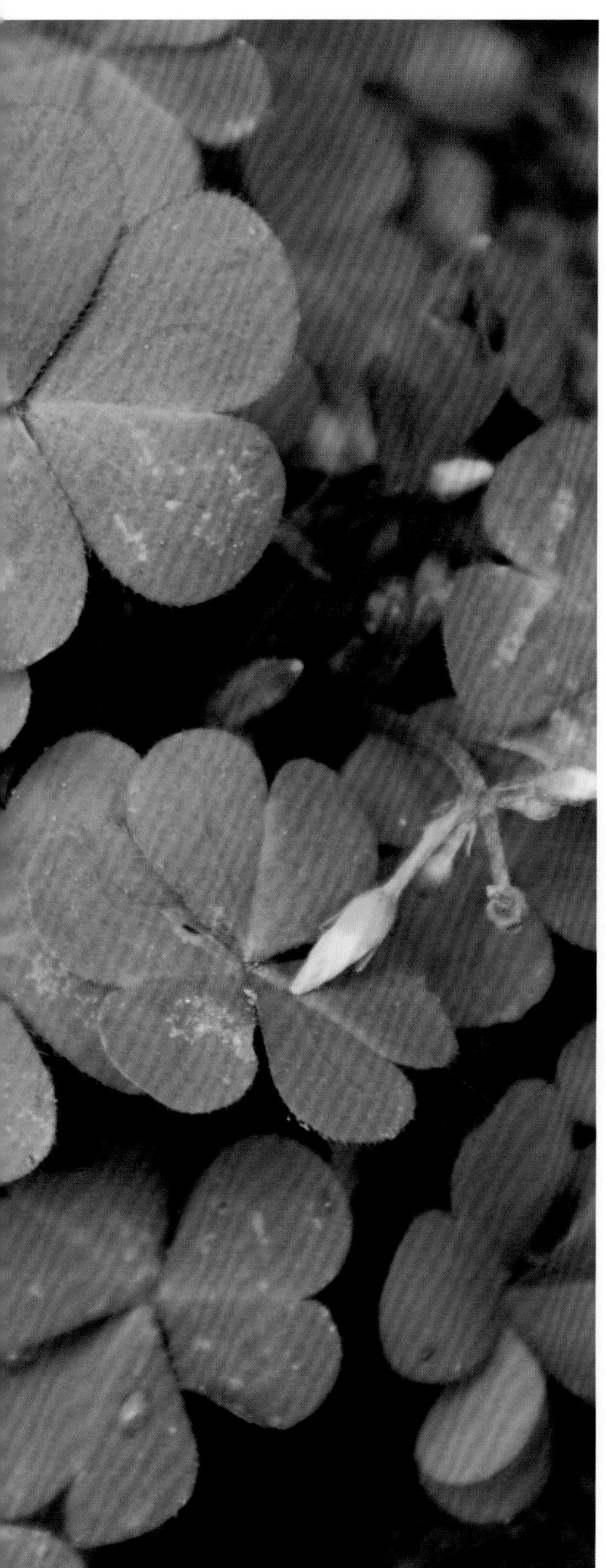

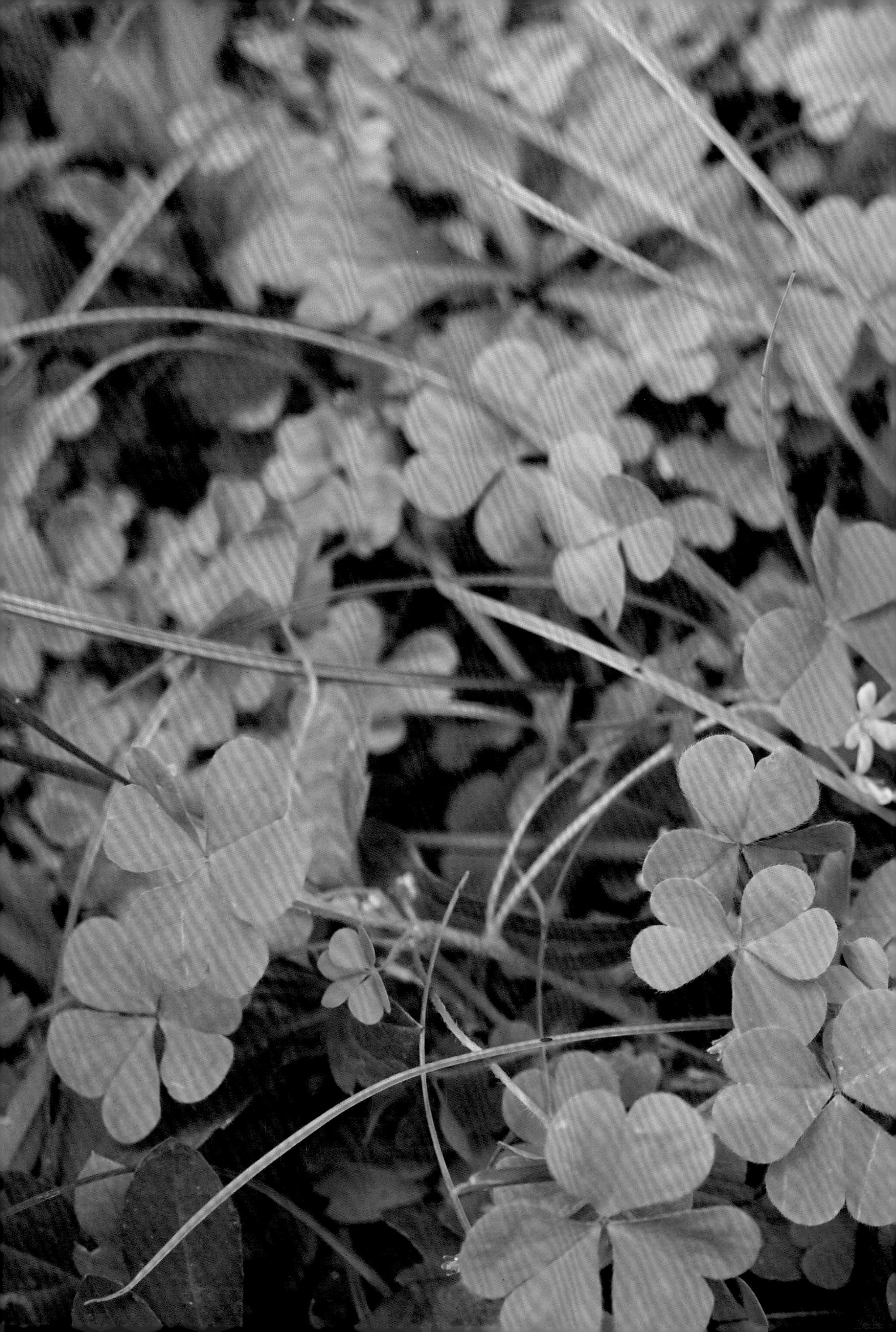

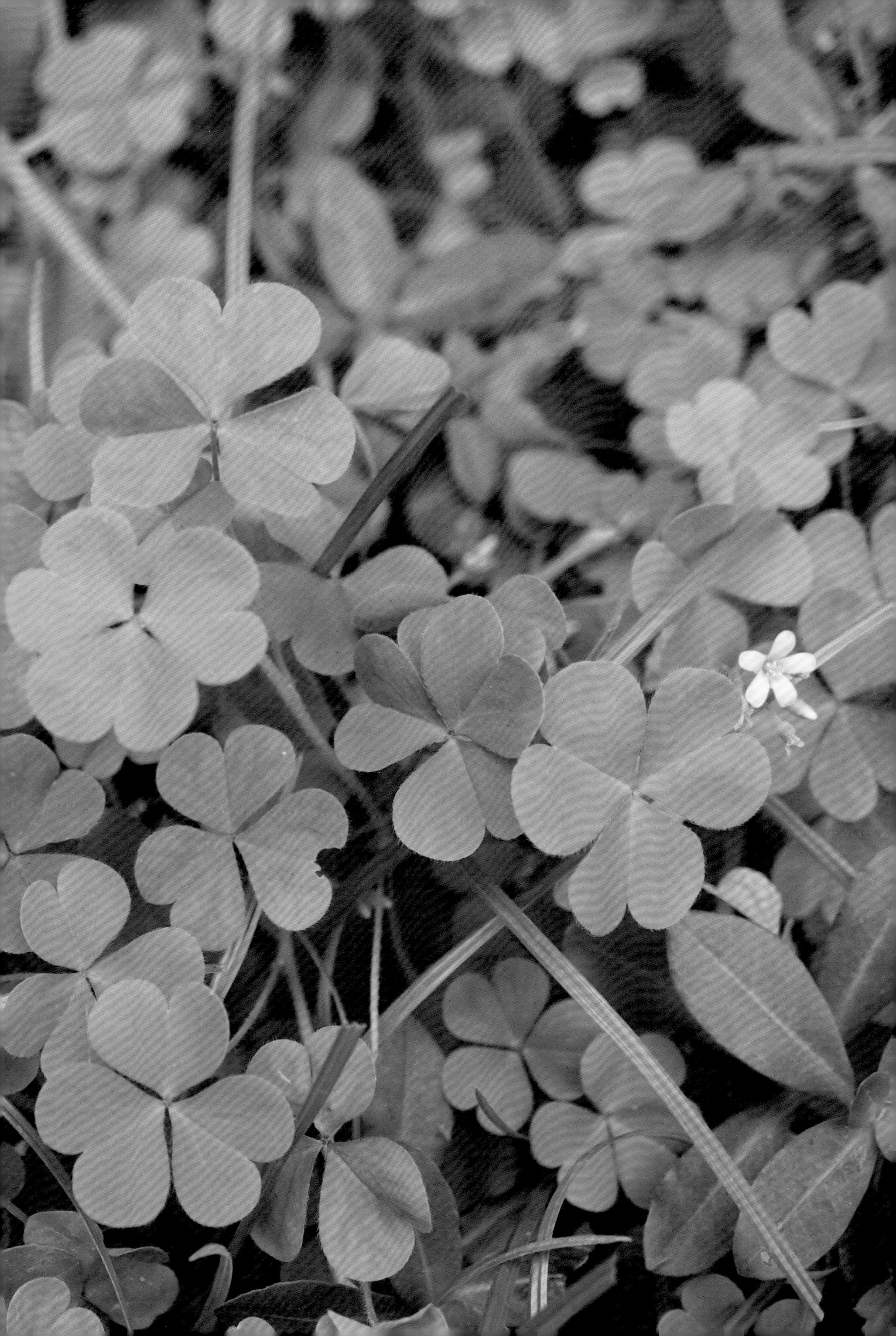

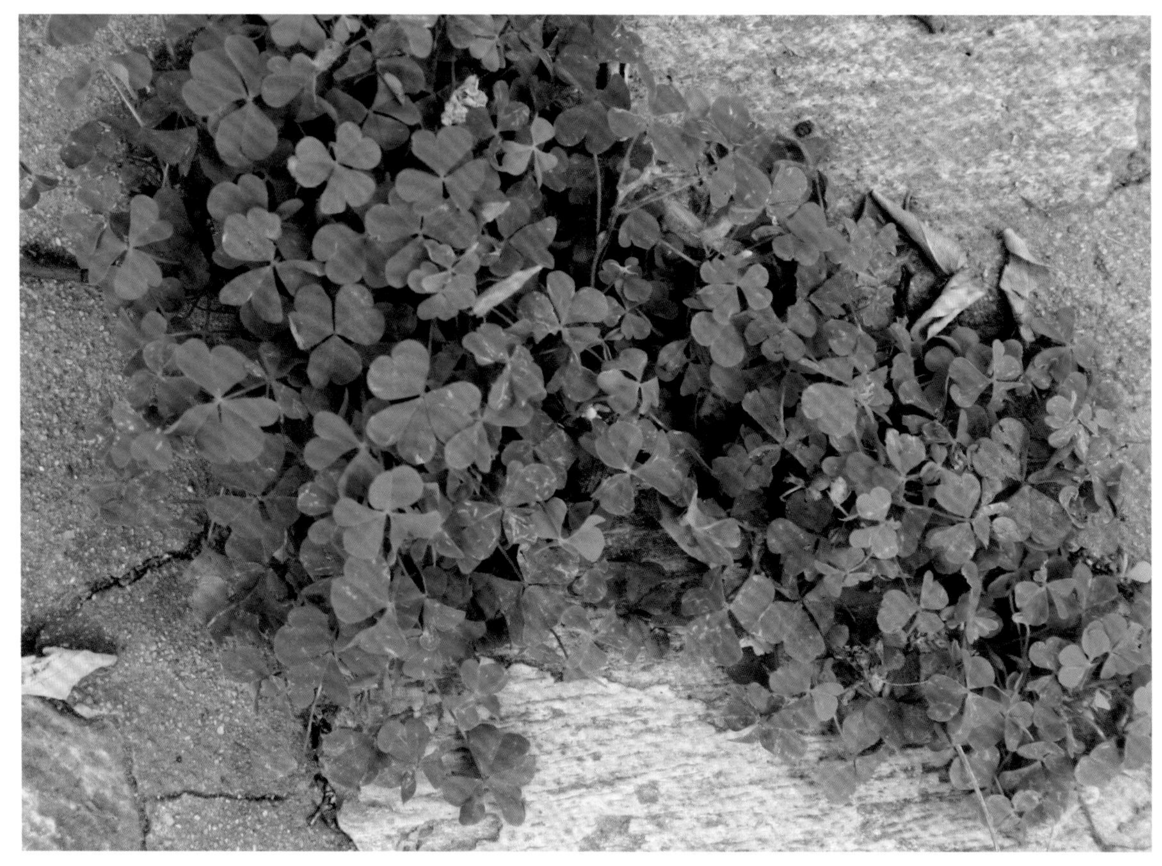

酢浆草

识别特征

多年生小草本，高 15 ~ 22 cm，全草味酸。茎细而柔软，下部斜卧地面而呈匍匐状，分枝多，成丛状，上部稍直立，绿色，微带紫色，在节处生不定根，全体被毛。掌状复叶互生，总叶柄纤细而曲折，被毛；小叶 3 枚，无柄，倒心形，长 0.5 ~ 1.3 cm，宽 0.6 ~ 1.5 cm，先端凹入，基部楔形，全缘，背面沿叶脉及小叶片边缘有短毛，花黄色，伞形花序腋生，具花 2 ~ 6 朵，花序梗纤细，带紫色，有毛；萼片与花瓣均为 5 片；雄蕊 10，花丝下部连合；子房上位，5 室，蒴果近圆柱形，有 5 纵棱，具毛，熟时自行开裂，弹出种子。种子小，扁卵形，褐色。花期 5—7 月。

生境分布

生长于平坝、田边、旷地湿润处及房前屋后草地。广布于全国各地。

采收加工

四季可采，以夏秋有花果时采药效较好，除去泥沙，晒干。

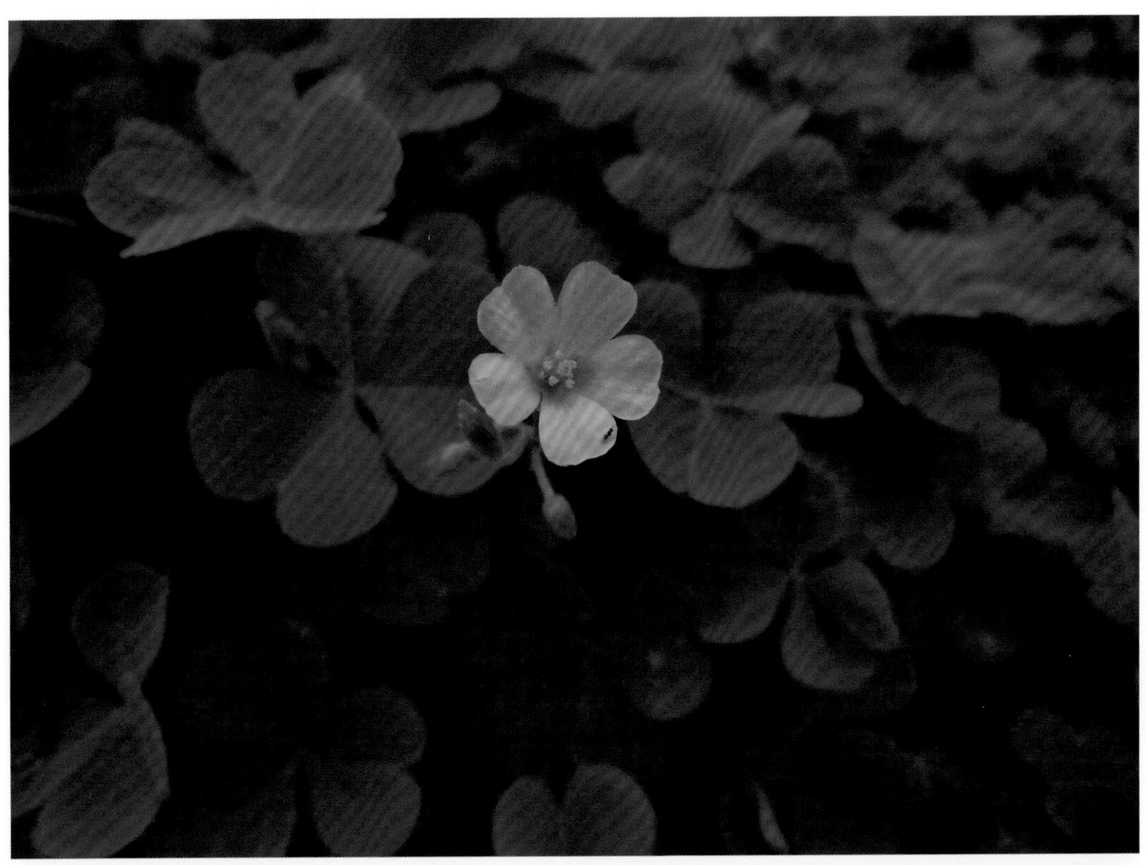

酢浆草

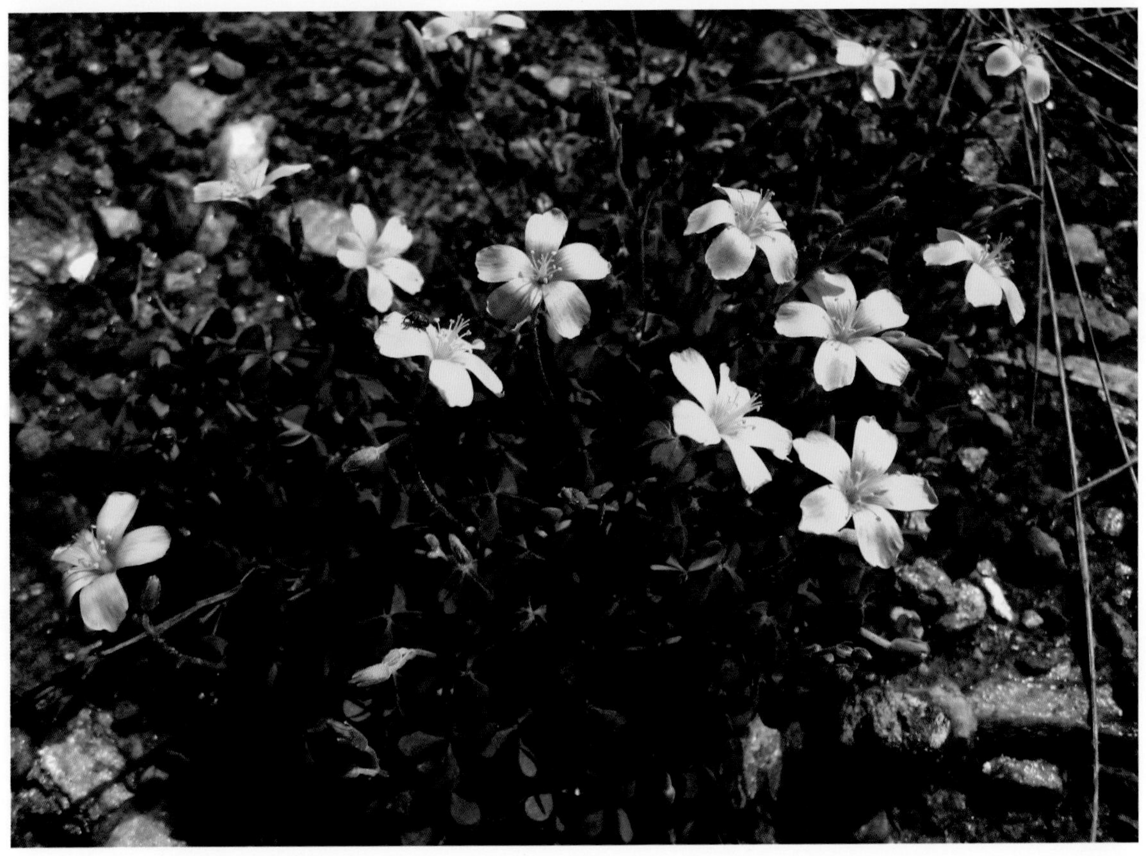

酢浆草

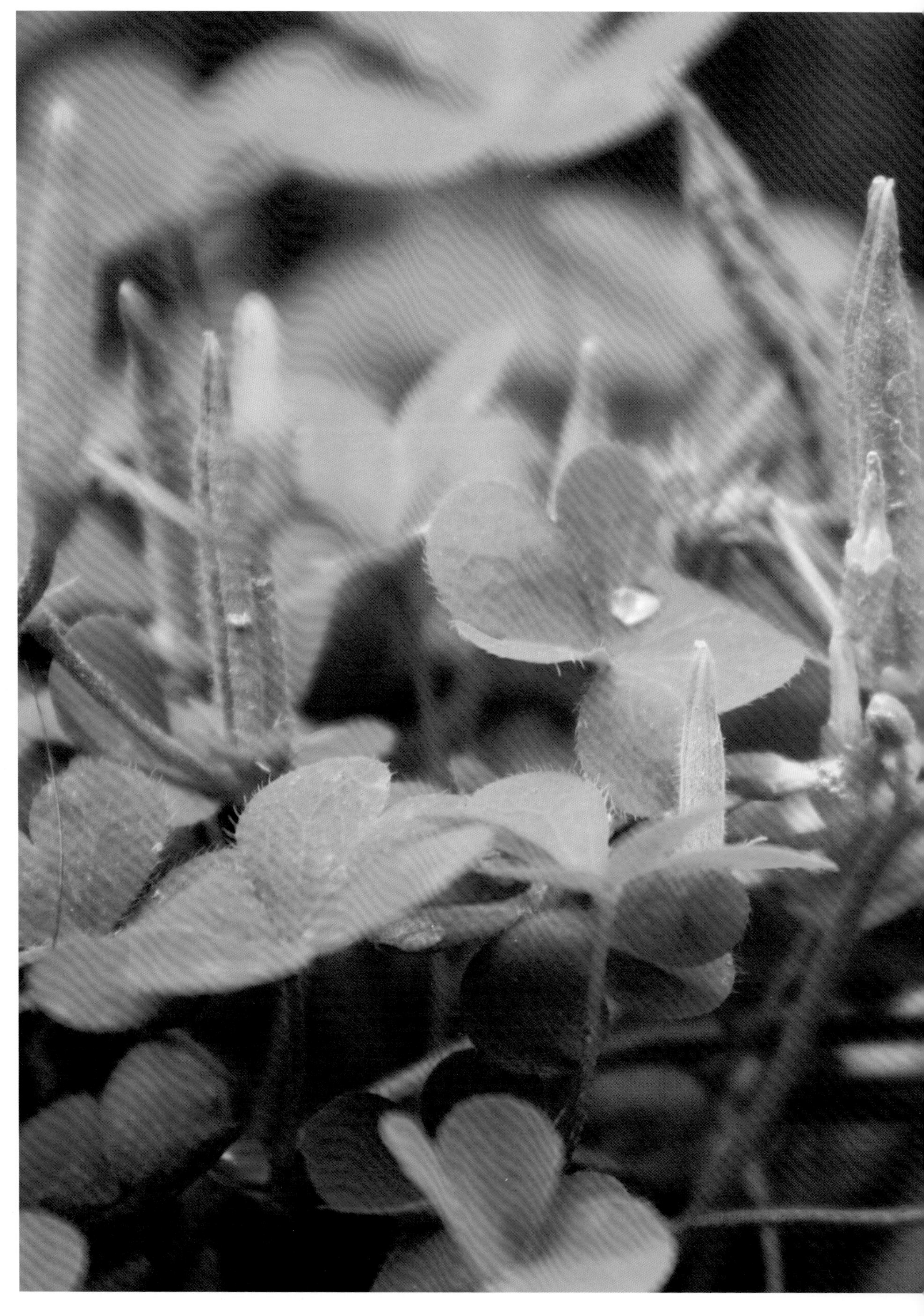

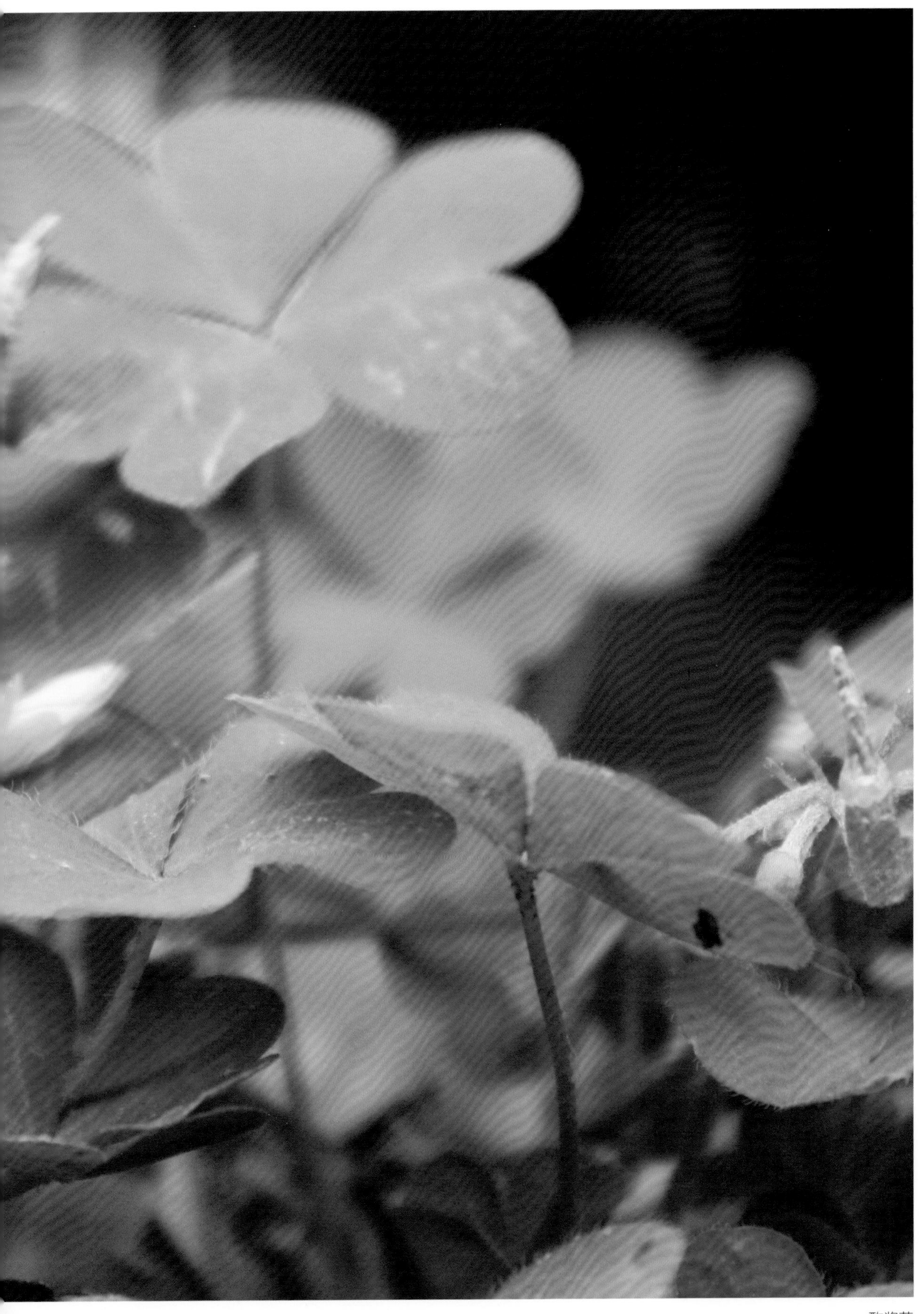

酢浆草

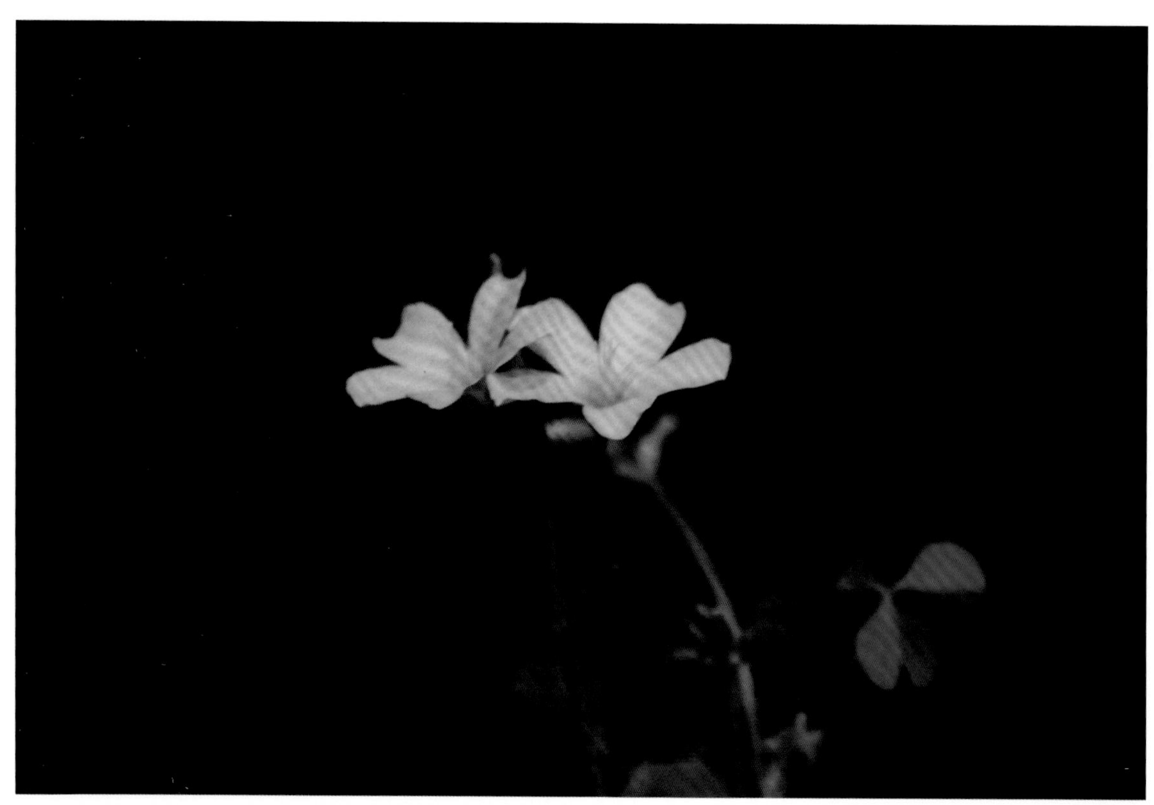

酢浆草

药材鉴别

本品为段片状。茎、枝被疏长毛。叶纸质，皱缩或破碎，棕绿色。花黄色，萼片、花瓣均 5 枚。蒴果近圆柱形，有 5 条棱，被柔毛，种子小，扁卵形，褐色。具酸气。味咸而酸涩。

功效主治

清火解毒，凉血消肿，解痉止痛。主治咽喉肿痛，腹痛腹泻，赤白下痢，小便热涩疼痛，跌打损伤，风寒湿痹证，肢体关节酸痛，屈伸不利。

用法用量

内服：15 ~ 30 g，煎汤。外用：适量，捣烂外敷。

民族药方

1. 咽喉肿痛 酢浆草、绿矾、白矾、青菜汁各适量。混匀榨汁，将药液滴入患处，每次适量，每日 3 次。

2. 腹痛腹泻，赤白下痢 酢浆草 20 g，金花果 10 g，红糖 5 g。水煎服。

3. 小便热涩疼痛 酢浆草 20 g。开水泡服。

4．疟疾　酢浆草 9 g。水煎服。

5．风寒湿痹证，肢体关节酸痛，屈伸不利　酢浆草、姜黄鲜品各适量。捣烂包敷患处。

6．痢疾　酢浆草适量。研细末，开水送服，每次 15 g。

7．尿路结石，尿淋　酢浆草 60 g，甜酒 100 ml。水煎服，每日 3 次。

8．鼻衄　鲜酢浆草适量。杵烂，揉作小丸，塞鼻腔内。

9．齿龈腐烂　鲜酢浆草适量，食盐少许。捣烂绞汁，用消毒棉花蘸汁，擦洗患处，每日 3 ~ 5 次。

10．喘咳　鲜酢浆草 30 g，米适量。共煮服，连服 3 剂。

11．乳痈　酢浆草 15 g。水煎服，渣捣烂外敷。

12．汤火伤　鲜酢浆草适量。洗净捣烂，调麻油敷患处。

13．小便血淋　酢浆草适量。捣汁，煎五苓散服下。

14．牙齿肿痛　酢浆草 1 把，川椒 49 粒。酢浆草洗净，川椒去核，同捣烂，捏成豆大小粒，每以 1 粒塞痛处，有效。

使用注意

孕妇禁用。

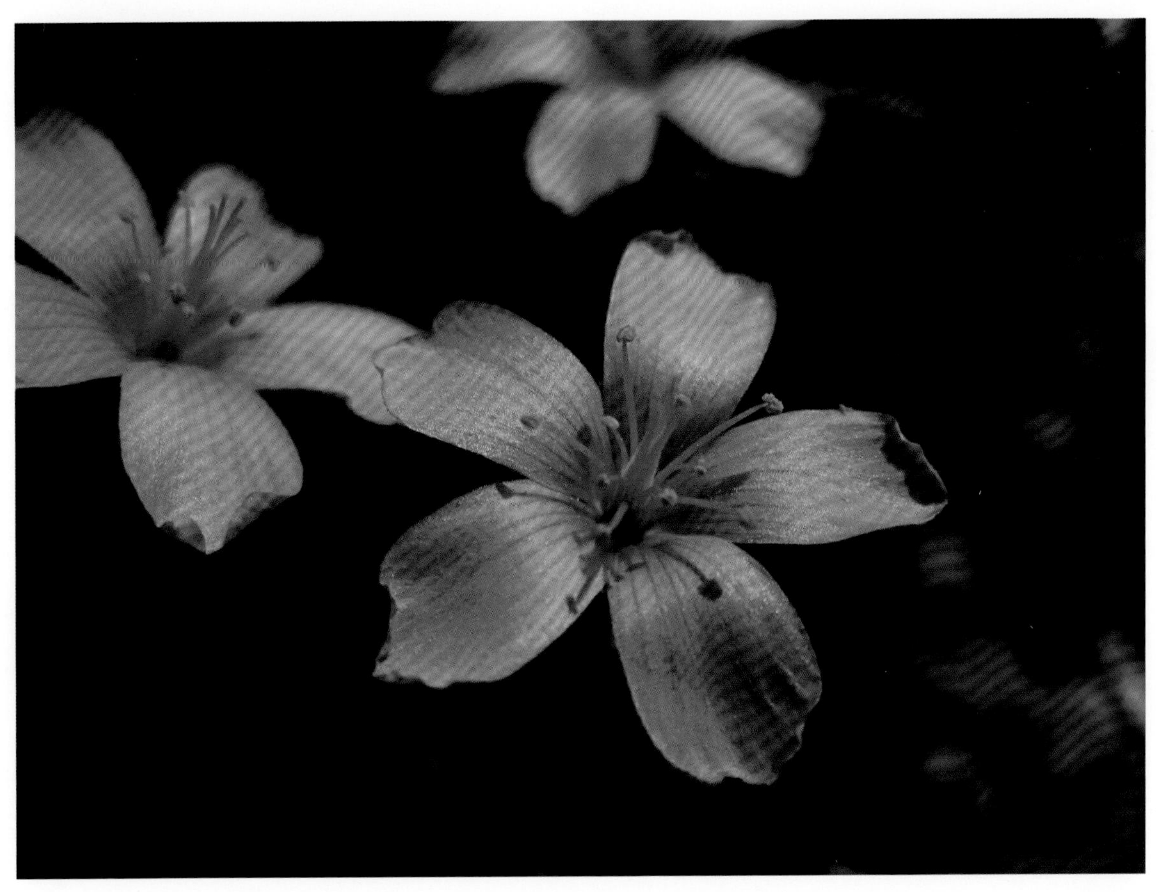

酢浆草

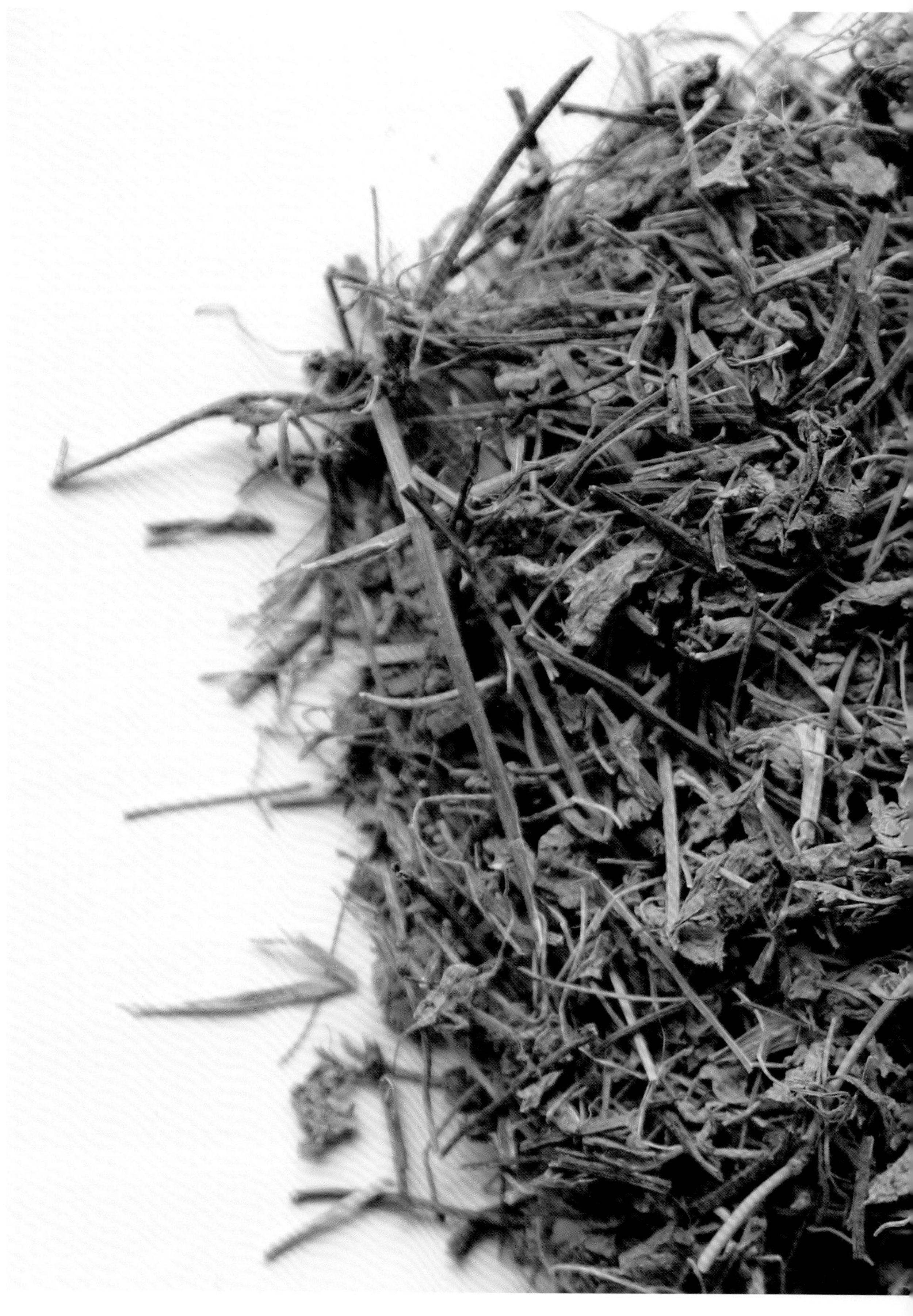

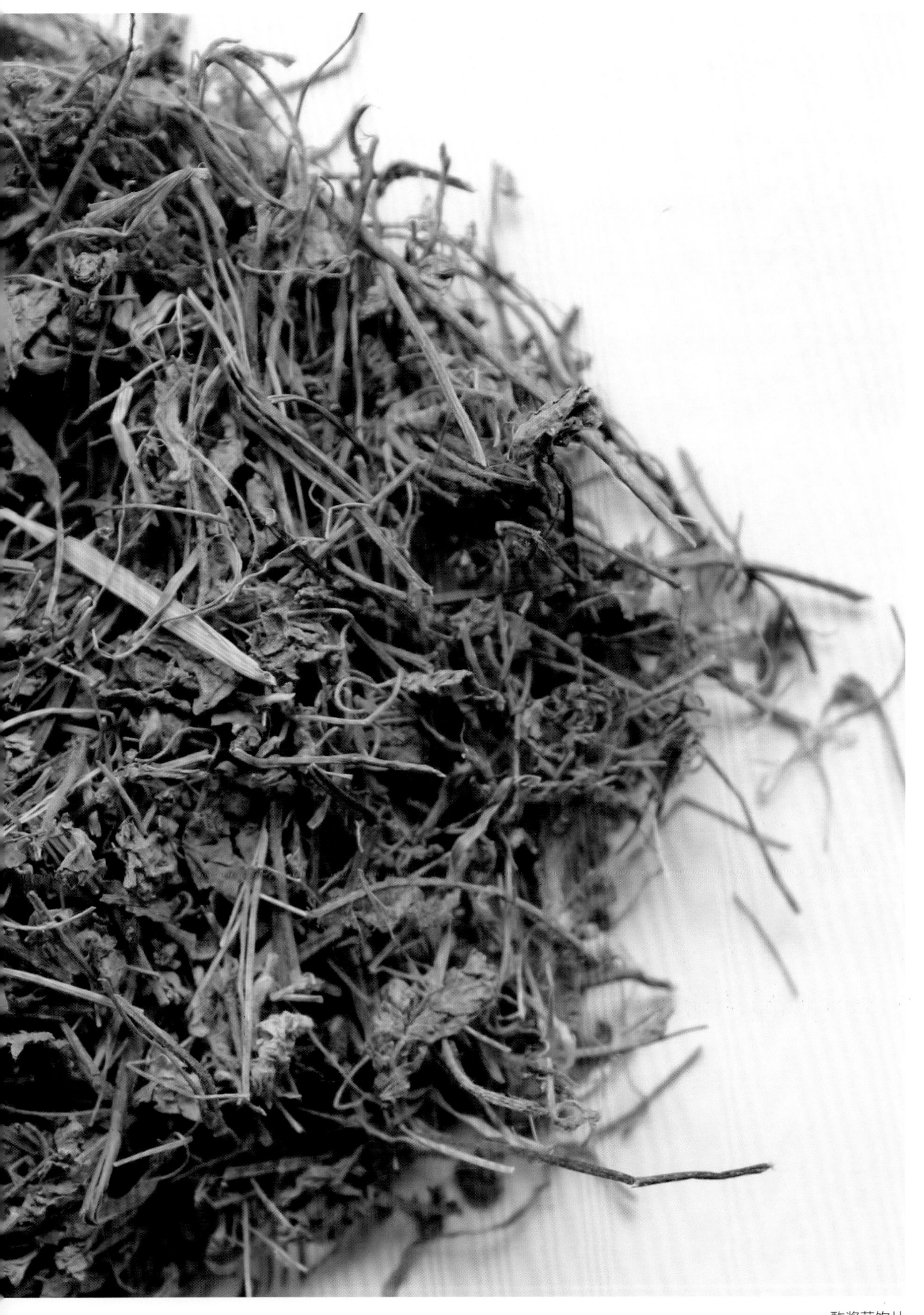

酢浆草饮片

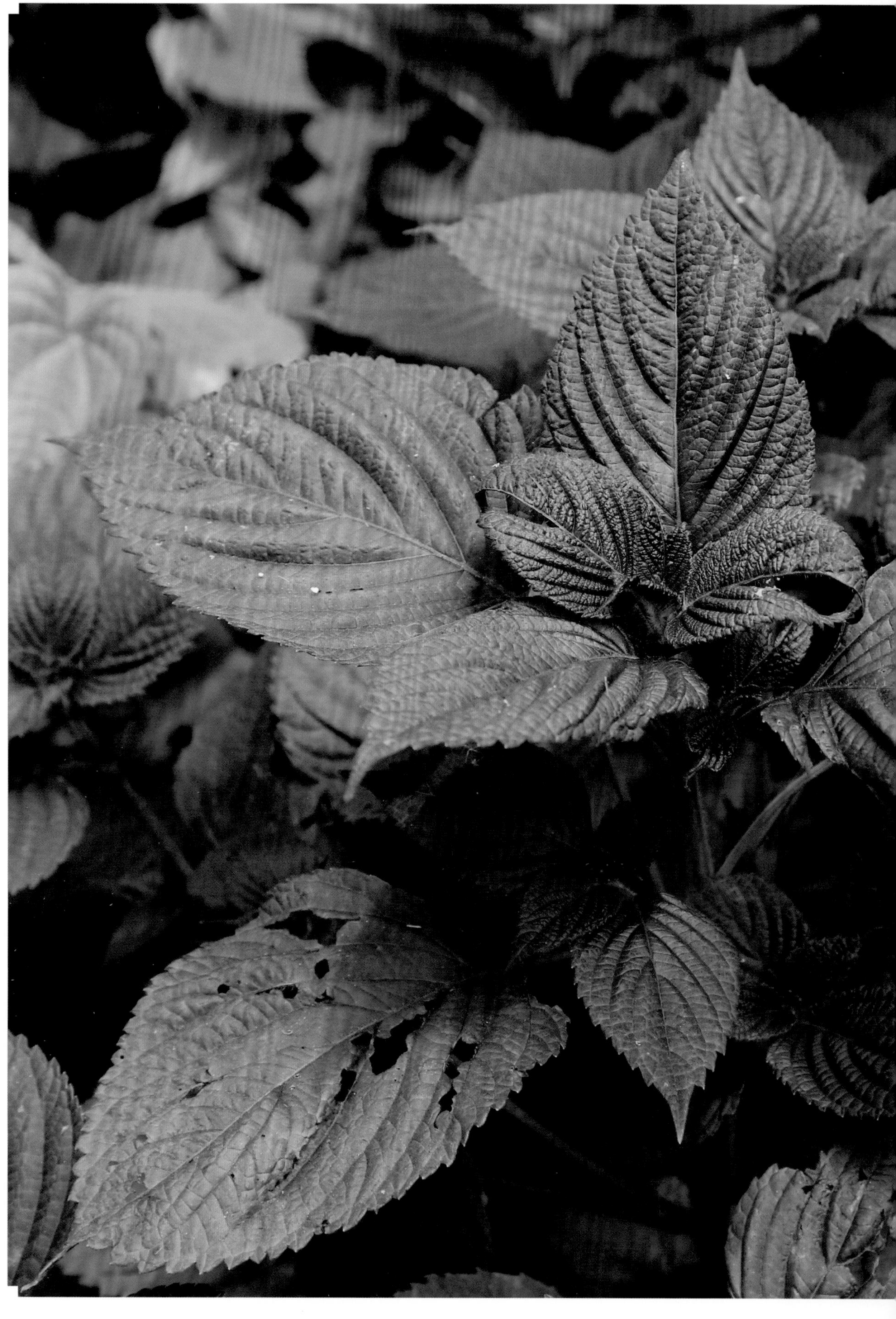

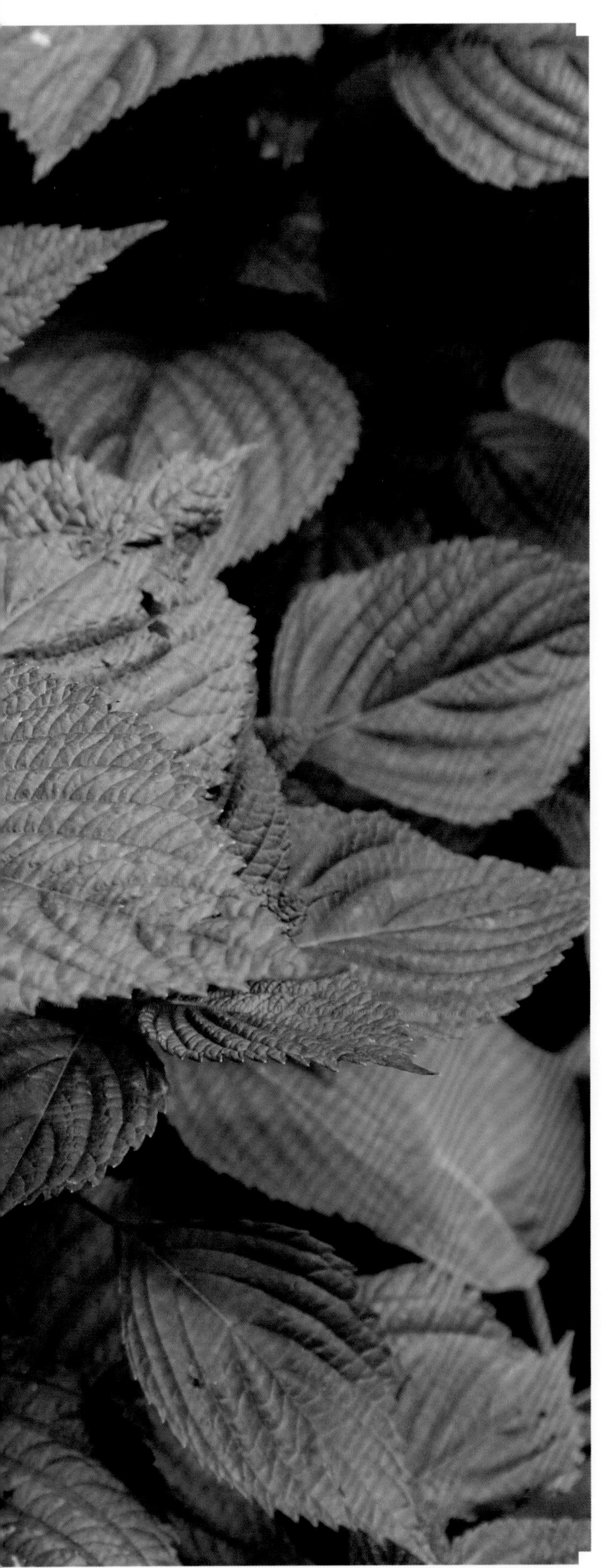

紫苏子

【壮药名】楣紫苏。

【别　名】苏子、野麻子、铁苏子、黑苏子。

【来　源】本品为唇形科植物紫苏 *Perilla frutescens*（L.）Britt. 的干燥成熟果实。

【性味归经】味辛、辣，性微热。归肺经。

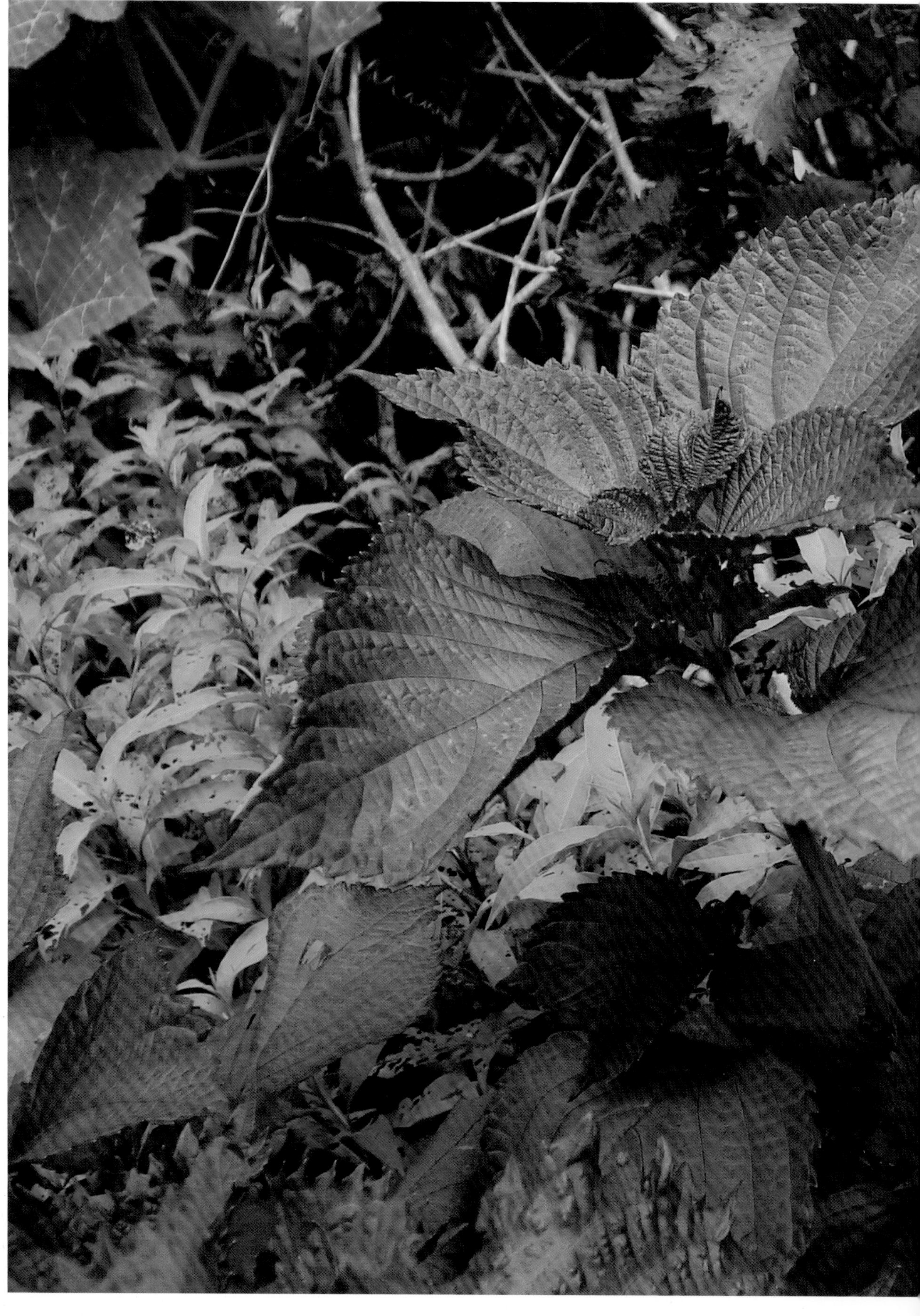

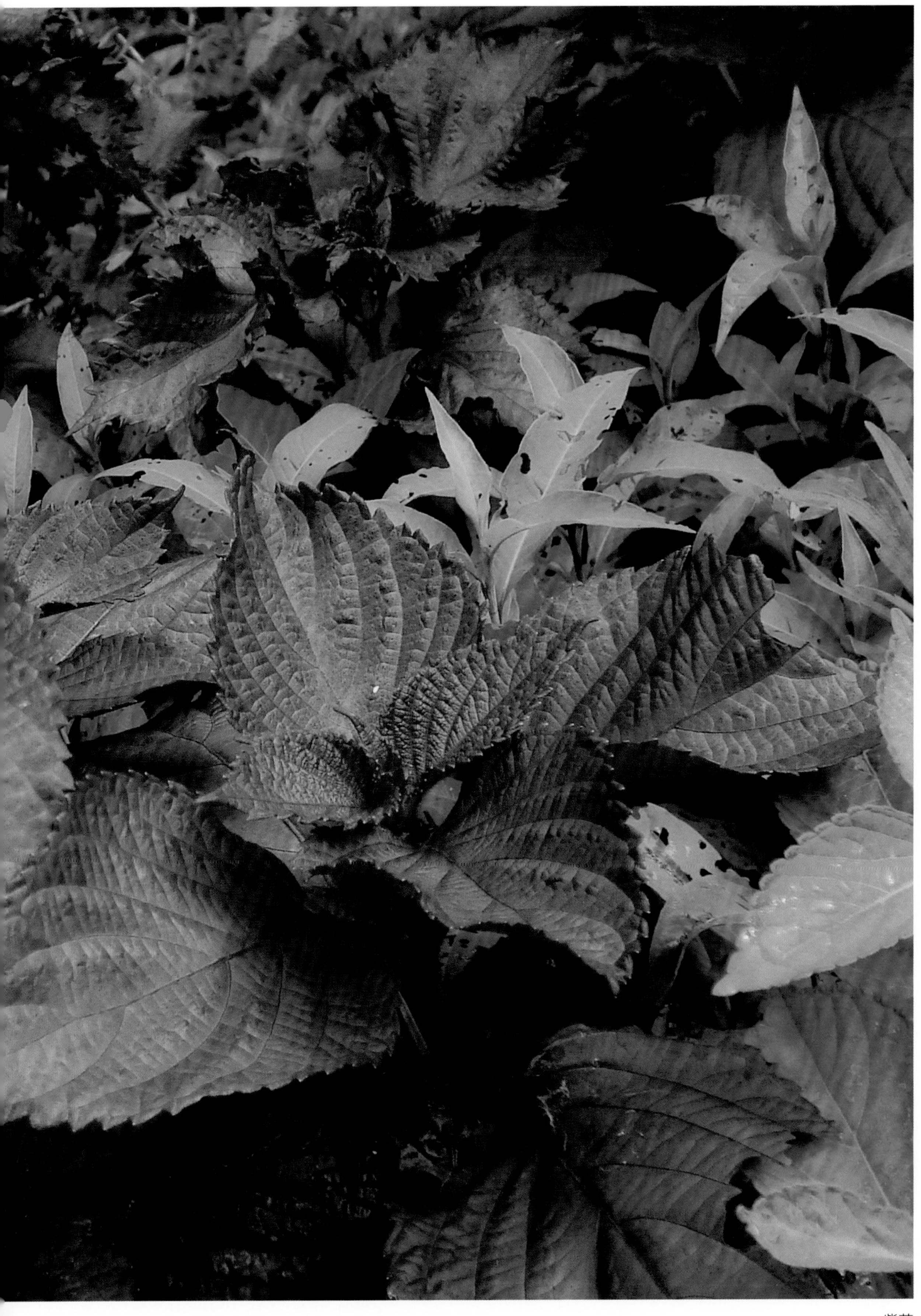

紫苏

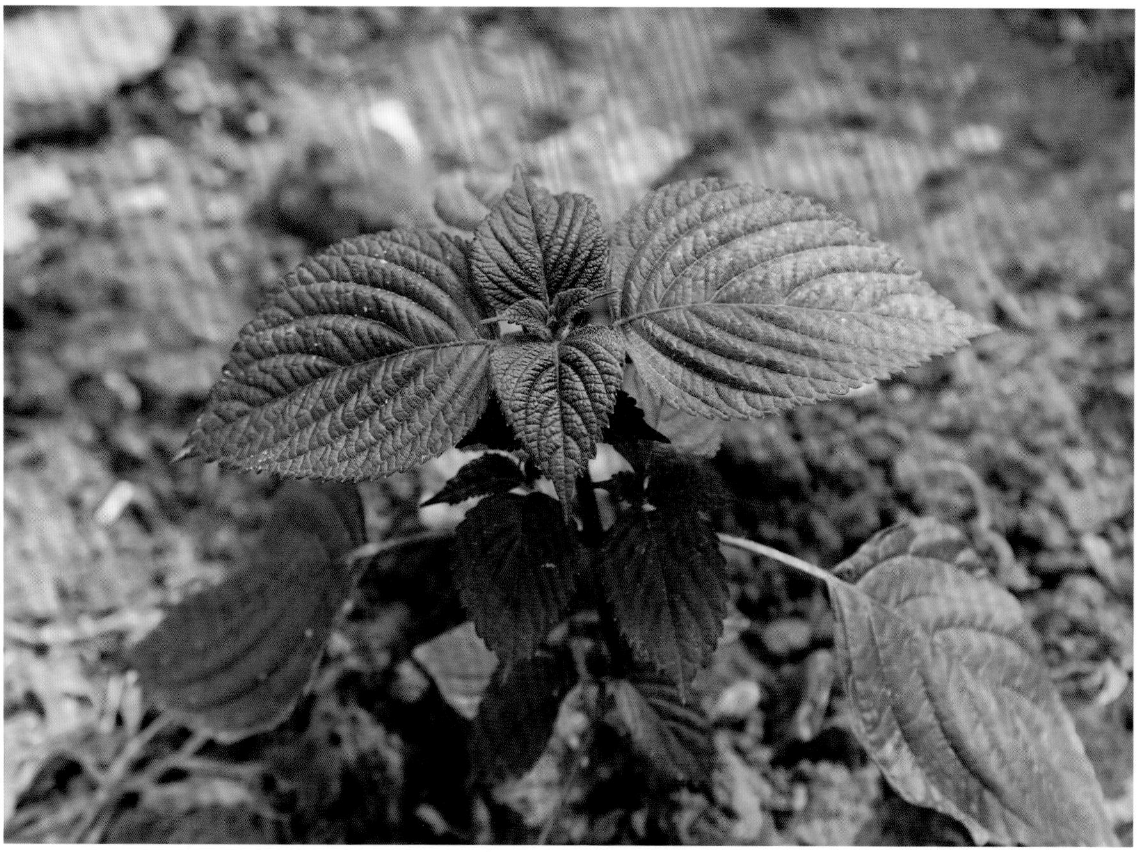

紫苏

识别特征

一年生草本植物，高30～200 cm。具特异香气。茎直立，四棱形，绿紫色或绿色，密被长柔毛。叶对生；叶片卵形至宽肋形，长7～13 cm，宽2.5～10.0 cm，先端渐尖或突尖，基部圆形或阔楔形，边缘具粗锯齿，两面紫色或仅下面紫色，上下两面均疏生柔毛，沿叶脉多较密；叶柄长3～5 cm，密被长柔毛。轮伞花序，组成偏向一侧的顶生和腋生的总状花序，花序密被长柔毛；苞片卵形、卵状三角形或披针形；花萼钟状，下部密被长柔毛和有黄色腺点，基部一边肿胀，上唇宽大，有3齿；下唇稍长，有2齿，花冠紫红色或粉红色至白色，上唇微缺，下唇3裂。小坚果近球形，灰棕色或褐色，具网纹。花期6—7月，果期7—8月。

生境分布

生长于山地、路旁、村边或荒地。全国各地均有栽培。

采收加工

秋季果实成熟时采收，除去杂质，晒干。

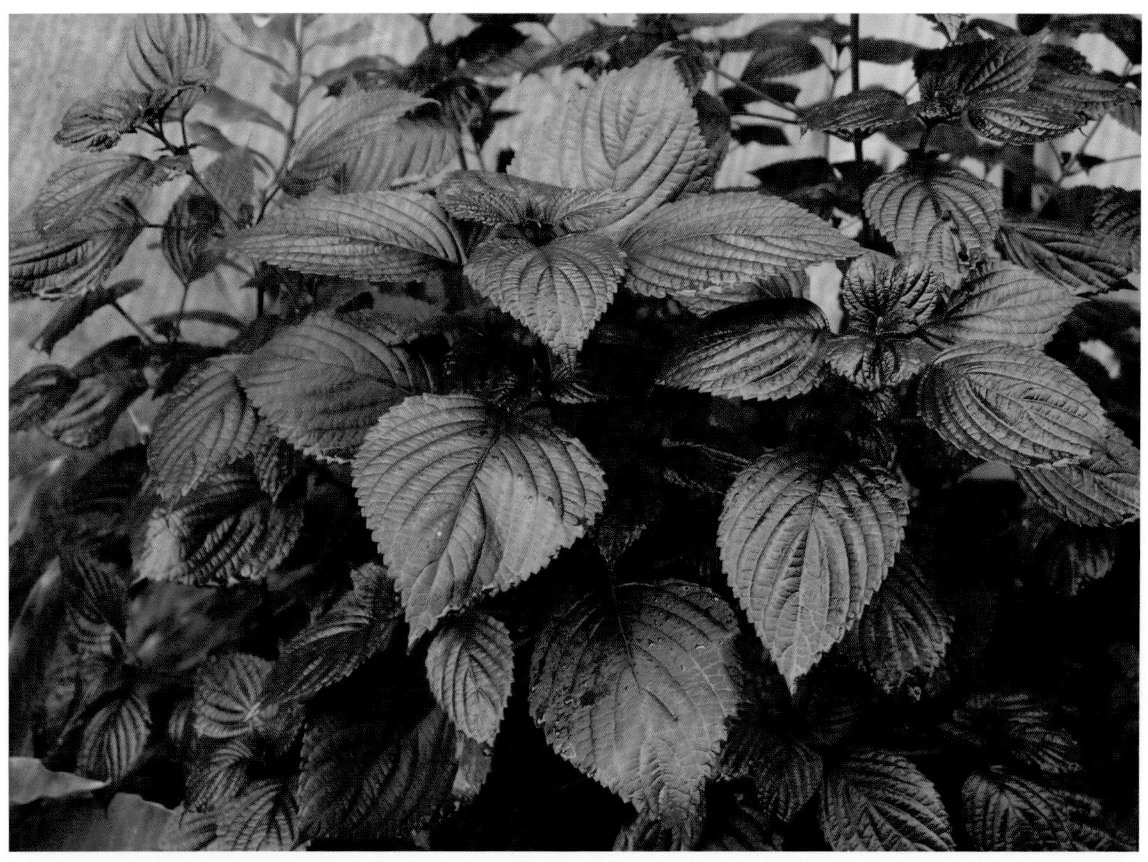

紫苏

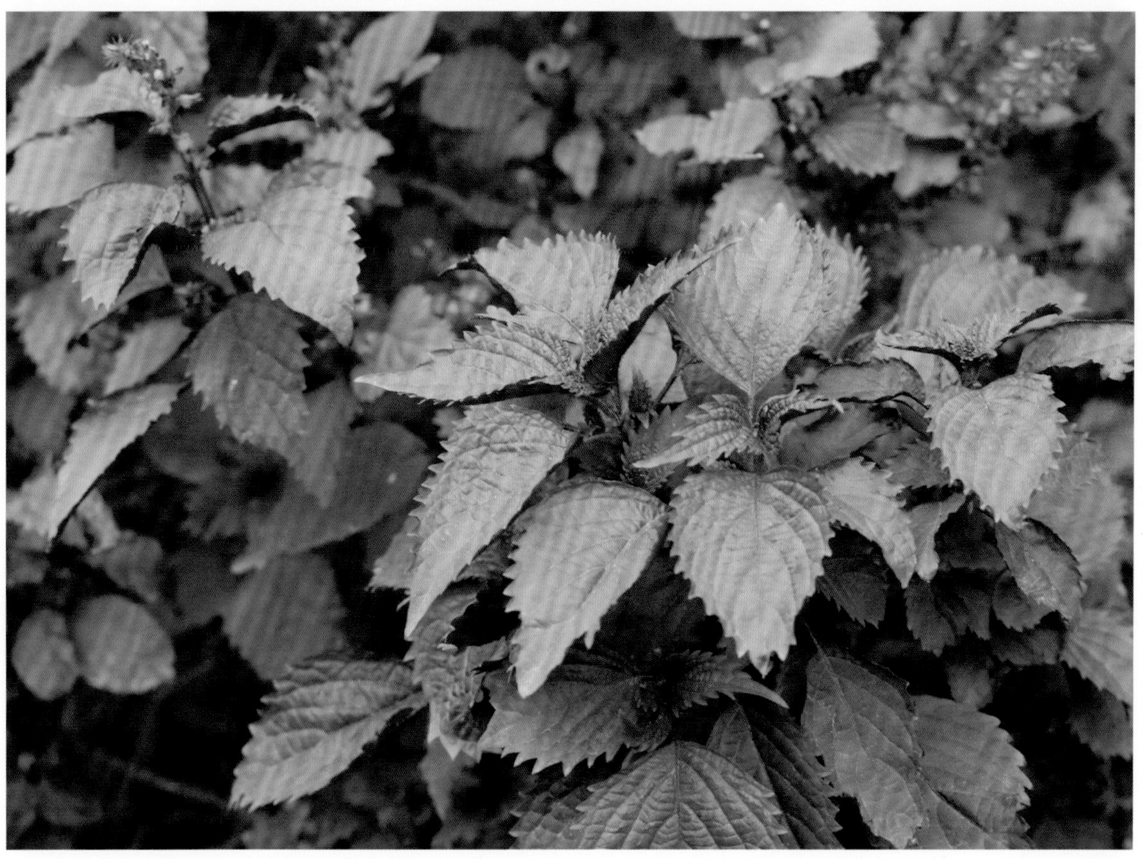

紫苏

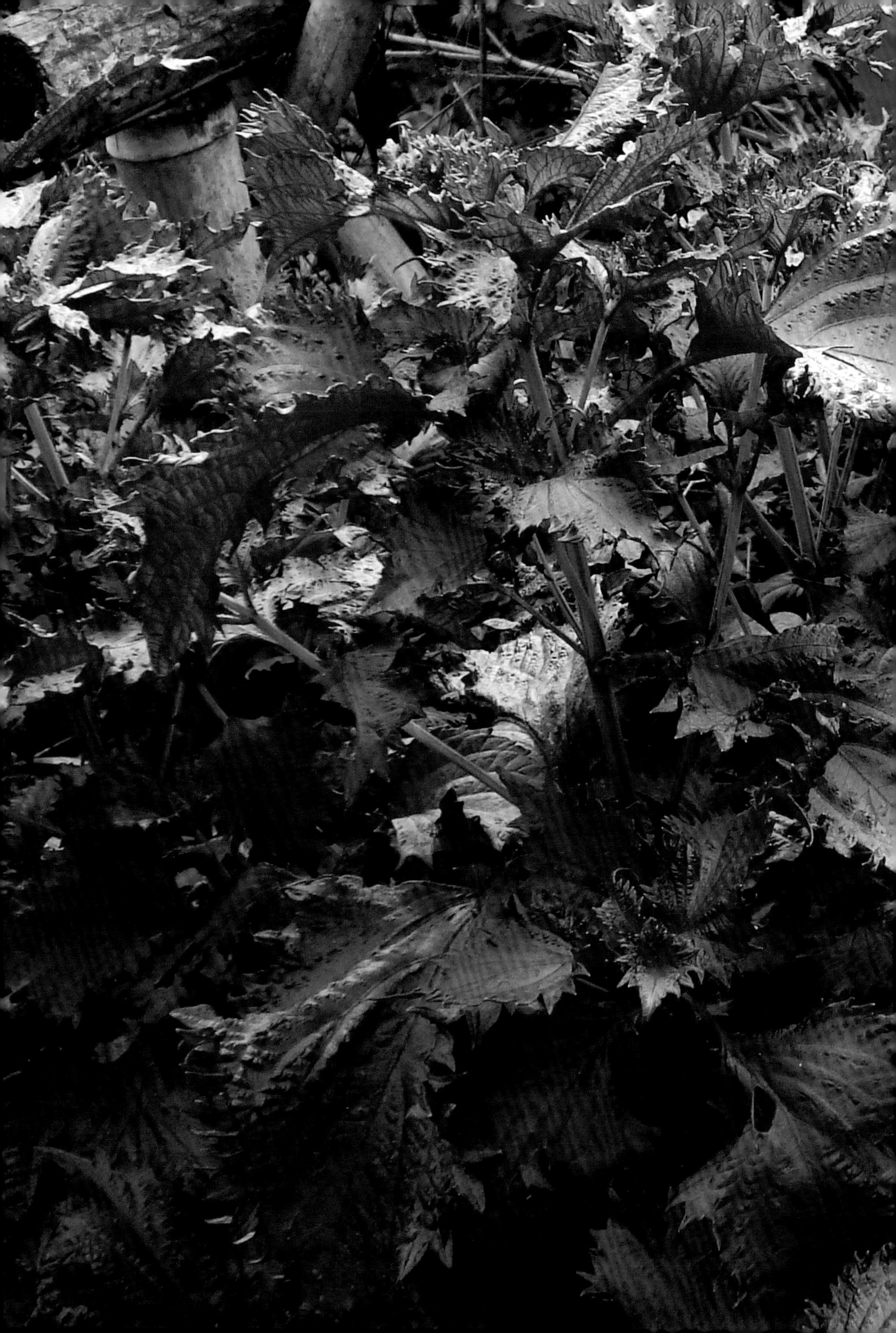

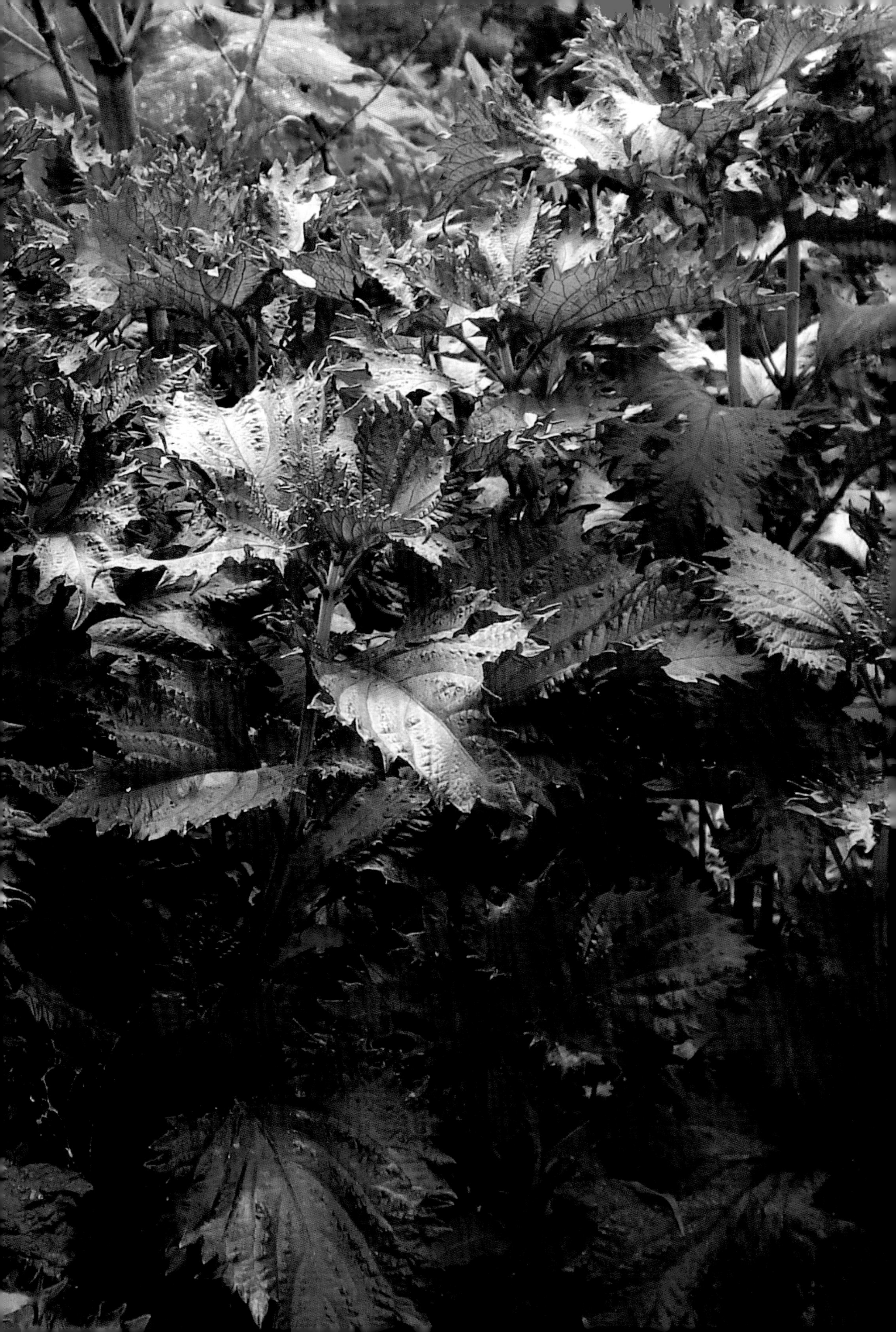

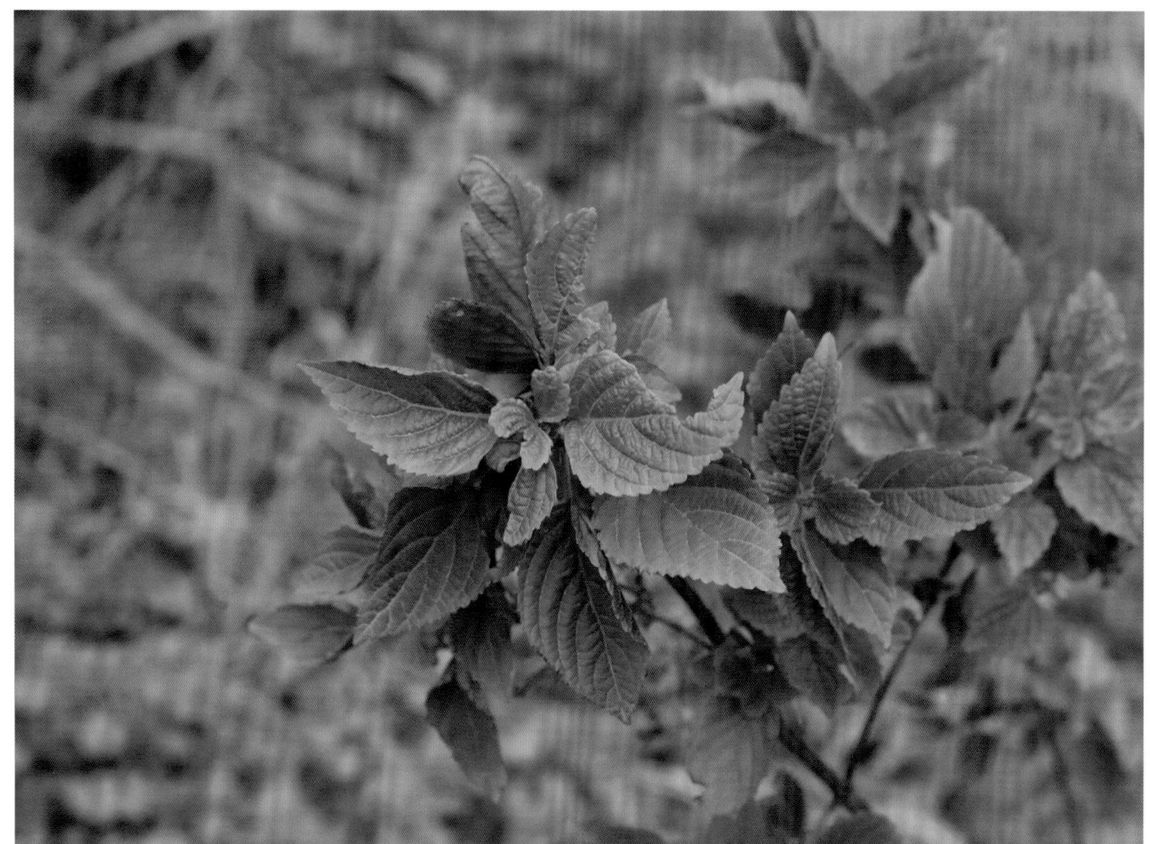

紫苏

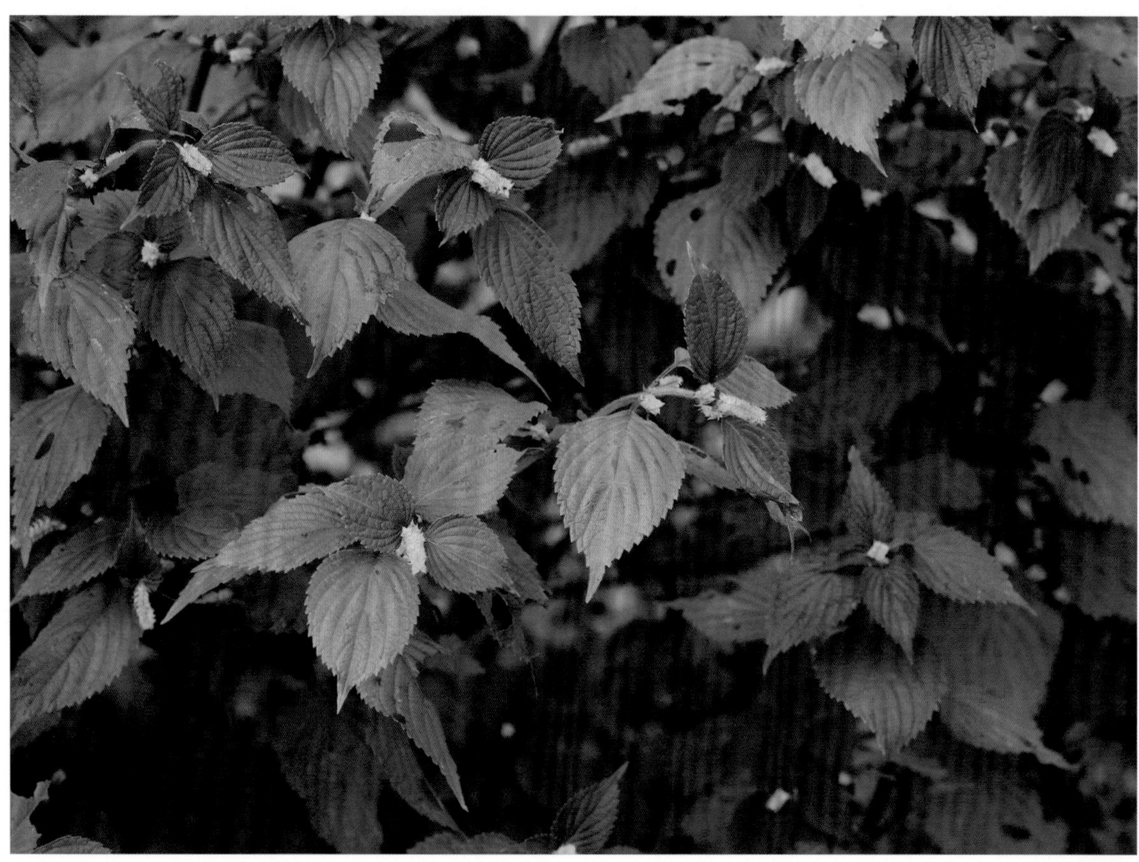

紫苏

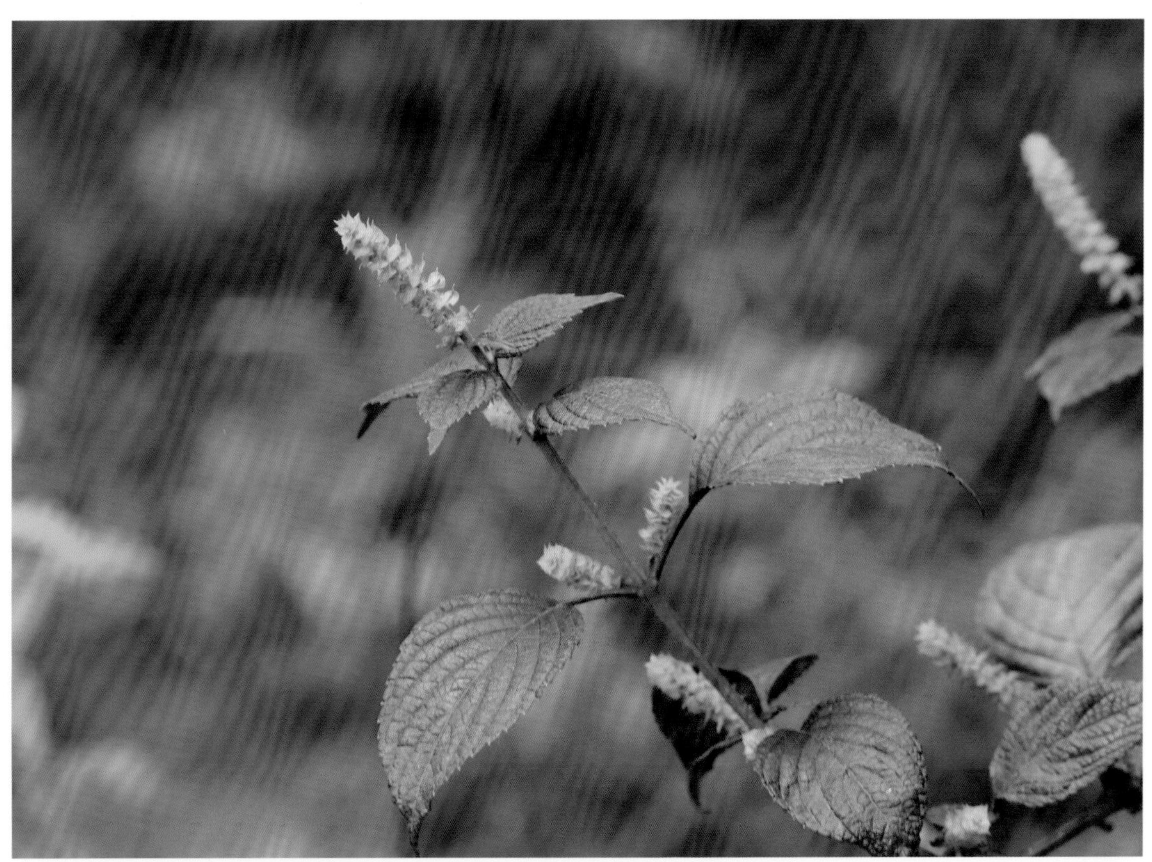

紫苏

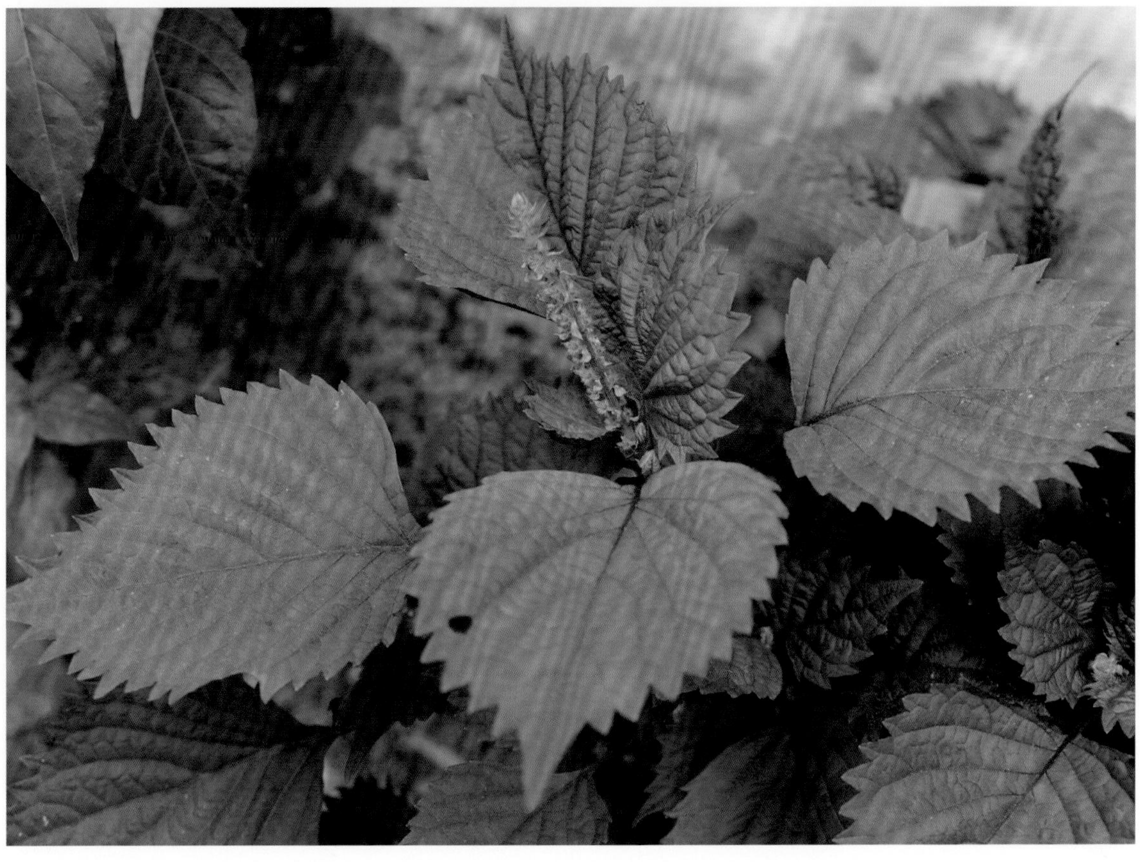

紫苏

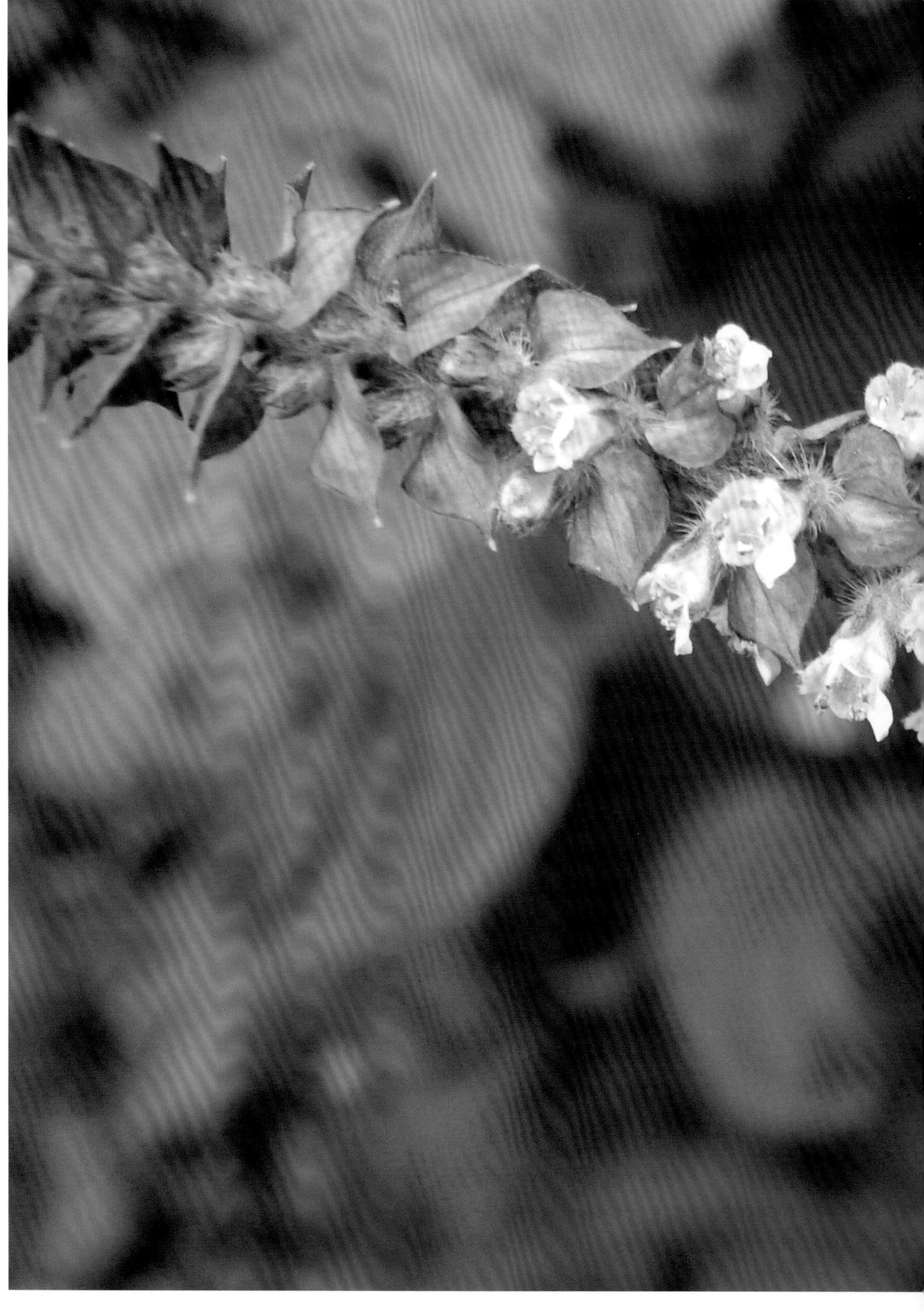

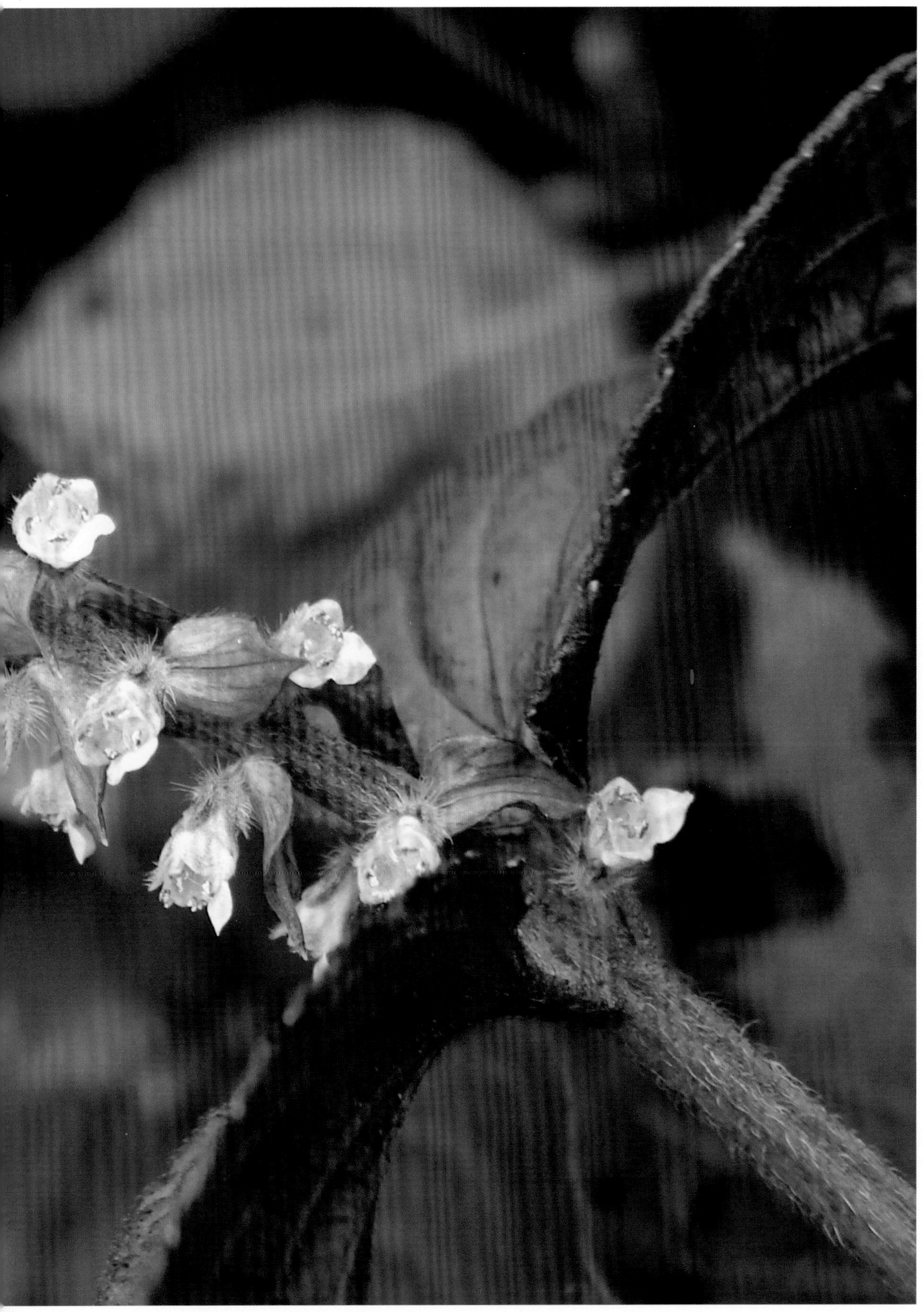

紫苏

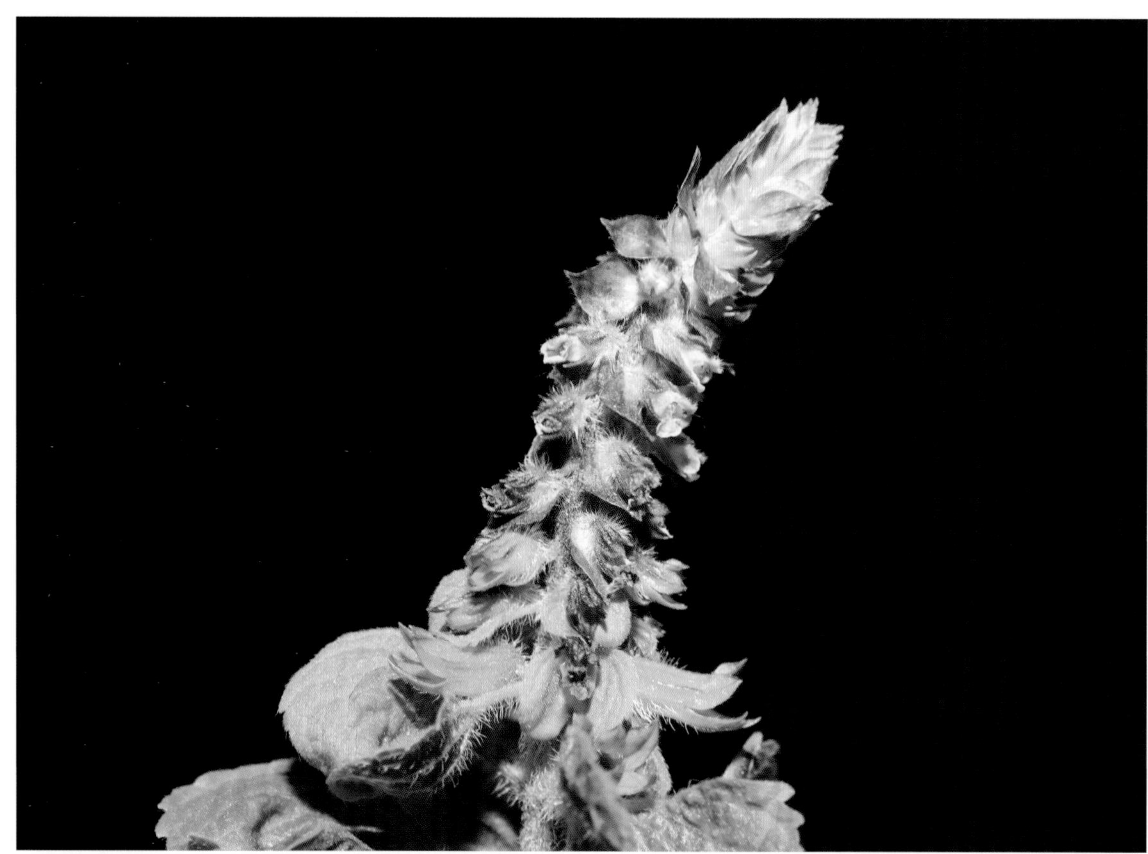

紫苏

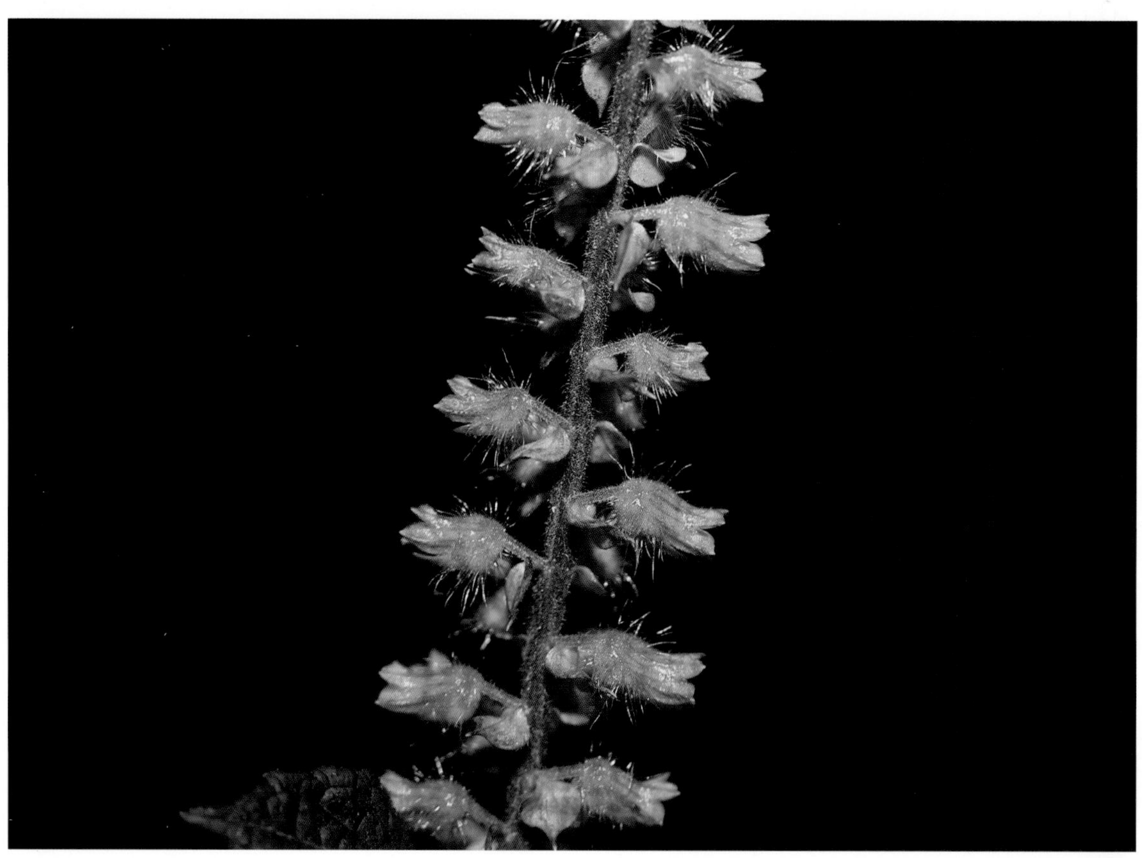

紫苏

药材鉴别

本品干燥果实呈卵圆形或圆球形，长径 0.6 ~ 3 mm，短径 0.5 ~ 2.5 mm。野生者粒小，栽培者粒大。表面灰褐色至暗棕色或黄棕色，有隆起的网状花纹，较尖的一端有果柄痕迹。果皮薄，硬而脆，易压碎。种仁黄白色，富油质。气清香，味微辛。以颗粒饱满、均匀、灰棕色、无杂质者为佳。

功效主治

降气，消痰，平喘，润肠。主治痰壅气逆，咳嗽气喘，肠燥便秘。

用法用量

内服：3 ~ 10 g，煎汤；或入丸、散服。

民族药方

1．口臭　紫苏子 10 g。煮水漱口，每日 3 餐后各漱 1 次。

2．肠燥便秘　紫苏子、亚麻子、决明子各 10 g。水煎服，每次 150 ml。

3．习惯性便秘　紫苏子 10 g，蜂蜜 30 g。炒焦碾碎，清晨空腹用蜂蜜送服，连服 10 日。

4．咳嗽痰喘　紫苏子、白芥子、莱菔子各 9 g。煎水 2 次，将药液混匀，分 2 ~ 3 次温服，每日 1 剂，连用数日。

5．产后多汗、便秘　紫苏子、火麻仁各 9 g。洗净后研成细末，用水再研，取汁 50 ml，分 2 次煮粥服。

6．蛔虫病　生紫苏子适量。捣烂或咬碎嚼吃，空腹服，成人每次 50 ~ 70 g，4 ~ 10 岁每次 20 ~ 50 g，每日 2 ~ 3 次，连服 3 日。

使用注意

阴虚、气虚及温病者慎服。

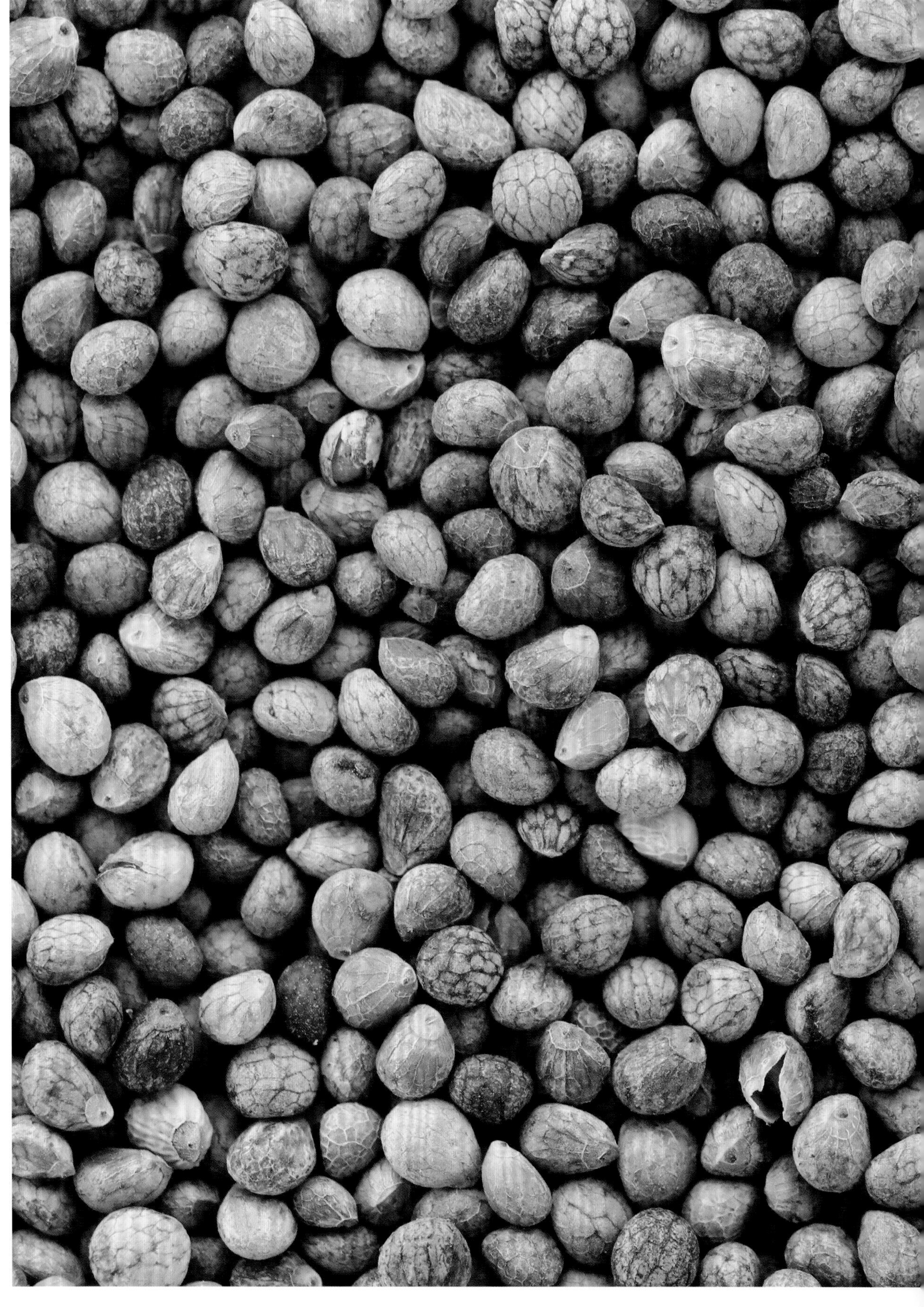

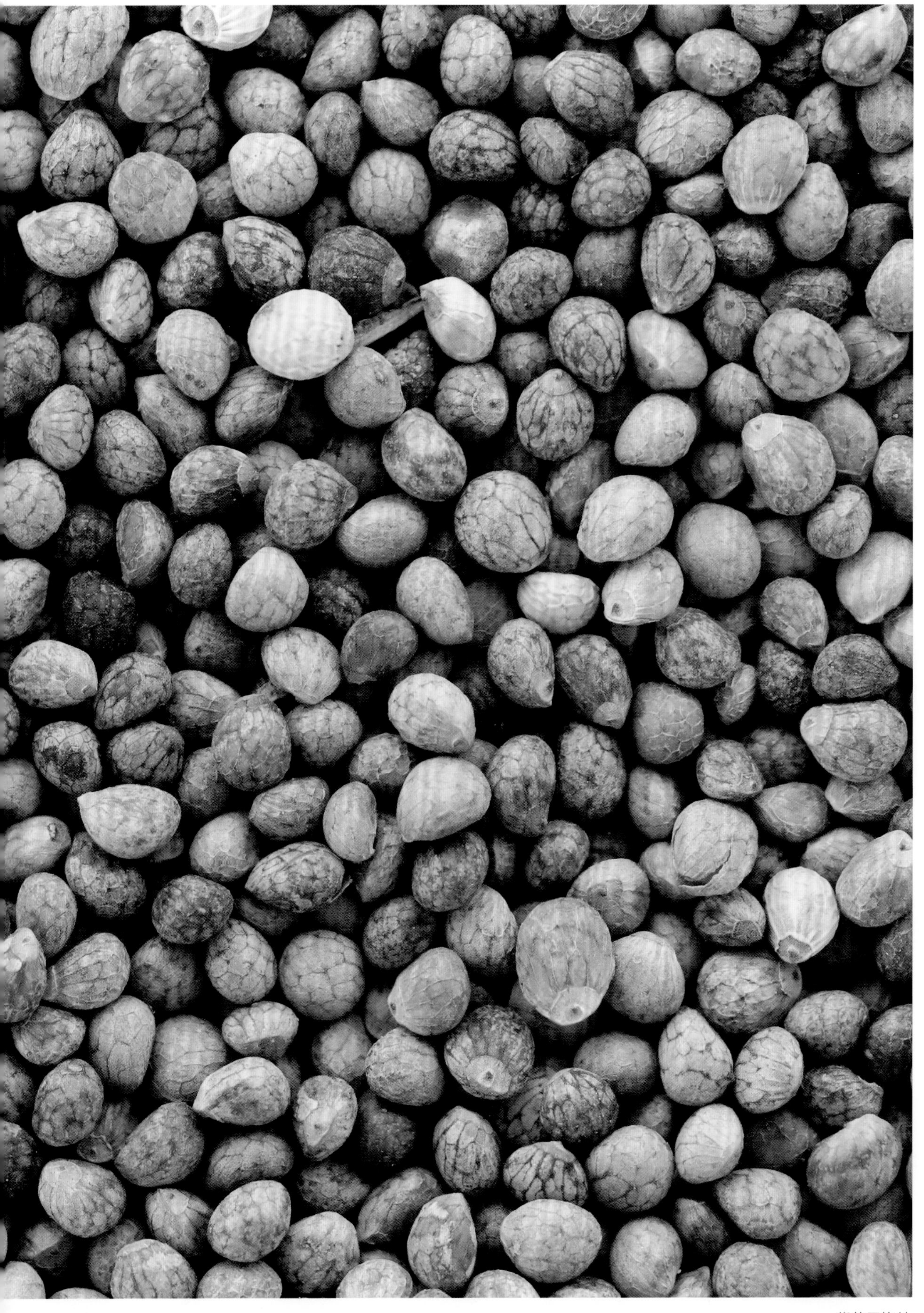

紫苏子饮片

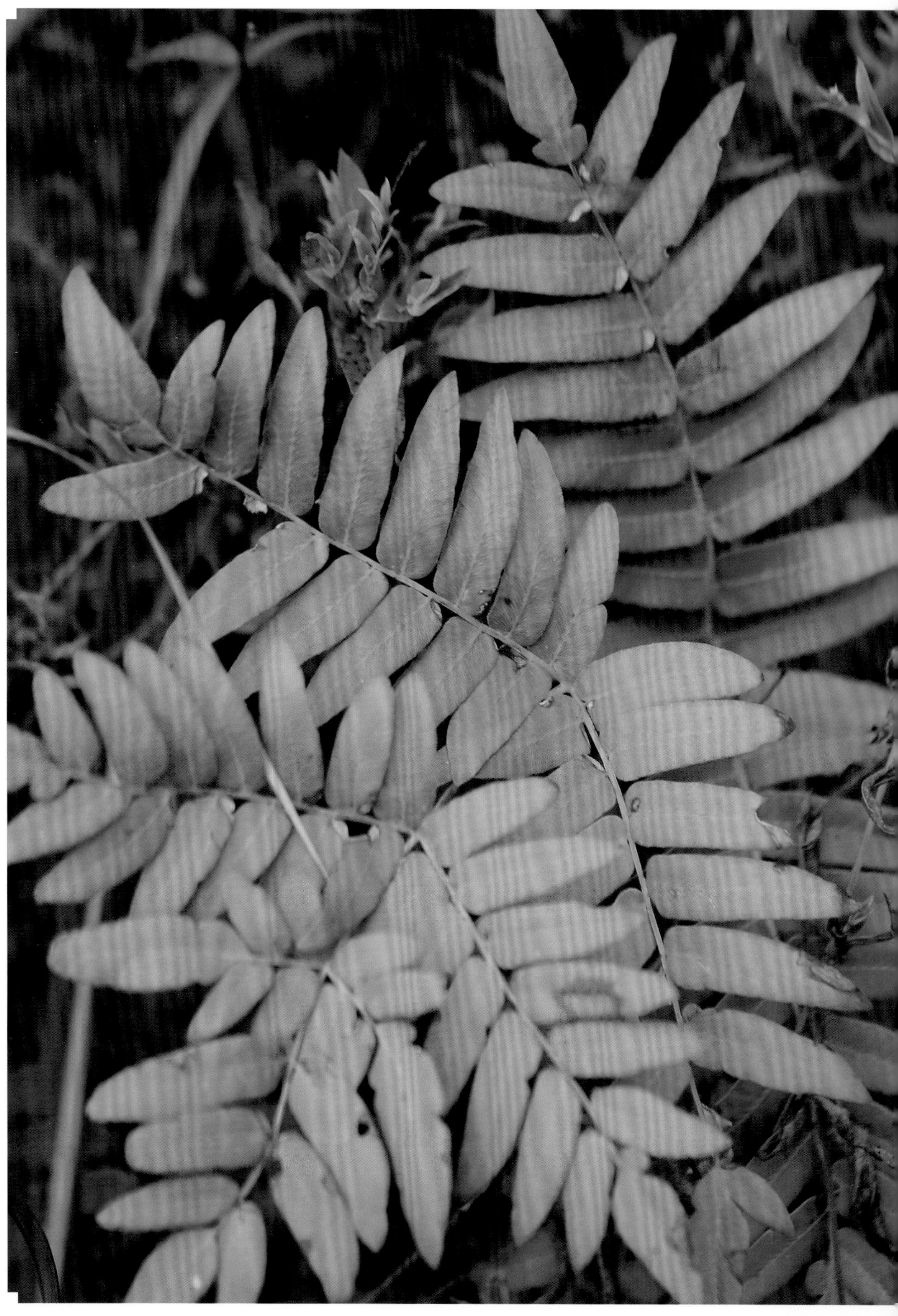

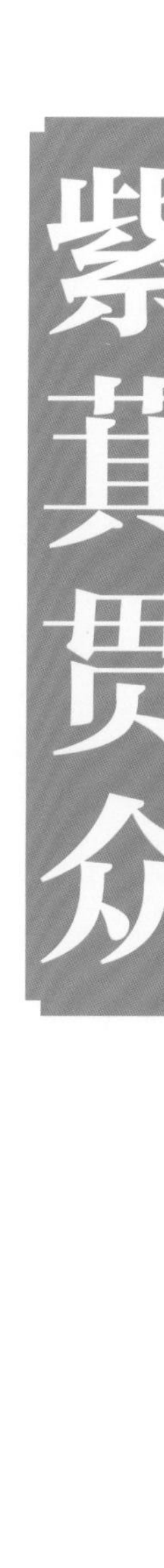

【壮 药 名】 棍宁。

【别　　名】 紫蕨、薇菜、水骨菜、高脚贯众。

【来　　源】 本品为紫萁科植物紫萁 *Osmunda japonica* Thunb. 的干燥根茎及叶柄残基。

【性味归经】 味苦，性寒。归肺、胃、肝经。

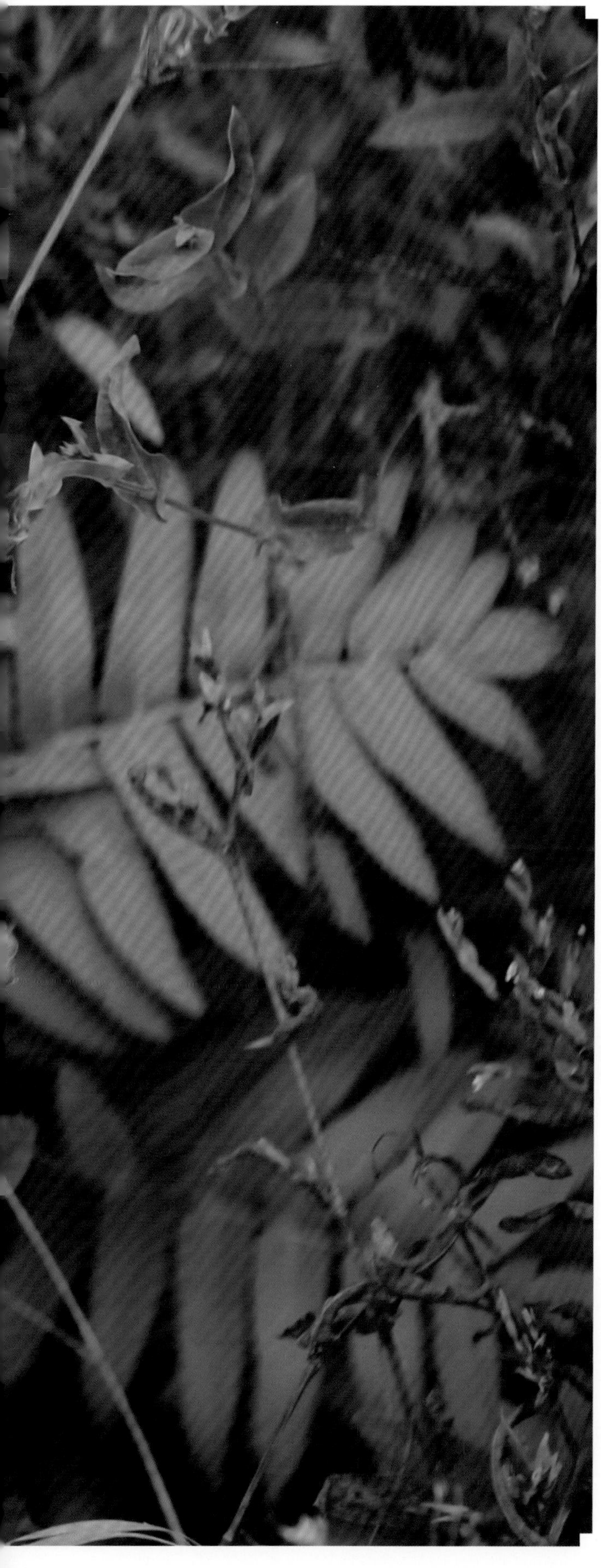

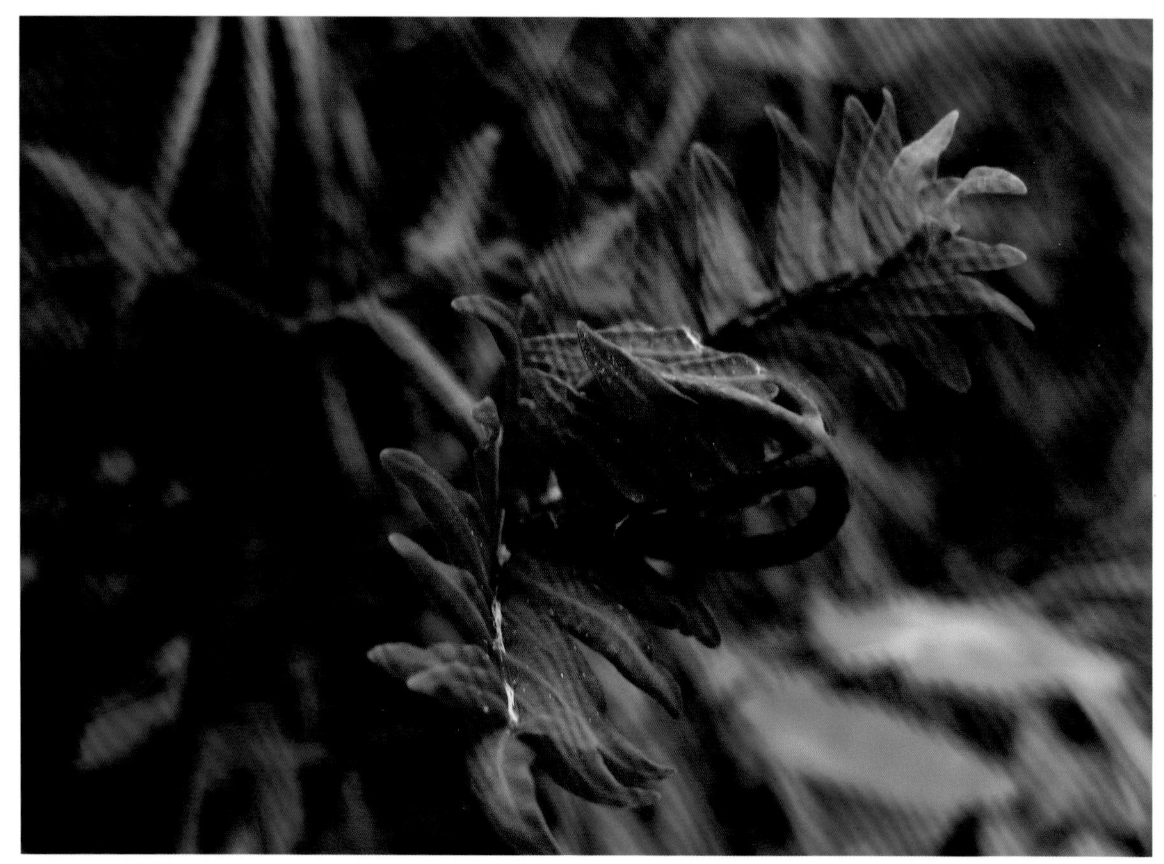

紫萁

识别特征

多年生草本植物，高 30 ~ 80 cm。根状茎粗壮，横卧或斜升。叶二型，幼时密被茸毛；不育叶片三角状阔卵形，长 30 ~ 50 cm，宽 25 ~ 40 cm，顶部以下 2 回羽状，小羽片矩圆形或矩圆状披针形，先端钝或短尖，基部圆形或宽楔形，边缘有匀密的微钝锯齿。能育叶强度收缩，小羽片条形，长 1.5 ~ 2 cm，沿主脉两侧密生孢子囊，形成长大深棕色的孢子囊穗，成熟后枯萎。

生境分布

生长于林下、山脚或溪边的酸性土上。分布于西南、华北、华东、中南，以及陕西、甘肃等省区。

采收加工

春、秋二季采挖根茎，削去叶柄、须根，除净泥土，晒干或鲜用。

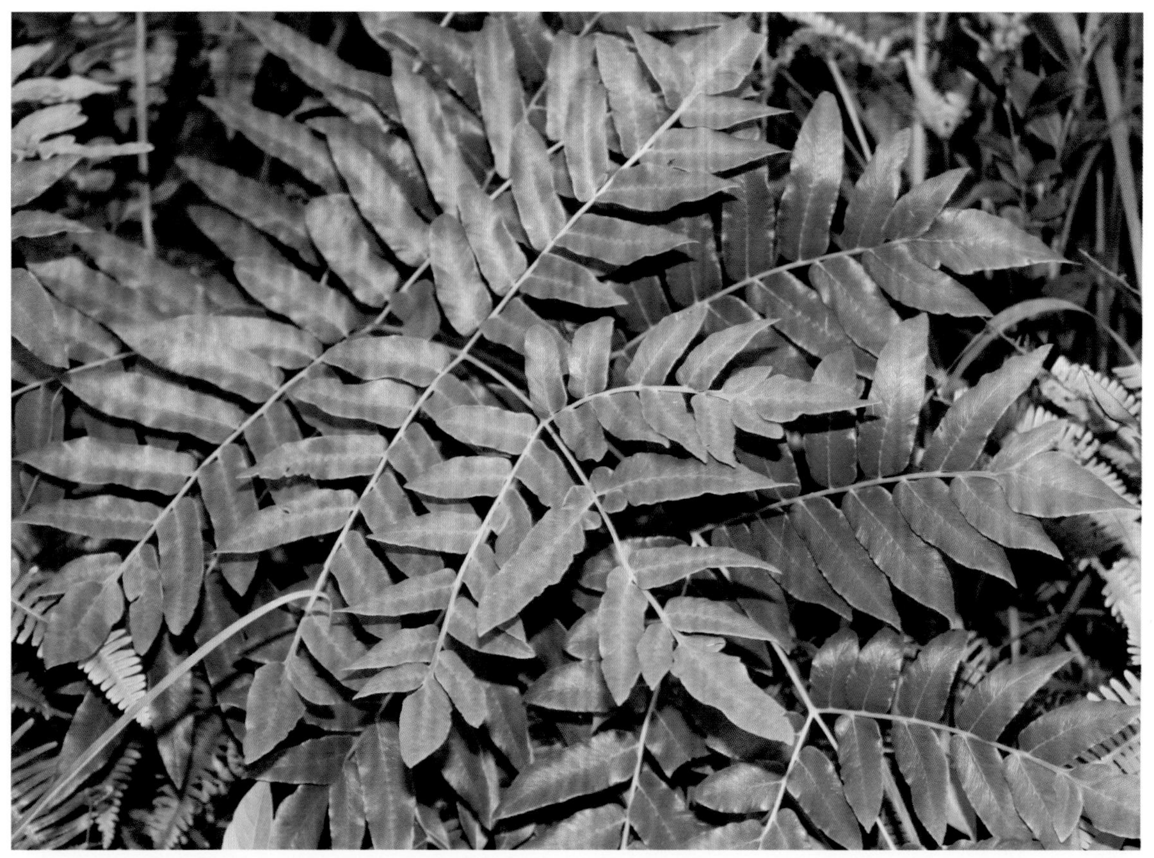
紫萁

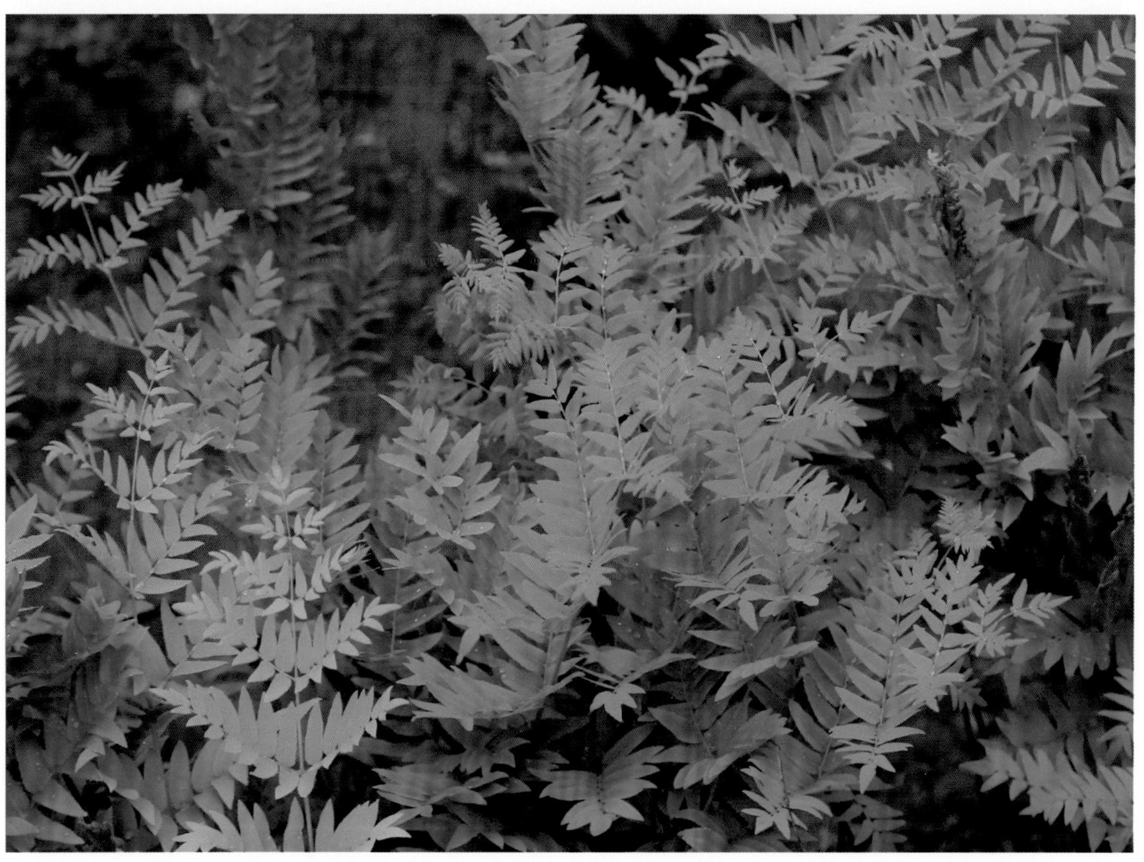
紫萁

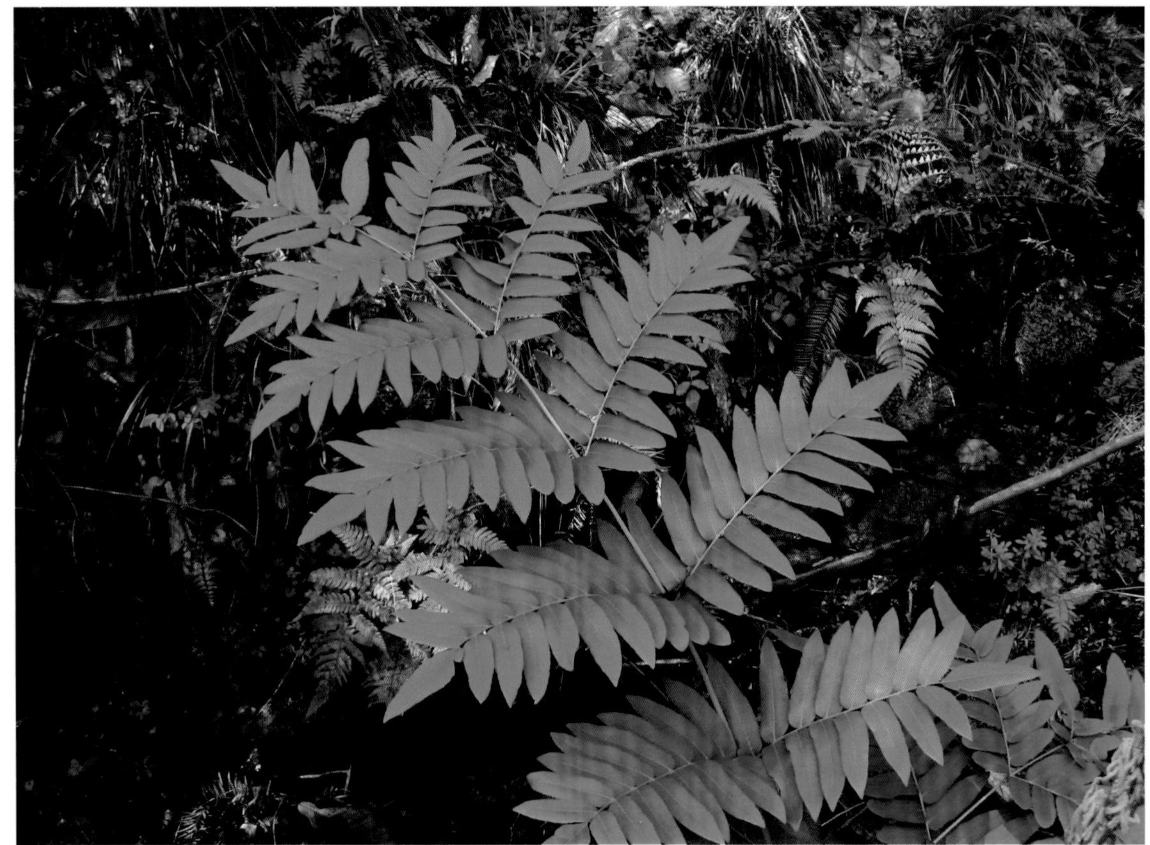

紫萁

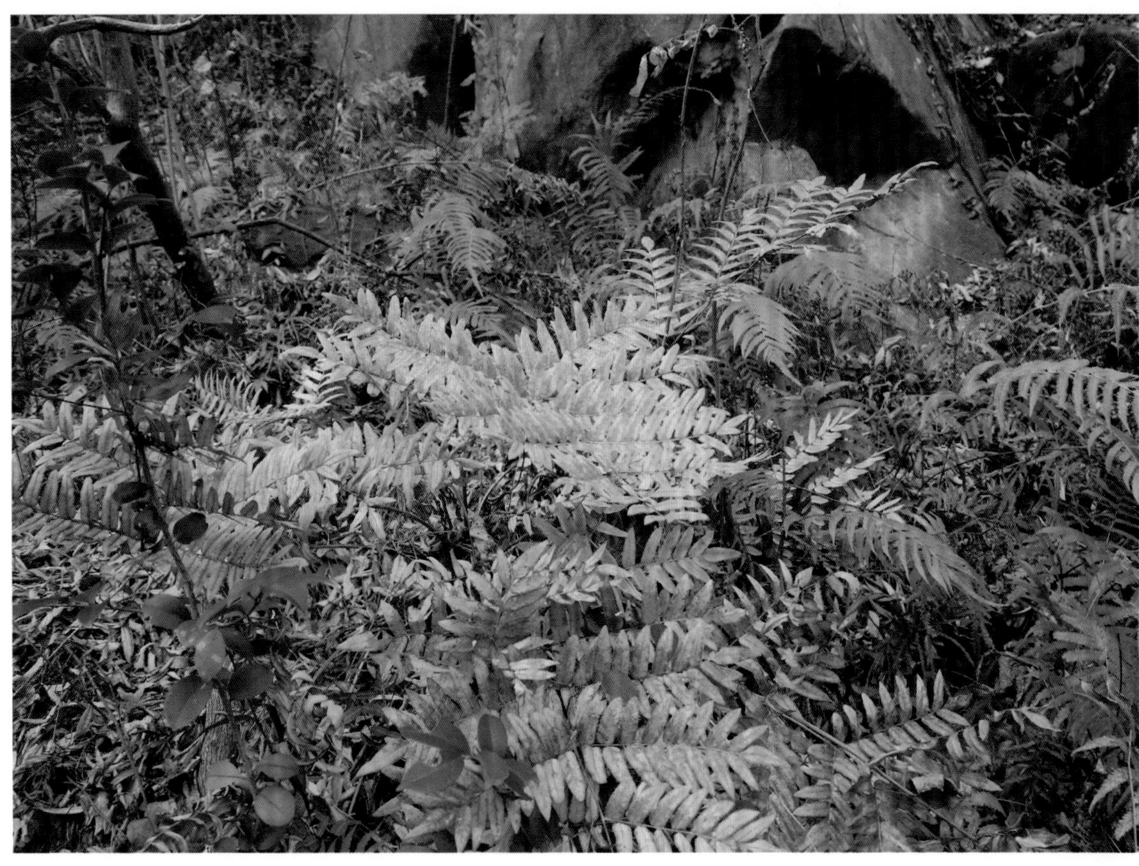

紫萁

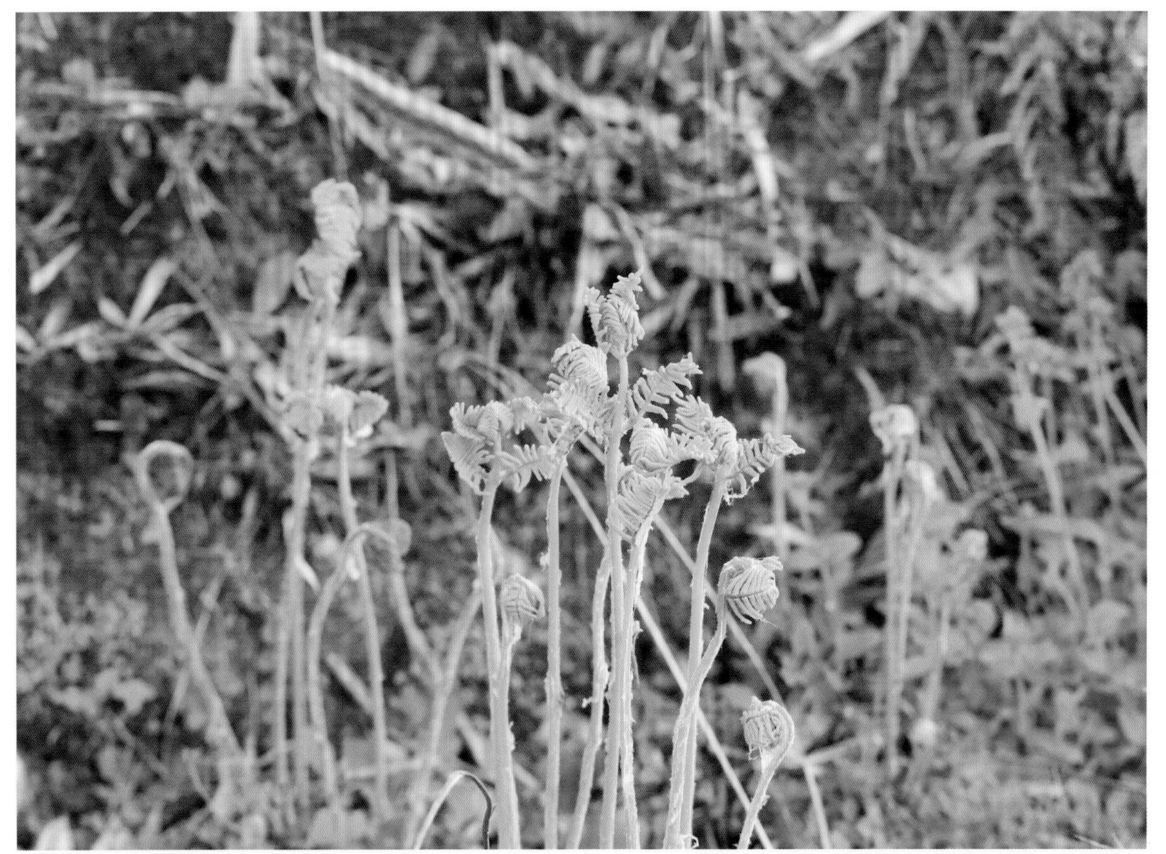

紫萁

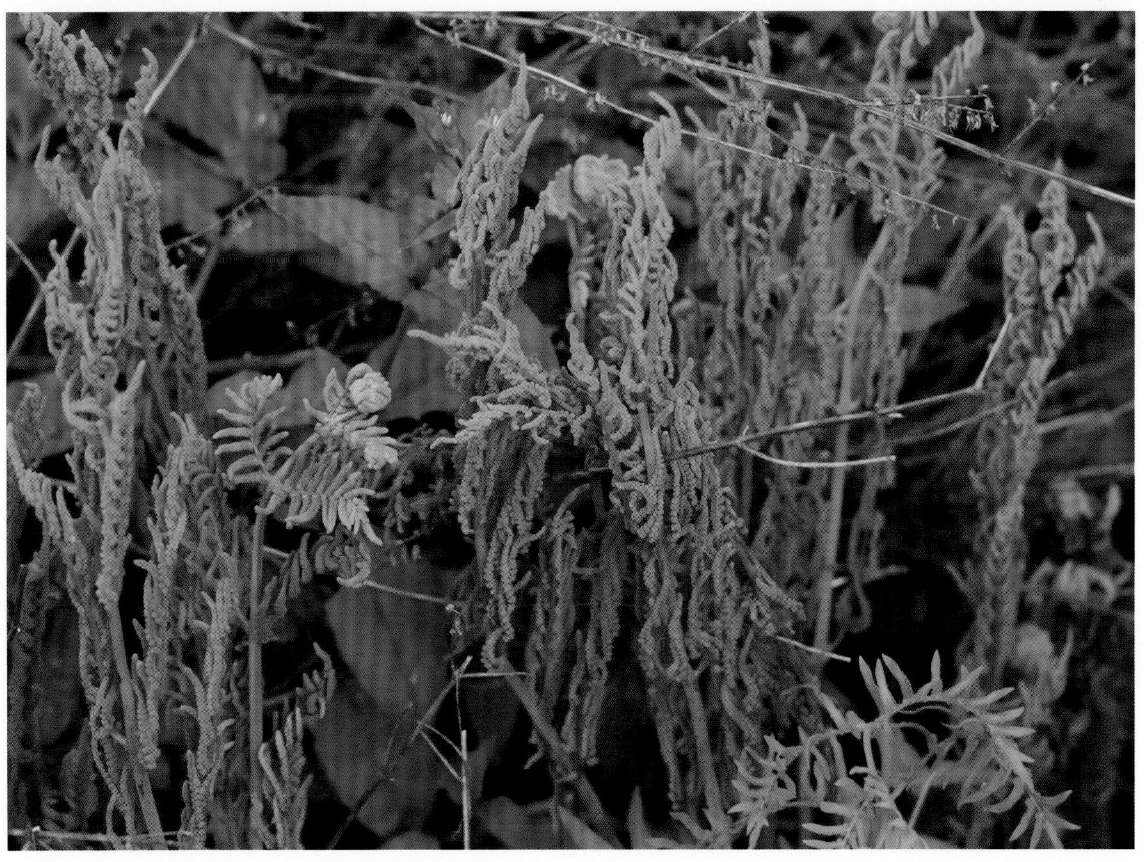

紫萁

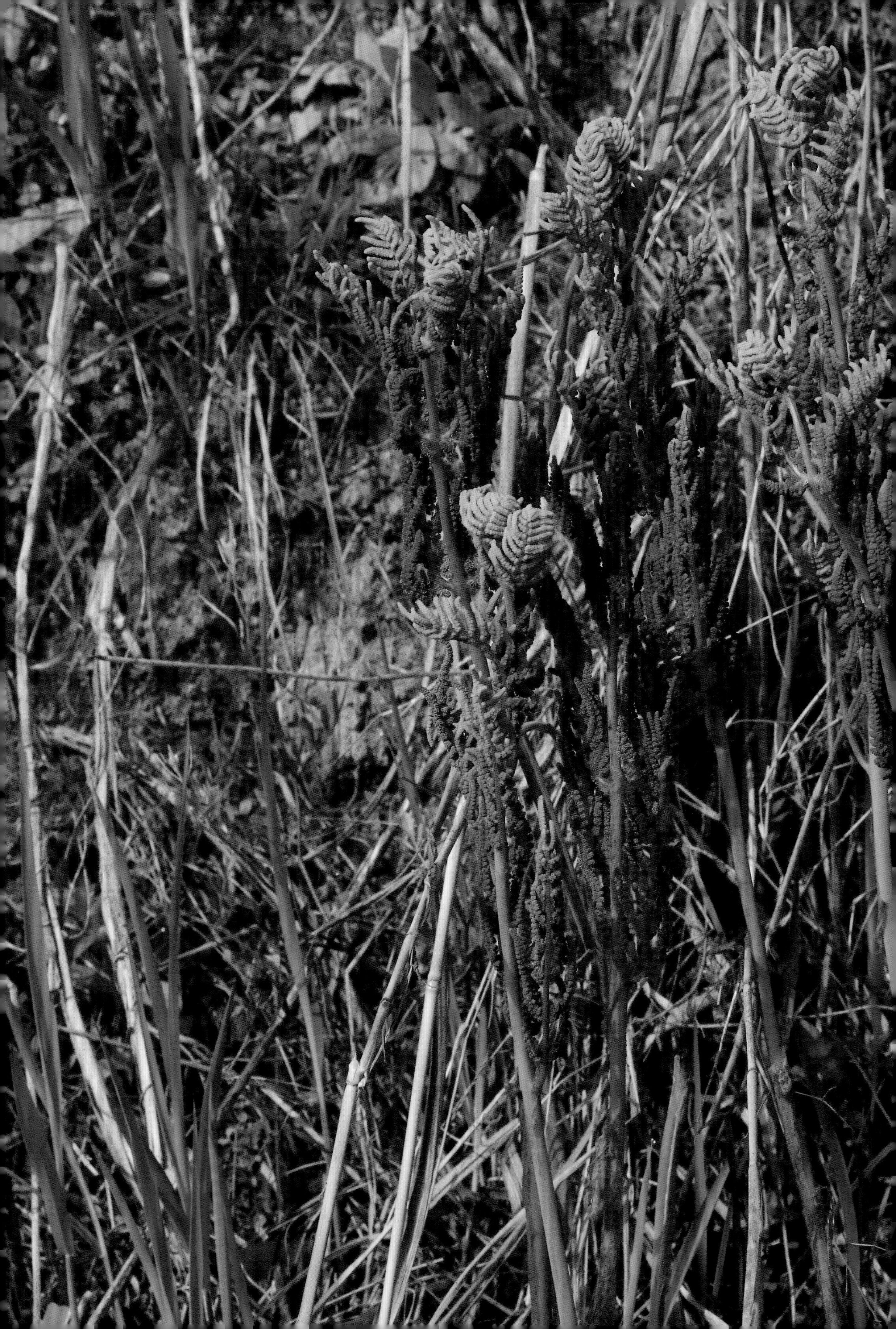

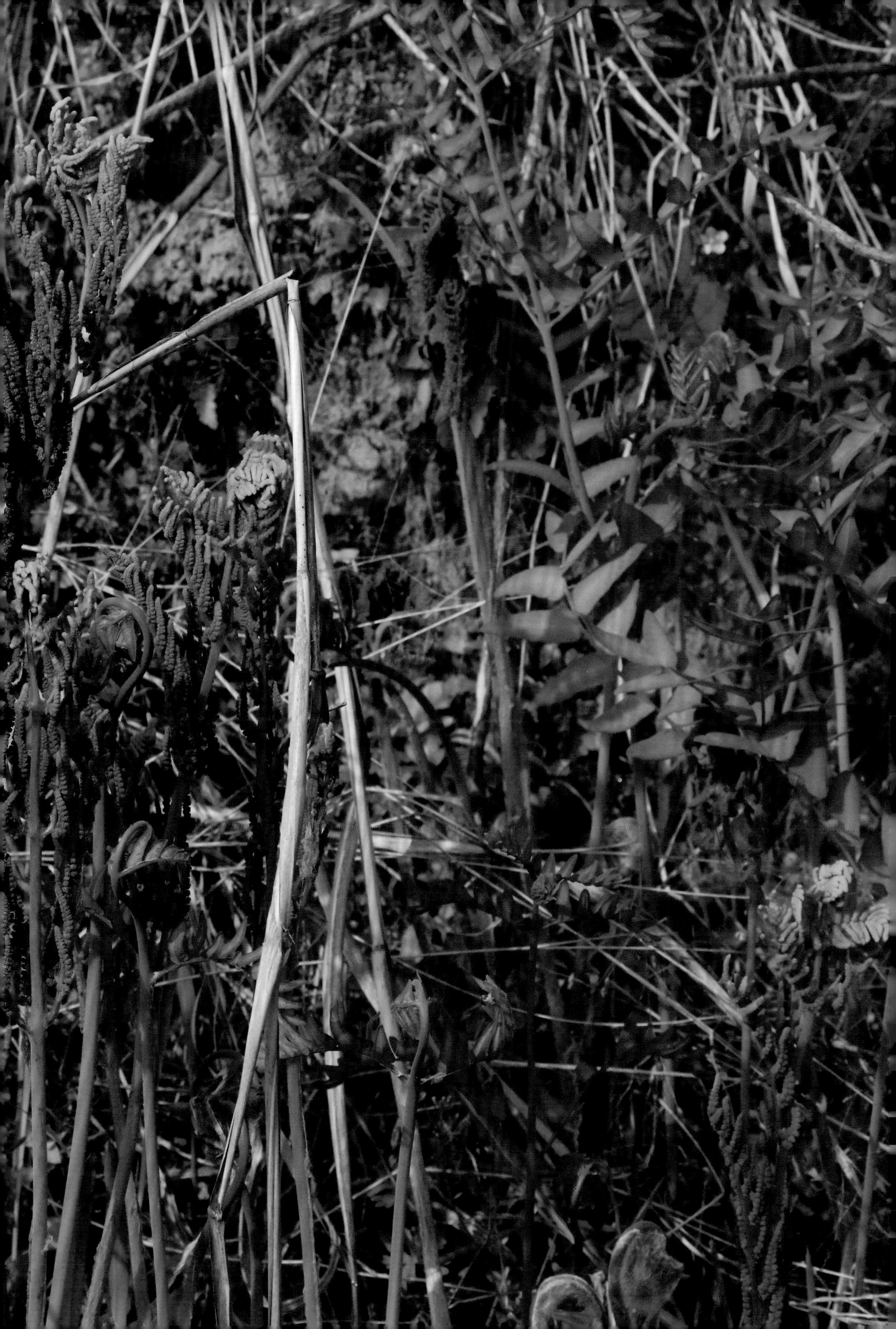

药材鉴别

本品全体呈纺锤形、类球形或不规则长球形，稍弯曲，有时具分枝，先端钝，下端较尖，长 10 ~ 30 cm，直径 4 ~ 8 cm。表面棕褐色，密被斜生的叶柄基部和黑色须根。叶柄残基呈扁圆柱形，长径 0.7 cm，短径 0.35 cm，两边具有耳状翅，但耳状翅易剥落，多已不存或呈撕裂状。质硬，折断面呈新月形或扁圆形，多中空，可见一个 U 字形的中柱。气微弱而特异，味淡、微涩。

功效主治

清热解毒，凉血止血，杀虫。主治流感，头痛，痄腮，各种出血症，虫积腹痛。

用法用量

内服：9 ~ 15 g，煎汤。外用：适量。

民族药方

1. **劳伤血滞** 紫萁贯众 15 g。泡酒 200 ml 服，每次 25 ~ 50 ml。
2. **疯狗咬伤** 紫萁贯众 30 g，化橘红 15 g。水煎服。
3. **预防流行性感冒** 紫萁贯众 9 g。水煎分 2 次服。
4. **预防麻疹** 紫萁贯众、金银花各 15 g，鬼灯笼 9 g。水煎服，连服 5 剂。
5. **刀伤出血** 紫萁贯众适量。捣烂外敷。

使用注意

脾胃虚寒者慎服。

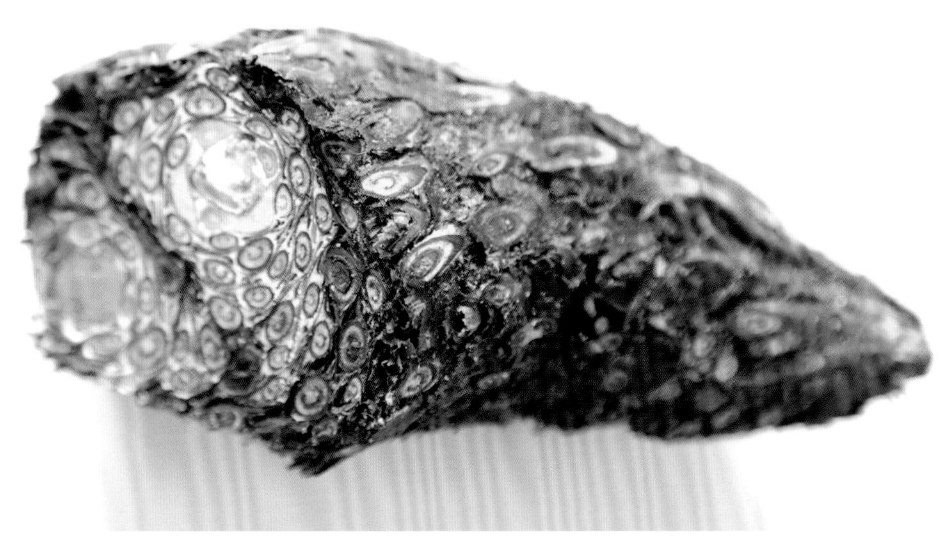

紫萁贯众药材

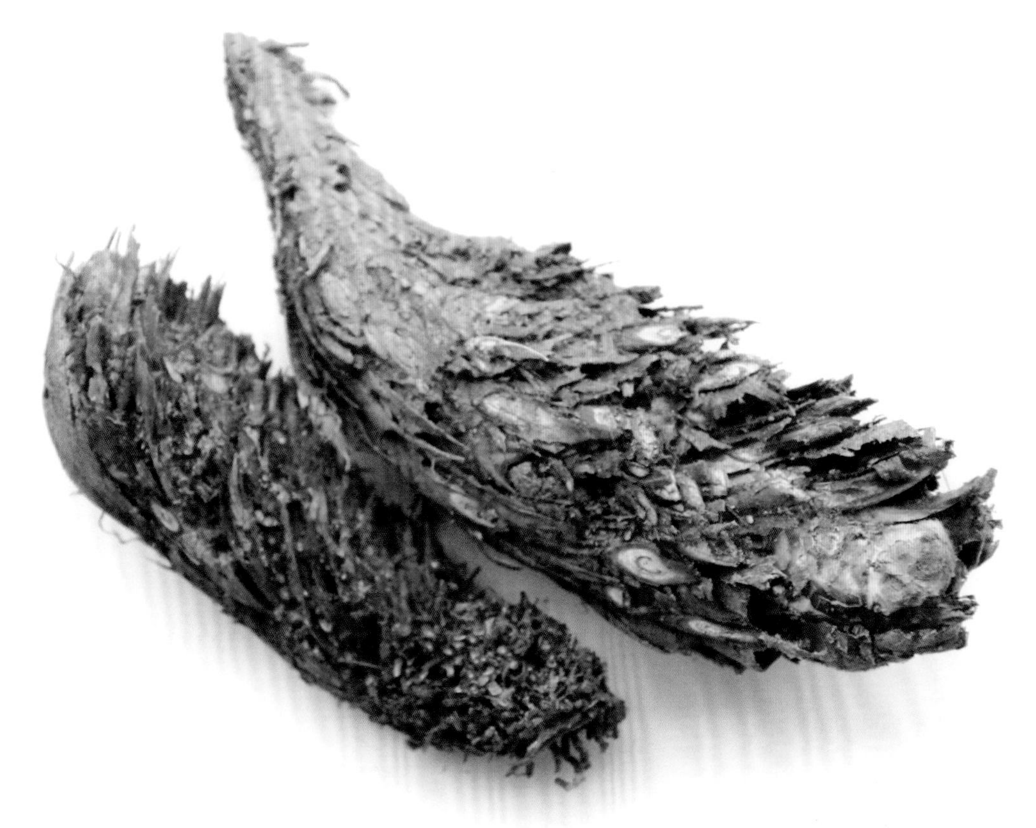

紫萁贯众药材

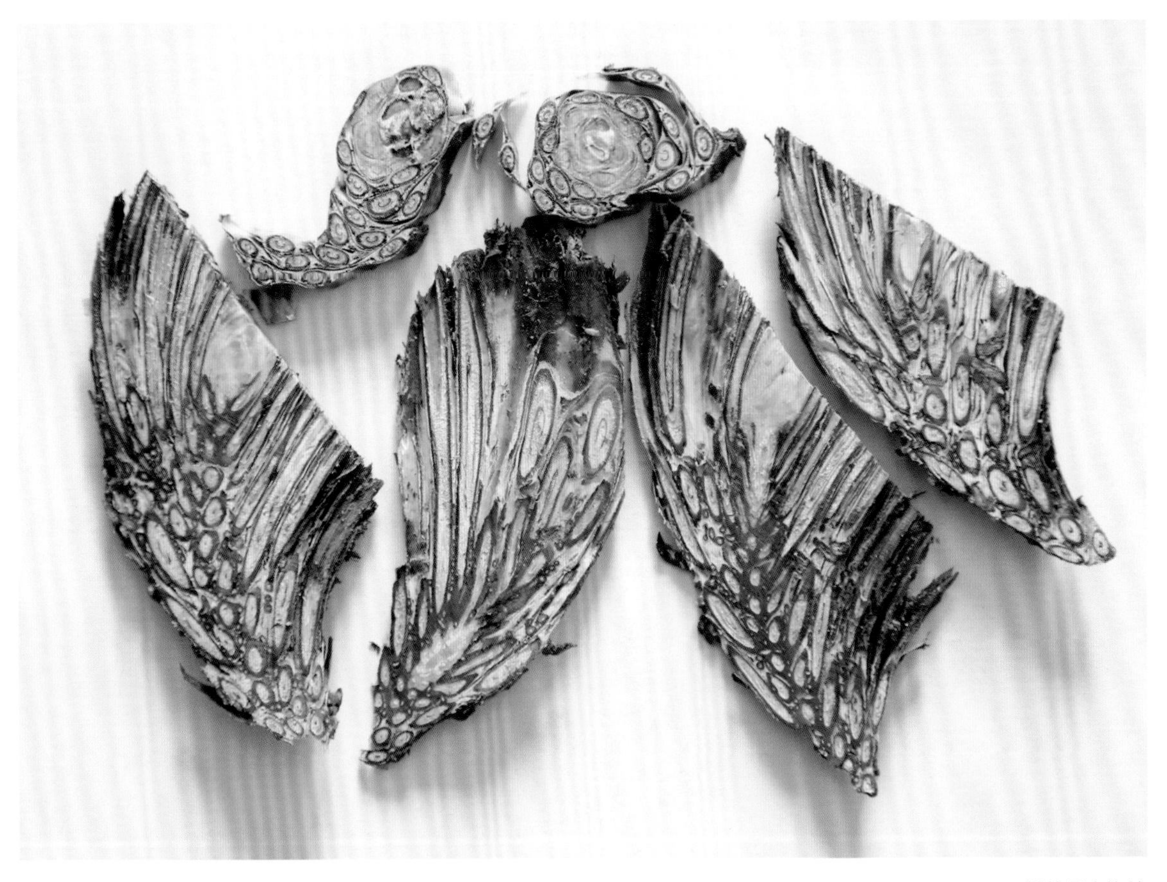

紫萁贯众饮片

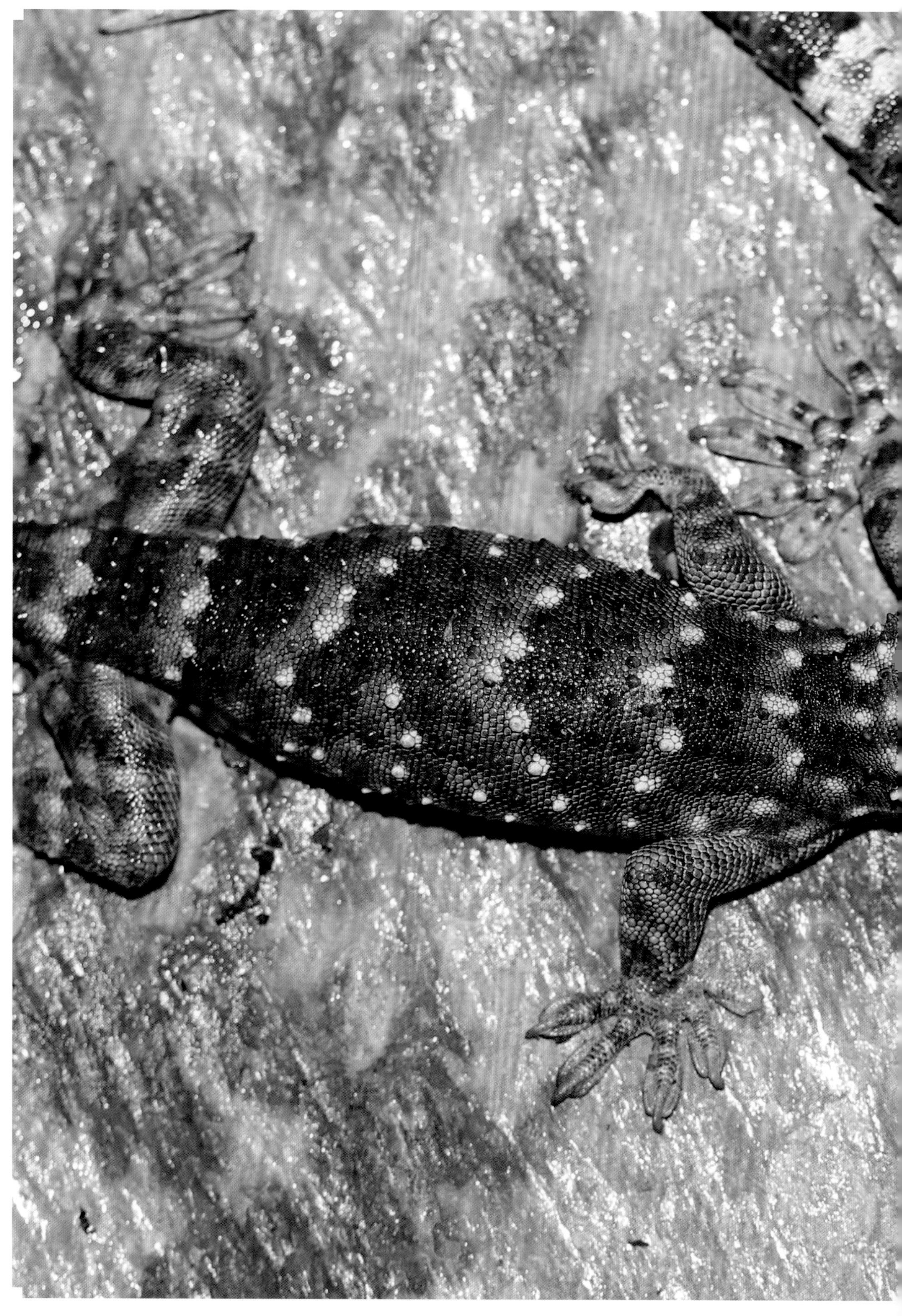

蛤蚧

【壮 药 名】蒡婀。

【别　　名】仙蟾、蚧蛇、大壁虎。

【来　　源】本品为壁虎科动物蛤蚧 *Gekko gecko* Linnaeus 的干燥体。

【性味归经】味咸，性平。归肺、肾经。

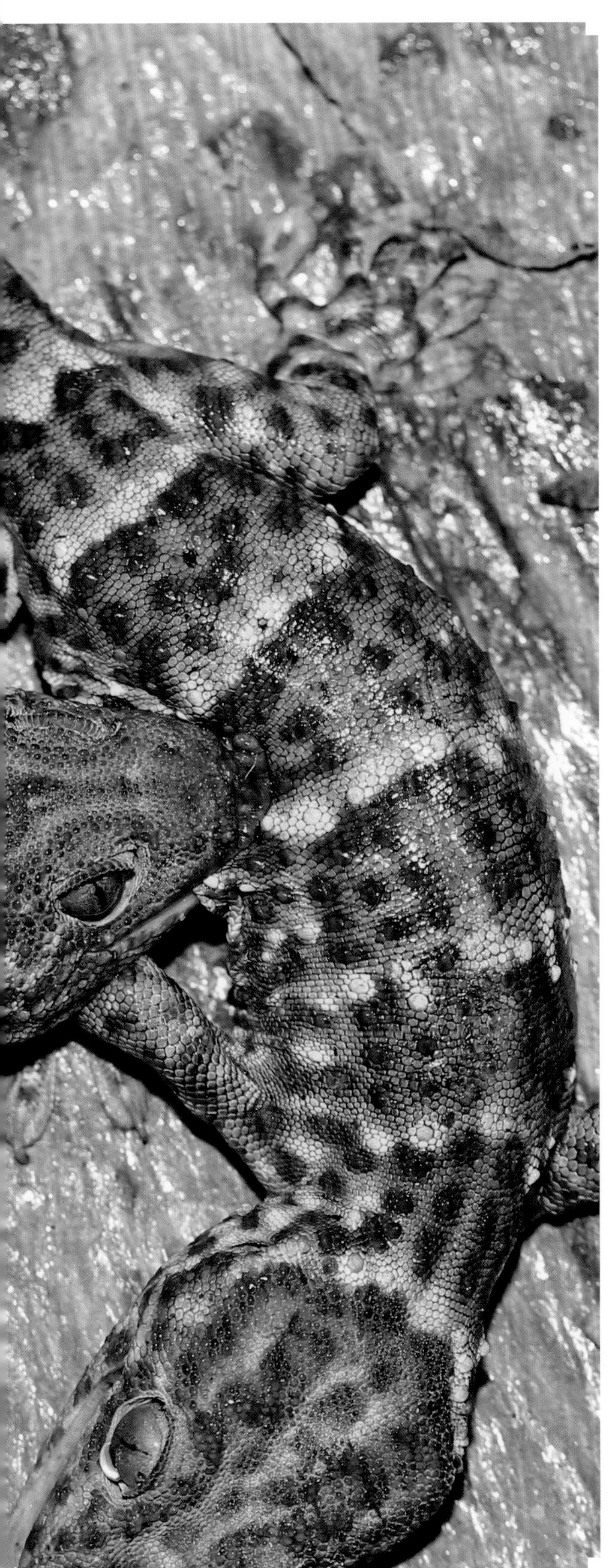

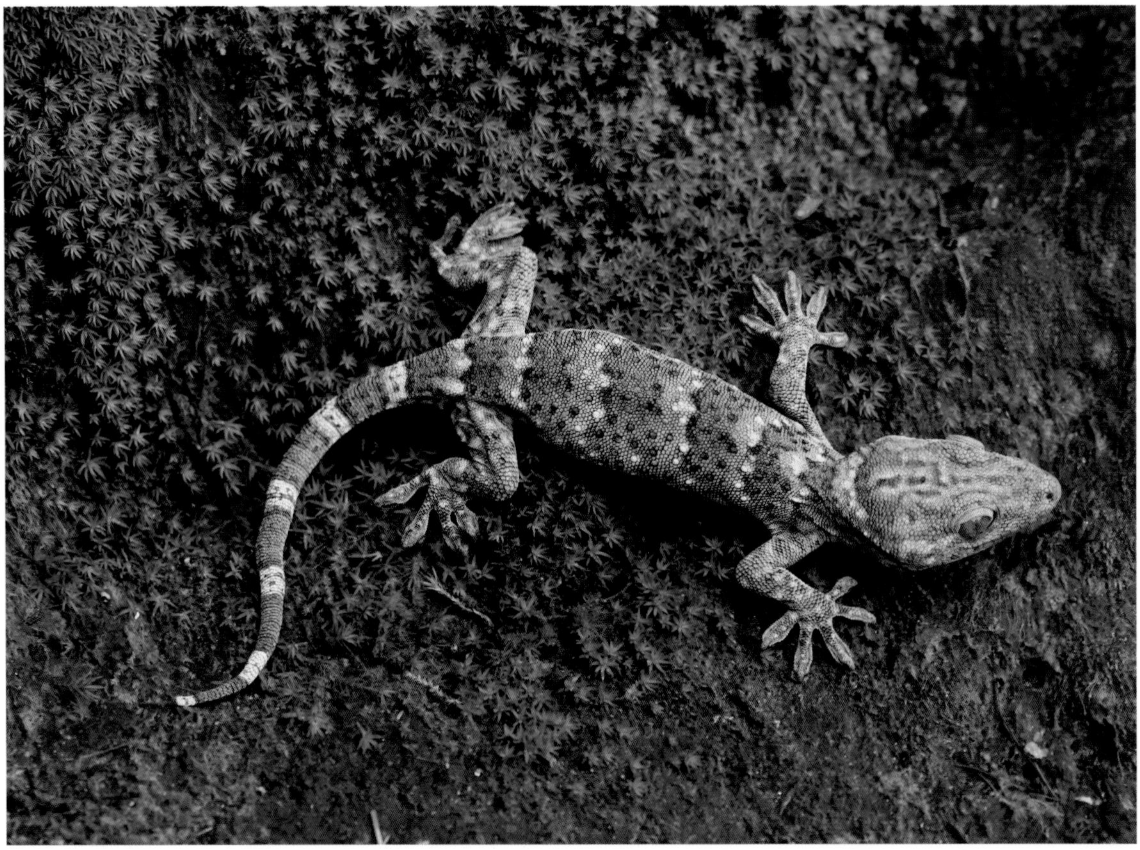

蛤蚧

识别特征

陆栖爬行动物。形如大壁虎，全长 34 cm。体尾等长。头呈三角形，长大于宽，吻端凸圆。鼻孔近吻端，耳孔椭圆形，其直径为眼径之半。头及背面鳞细小，呈多角形，尾鳞不甚规则，近于长方形，排成环状；胸腹部鳞较大，均匀排列呈覆瓦状。指、趾间具蹼；指趾膨大，底部具有单行劈褶皮瓣，第 1 指趾不是特别短小但无爪，余者末端均具小爪。体背为紫灰色，有砖红色及蓝灰色斑点。

生境分布

多栖于山岩及树洞中，或居于墙壁上。分布于广西南宁、梧州和广东肇庆地区，贵州、云南及越南也有分布。

采收加工

全年均可捕捉，除去内脏，拭净血液，切开眼睛，放出汁液。然后用竹片撑开，使全体扁平顺直，烘干（低温）。

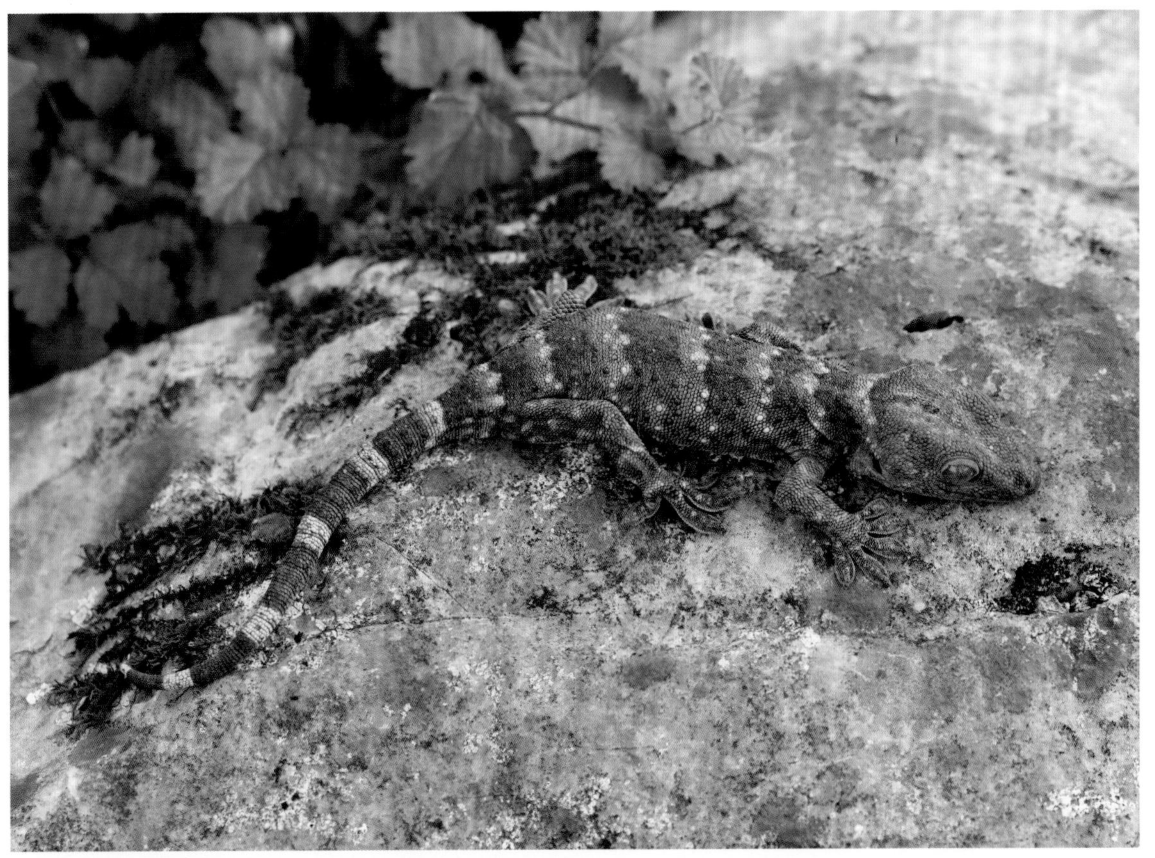

蛤蚧

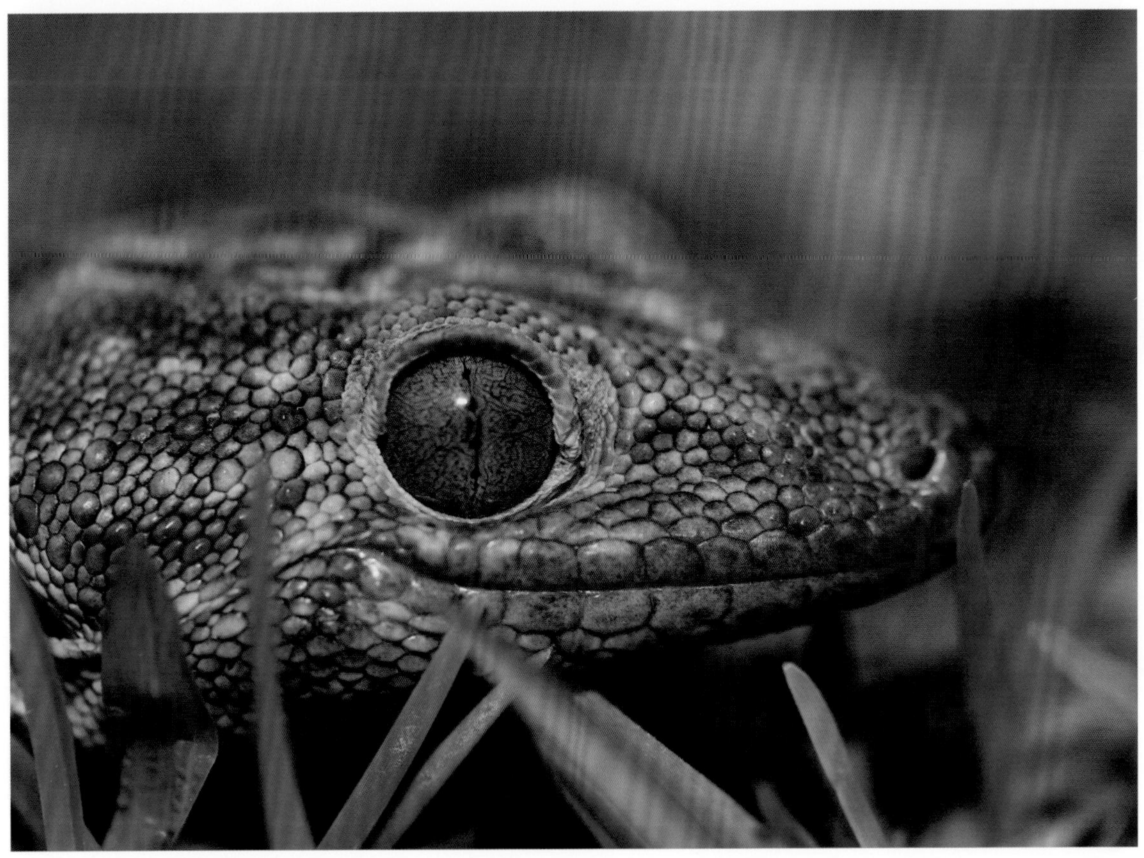

蛤蚧

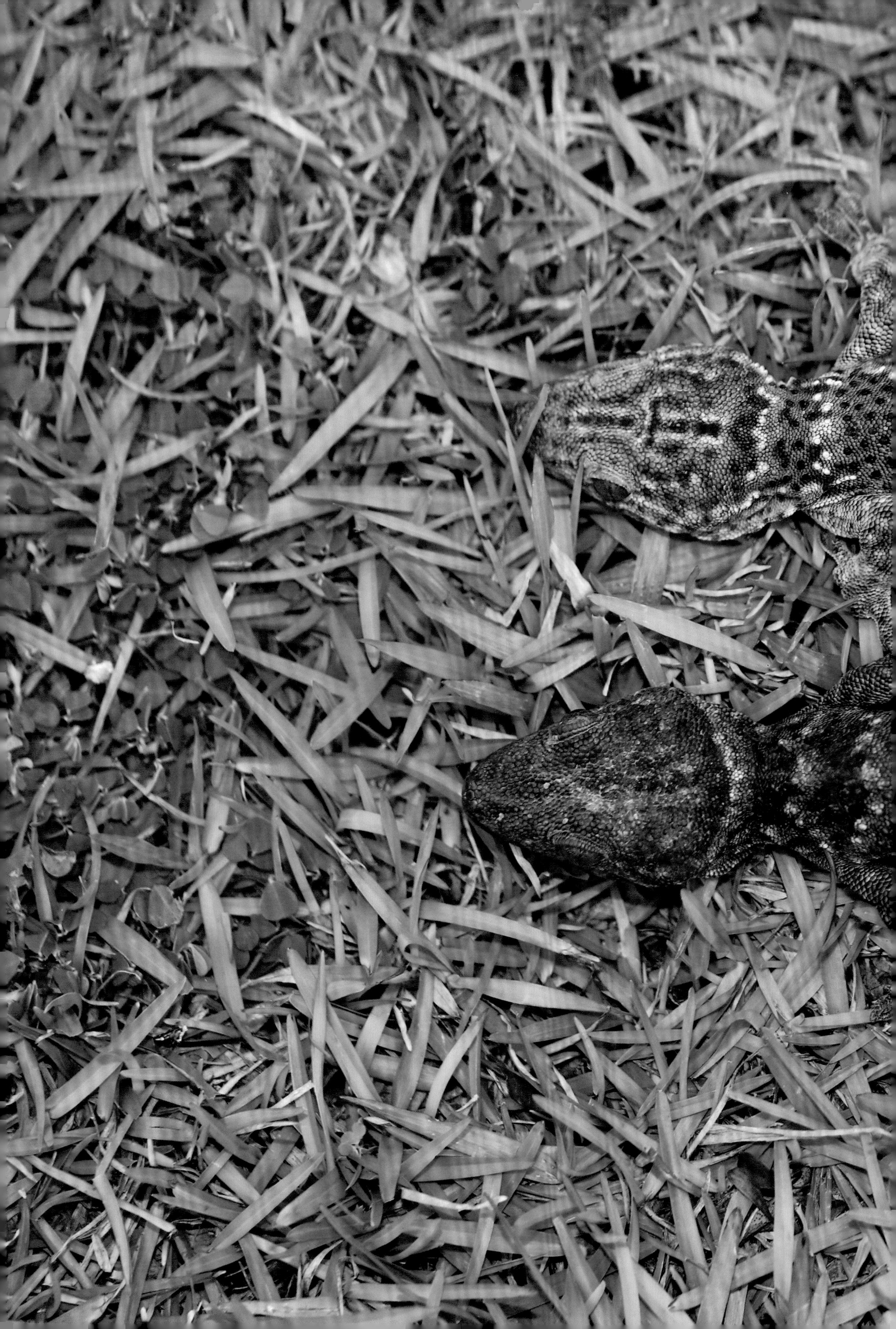

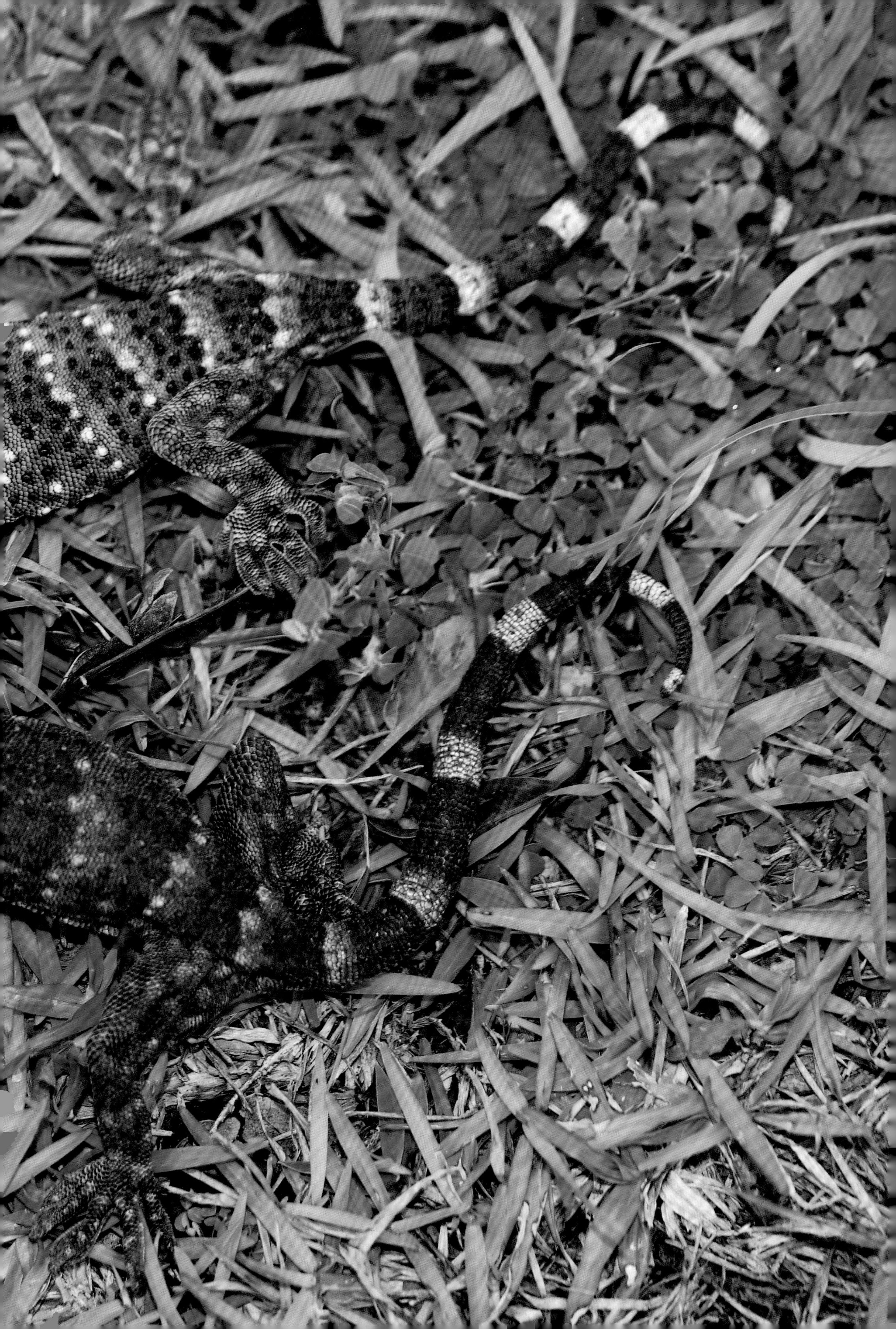

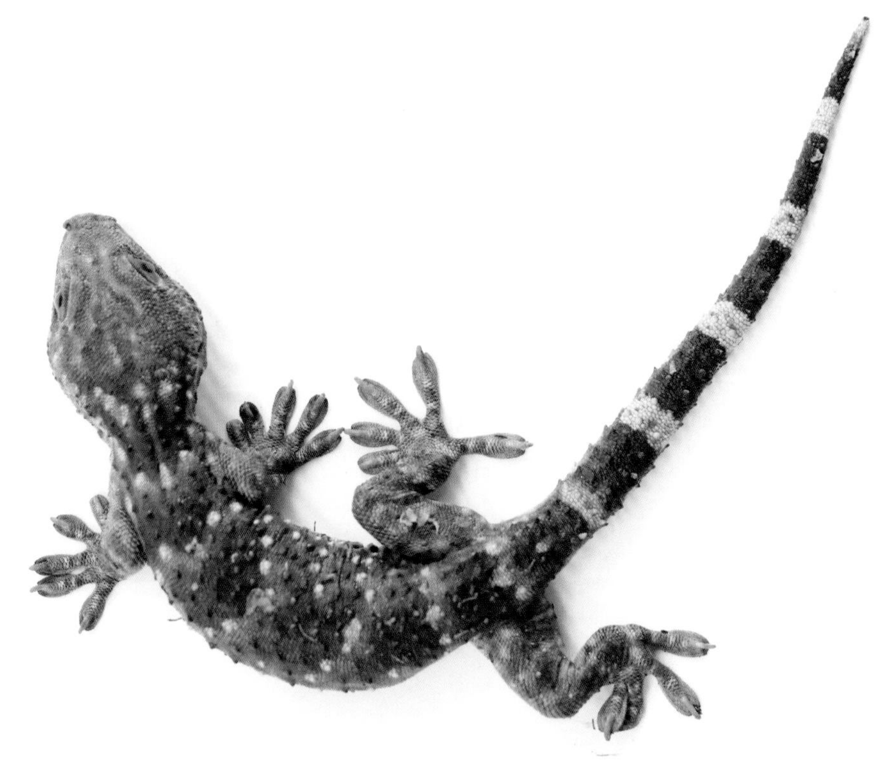

蛤蚧

药材鉴别

本品为不规则的片状小块。表面灰黑色或银灰色，有棕黄色的斑点及鳞甲脱落的痕迹。切面黄白色或灰黄色。脊椎骨和肋骨突起。气腥，味微咸。

功效主治

补肺益肾，定喘止嗽。主治虚劳，肺痿，喘嗽，咯血，消渴，阳痿。

药理作用

本品具雄激素和雌激素样作用。其提取物对小鼠遭受低温、高温、缺氧等应激刺激有明显的保护作用及免疫增强作用。有抗炎及促肾上腺皮质激素样作用，并有一定的降血糖作用。

用法用量

内服：3 ~ 7 g，煎汤；或每次 1 ~ 2 g，研末服；也可浸酒服。

民族药方

1. 小儿慢性支气管炎 蛤蚧 4 对，人参、三七粉各 30 g，紫河车 2 具，蜂蜜 250 g。将洗净的紫河车置于花椒汤中煮 2 ~ 3 分钟，捞出沥水，剪成碎块，瓦上焙干，研末；其他各药也烘干研末，炼蜜为丸，每丸约重 3 g。4 ~ 8 岁每次服 1 丸，9 ~ 12 岁每次服 2 丸，13 ~ 16 岁每次服 3 丸，每日 2 次，30 日为 1 个疗程。

2. 夜尿频多 蛤蚧、茯苓、巴戟天、白术、狗脊、黄芪、杜仲、熟地黄、黄精、续断、当归、枸杞子、女贞子、山药、艾草各等份。烘干研细末，炼蜜为丸，每次服 4 粒，每日 2 次，40 日为 1 个疗程。

3. 阳痿 蛤蚧 2 对，鹿茸 20 g。将蛤蚧置清水中浸透，捞起后去头足黑皮（不要损坏尾部）隔纸微火烤干，鹿茸切片，微烤后共研粉，临睡前黄酒适量送服2 g，每晚1次，服完为止。

4. 男性不育 蛤蚧 2 对，枸杞子、龟甲、菟丝子各 200 g，仙茅、淫羊藿各 150 g，柴胡 120 g，五味子、白芍、蛇床子各 10 g，黄精 250 g。小火烘干，研细末，每次服 3 g，每日 2 次，30 日为 1 个疗程。

5. 小儿哮喘 蛤蚧 1 对（约 80 g），海螵蛸 10 g。焙干研细末，每次服 6 g，每日 3 次，连服 4 个月。

6. 老年慢性喘息性支气管炎 蛤蚧（去头足）2 对，冬虫夏草、川贝母各 60 g，海螵蛸 80 g，冰糖 80 ~ 120 g。每次 8 g，早、晚各服 1 次，在秋末、春初服用。

使用注意

风寒及实热咳喘均忌。

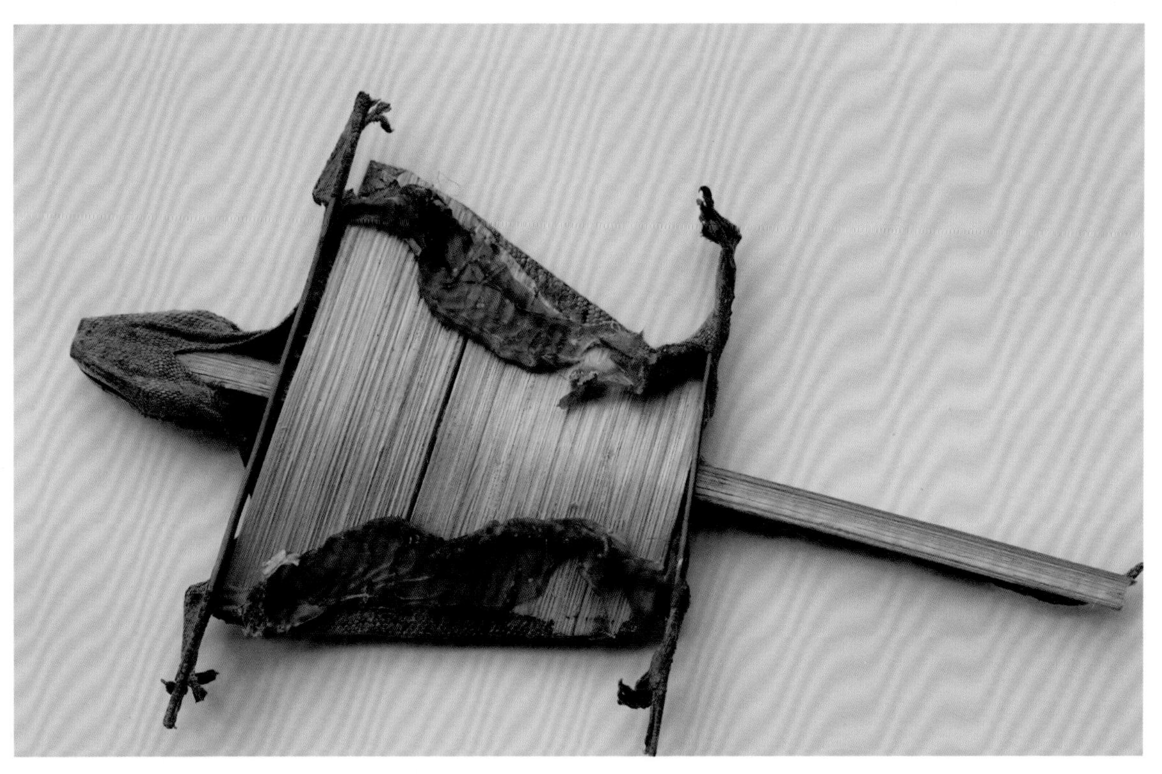

蛤蚧药材

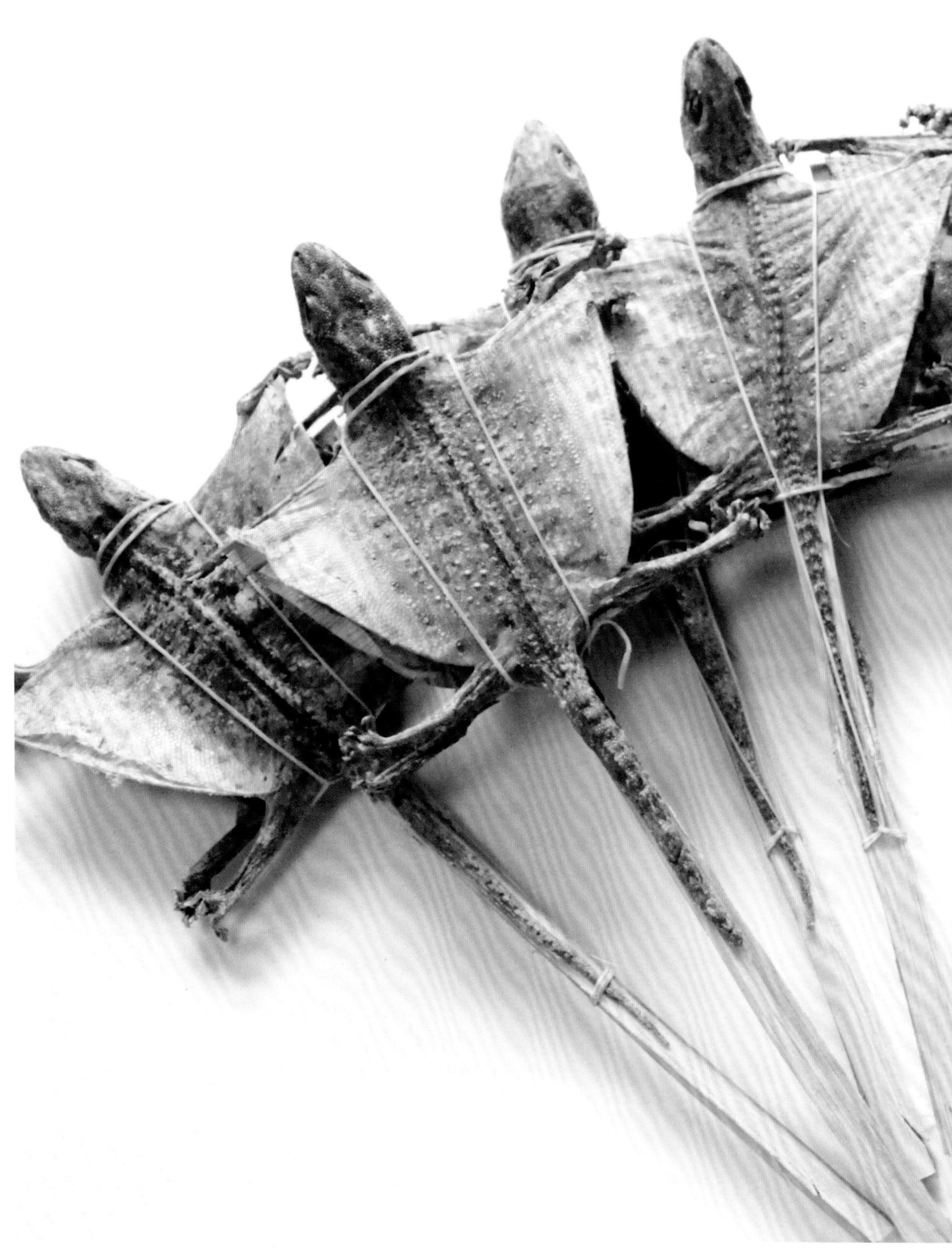

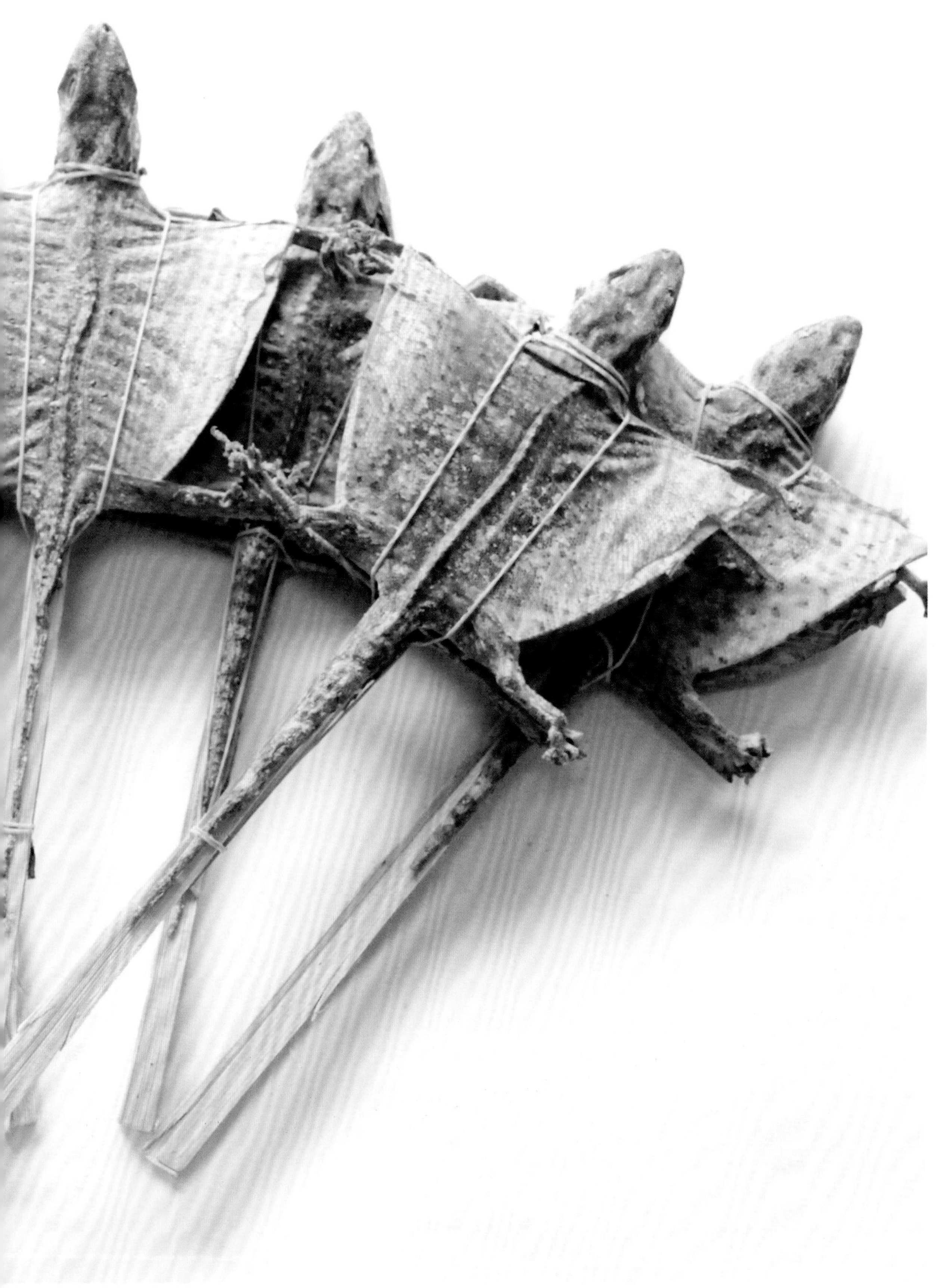

蛤蚧药材

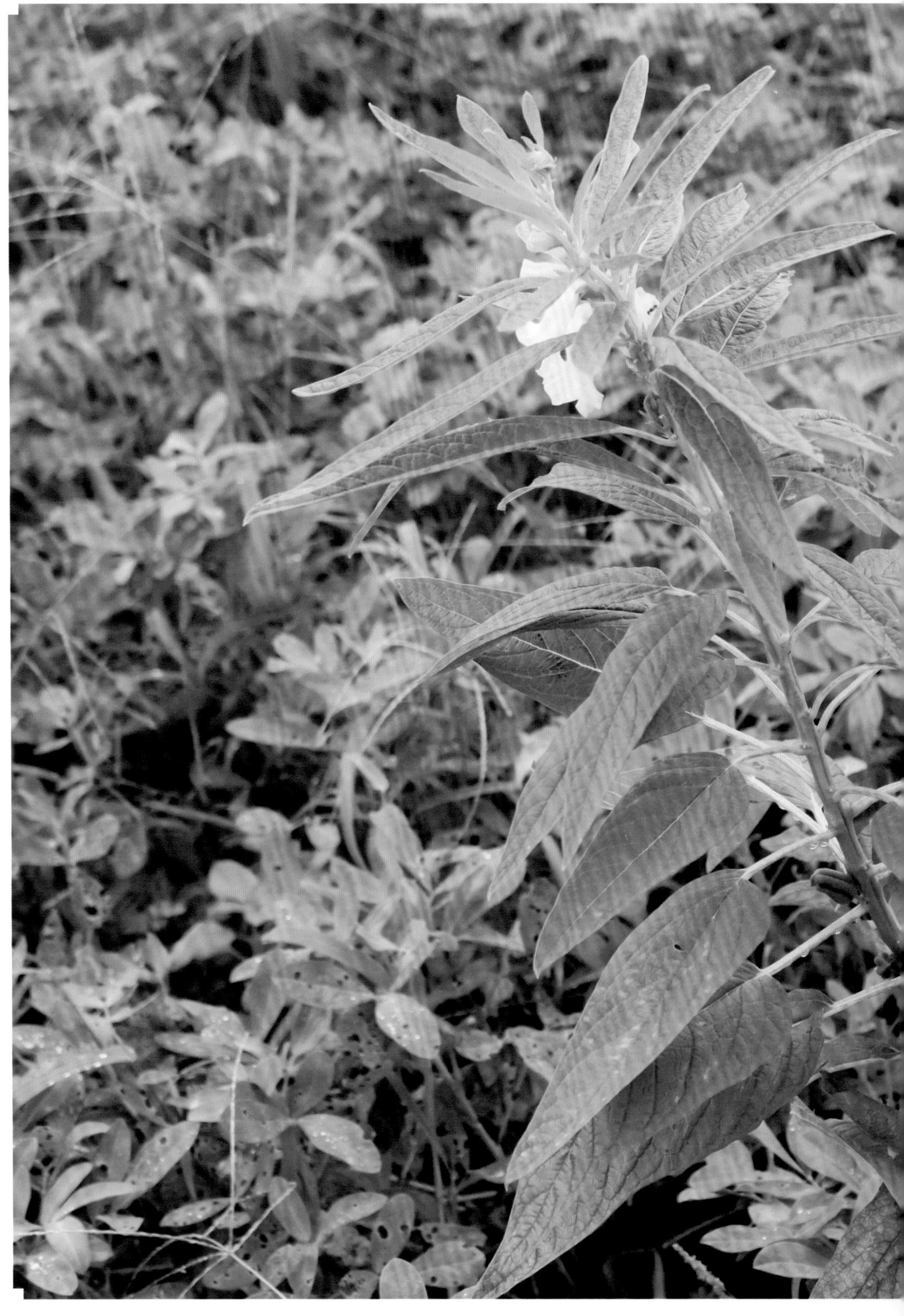

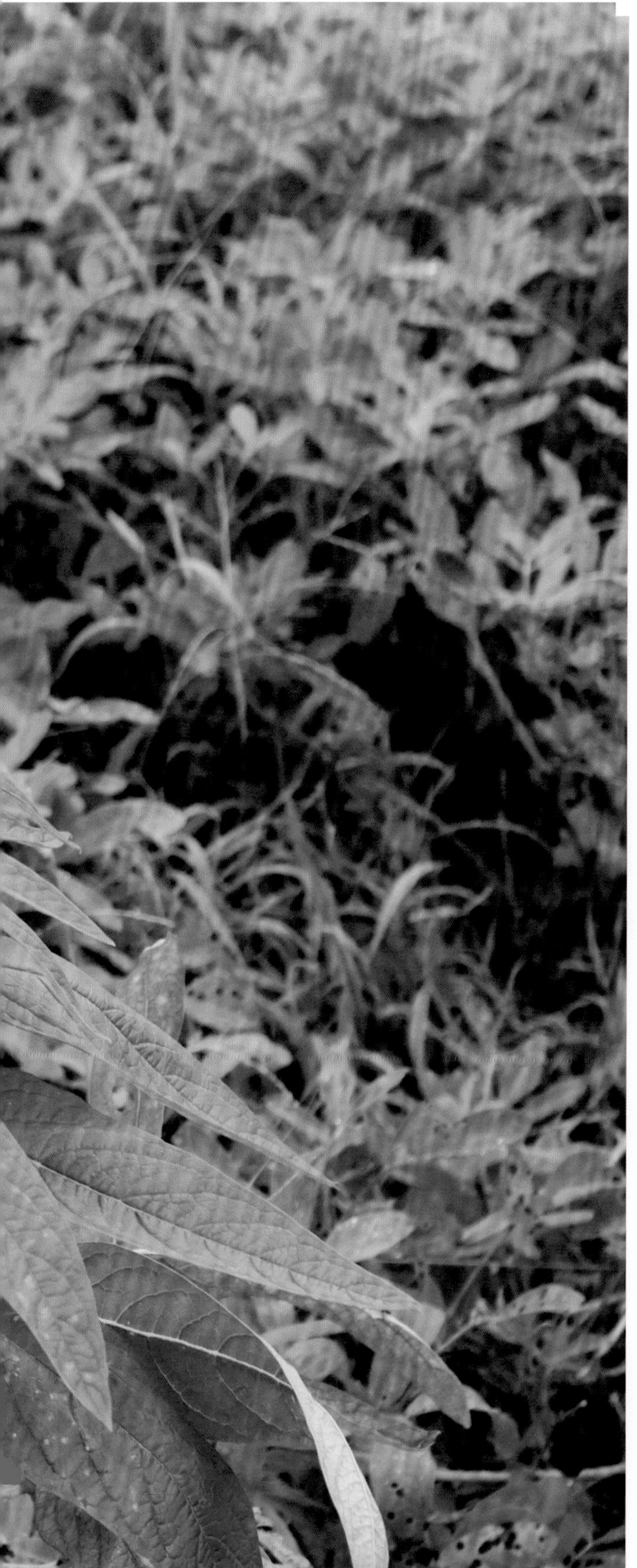

黑芝麻

【壮药名】冷喇。

【别　名】胡麻、乌麻子、油麻子、黑油麻、脂麻、巨胜子、黑脂麻、乌芝麻。

【来　源】本品为胡麻科植物脂麻 *Sesamum indicum* L. 的干燥成熟种子。

【性味归经】味甘，性温。归肝、脾、肾经。

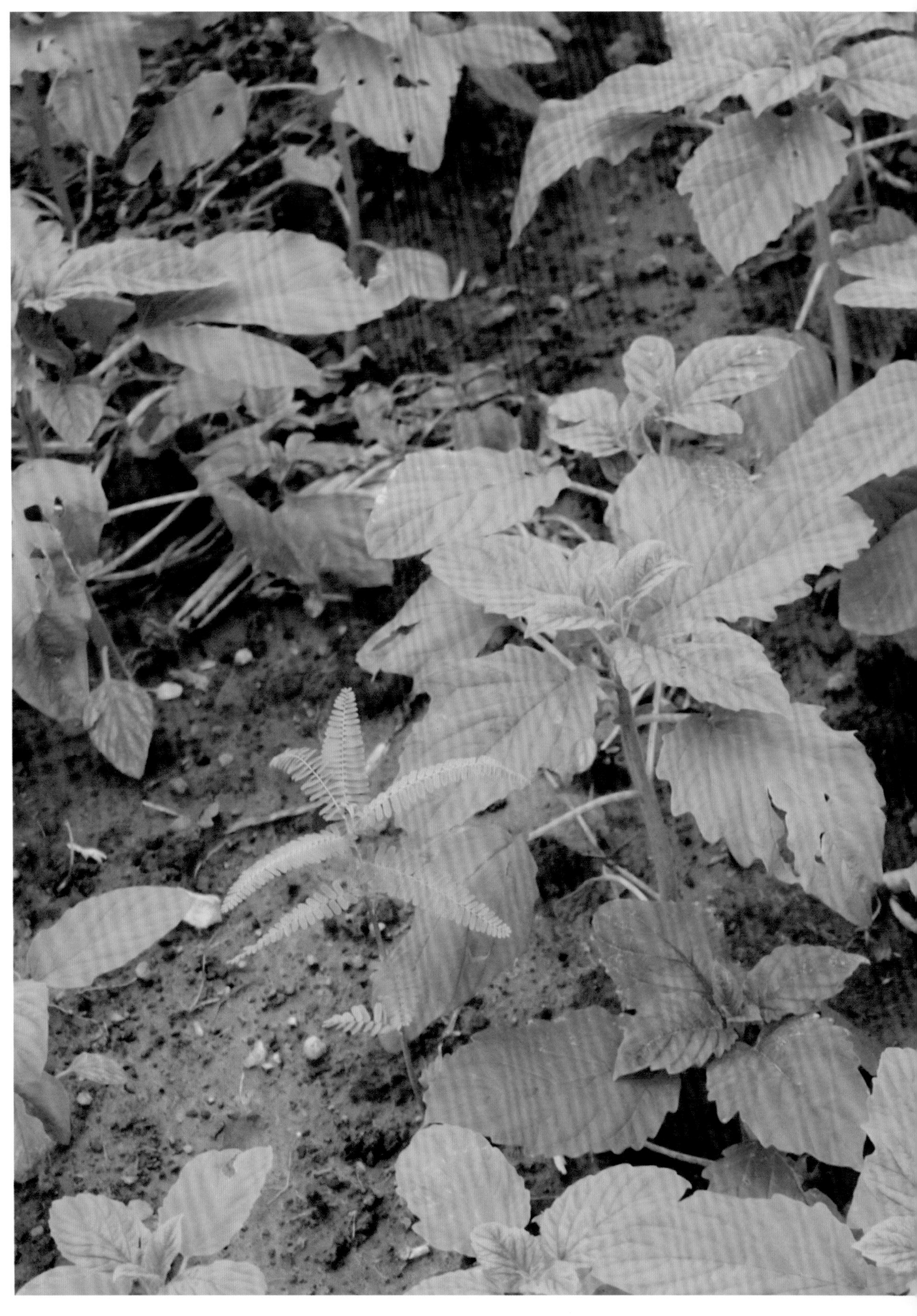

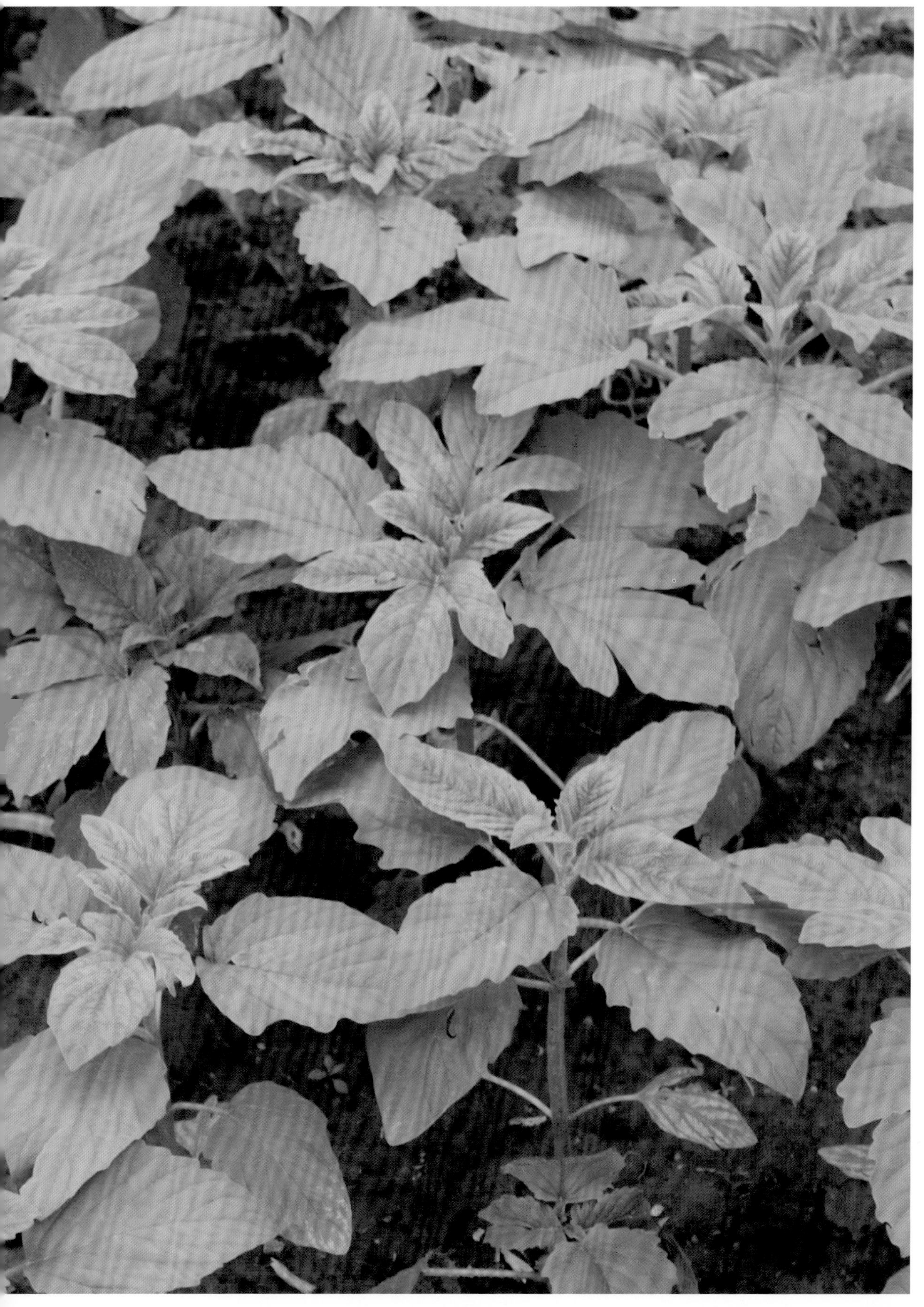

黑芝麻

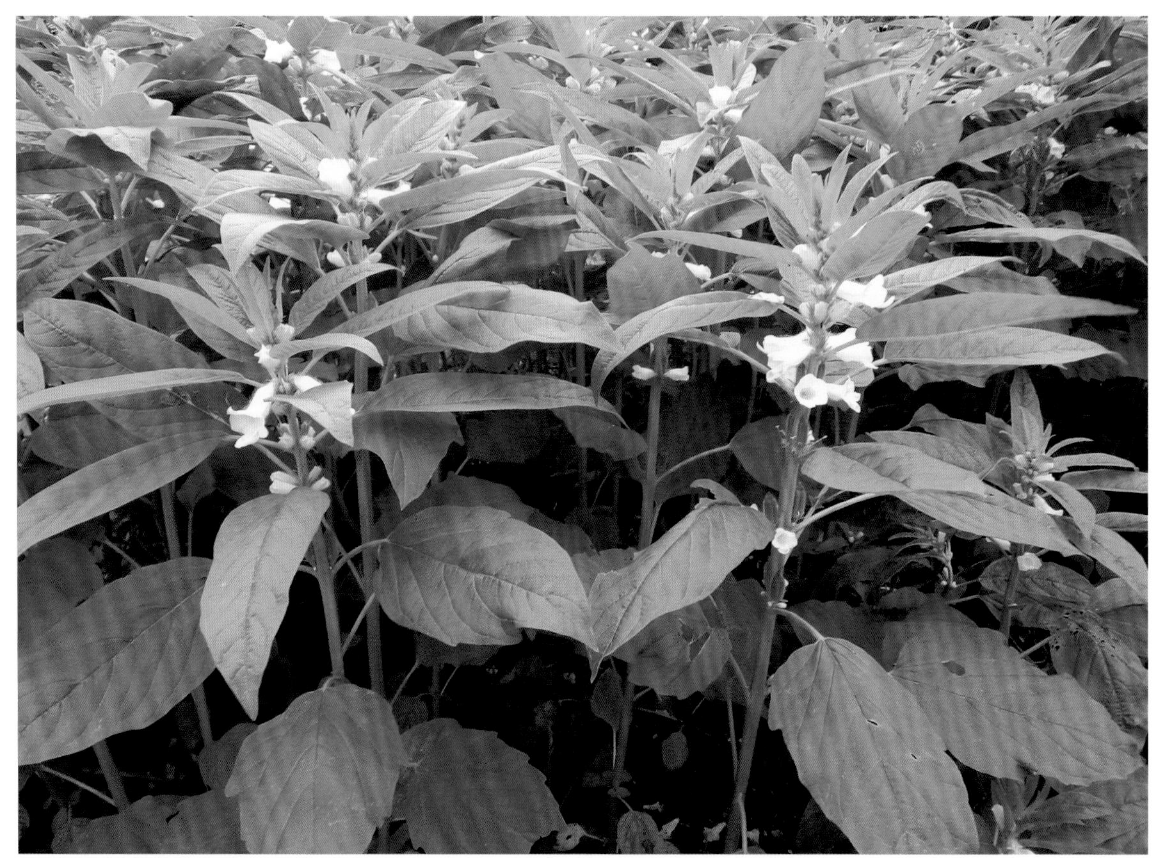

黑芝麻

识别特征

一年生草本，高达 1 m。茎直立，四棱形，不分枝，有短柔毛。叶对生，或上部者互生，卵形，长圆形或披针形，长 5 ~ 15 cm，宽 1 ~ 8 cm，顶端急尖或渐尖，基部楔形，全缘，有锯齿或下部叶 3 浅裂，两面无毛或稍有柔毛；叶柄长 1 ~ 6 cm。花单生或 2 ~ 3 朵生叶腋，直径 1.0 ~ 1.5 cm；花萼稍合生，裂片披针形，长 5 ~ 10 mm，有柔毛；花冠筒状，长 1.5 ~ 2.5 cm，白色有紫色或黄色彩晕，裂片圆形。蒴果椭圆形，长 2.0 ~ 2.5 cm，多 4 棱或 6、8 棱，纵裂，有短柔毛；种子多数，黑色、白色或淡黄色，富油质。花期 7—8 月，果期 8—9 月。

生境分布

我国各地均有栽培。主要分布于山东、河南、湖北、四川、安徽、江西、河北等省。

采收加工

8—9 月果实呈黄黑时采收，割取全株，捆扎成小把，顶端向上，晒干，打下种子，去除杂质后再晒。

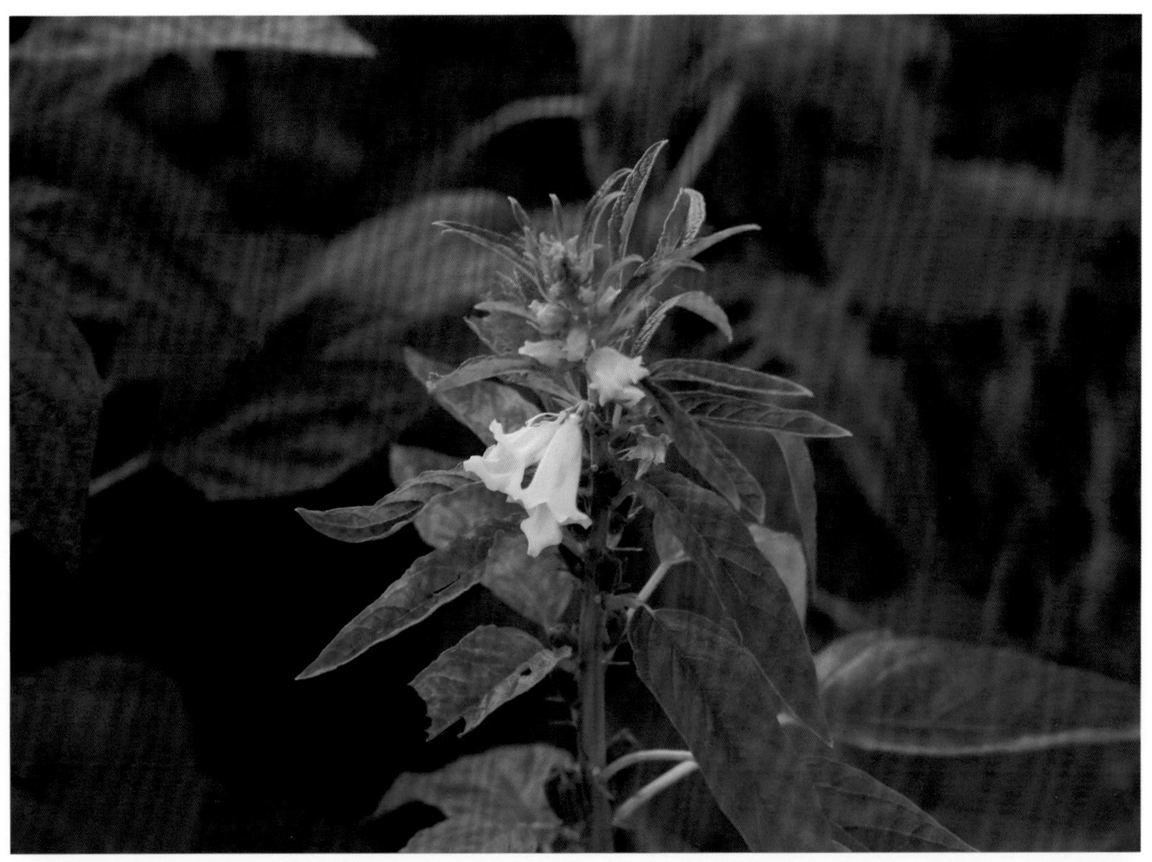

黑芝麻

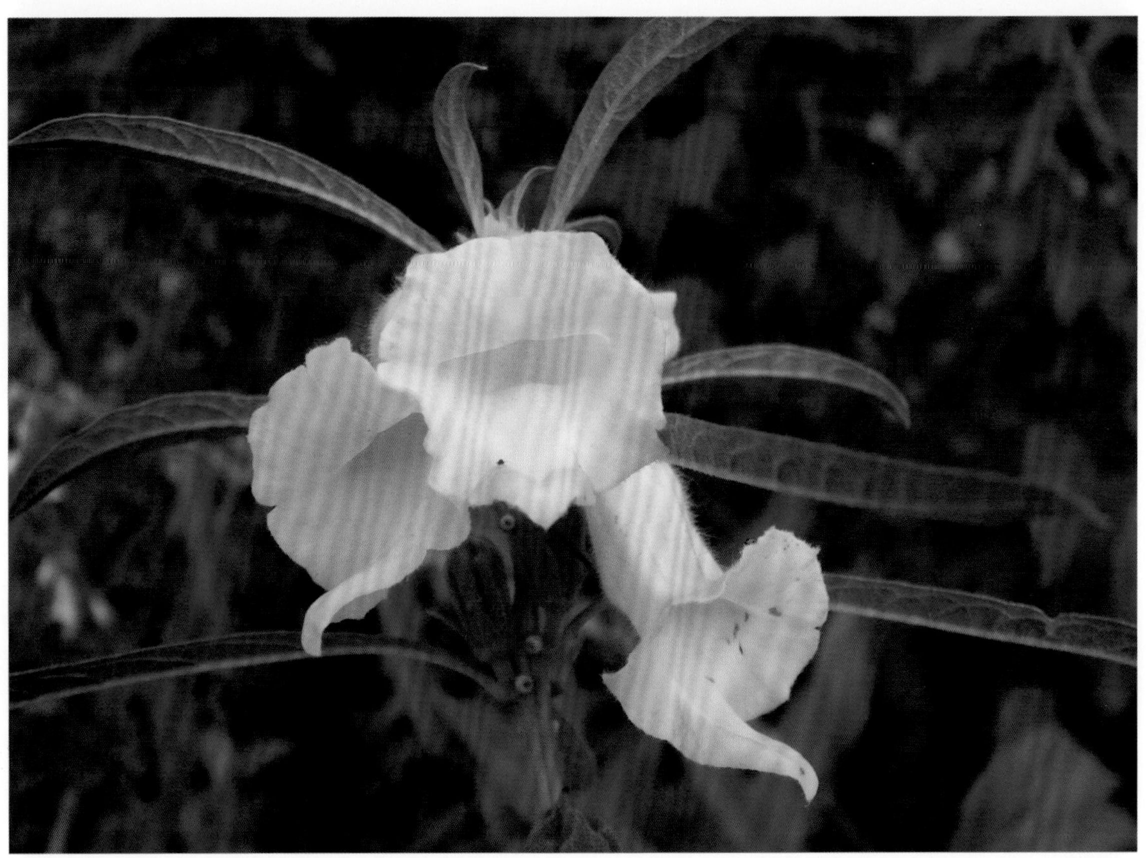

黑芝麻

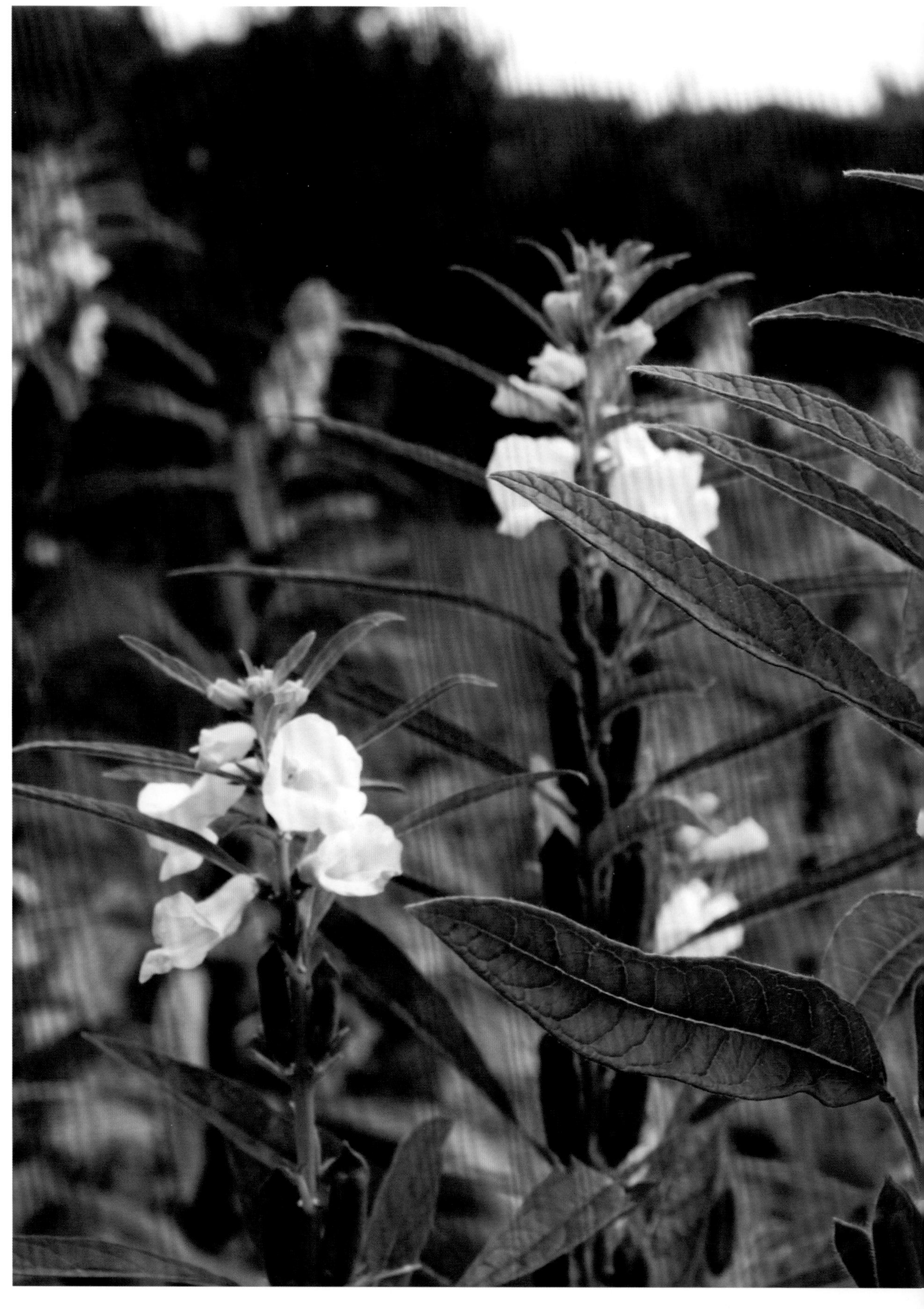

黑芝麻

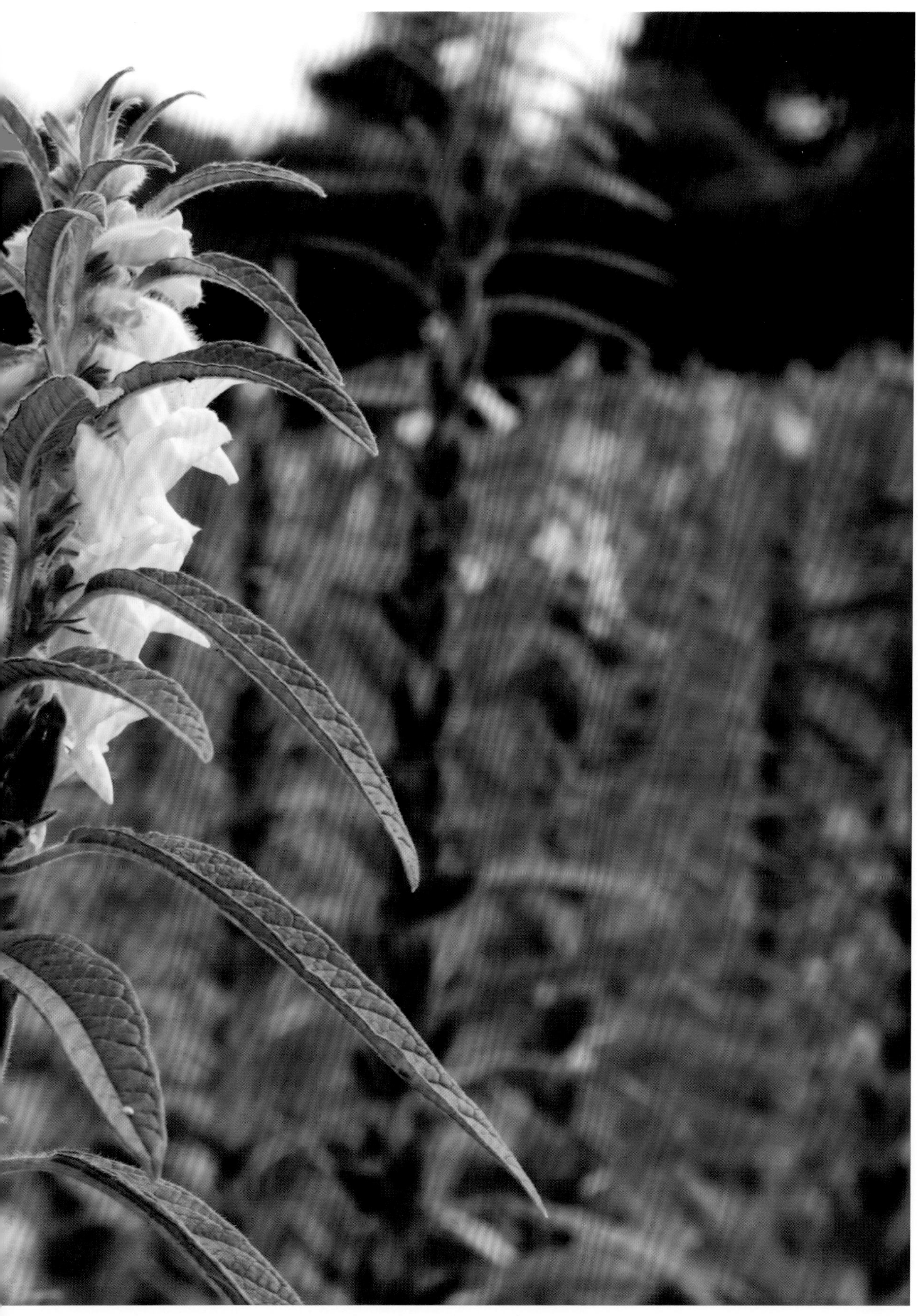

黑芝麻

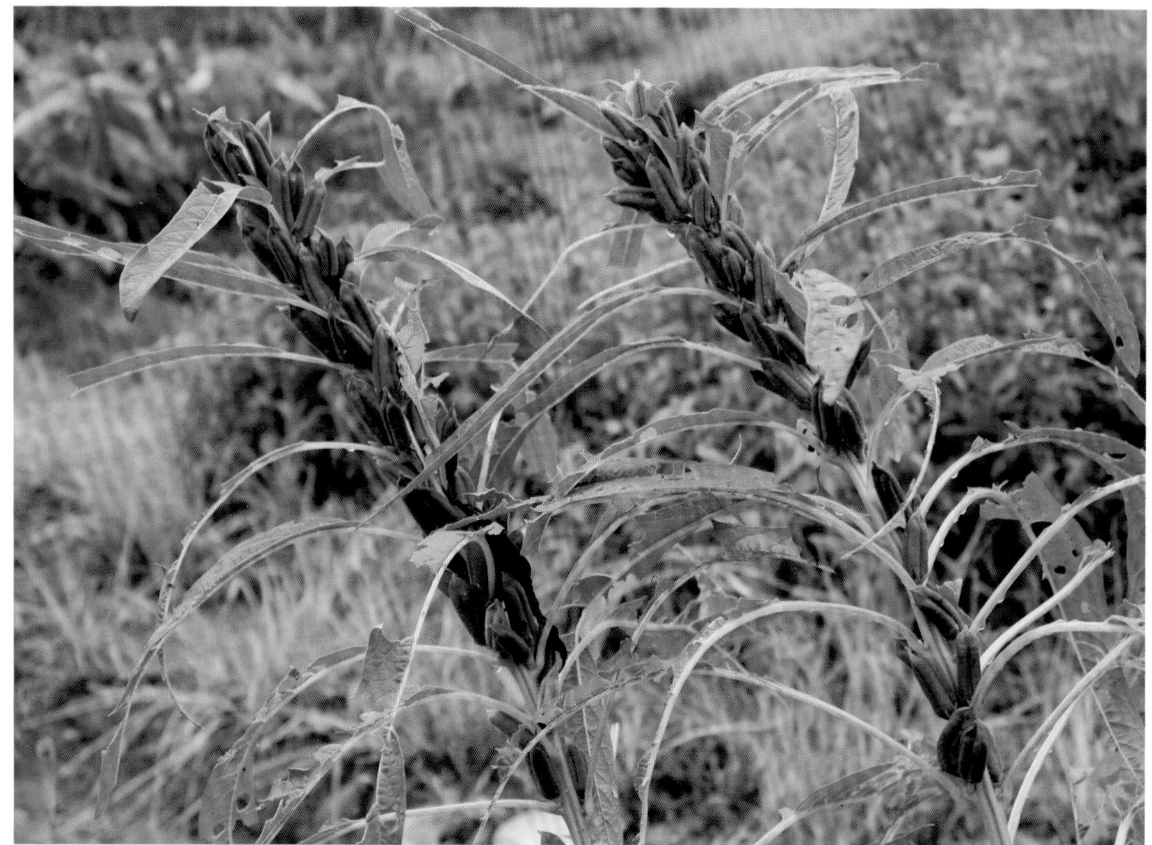

黑芝麻

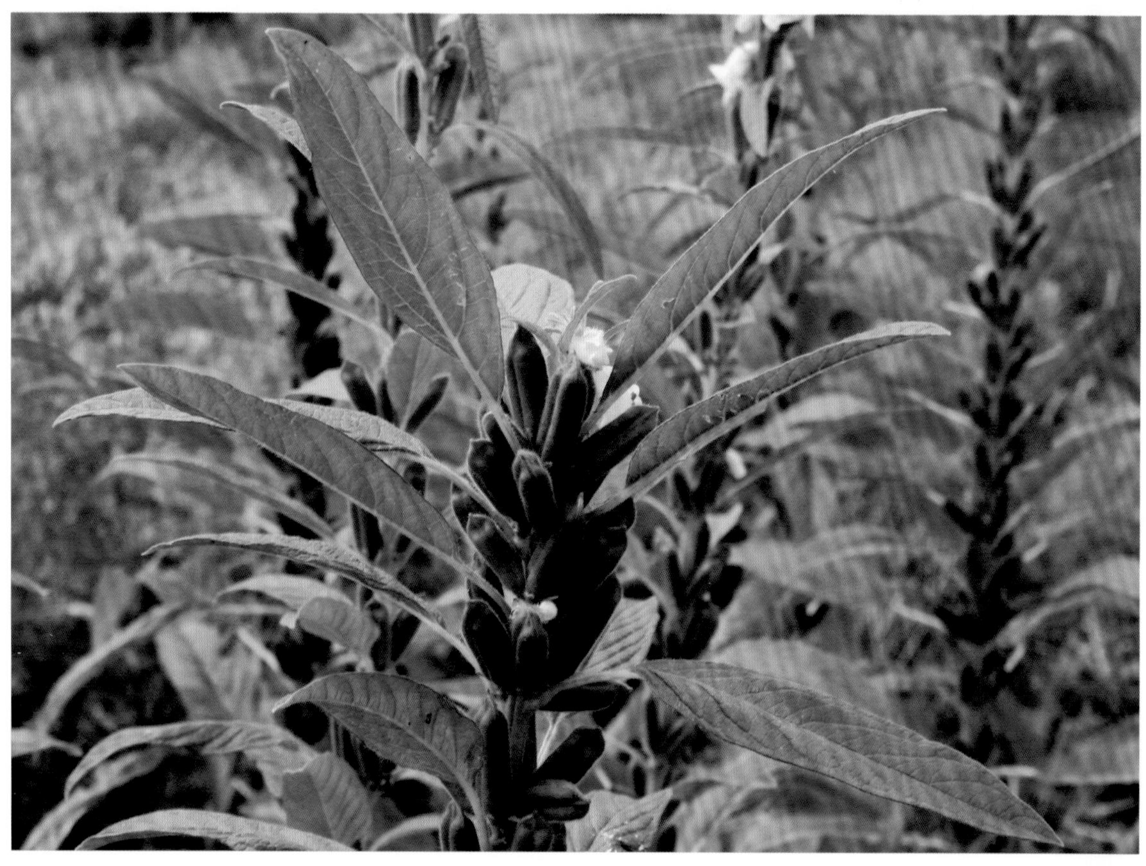

黑芝麻

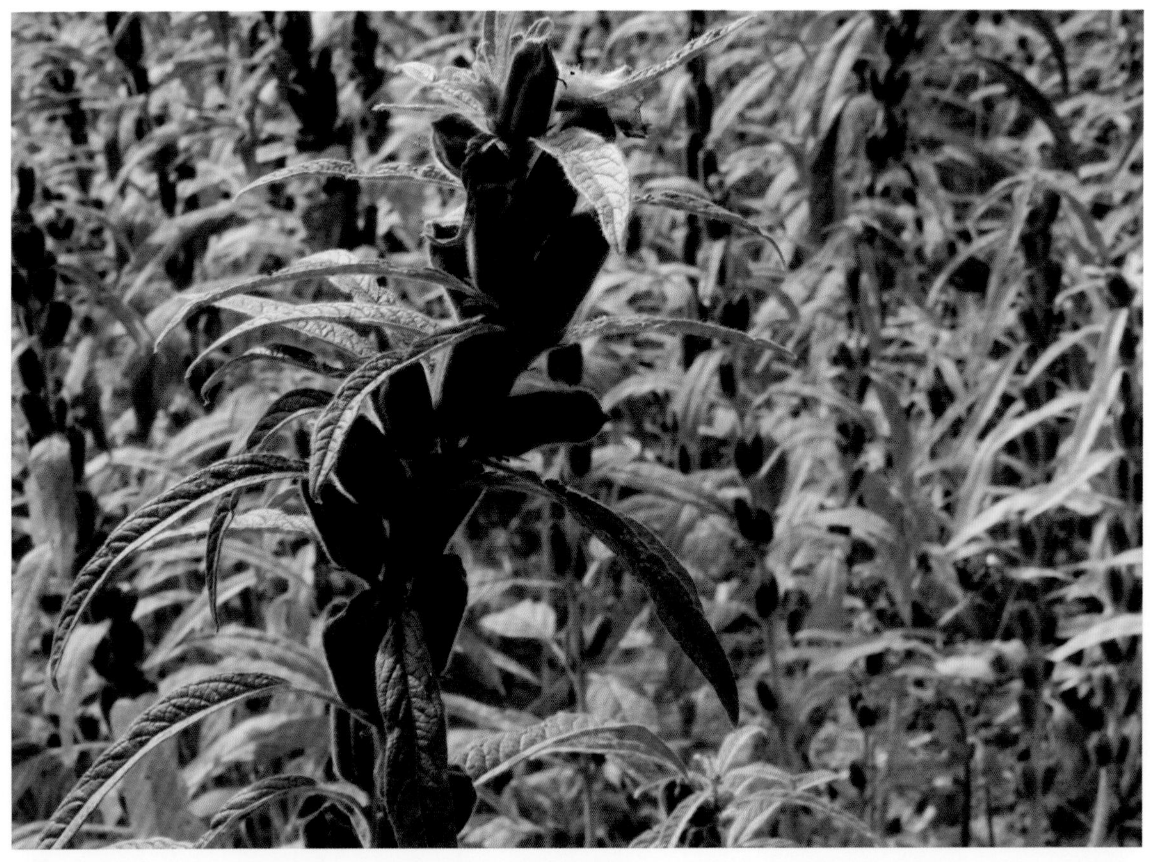

黑芝麻

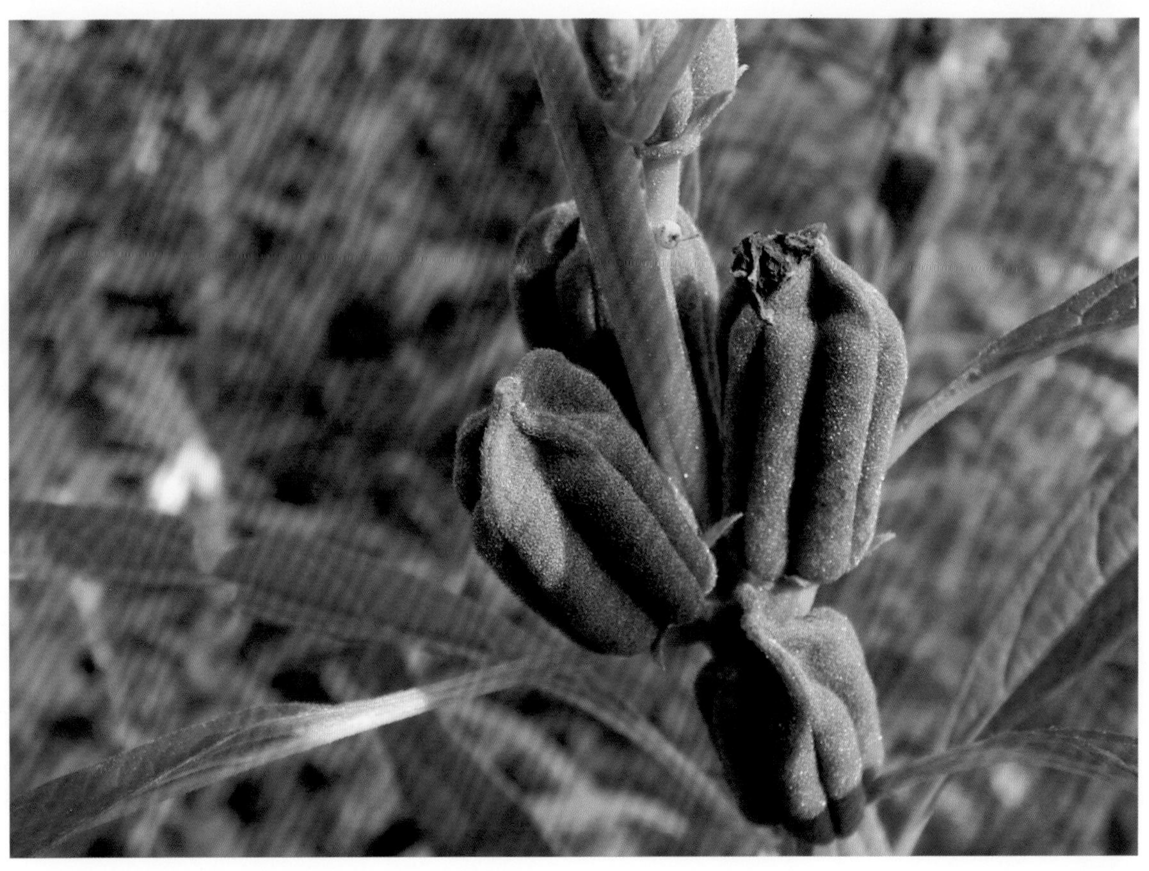

黑芝麻

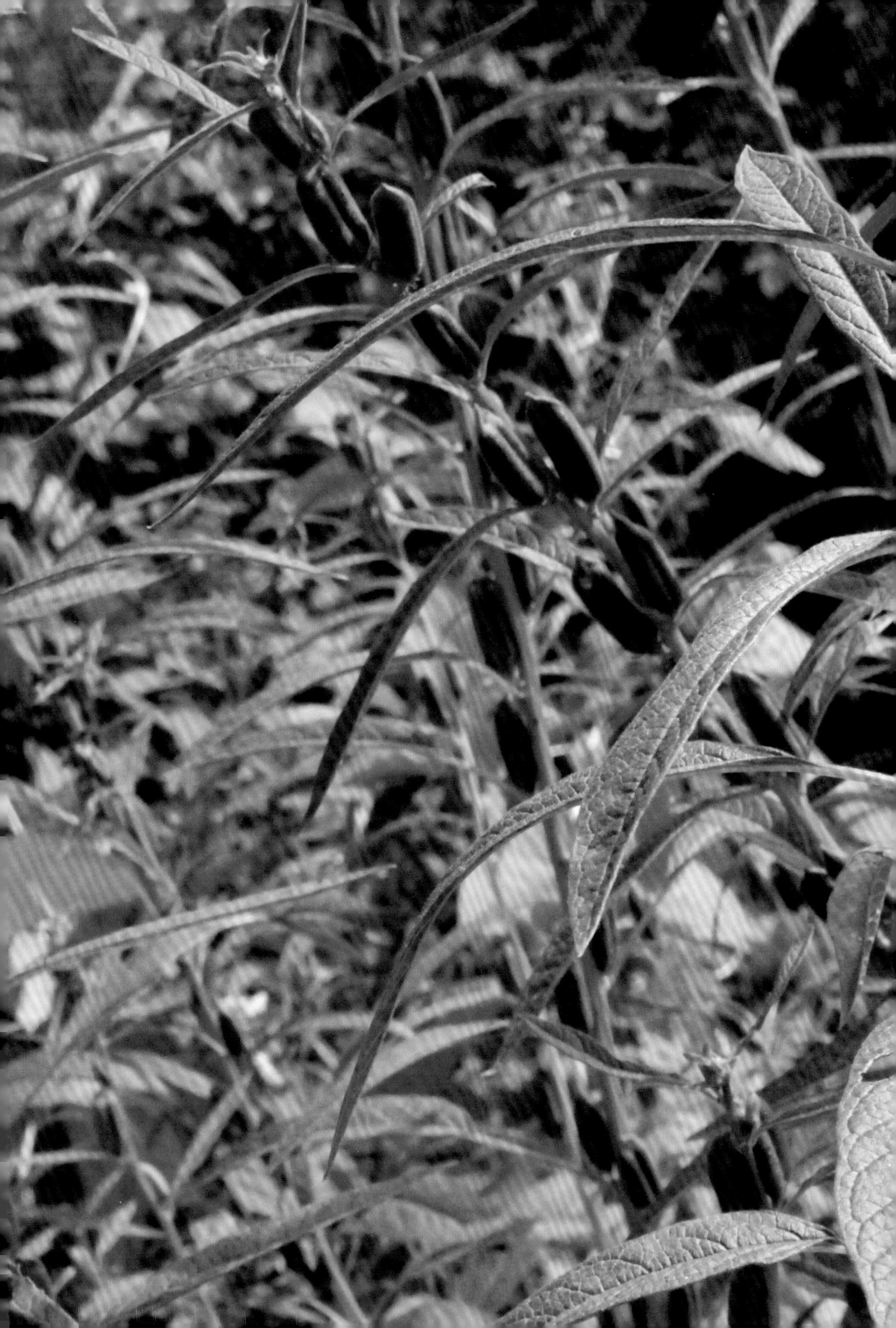

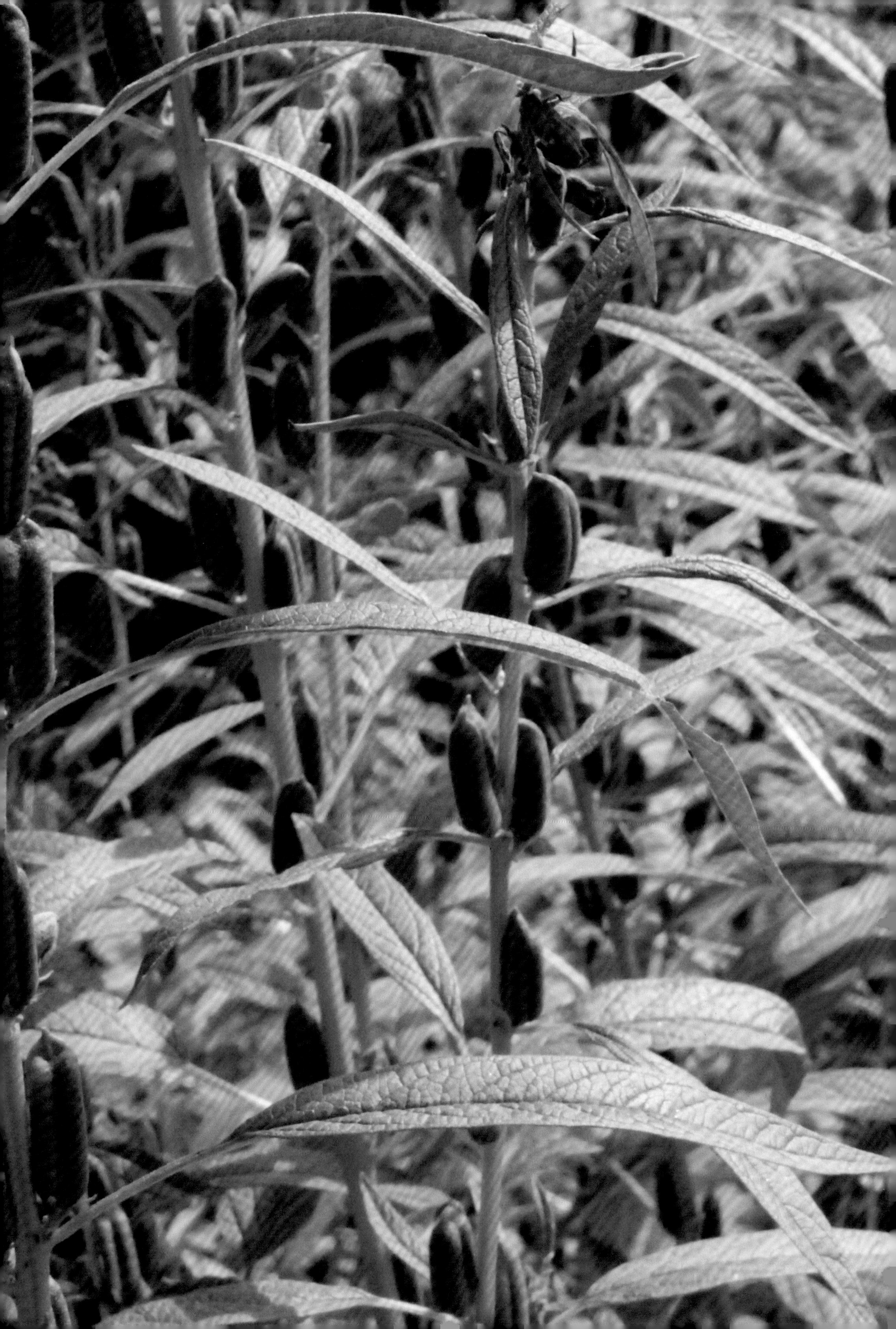

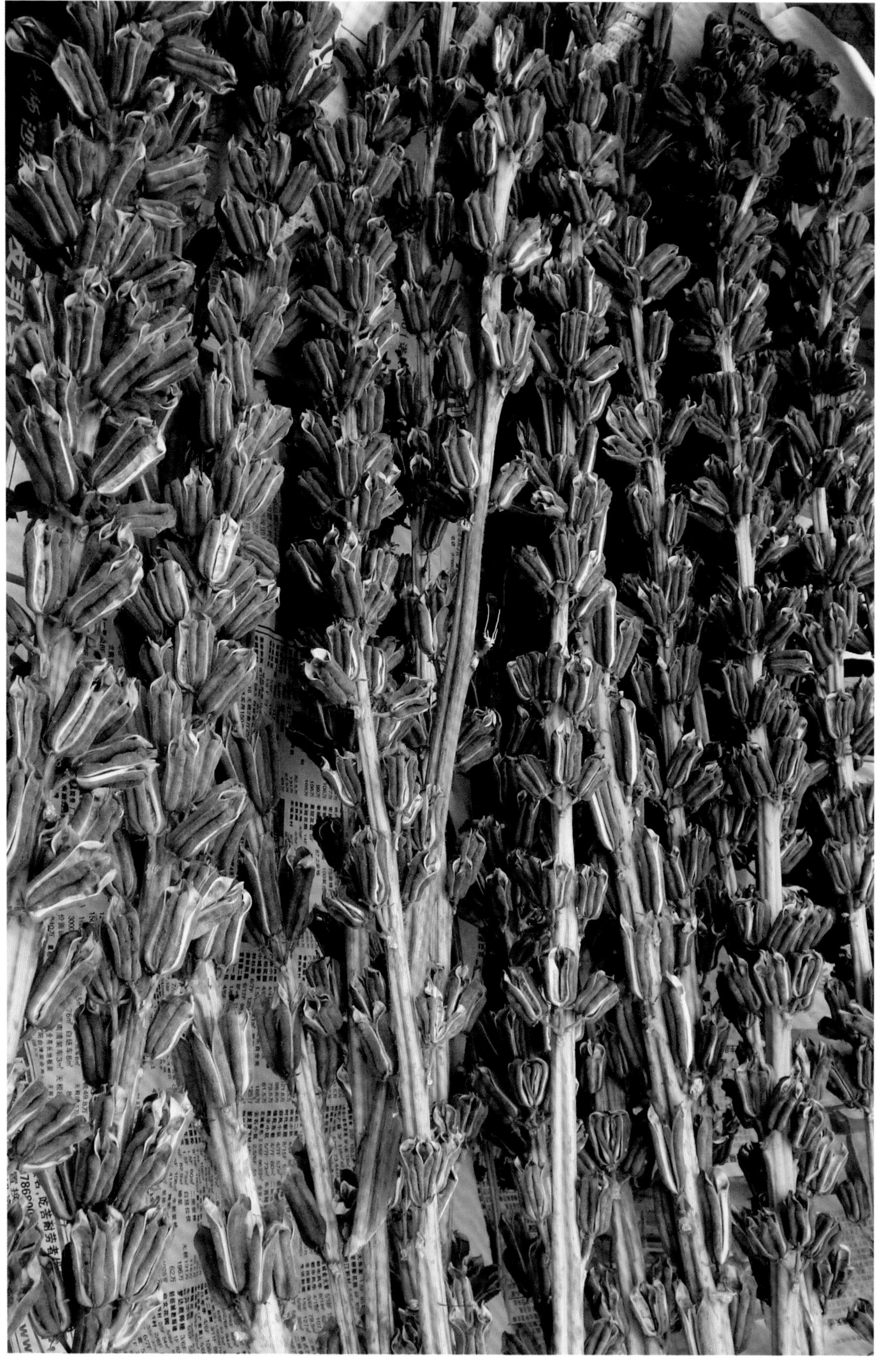

黑芝麻

药材鉴别

本品扁卵圆形，长 2.5 ~ 4 mm，宽 1.5 ~ 2 mm，一端钝圆，另端尖，厚约 1 mm，表面黑色，有网状皱纹或不明显，放大镜下可见细小疣状突起，边缘平滑或有 2 圈凸起的棱线，尖端有圆点状棕色的种脐，种皮膜质。胚乳白色，肉质，包于胚外成 1 薄层。胚直生，有 2 片大型白色的子叶，油性。气微弱，味淡，压碎后有麻油香气。

功效主治

补益肝肾，养血益精，润肠通便。主治肝肾不足所致的头晕耳鸣，腰脚痿软，须发早发，肌肤干燥，肠燥便秘，妇女乳少，痈疮湿疹，风癞疬疡，小儿瘰疬，汤火伤，痔疮。

用法用量

内服：9 ~ 15 g，煎汤；或入丸、散服。外用：适量，煎水洗浴或捣敷。

民族药方

1．慢性气管炎　黑芝麻、生姜各 15 g，瓜蒌 1 个。水煎服，每日 1 剂。

2．脱发　黑芝麻 500 g，干桑叶 60 g。共碾碎成末，用适量蜂蜜调和为丸，如杏仁般大，每日早晨、晚上各服 1 丸，连续服用。

3．气管炎，老年哮喘　黑芝麻 10 g，核桃仁 2 个，生姜 2 片。共嚼食，细嚼慢咽，每晚 1 次。

4．大便下血　黑芝麻、红糖各 500 g。黑芝麻炒焦，加红糖拌匀，随意食用。

5．干咳无痰、早轻晚重　黑芝麻 120 g，冰糖 30 g。共捣烂，开水冲服，每次 30 g，每日 2 次。

6．慢性腰痛　黑芝麻、核桃仁各 30 g，白酒 500 ml。前两味洗净泡入白酒中，密封 15 日后，每次饮酒 15 ml，每日 2 次。

7．荨麻疹　黑芝麻、白糖各 9 g，黄酒适量。黑芝麻研碎，加白糖、黄酒调匀，放碗内于锅上蒸 30 分钟服食，每日 2 次，早、晚空腹食用，3 ~ 5 日为 1 个疗程。

8．青少年白发　黑芝麻、鲜桑椹各 250 g。共捣碎，加蜂蜜适量调匀，贮于消毒瓶中备用，白开水送服，每次 6 g，每日 3 次，连服 3 个月。

9．肝肾阴虚所导致的耳鸣　黑芝麻、海松子、枸杞子、杭菊花各 10 g。同入锅，加水煎 40 分钟，取头汁；再加水煎 30 分钟，取二汁。两汁合并后服用，每日 2 次。

10．肾虚眩晕　黑芝麻、枸杞子、何首乌各 15 g，杭菊花 9 g。水煎服，每日 1 剂。

11．便血　黑芝麻（炒焦）、红糖各 500 g。搅拌均匀，随意吃。或黑芝麻 500 g。蒸熟，早、晚空腹服，每日 60 g。

使用注意

脾胃虚弱、肥胖、上火的人群慎用。

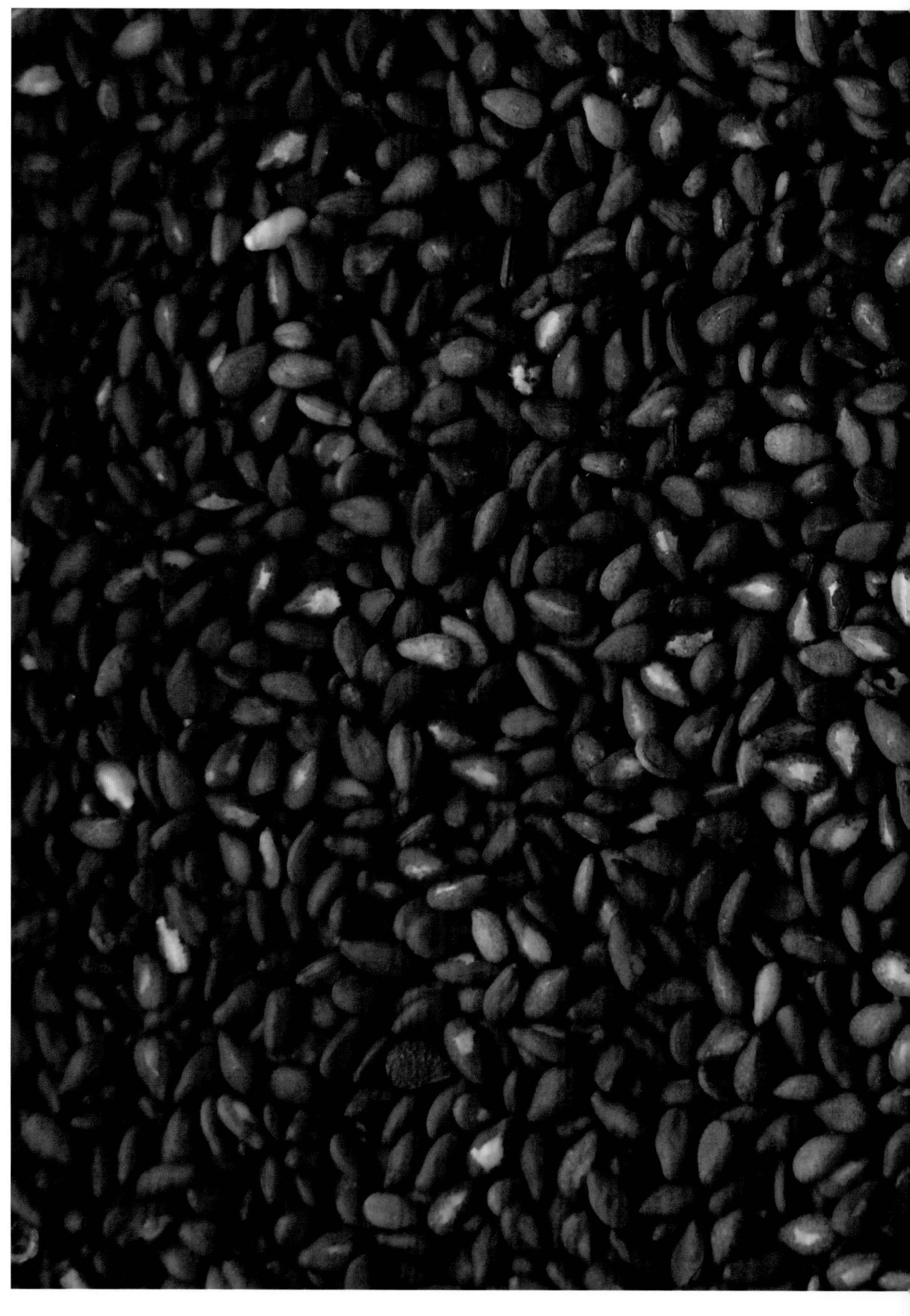

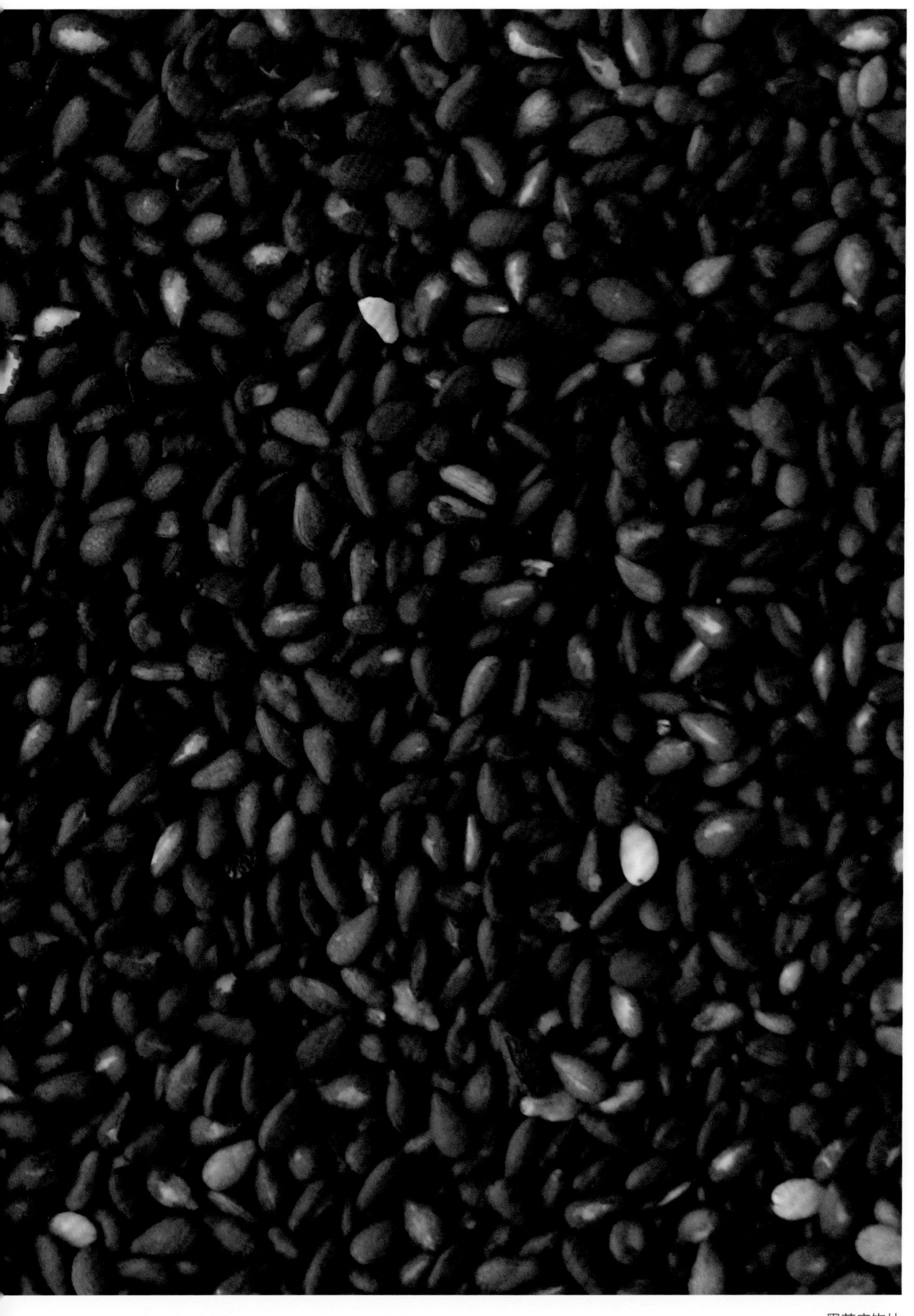

黑芝麻饮片

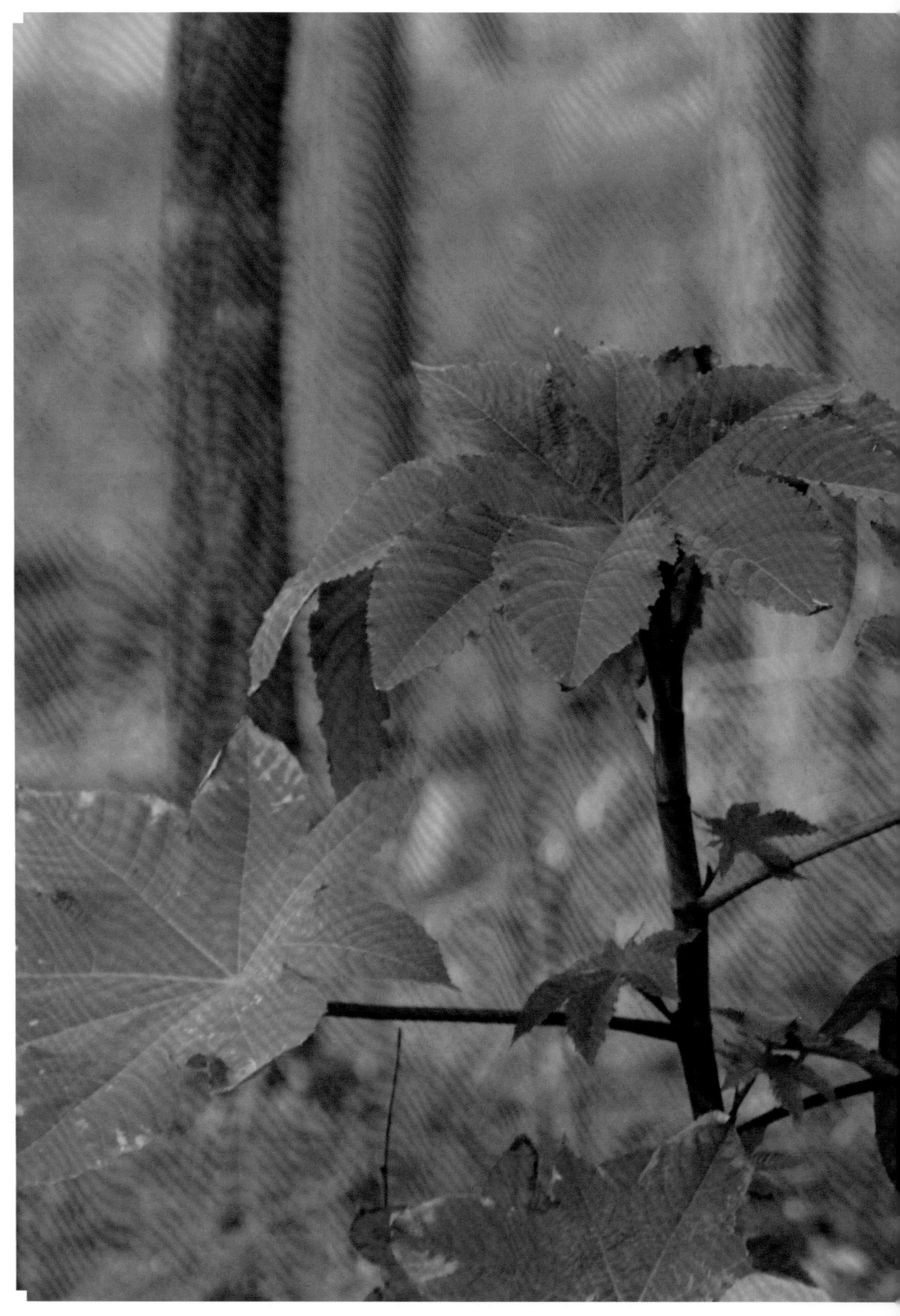

蓖麻子

【壮 药 名】棵仲红。

【别　 名】蓖麻仁、大麻子、萆麻子。

【来　 源】本品为大戟科植物蓖麻 *Ricinus communis* L. 的干燥成熟种子。

【性味归经】味辛、甘，性平；有毒。归肺、大肠经。

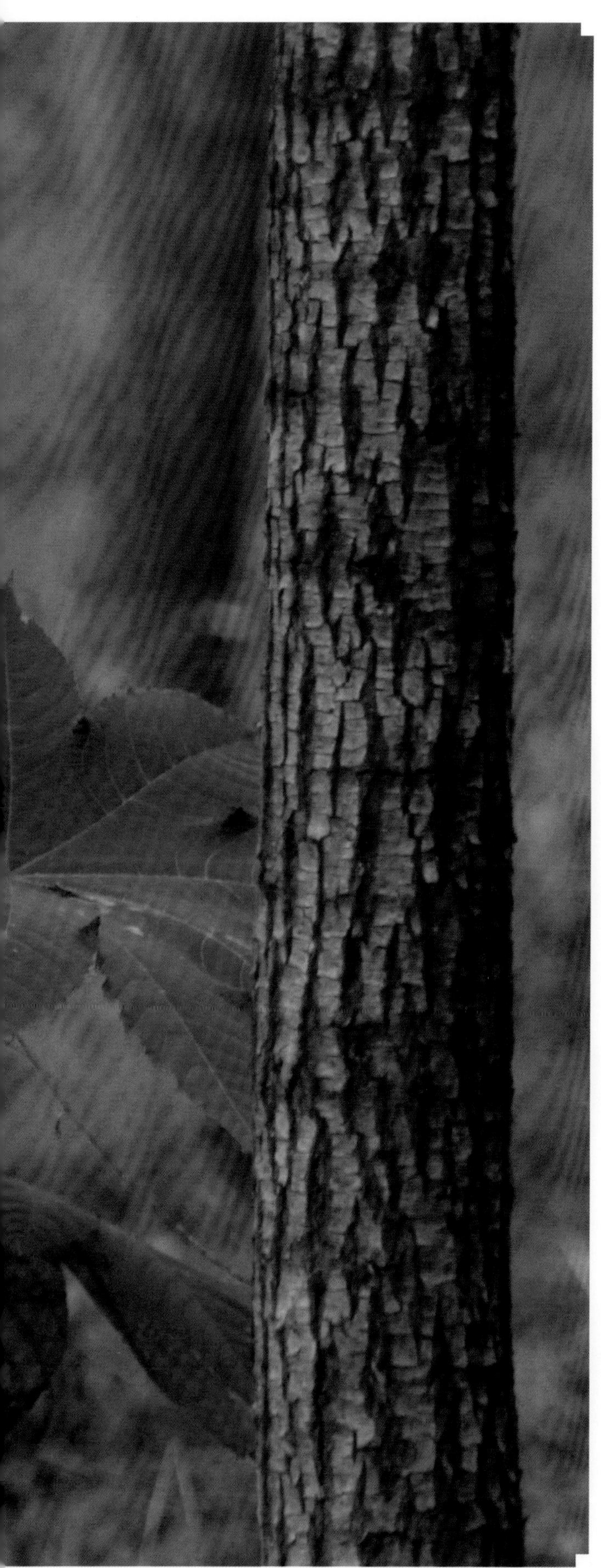

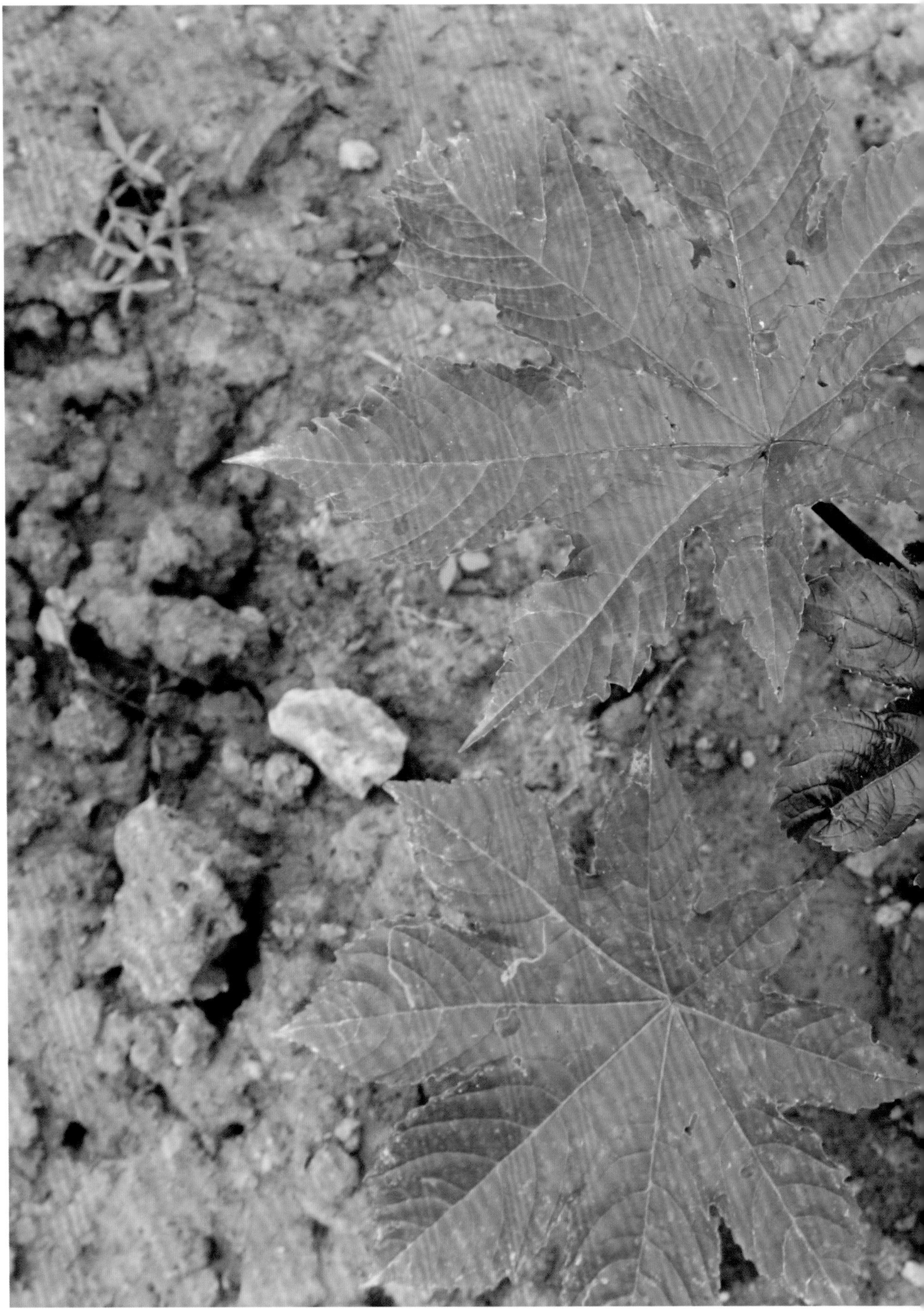

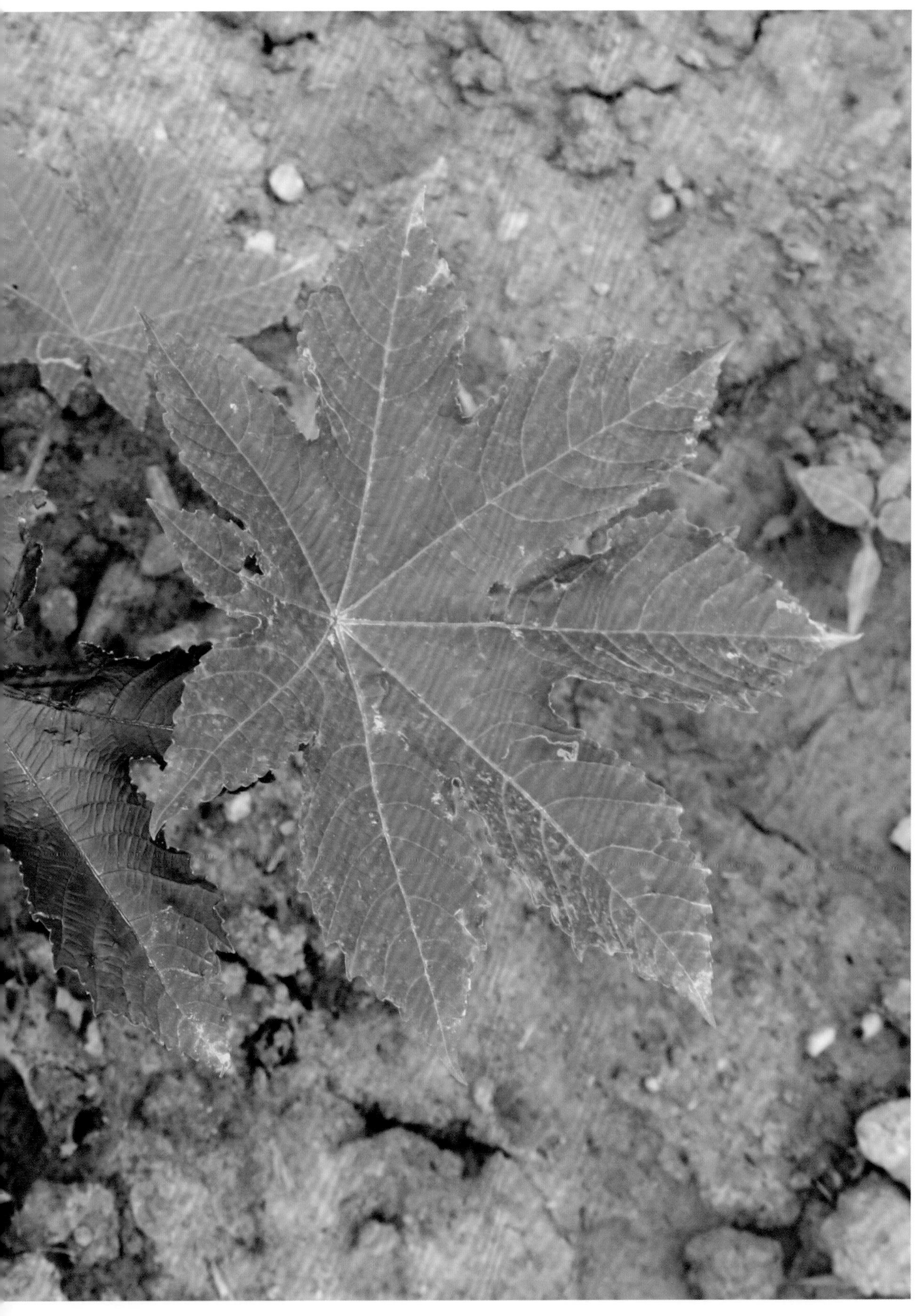

蓖麻

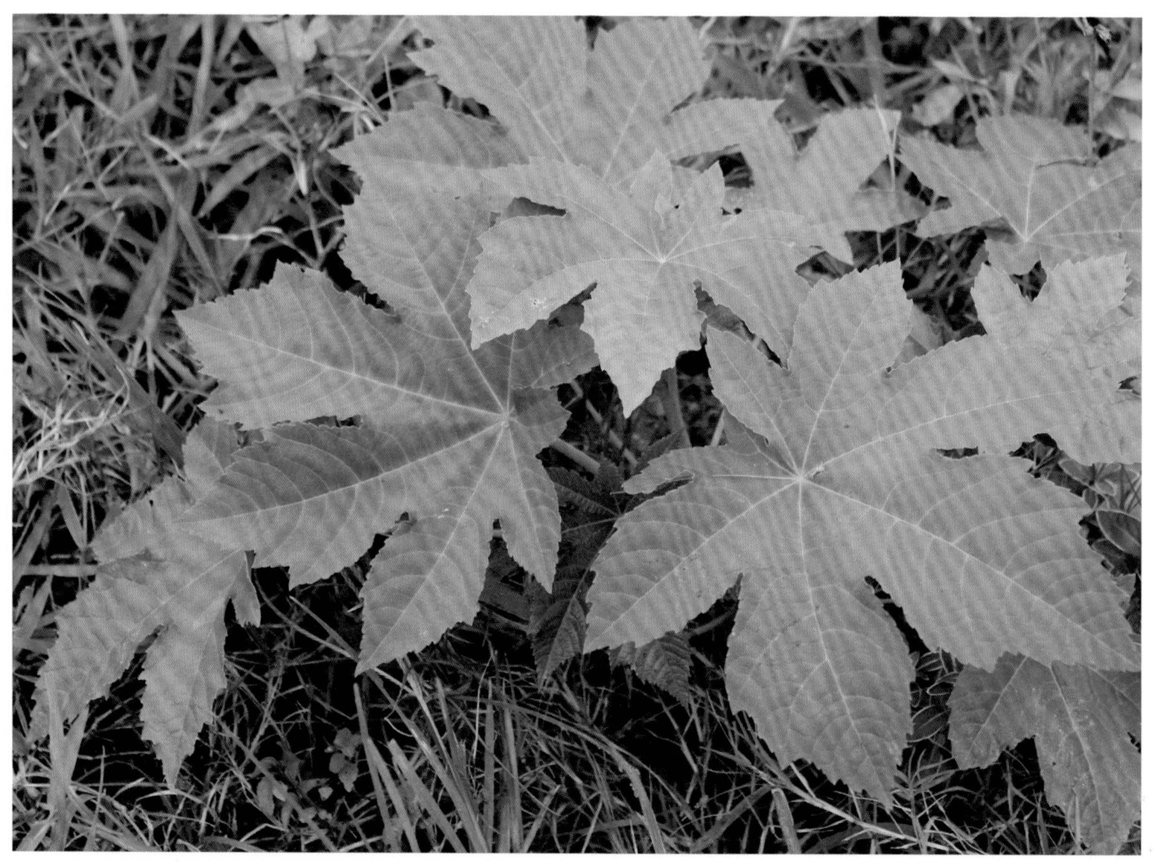

蓖麻

识别特征

一年生草本，在南方地区常成小乔木，幼嫩部分被白粉。叶互生，盾状着生，直径 15 ~ 60 cm，有时大至 90 cm，掌状中裂，裂片 5 ~ 11，卵状披针形至矩圆形，顶端渐尖，边缘有锯齿；叶柄长。花单性，同株，无花瓣，圆锥花序与叶对生，长 10 ~ 30 cm 或更长，下部雄花，上部雌花；雄花萼 3 ~ 5 裂；子房 3 室，每室 1 胚珠；花柱 3，深红色，2 裂。蒴果球形，长 1 ~ 2 cm，有软刺。种子矩圆形，光滑有斑纹。花期 5—8 月，果期 7—10 月。

生境分布

全国大部分地区有栽培。

采收加工

秋季果实变棕色，果皮未开裂时分批采摘，晒干，除去果皮。

药材鉴别

本品呈椭圆形或卵形，稍扁，表面光滑，有灰白色与黑褐色或黄褐色与红棕色相间的花斑纹。种脊隆起，种阜灰白色或浅棕色。种皮薄而脆，富油性。无臭，味微苦辛。

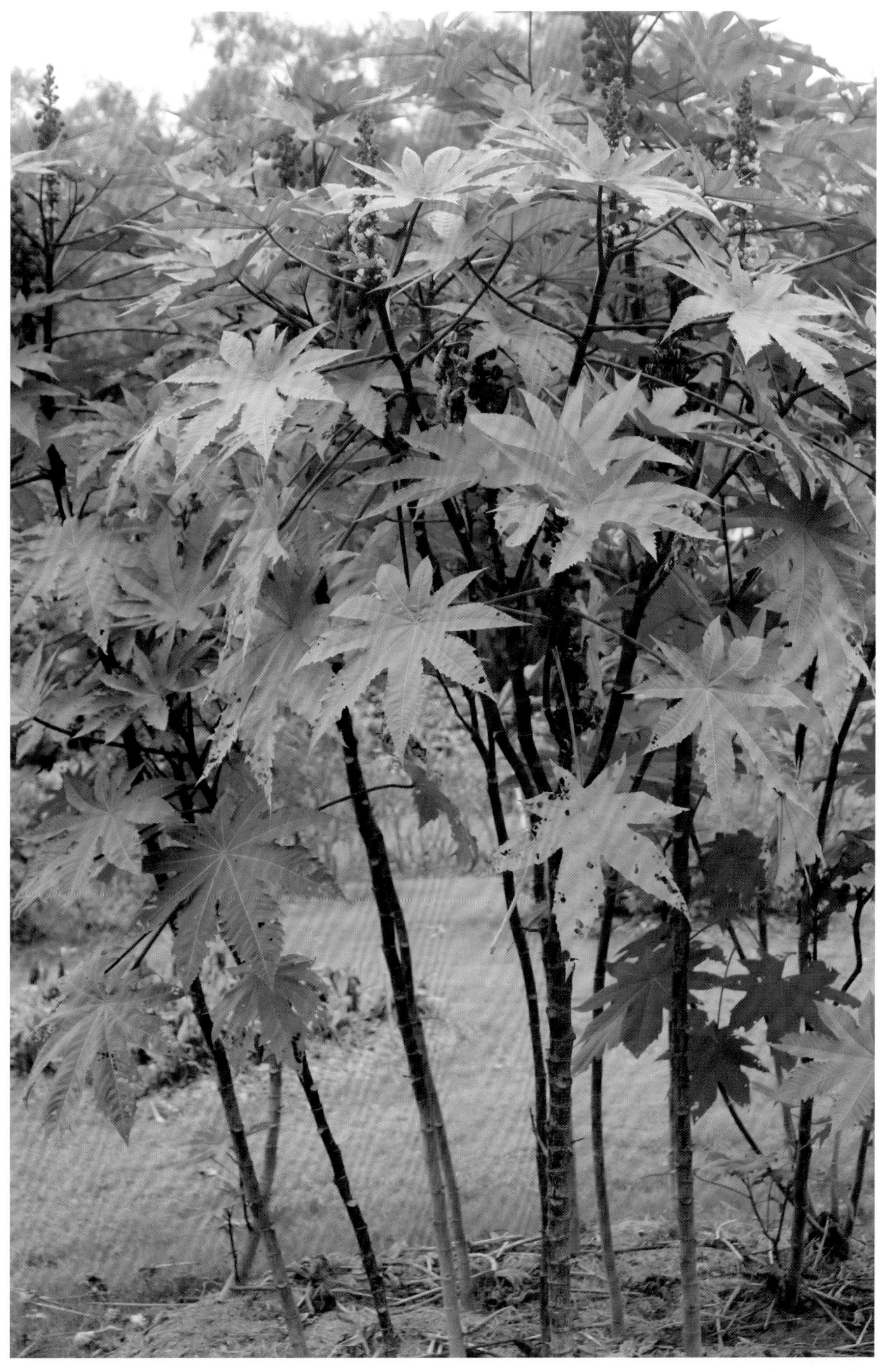

蓖麻

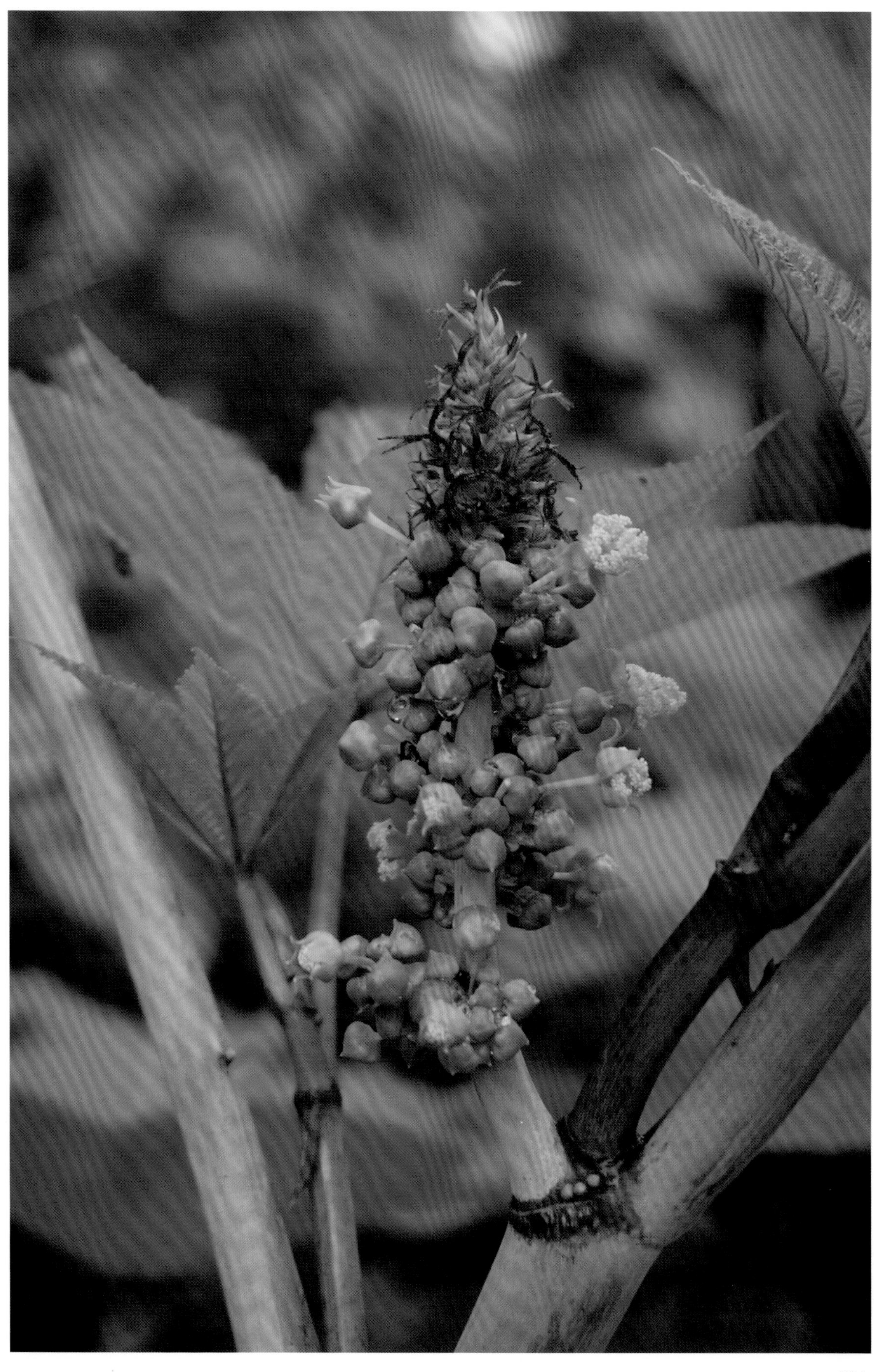

蓖麻

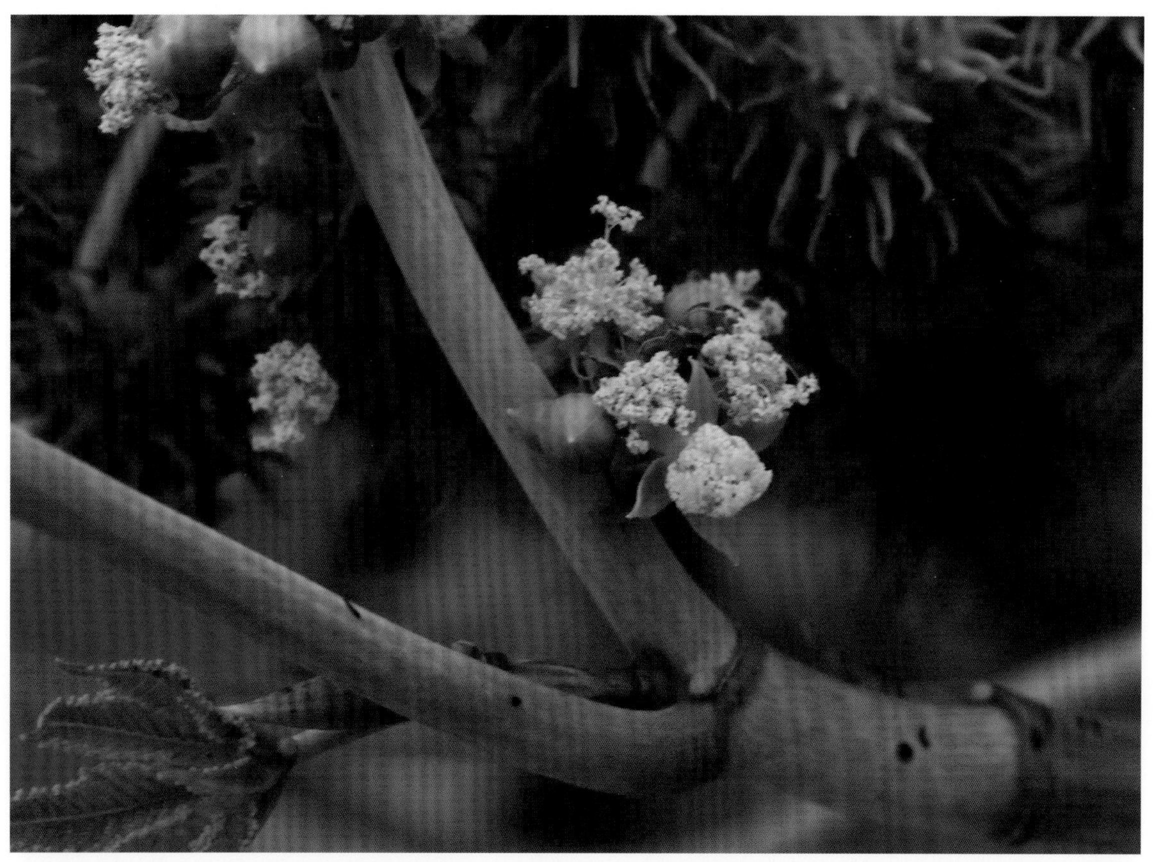

蓖麻

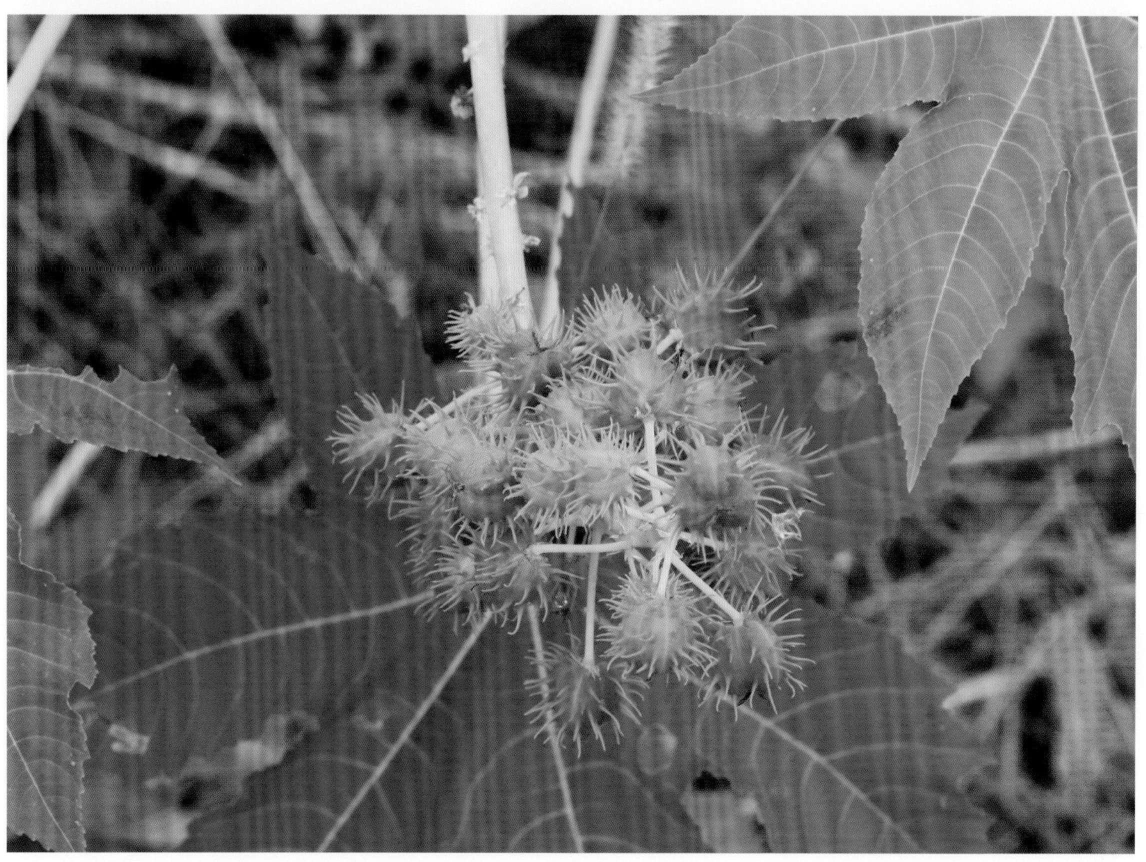

蓖麻

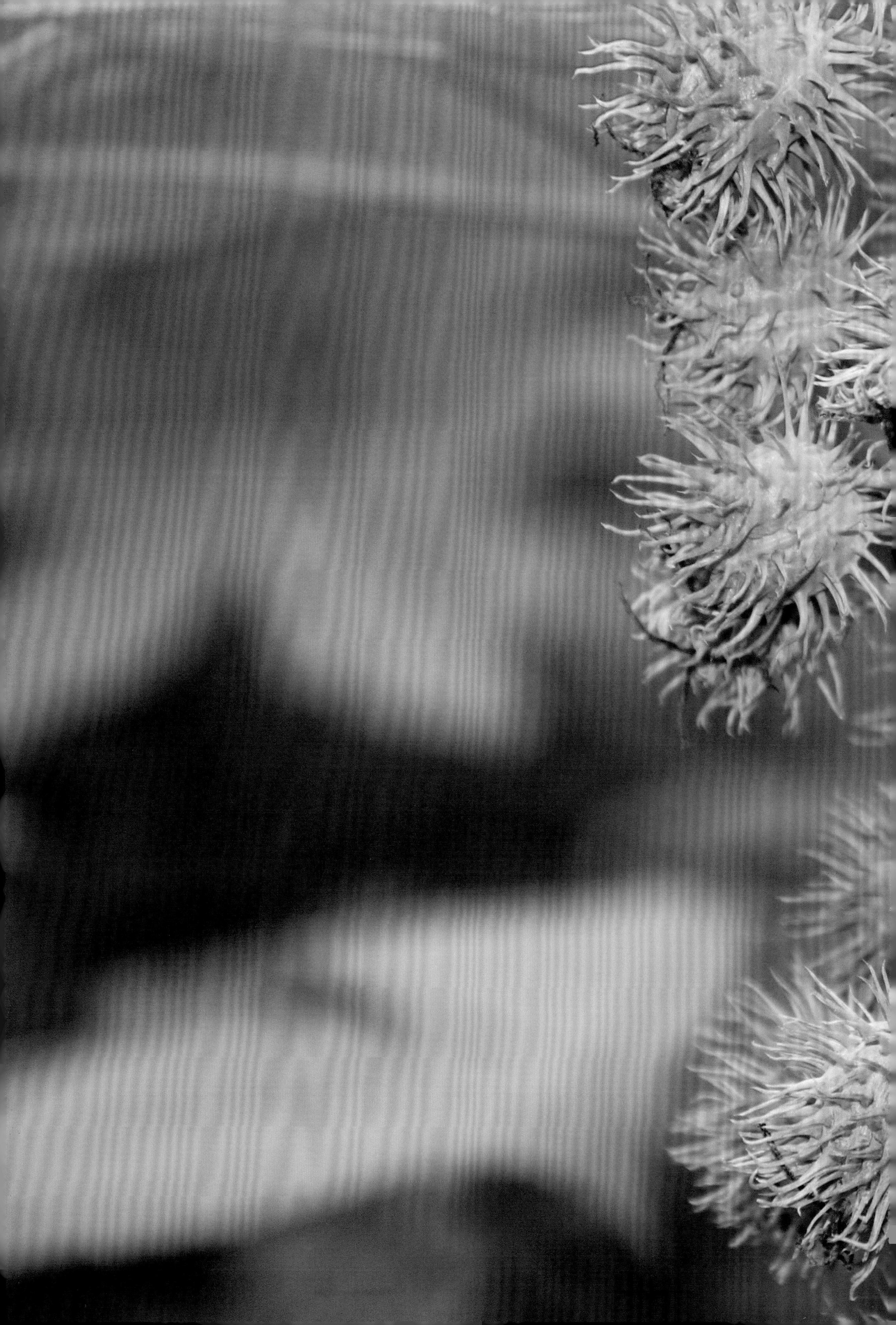

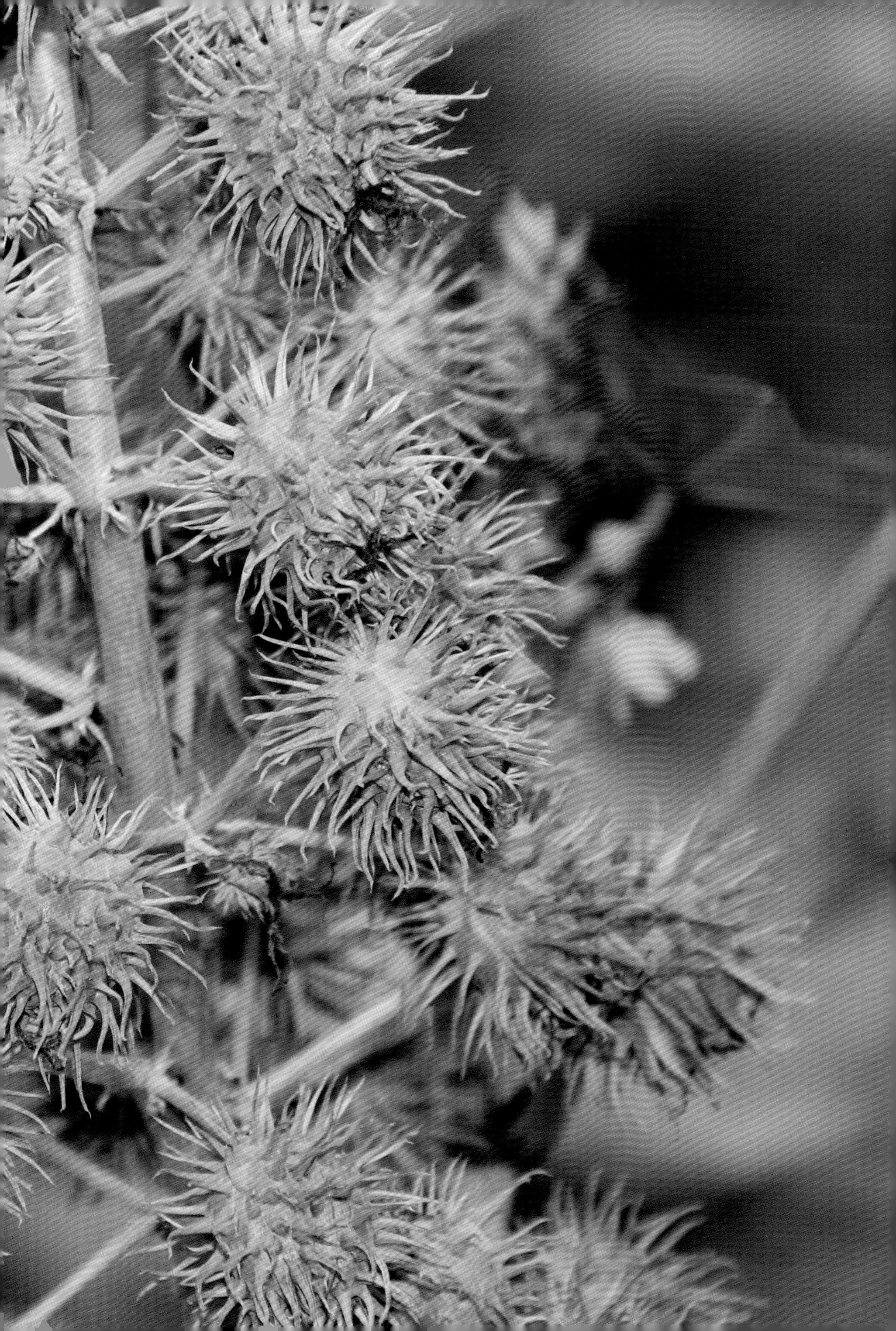

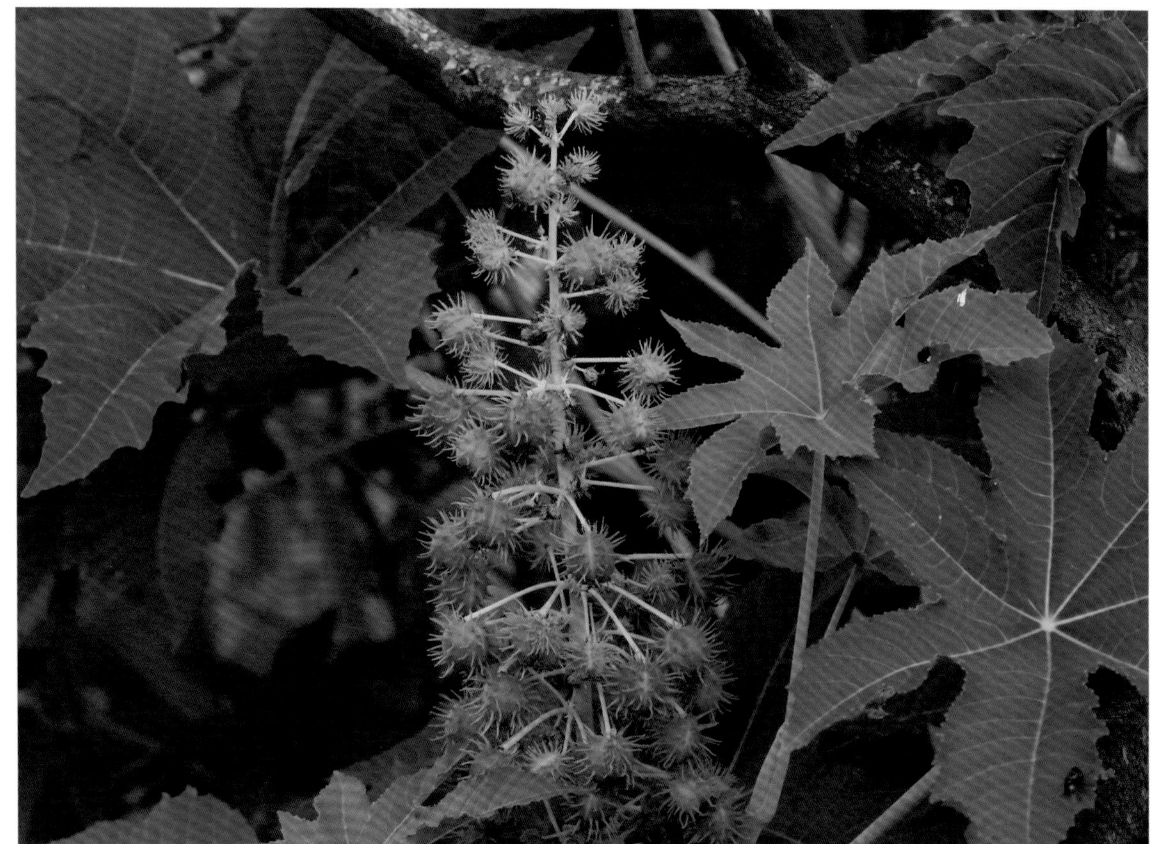

蓖麻

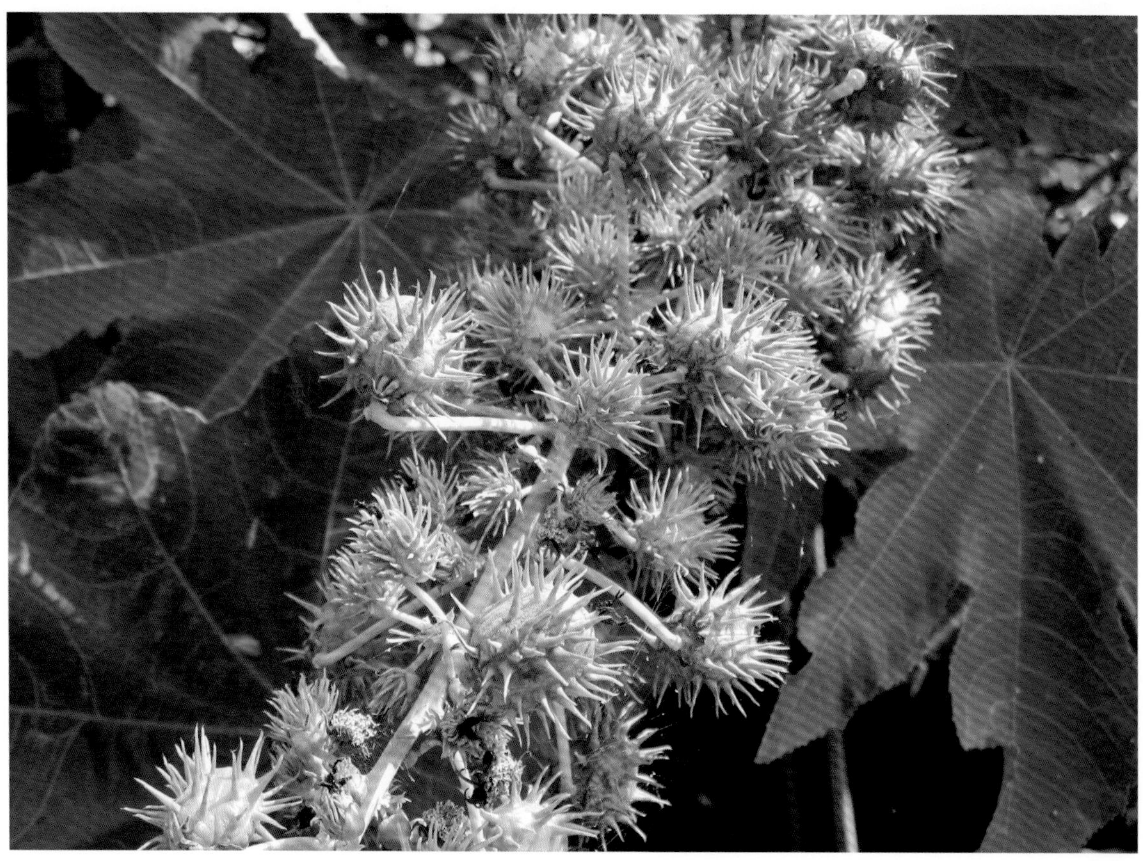

蓖麻

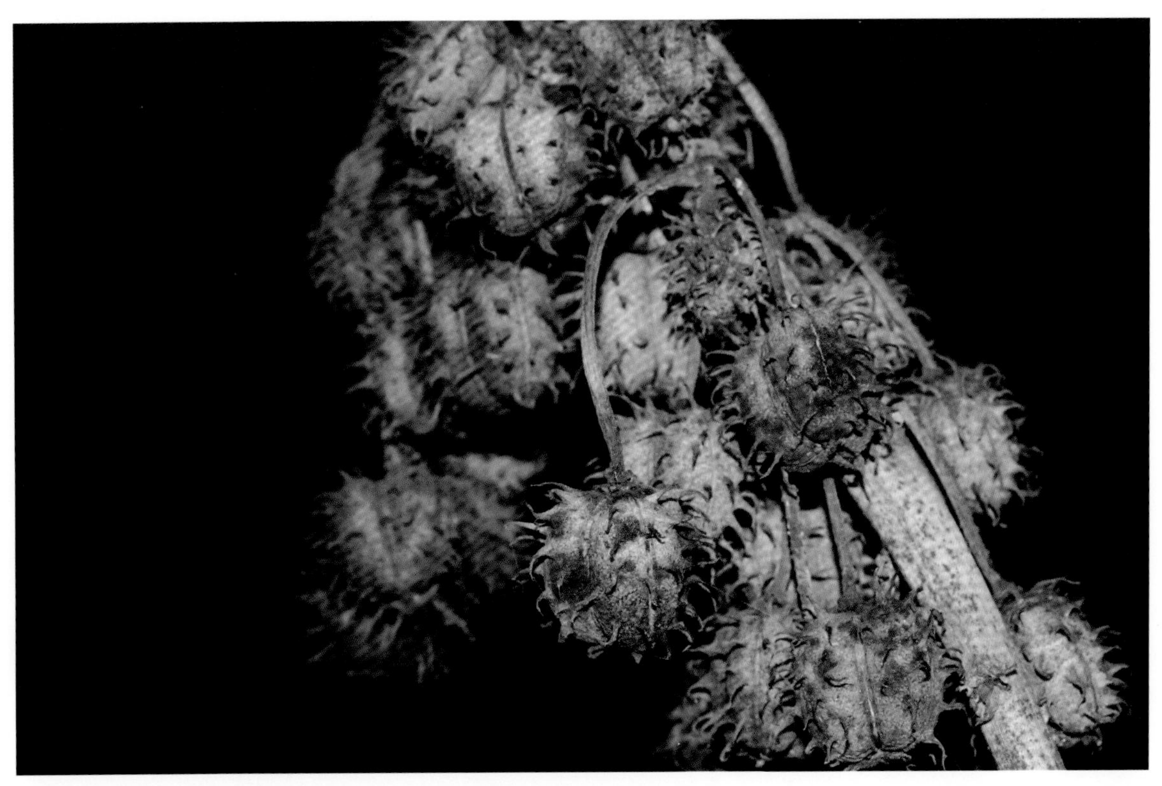

蓖麻

功效主治

消肿拔毒，泻下导滞，通络利窍。主治痈疽肿毒，瘰疬，乳痈，喉痹，疥癞癣疮，烫伤，水肿胀满，大便燥结，口眼㖞斜，跌打损伤。

用法用量

内服：5 ~ 10 枚，入丸剂、生研或炒食。外用：适量，捣敷或调敷。

民族药方

1．宫颈癌 用含 3% ~ 5%蓖麻毒蛋白的冷霜式软膏加 3%二甲亚砜，以增加渗透作用，将软膏掺入胶囊，推入子宫颈内，每日 1 次，每周 5 ~ 6 次，月经期停药。

2．面神经麻痹 蓖麻子 10 粒，全蝎、冰片各 3 g，葱 5 g，露蜂房 6 g。共捣烂如泥，摊于敷料上，贴于面部下关穴（左歪贴右下关，右歪贴左下关），每日 1 次。

3．淋巴结结核瘘 蓖麻子、生山药各等份。共捣如泥膏，以无菌敷料摊膏盖在瘘口上，每个瘘口可用 4 ~ 6 g，每日 1 次。

4．酒渣鼻 蓖麻子、大枫子各 30 g，木鳖子 10 g。研成细末，加樟脑用力研磨，加核桃仁 30 g 捣泥后，再加水银 30 g 研磨，看不见水银珠为止，搽抹患处。

使用注意

孕妇及便滑者忌服。

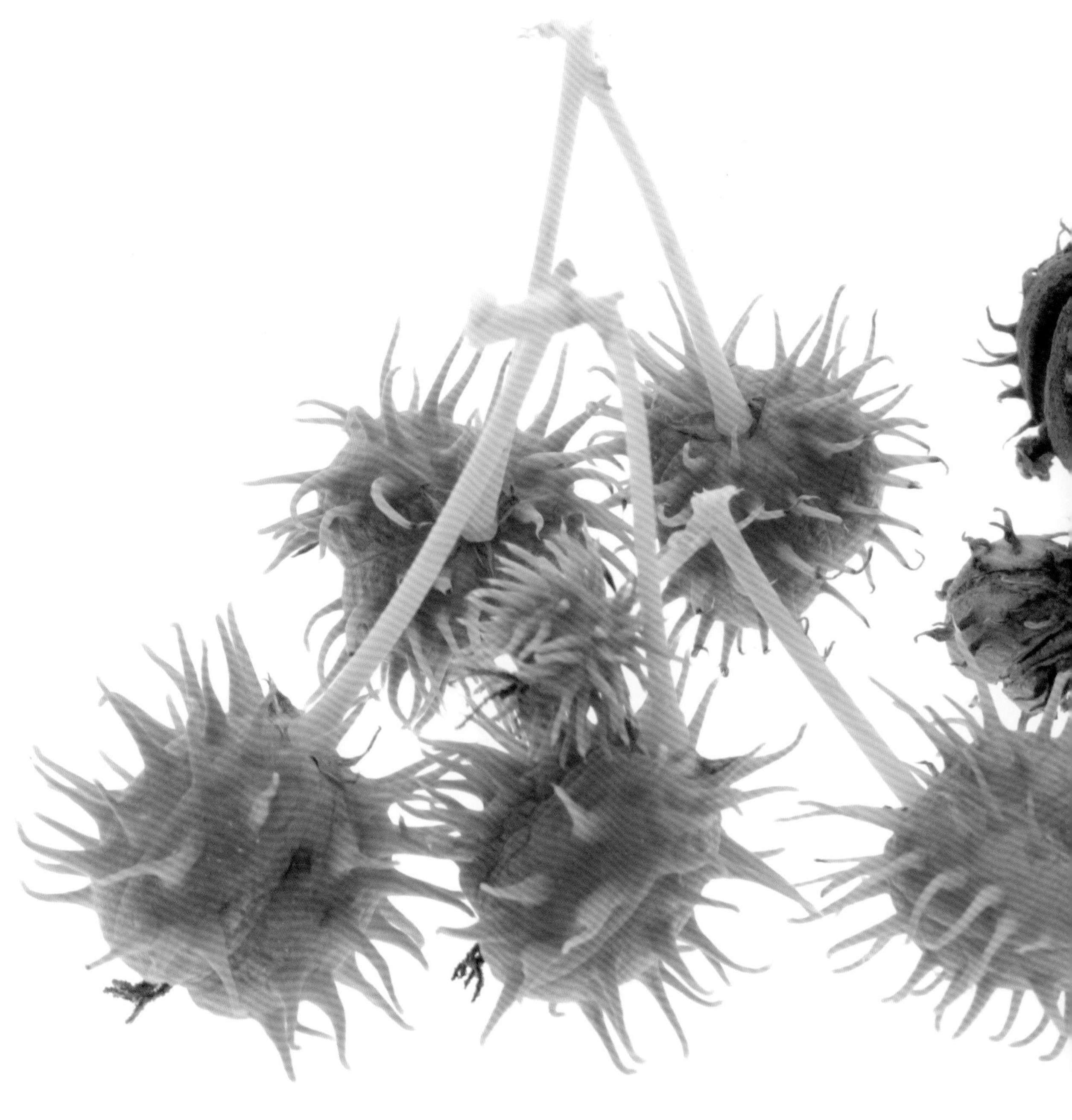

蓖麻子

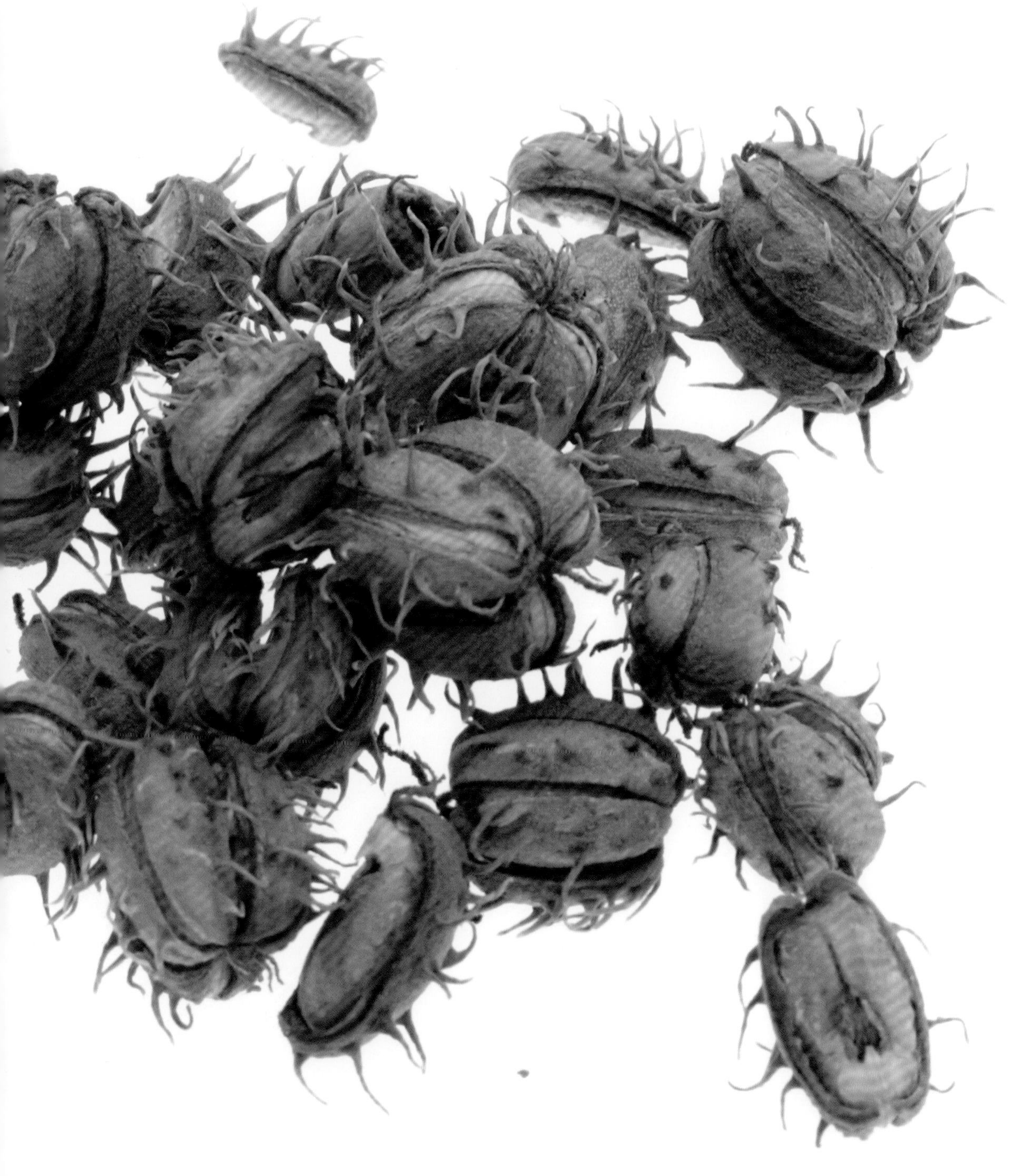

蓖麻子药材

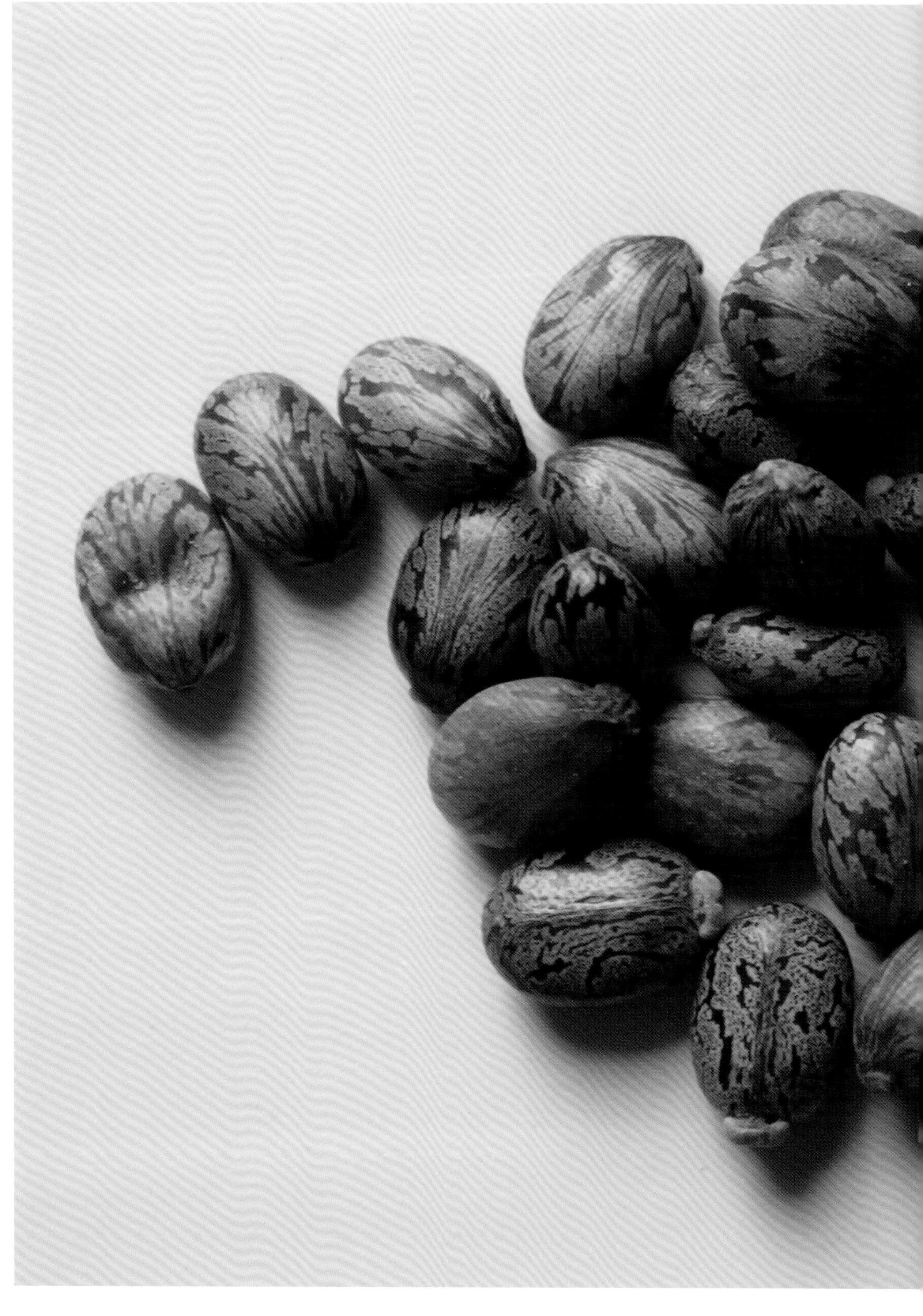

蓖麻子

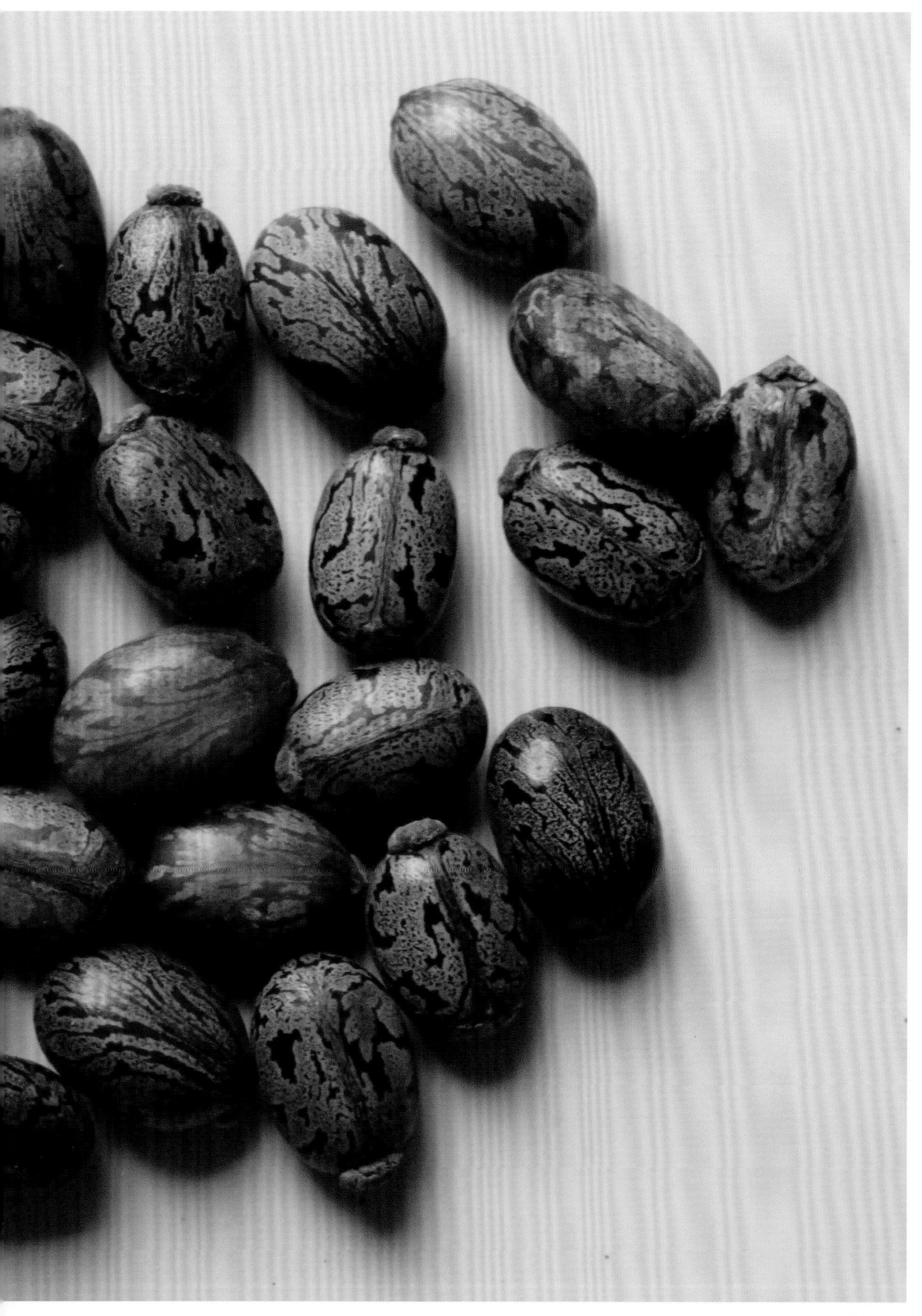

蓖麻子饮片

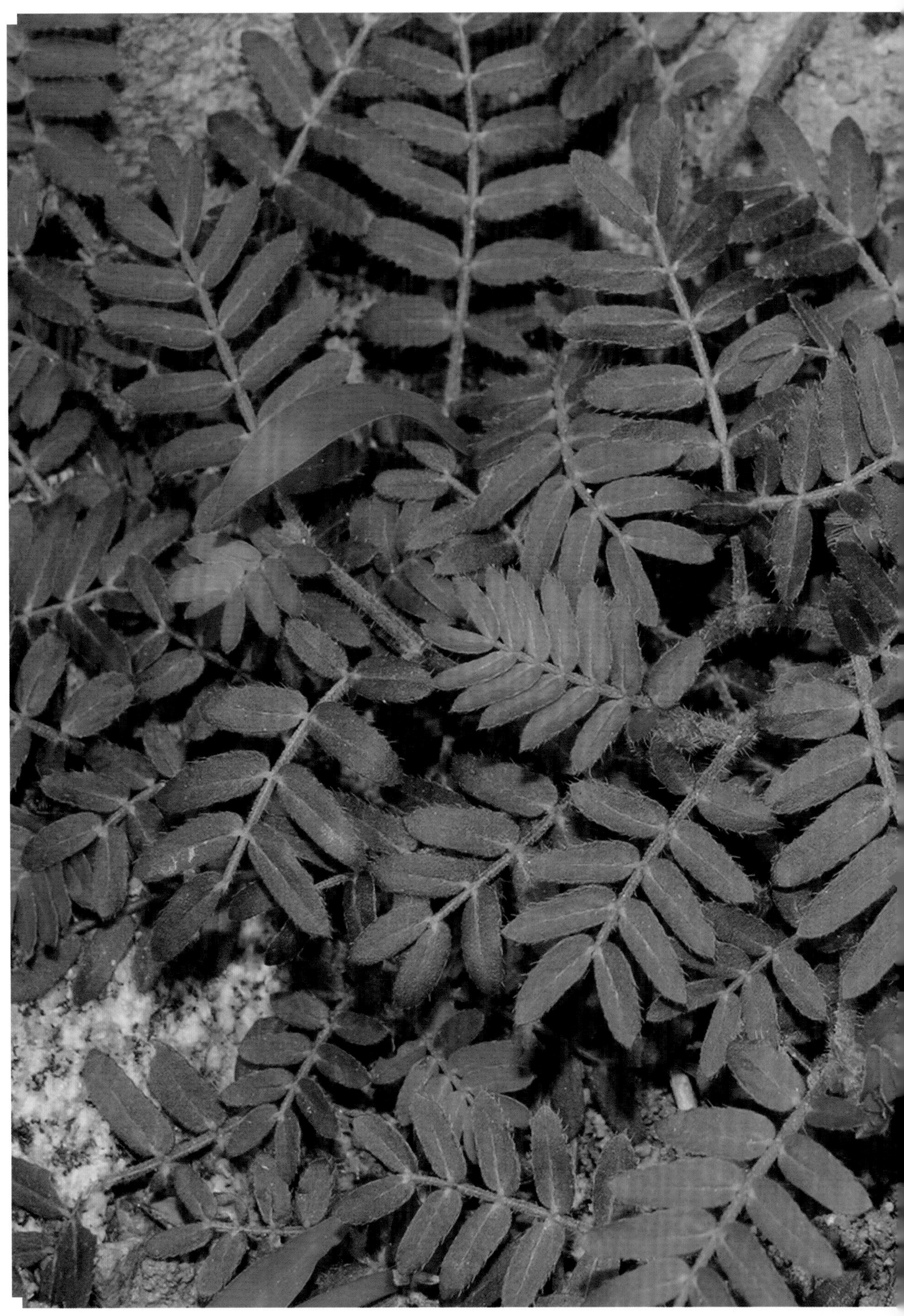

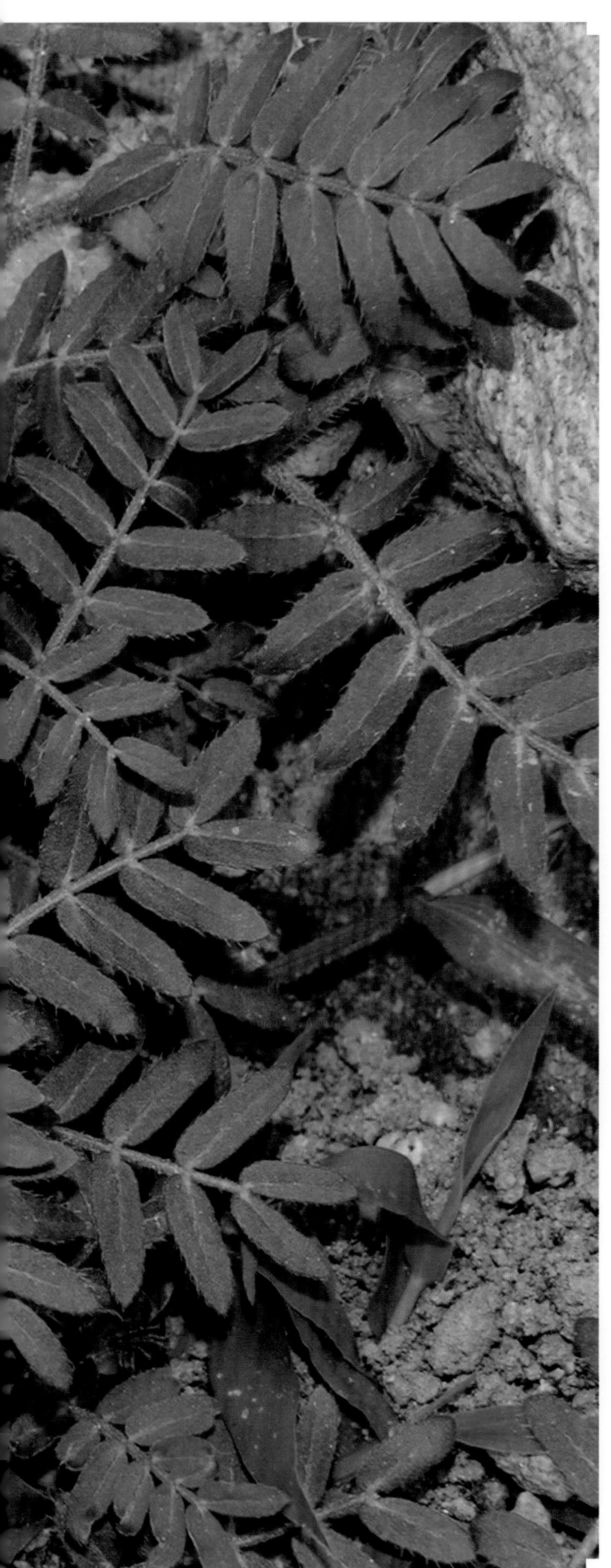

蒺藜

【壮药名】宛芭酱。

【别　名】白蒺藜、蒺藜子、硬蒺藜、蒺骨子、刺蒺藜。

【来　源】本品为蒺藜科植物蒺藜 *Tribulus terrestris* L. 的干燥成熟果实。

【性味归经】味苦、辛，性平。归肝经。

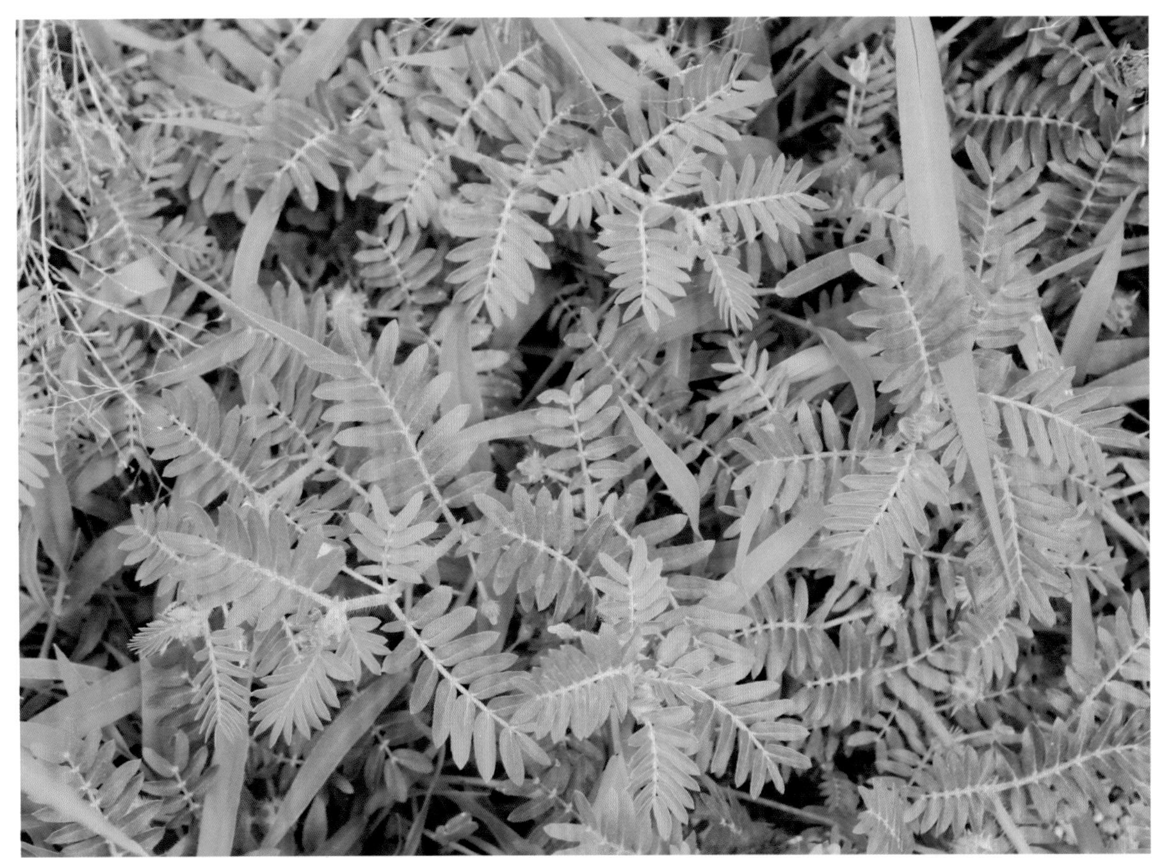

蒺藜

识别特征

一年生或多年生草本，全株密被灰白色柔毛。茎匍匐，由基部生出多数分枝，枝长 30 ~ 60 cm，表面有纵纹。双数羽状复叶，对生，叶连柄长 2.5 ~ 6.0 cm；托叶对生，形小，卵形至卵状披针形；小叶 5 ~ 7 对，具短柄或几无柄，小叶片长椭圆形，长 5 ~ 16 mm，宽 2 ~ 6 mm，先端短尖或急尖，基部常偏斜，上面仅中脉及边缘疏生细柔毛，下面毛较密。花单生叶腋间，直径 8 ~ 20 mm，花梗丝状；萼片 5，卵状披针形，边缘膜质透明；花瓣 5，黄色，倒广卵形；花盘环状；雄蕊 10，生于花盘基部，其中 5 枚较长且与花瓣对生，在基部的外侧各有 1 小腺体，花药椭圆形，花丝丝状；子房上位，卵形，通常 5 室，花柱短，圆柱形，柱头 5，线形。果五角形，直径约 1 cm，由 5 个果瓣组成，成熟时分离，每果瓣呈斧形，两端有硬尖刺各 1 对，先端隆起，具细短刺。每分果有种子 2 ~ 3 枚。花期 5—7 月，果期 7—9 月。

生境分布

生长于沙丘、路旁。分布于河南、河北、山东、安徽等省。

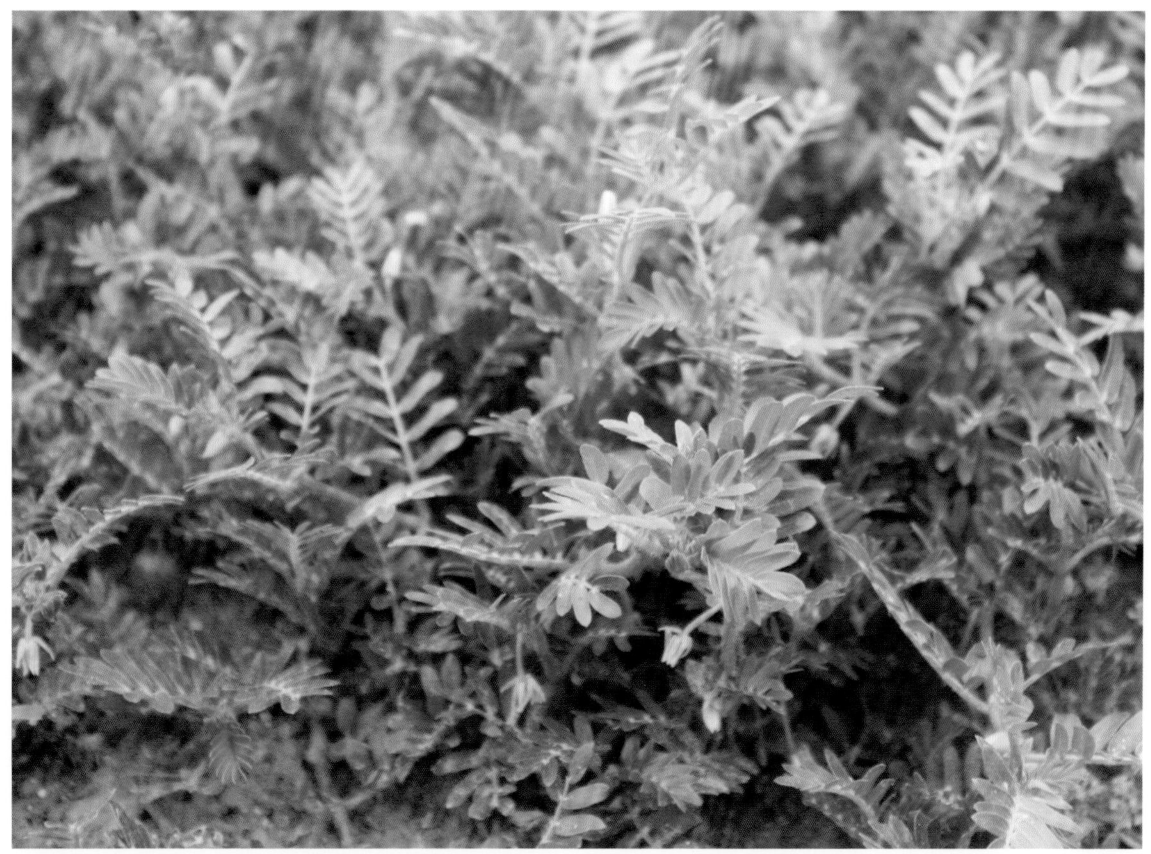

蒺藜

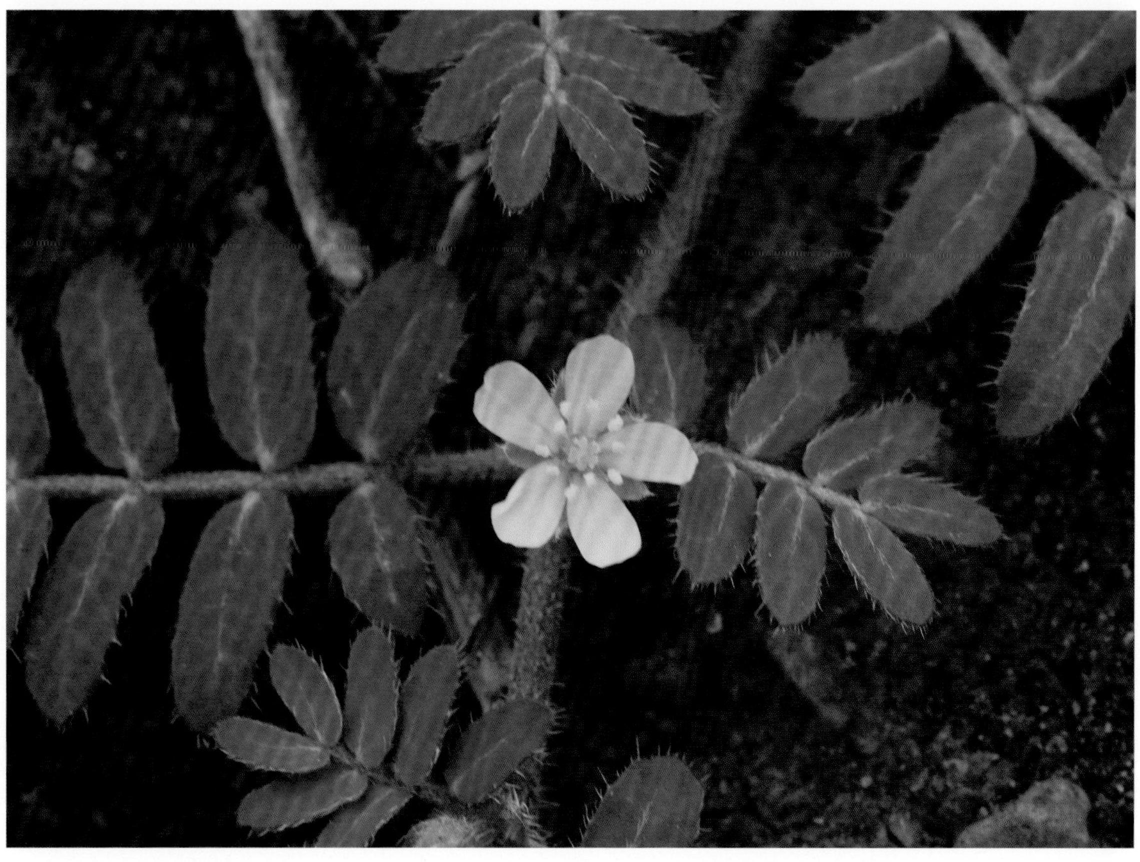

蒺藜

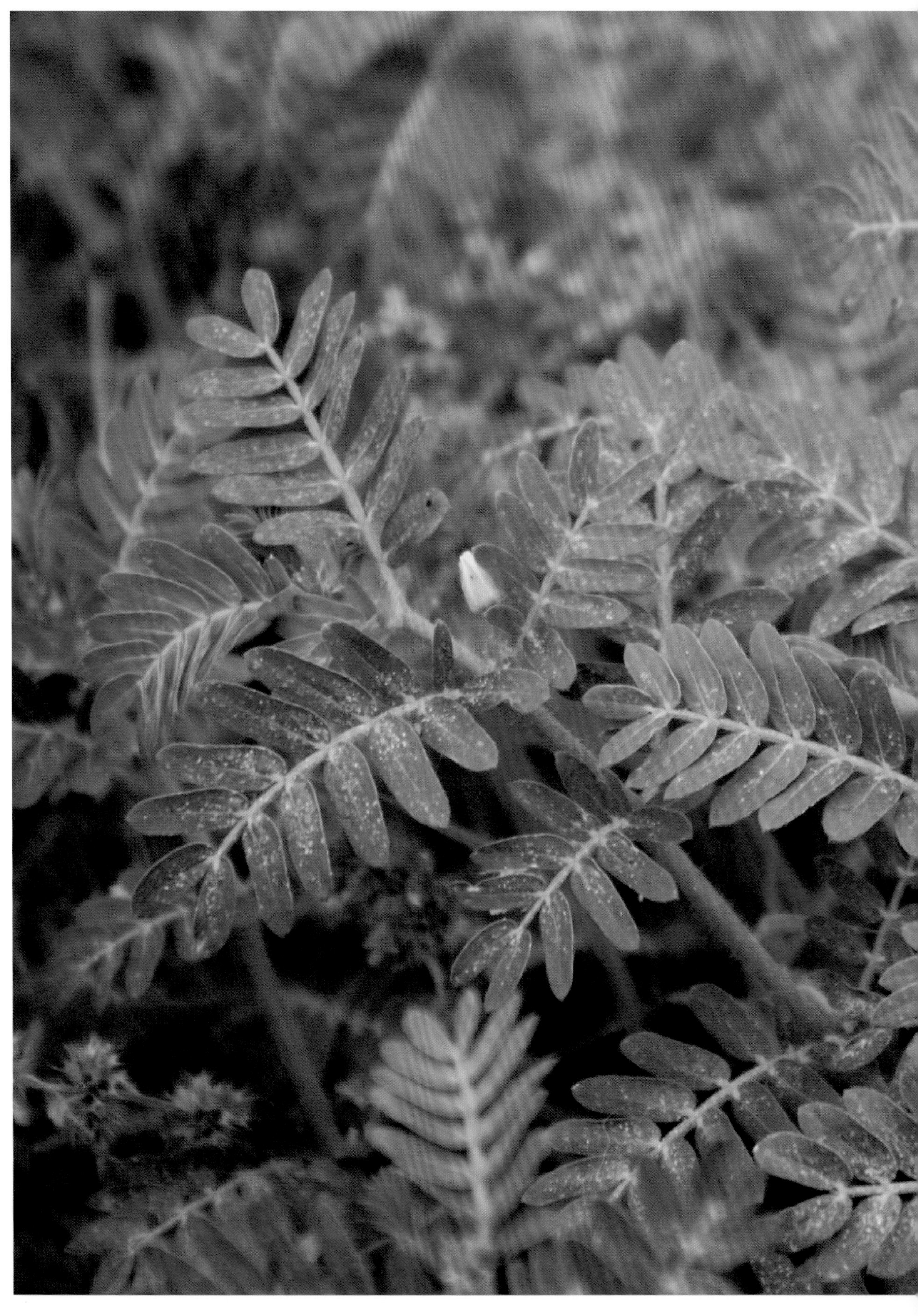

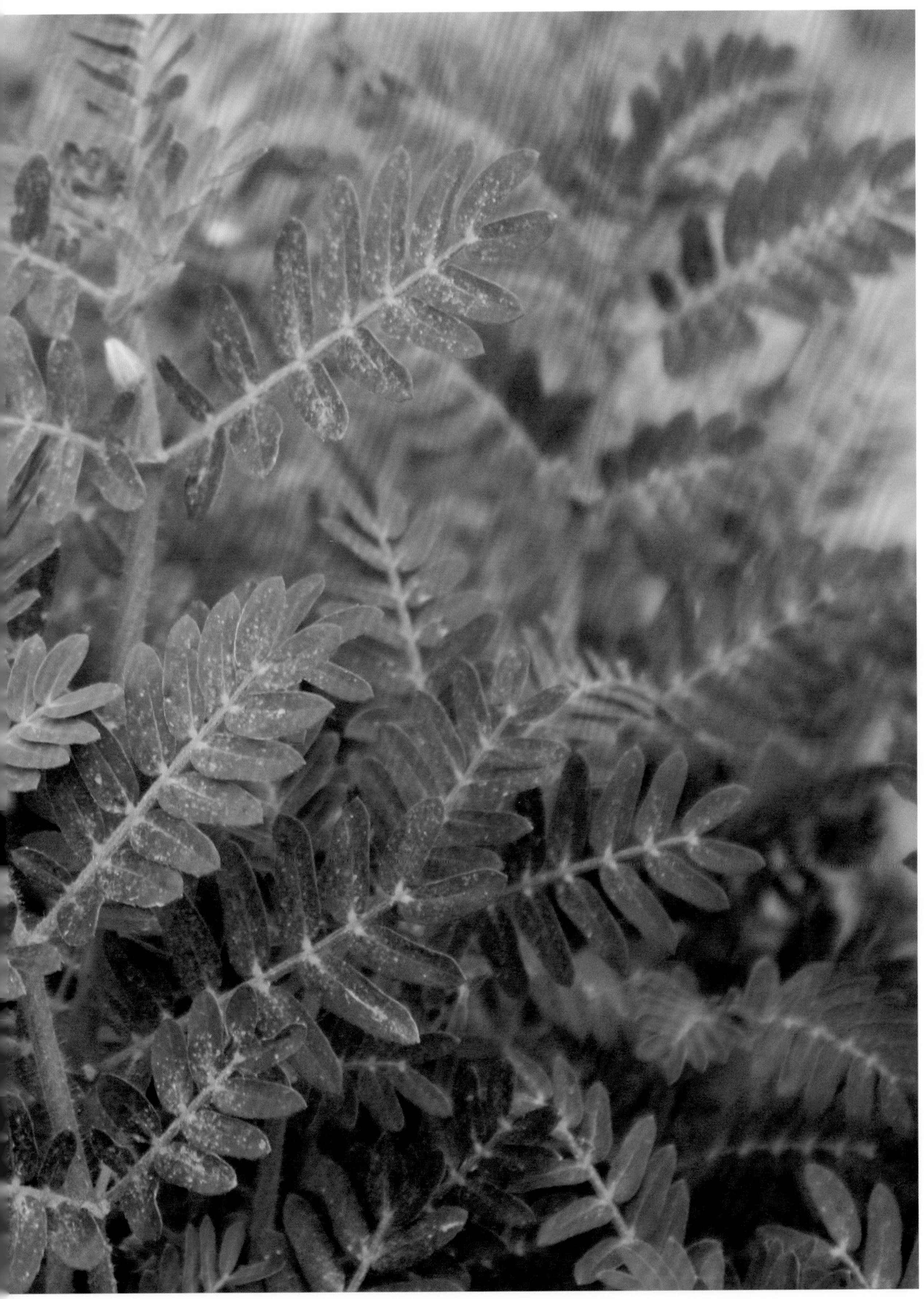

蒺藜

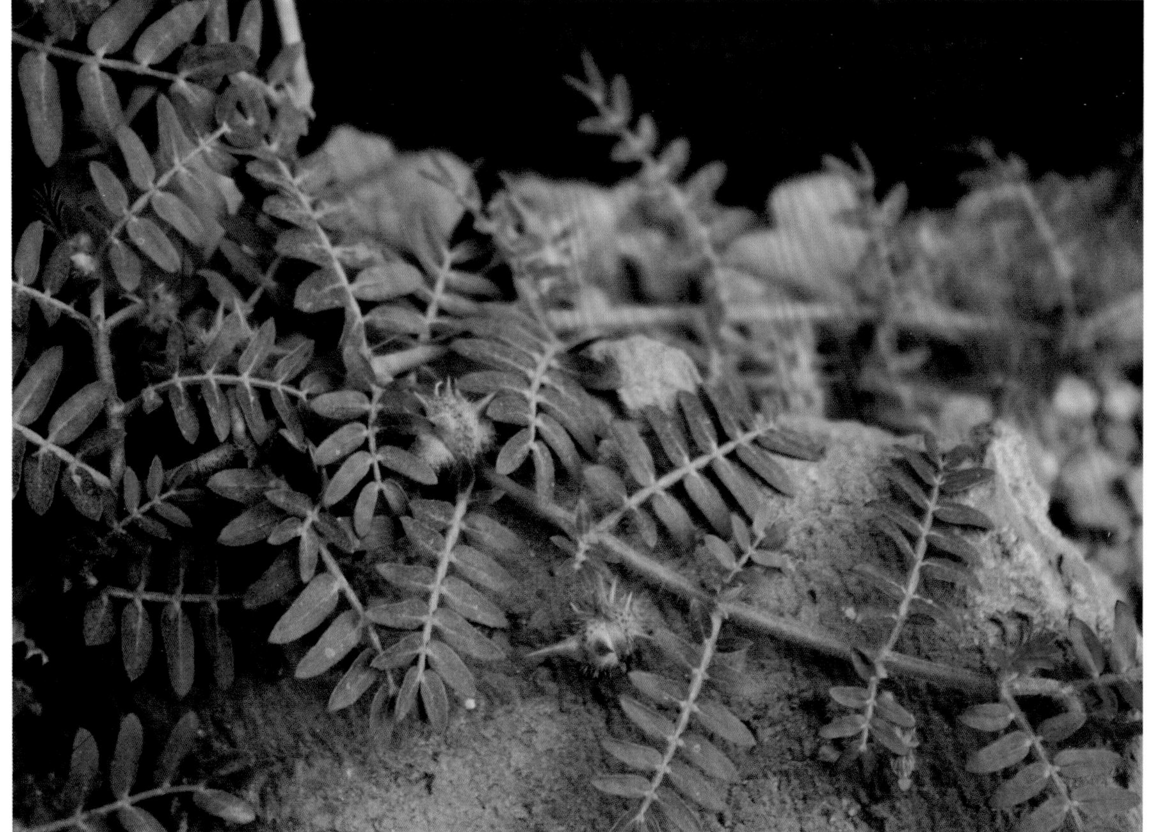

蒺藜

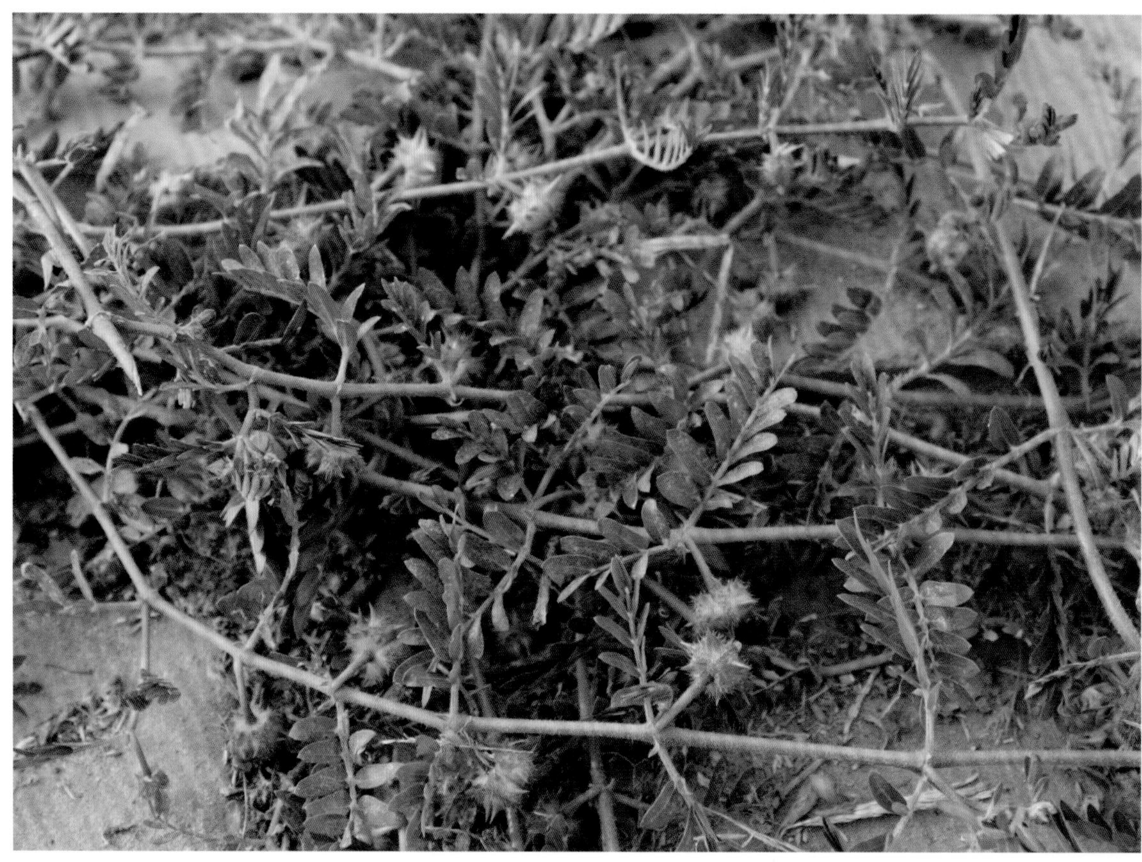

蒺藜

采收加工

秋季果实成熟时采割植株，晒干，打下果实，碾去硬刺，簸净杂质。

药材鉴别

本品果实由 5 个分果瓣组成，呈放射状排列，直径 7 ~ 12 mm。常裂为单一的分果瓣，分果瓣呈斧状，长 3 ~ 6 mm；背部黄绿色，隆起，有纵棱及多数小刺，并有对称的长刺和短刺各 1 对。质坚硬。味苦、辛。

功效主治

平肝解郁，活血祛风，明目，止痒。主治头痛眩晕，胸胁胀痛，乳闭乳痈，目赤翳障，风疹瘙痒。

用法用量

内服：6 ~ 15 g，煎汤。外用：适量。

民族药方

1．全身浮肿　蒺藜子适量。每日煎汤洗。

2．腰脊痛　蒺藜子适量。捣成细末，加蜜做成丸子，如胡豆大，酒送服，每次 2 丸，每日 3 次。

3．风秘　蒺藜子（炒）50 g，猪牙皂荚（去皮、酥炙）25 g。共研为末，盐茶汤送服，每次 5 g。

4．月经不通　蒺藜子、当归各等份。研为细末，米汤送服，每次 15 g。

5．难产（胎在腹中，胞衣亦不下或胎死）　蒺藜子、贝母各 200 g。共研细末，米汤冲服 15 g。

6．牙齿松动　蒺藜子（去角）25 g。研细加水半碗，盐少许，温时漱口，甚效。

7．面上瘢痕　蒺藜子、栀子各等份。共研细末，加醋调匀，夜涂脸上，清晨洗去。

8．白癜风　蒺藜子 300 g。生捣为末，热水送服，每次 10 g，每日 2 次。

使用注意

孕妇慎用。

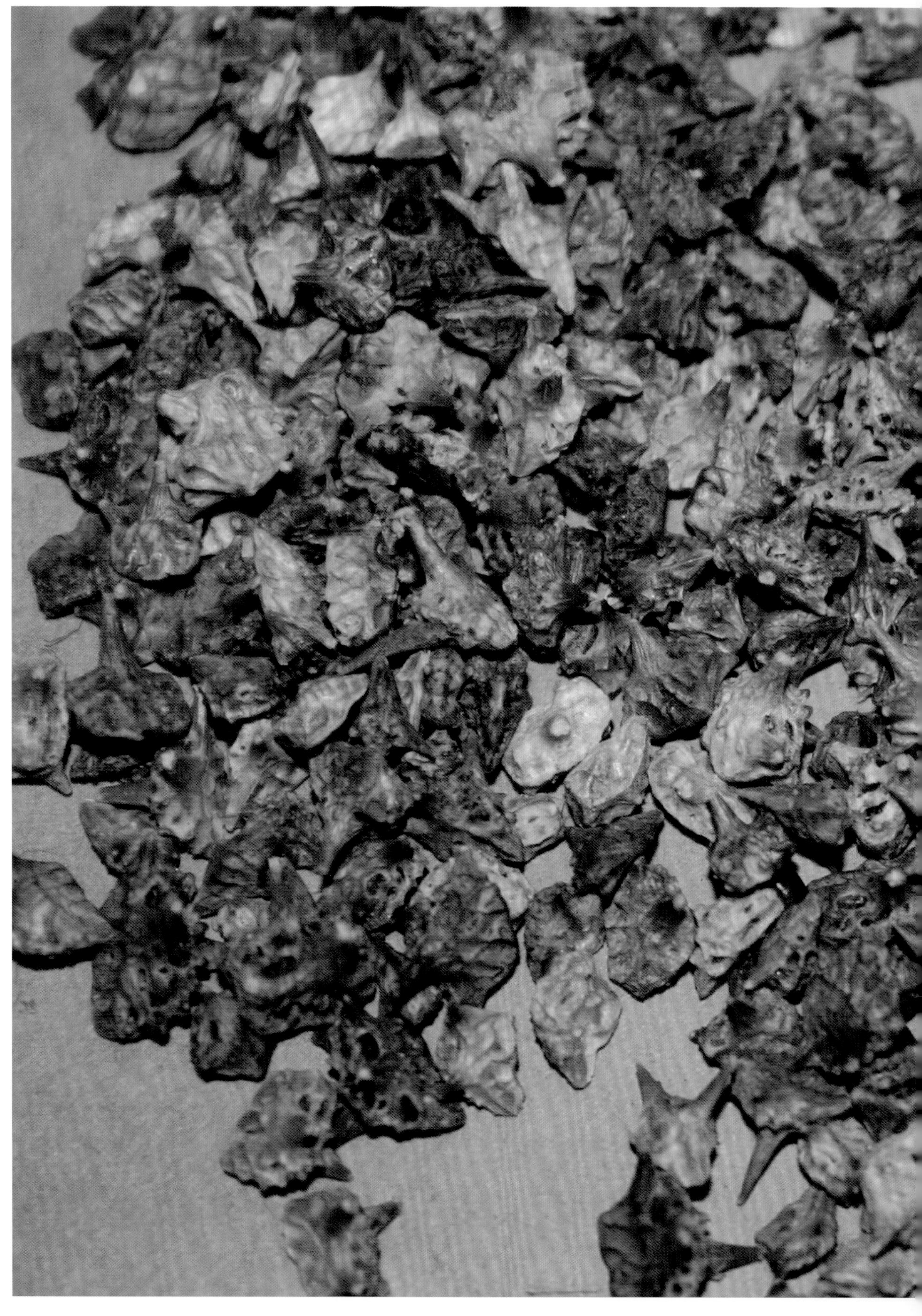

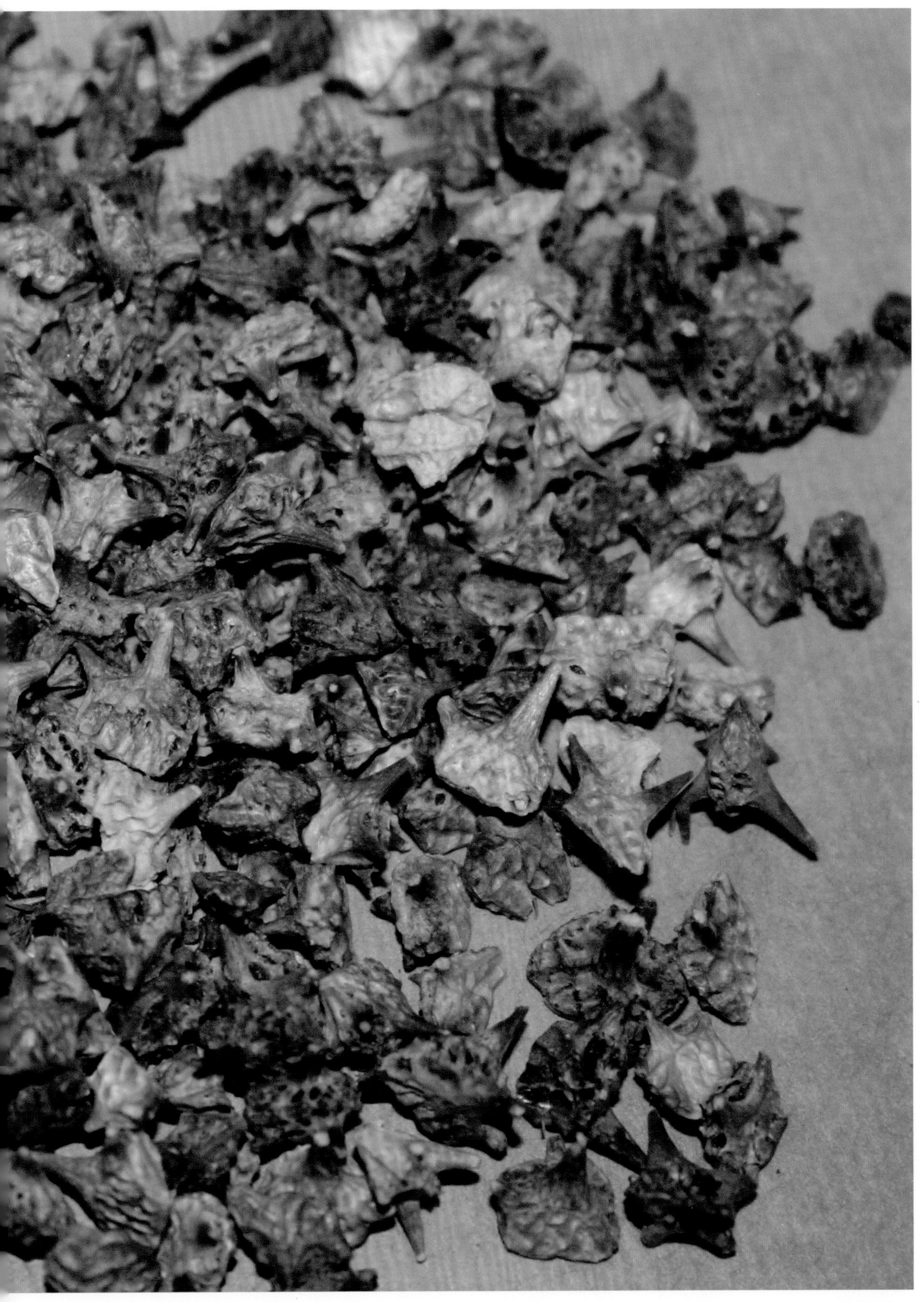

蒺藜子饮片

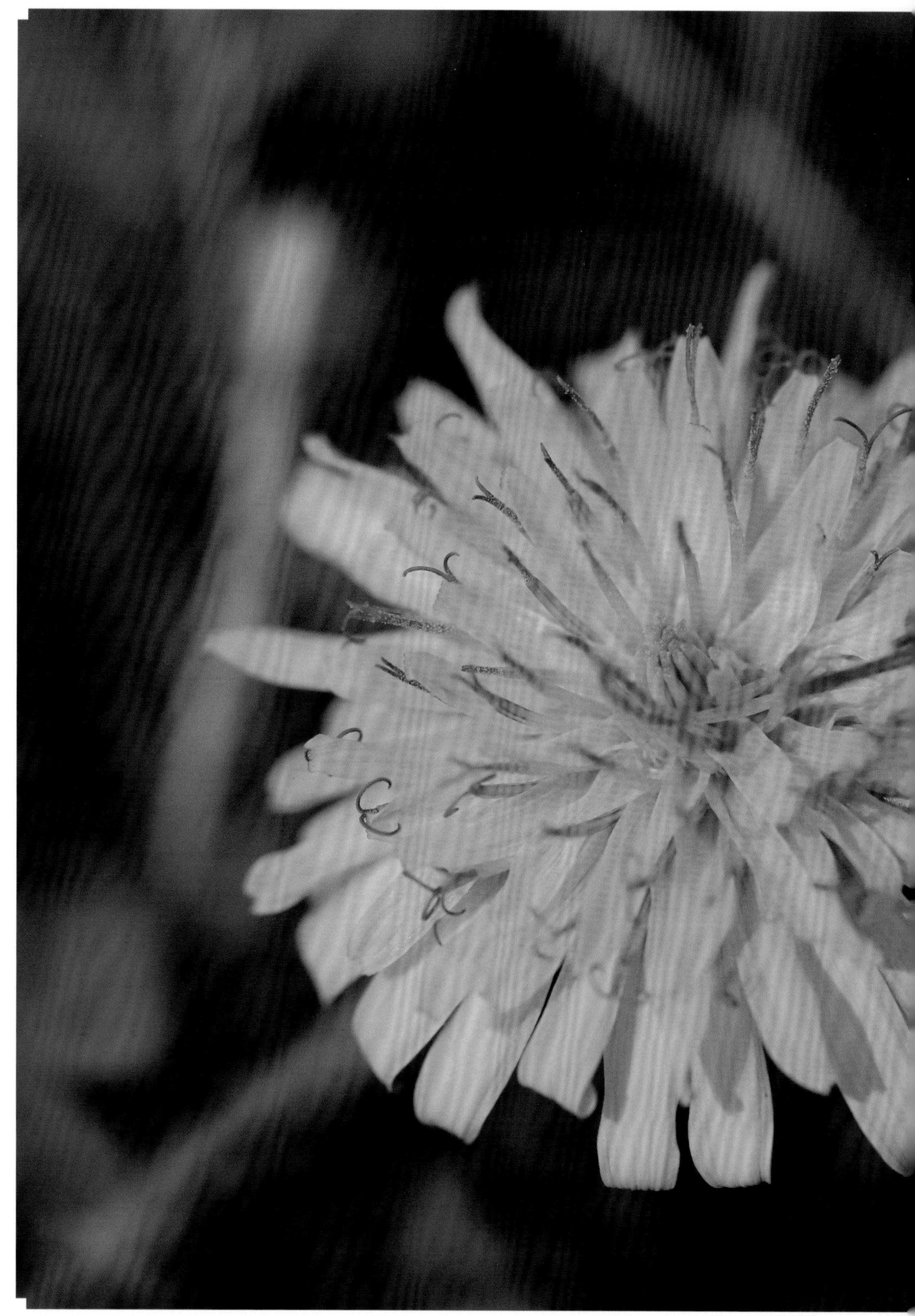

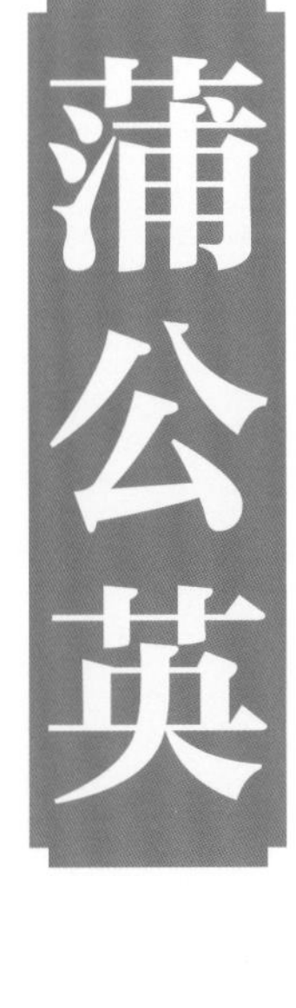

【壮药名】棵凛给。

【别　名】婆婆丁、鬼灯笼、白鼓丁。

【来　源】本品为菊科植物蒲公英 *Taraxacum mongolicum* Hand.-Mazz.、碱地蒲公英 *Taraxacum borealisinense* Kitam. 或同属数种植物的干燥全草。

【性味归经】味苦，性寒。归肝、胃经。

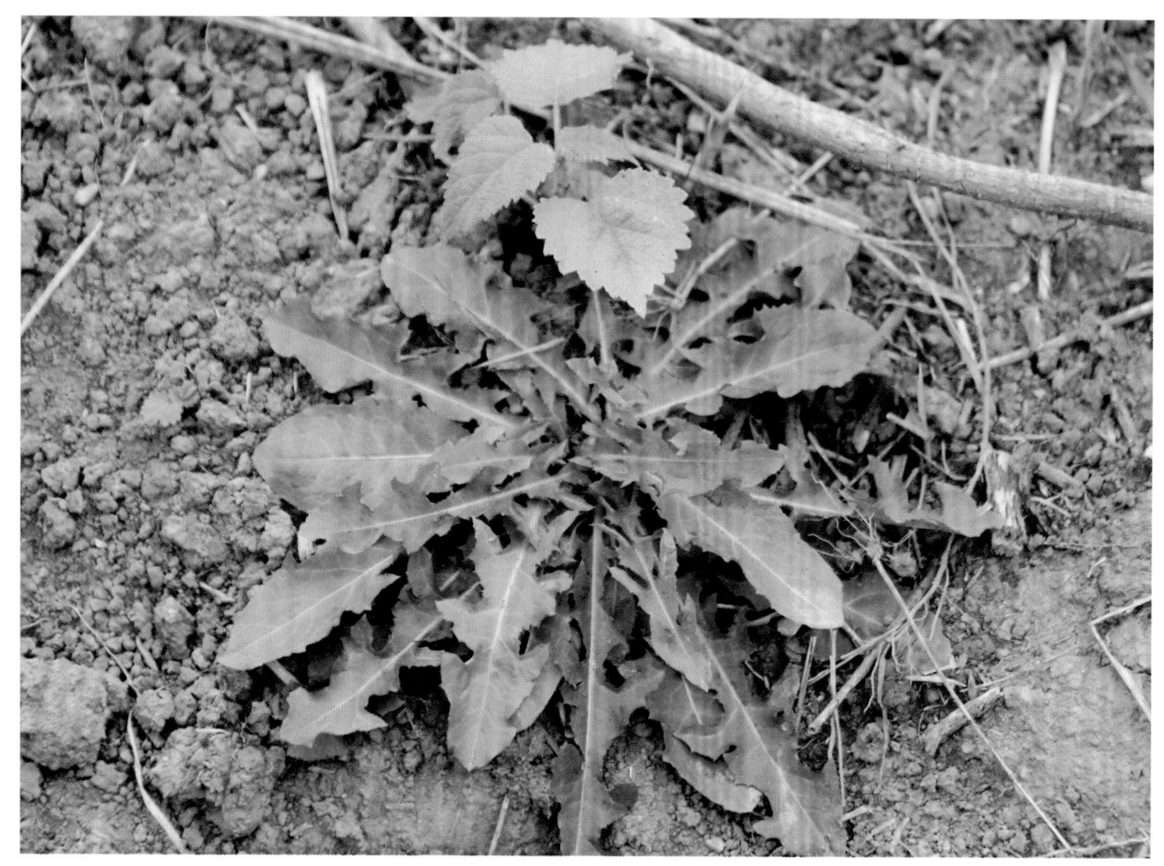

蒲公英

识别特征

多年生草本植物，高 10 ~ 25 cm。全株含白色乳汁，被白色疏软毛，根垂直生长，单一或分枝，直径通常 3 ~ 5 mm，外皮黄棕色。叶根生，排列成莲座状；具叶柄，柄基部两侧扩大呈鞘部；叶片矩圆状倒披针形或全披针形，长 5 ~ 15 cm，宽 1.0 ~ 5.5 cm，先端尖或钝，基部狭窄，下延，边缘浅裂或作不规则羽状分裂，裂片齿牙状或三角状，全缘或具疏齿，裂片间有细小锯齿，绿色或有时在边缘带淡紫色斑迹，被白色蛛丝状毛。侧裂片 4 ~ 5 对，矩圆状披针形或三角形。花茎由叶丛中抽出，比叶片长或稍短，上部密被白色蛛丝状毛；头状花序单一，顶生，全为舌状花，两性；总苞片淡绿色，多层，外面数层较短，卵状披针形，内面一层线状披针形，边缘膜质，缘具蛛丝状毛，内、外苞片先端均有小角状突起；花托平坦；花冠黄色，先端平截，常裂；雄蕊 5，花药合生成筒状包于花柱外，花丝分离；雌蕊 1，子房下位，花柱细长，柱头 2 裂，有短毛。瘦果倒披针形，长 4 ~ 5 mm，宽 1.5 mm，具纵棱，并有横纹相连，果上全部有刺状突起，冠毛白色，长约 7 mm。花期 4—5 月，果期 6—7 月。

生境分布

生长于山坡草地、路旁、河岸沙地及田间。分布于东北、华北、华东、华中及西南等地区。

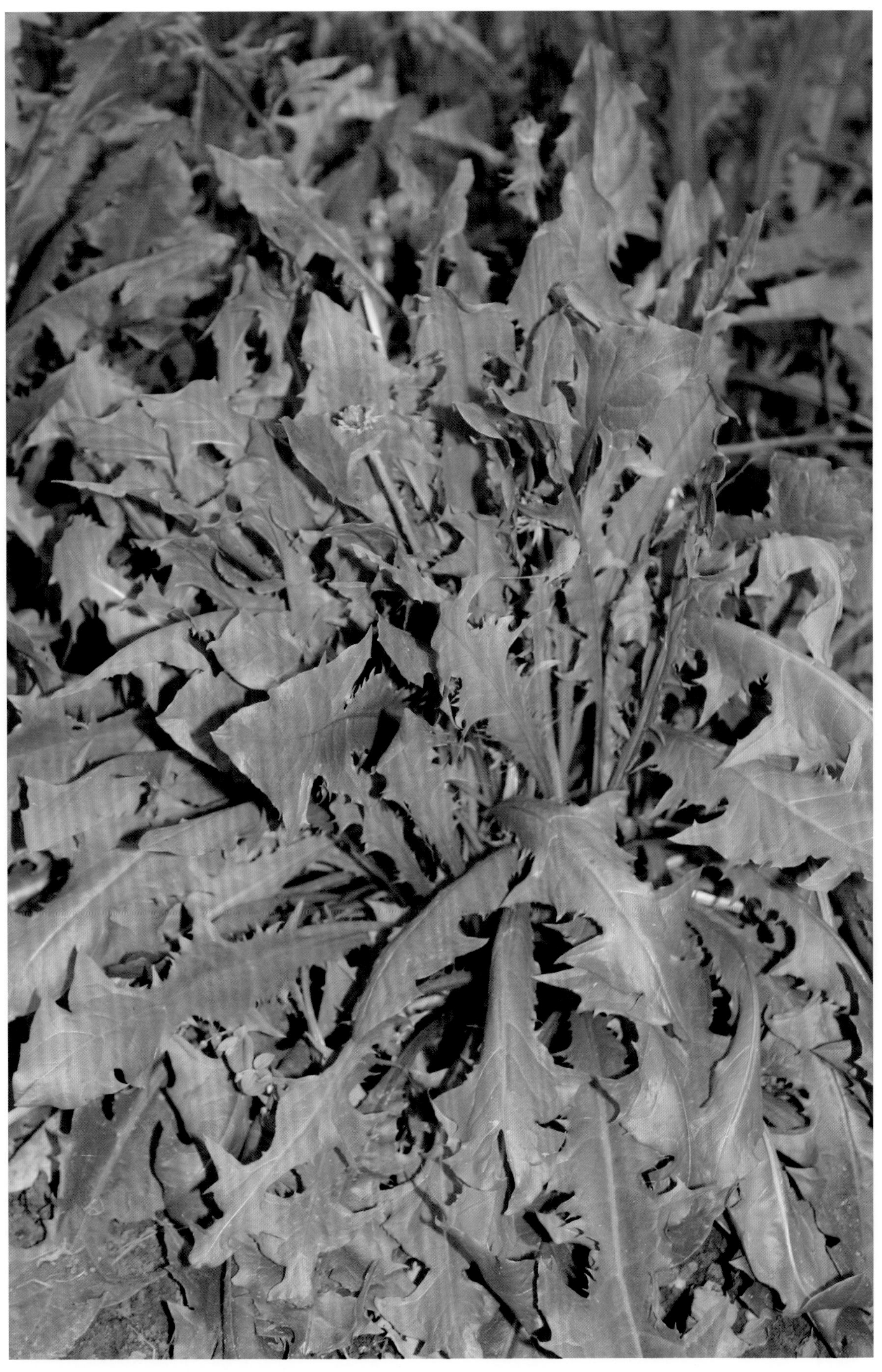

蒲公英

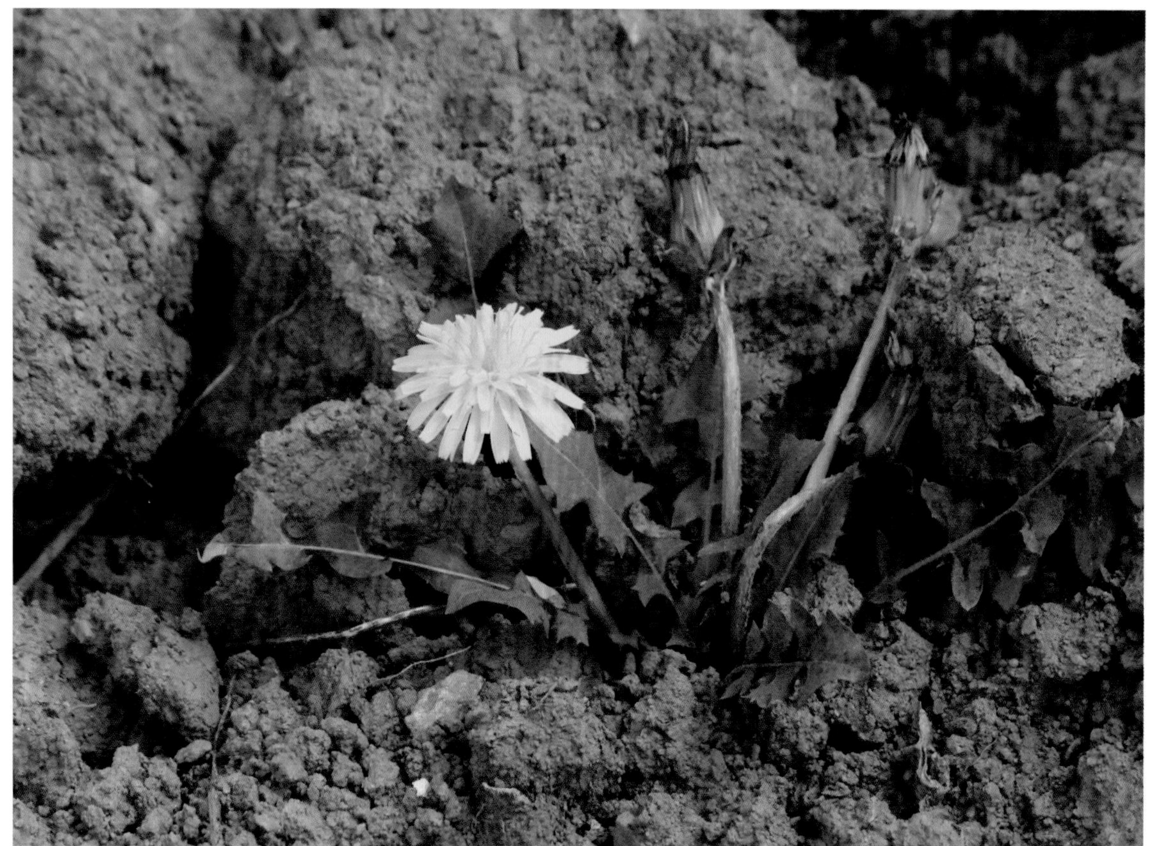

蒲公英

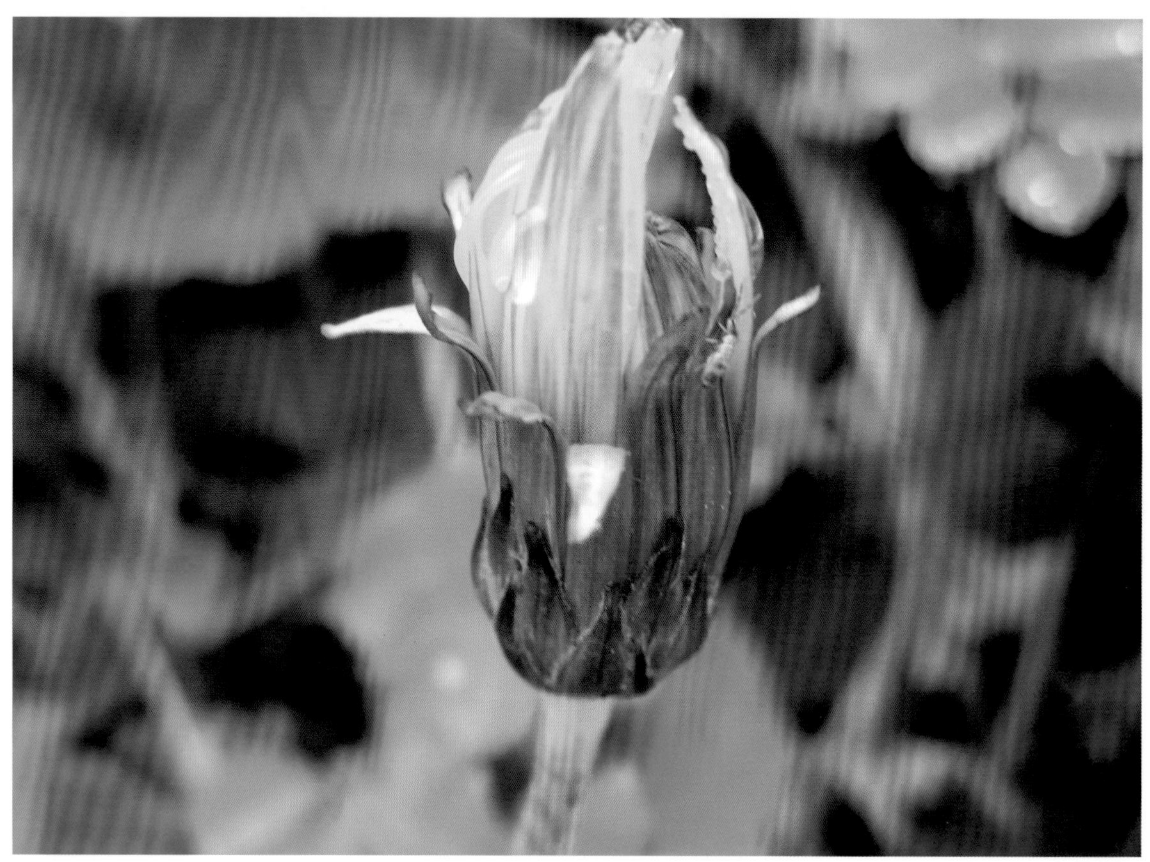

蒲公英

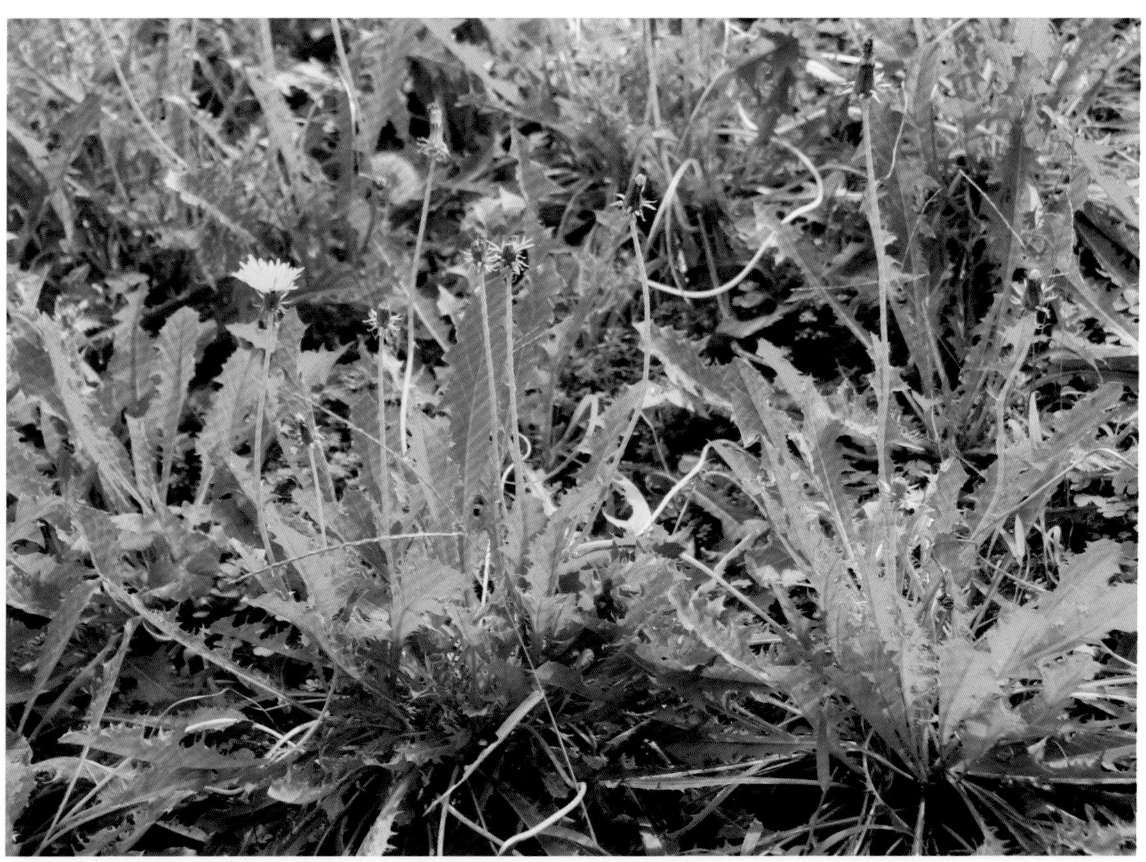

蒲公英

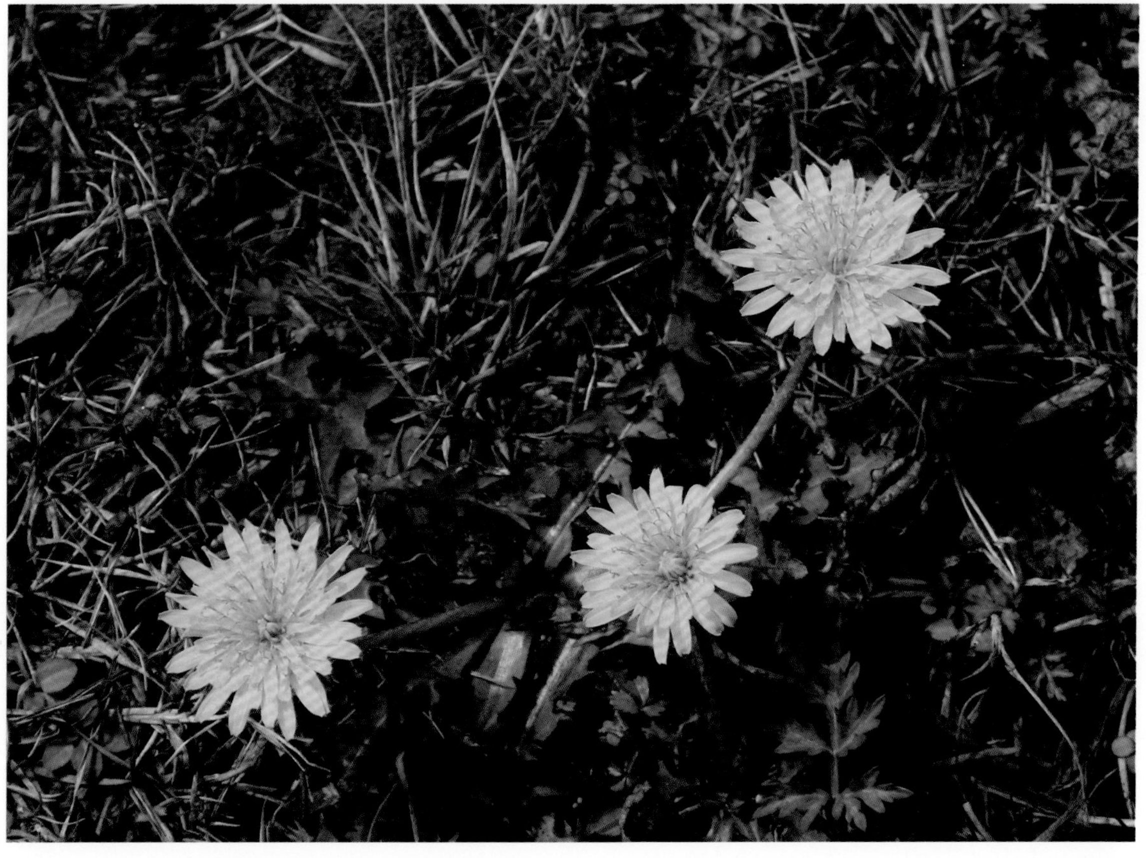

蒲公英

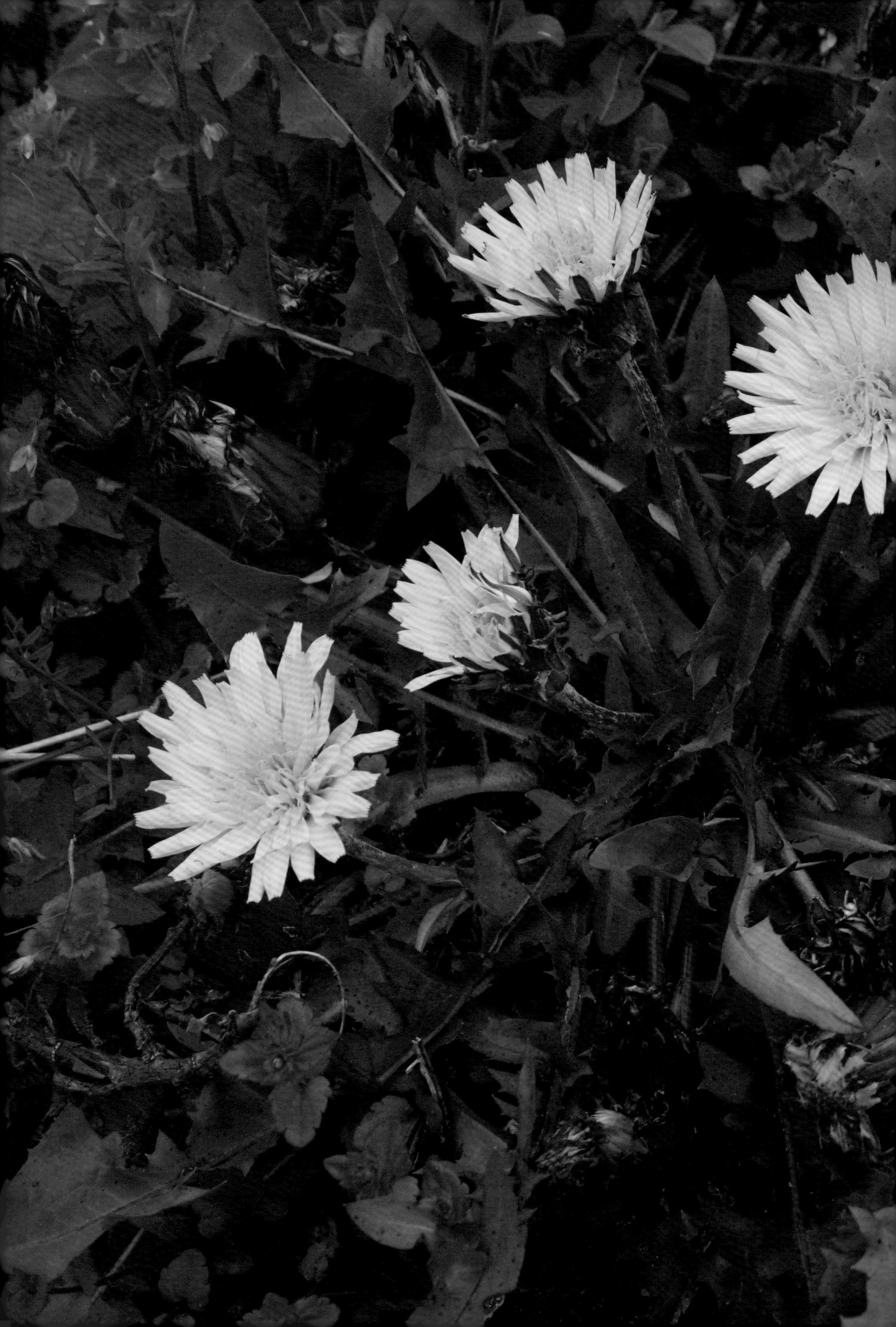

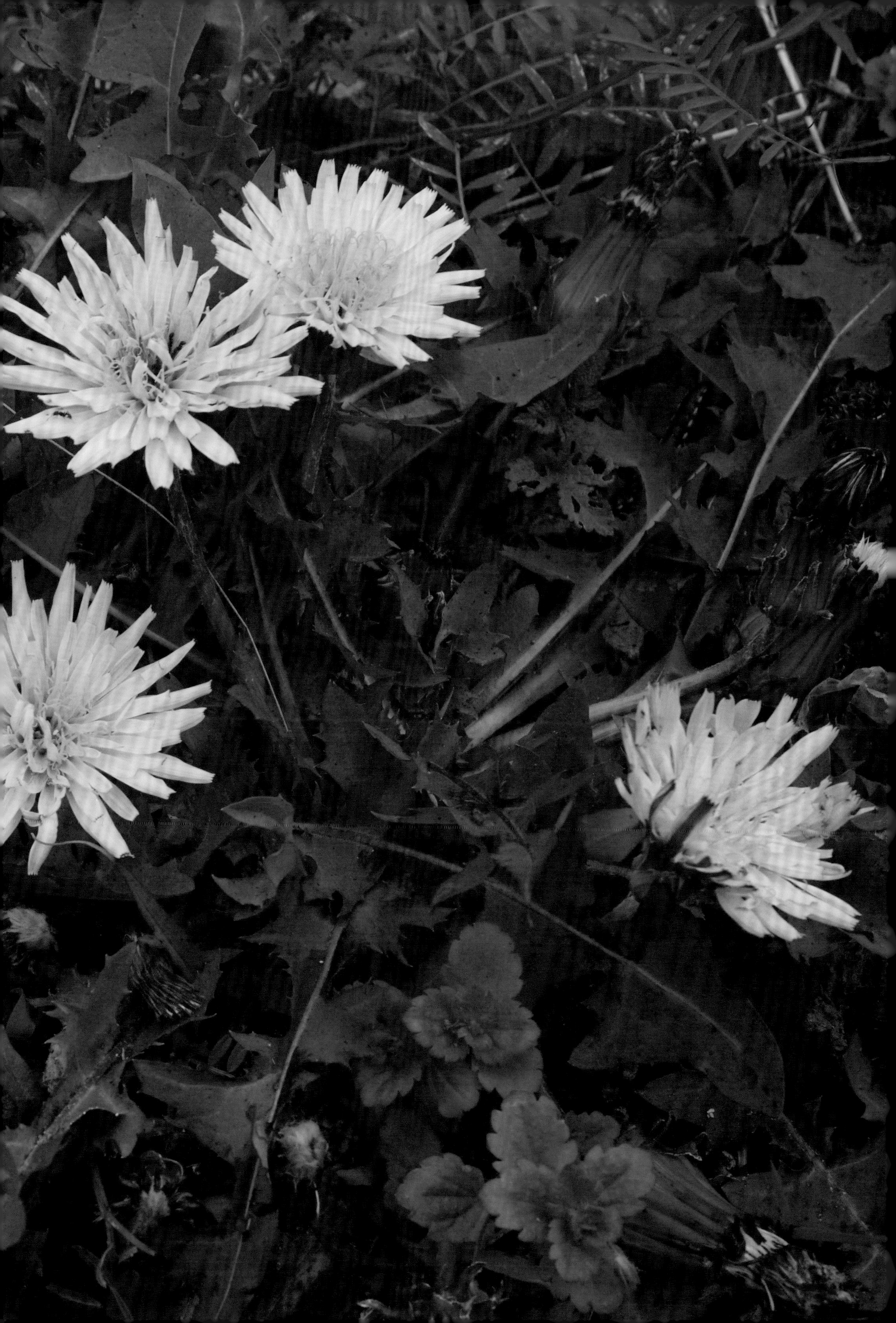

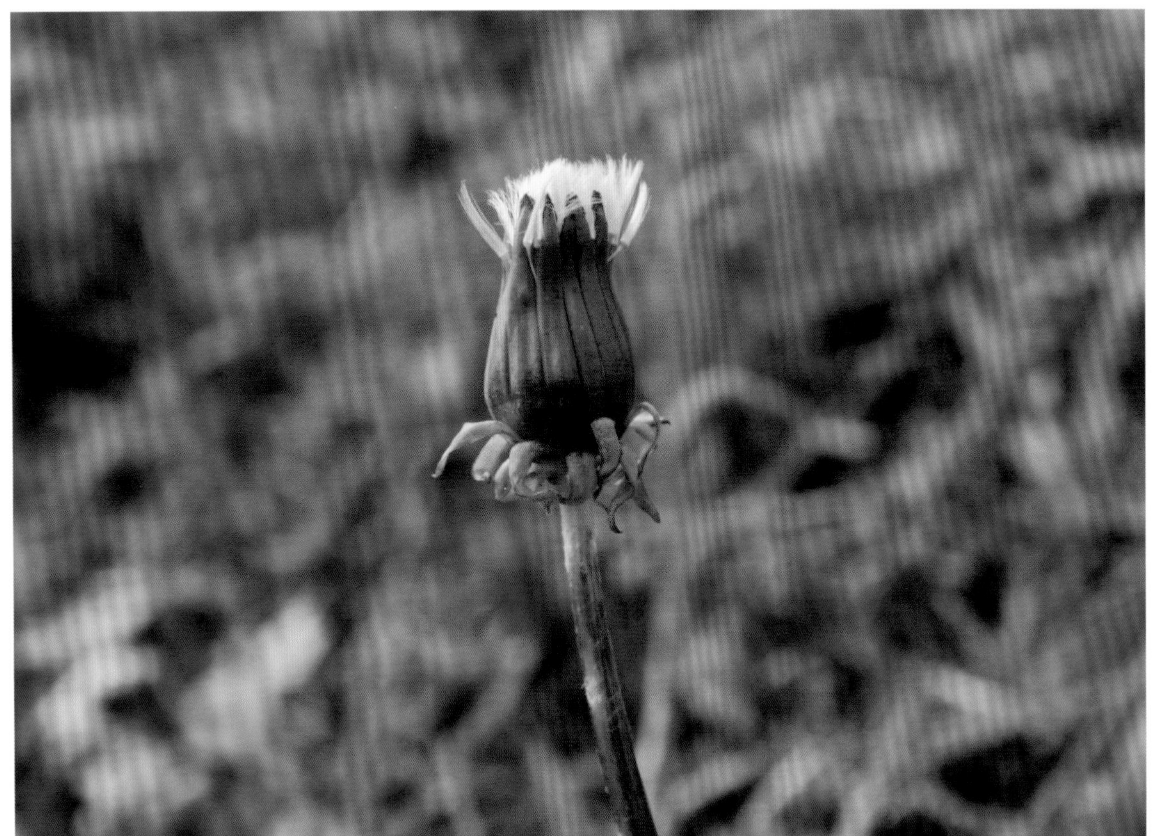

蒲公英

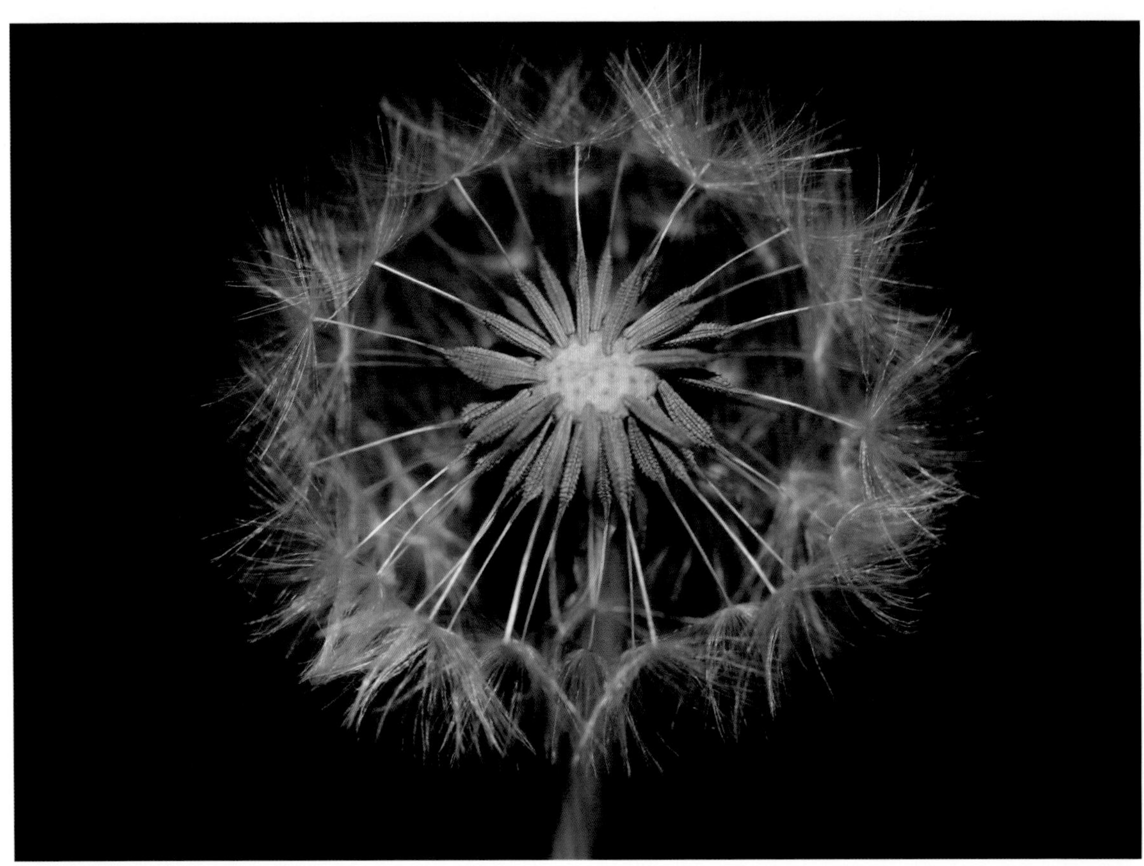

蒲公英

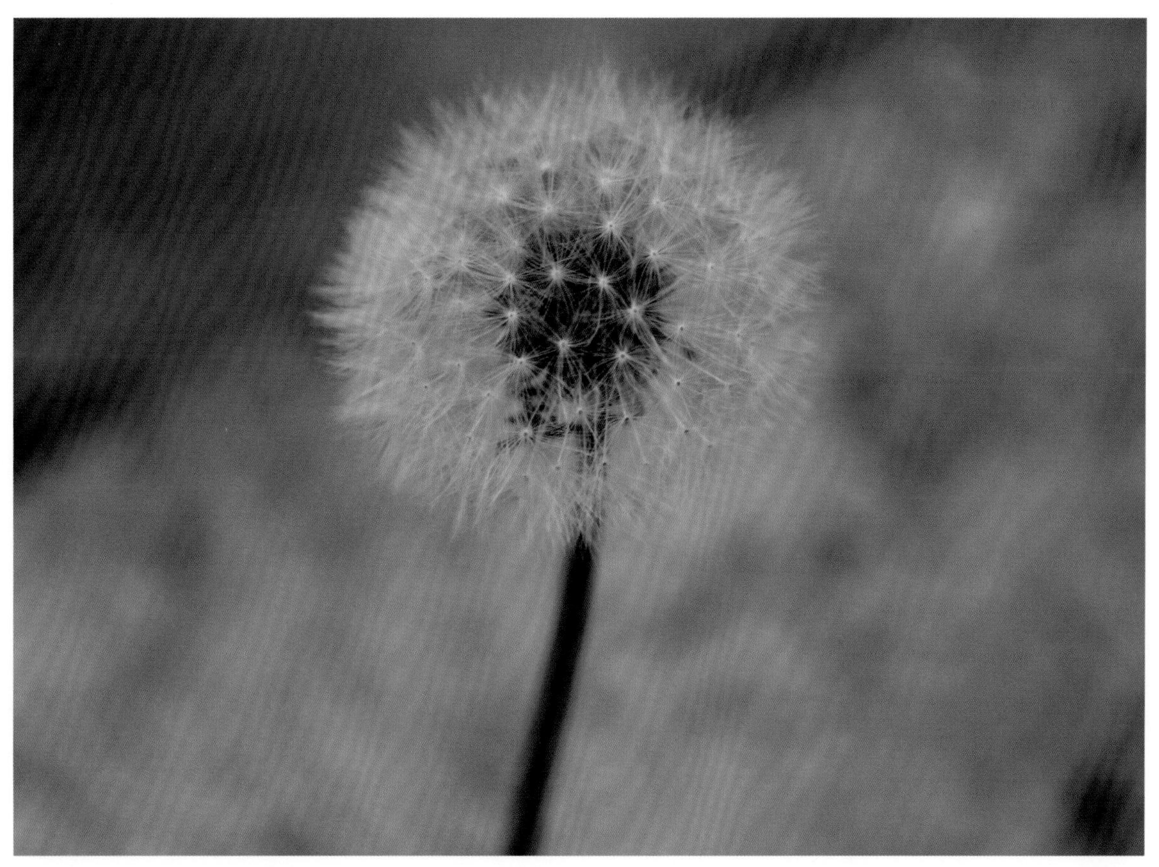

蒲公英

采收加工

4—5 月开花前或刚开花时连根挖取，除净泥土，晒干。

药材鉴别

本品全草呈皱缩卷曲的团块。完整叶基生，倒披针形，长 6 ~ 15 cm，宽 2.0 ~ 3.5 cm，绿褐色或暗灰色，先端尖，边缘浅裂或羽状分裂，裂片齿牙状或三角形，基部渐狭，下延呈柄状，下表面主脉明显，被蛛丝状毛。花茎 1 至数条，每条顶生头状花序；总苞片多层，外面总苞片数层，先端有或无小角，内层长于外层的 1.5 ~ 2 倍，先端有小角，花冠黄褐色或淡黄白色。有的可见多数具白色冠毛的长椭圆形瘦果。气微，味微苦。根圆锥状，多弯曲，长 3 ~ 7 cm，表面棕褐色，抽皱，根头部有棕褐色或黄白色的茸毛，有的已脱落。

功效主治

清热解毒，消肿散结，利尿通淋。主治疔疮肿毒，乳痈，目赤，咽痛，肺痈，湿热黄疸，上呼吸道感染，急性咽喉炎，腮腺炎，慢性胃炎，急性黄疸性肝炎，烫伤，消化性溃疡，毛囊炎，小儿龟头炎，中耳炎，结膜炎，眼睑炎，乳腺炎。

用法用量

内服：10 ~ 15 g，煎汤。外用：鲜品适量捣敷。

民族药方

1．乳腺炎 鲜蒲公英 20 g。水煎服，并将全草捣烂，加白酒炒热外敷患处。

2．疥疮 蒲公英 15 g，千里光 20 g。煎水去渣，将汁熬成糊状，直接涂患处。

3．肾小球肾炎 蒲公英、三颗针、红牛膝各 30 g。水煎服。

4．慢性胃炎，胃溃疡 蒲公英根 90 g，青藤香、白及、鸡蛋壳各 30 g。研细末，开水吞服，每次 3 g。

5．预防小儿麻疹后感染 蒲公英 15 g。煨水服。

6．上呼吸道感染 蒲公英、鱼腥草各 4000 g，葶苈子 1500 g，赤芍 500 g。用鱼腥草蒸馏提取芳香水 500 ml，药渣与剩余药同煎 2 次，煎液浓缩醇沉过滤后稀释至 9500 ml，加入鱼腥草蒸馏液 500 ml，混匀，装入 100 ml 的盐水瓶中灭菌备用。采用直肠点滴，每次 100 ml，2 日 1 次。

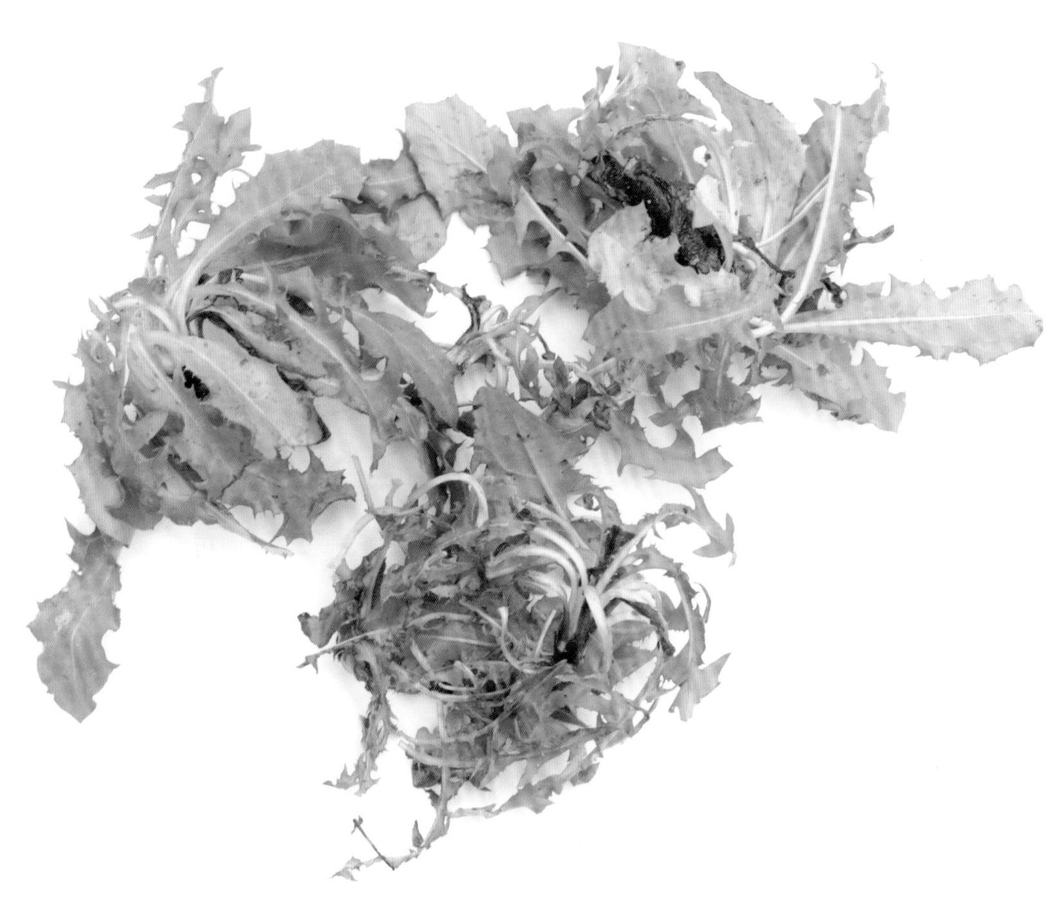

蒲公英药材

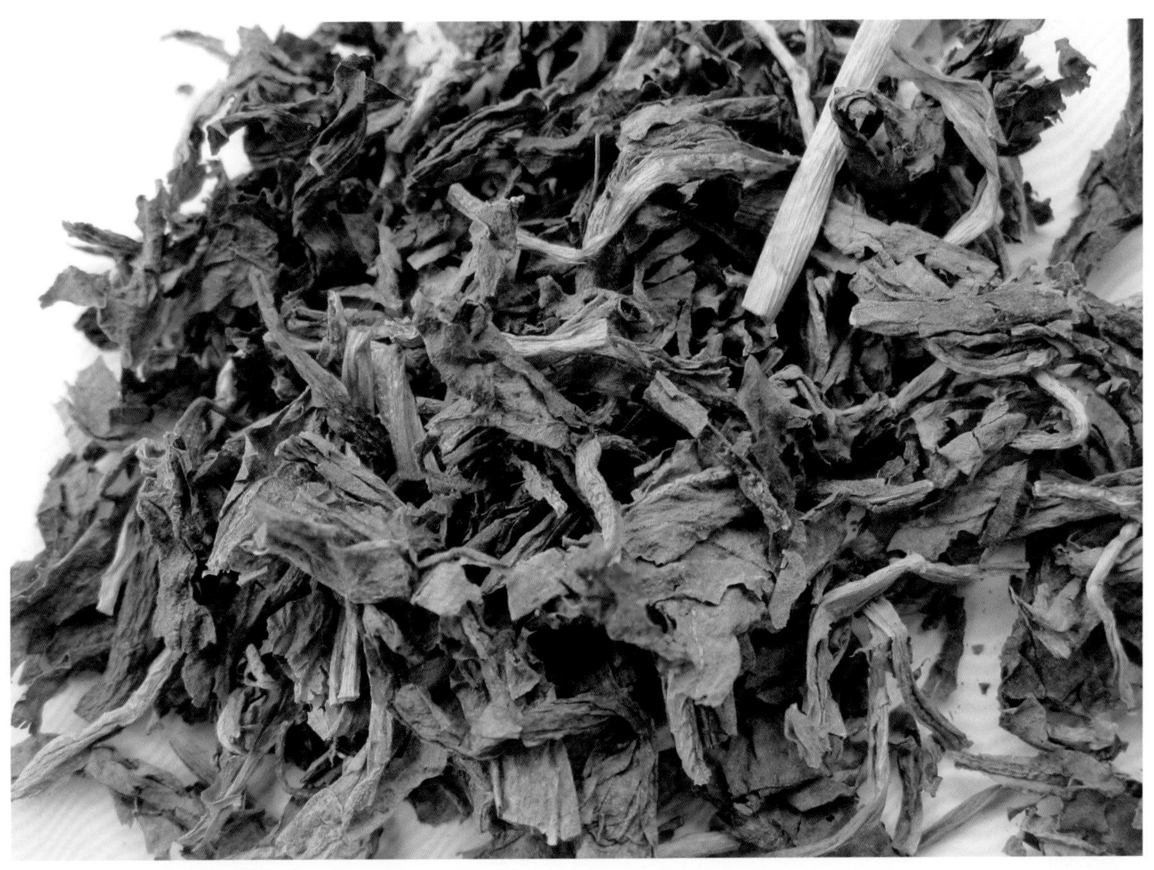

蒲公英饮片

7．腮腺炎 ①鲜蒲公英 30 g（或干品 20 g）。捣碎，加入 1 个鸡蛋清中搅匀，再加冰糖适量，共捣成糊剂，摊于纱布上，外敷耳前区及下颌角区的肿胀处，每日换药 1 次，一般 2 ~ 4 次即愈。②鲜蒲公英 30 ~ 60 g，白糖 30 g。加水 300 ~ 400 ml，煎煮后过滤取汁，早、晚服。③鲜蒲公英适量。捣烂外敷，每日 1 次。

8．小儿龟头炎 蒲公英根、苦菜根各 30 g（如鲜根可各用 60 g）。置锅内，加水 300 ml，煮沸后以干净白布蘸药液洗龟头发炎部位即可。

9．泌尿系感染 蒲公英 30 ~ 60 g，金银花、滑石各 20 ~ 30 g，甘草 6 g。加水 500 ~ 600 ml，煎成药液 300 ml，每日口服 1 剂，高热重症每日 2 剂，10 日为 1 个疗程，一般服药 1 ~ 2 个疗程，并随证加减。

使用注意

阳虚外寒、脾胃虚弱者忌用。

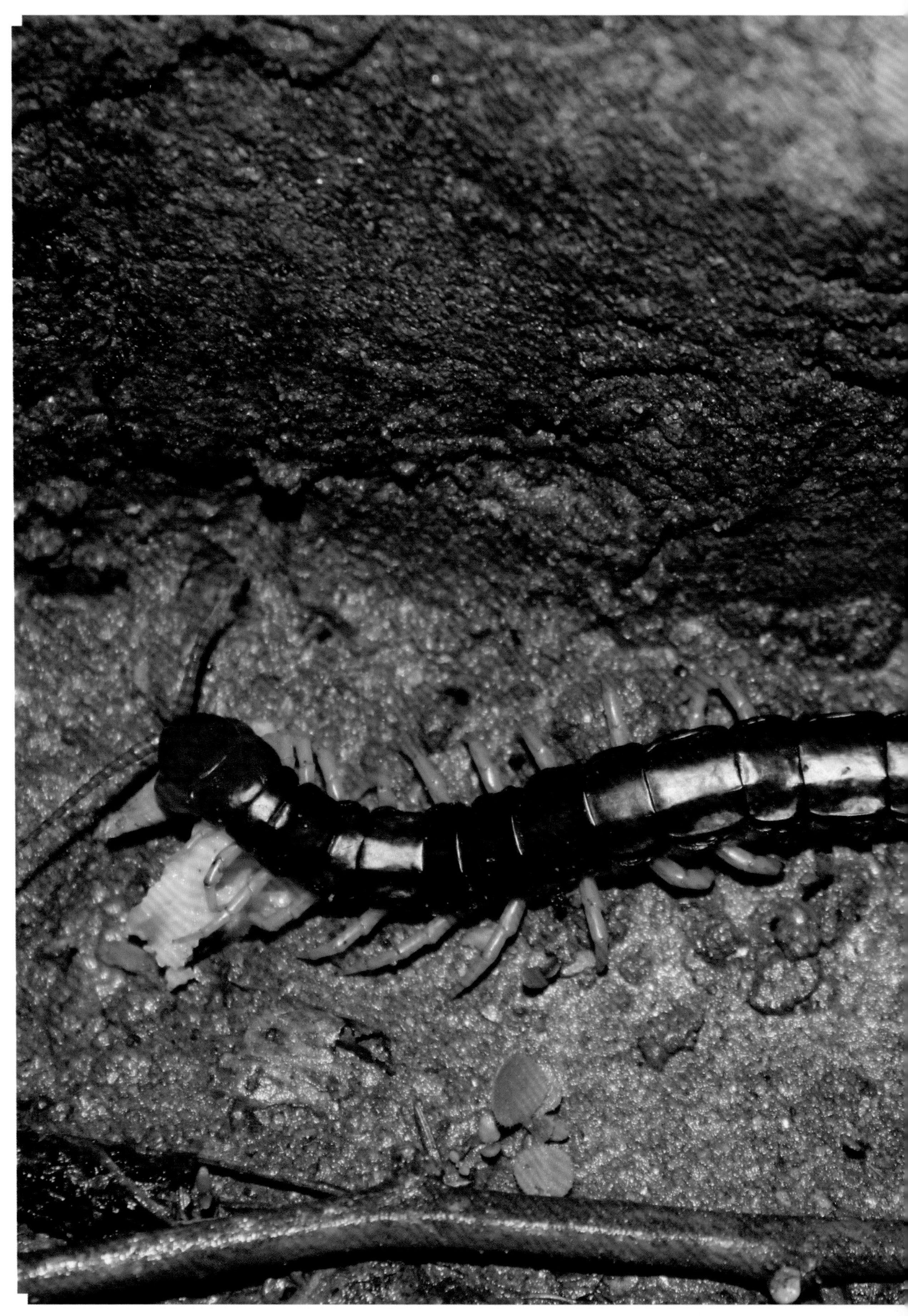

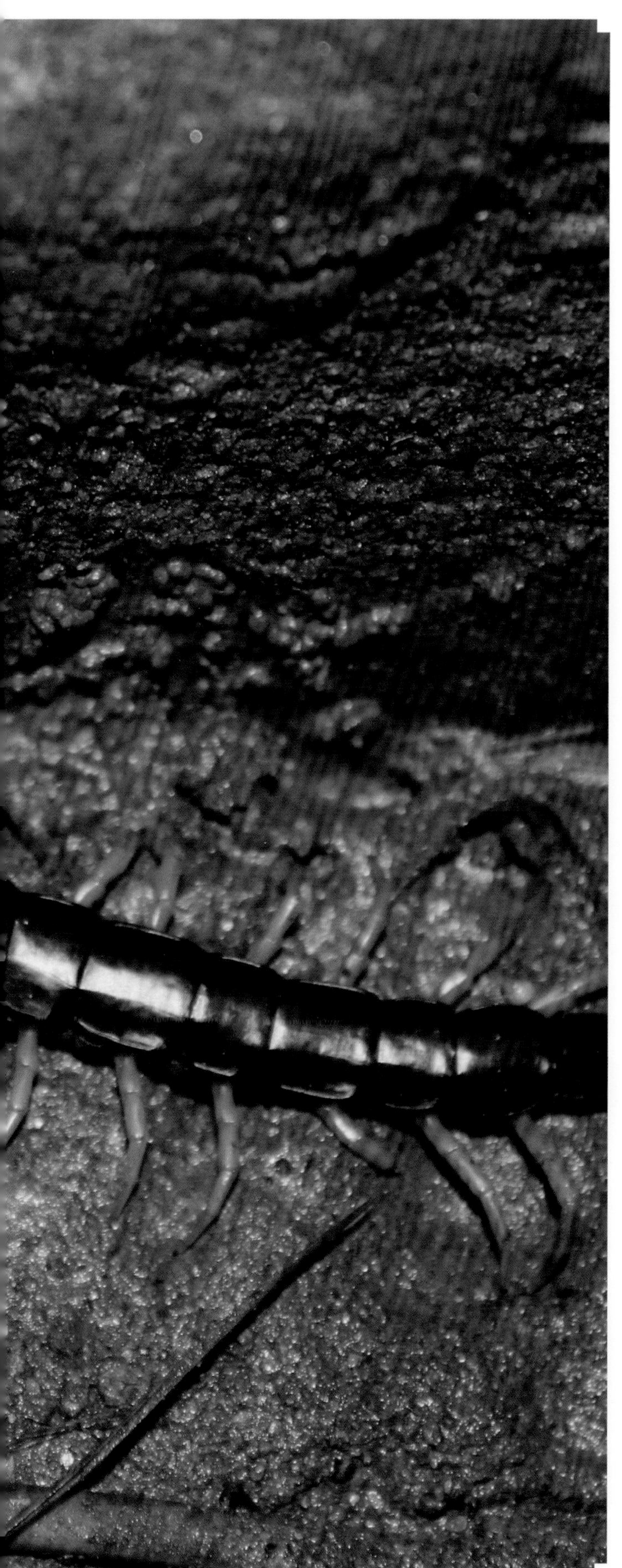

蜈蚣

【壮药名】息挡。

【别　名】蝍蛆、天龙、吴公、百脚、百足虫、千足虫。

【来　源】本品为蜈蚣科动物少棘巨蜈蚣 *Scolopendra subspinipes* mutilans L. Koch 的干燥全体。

【性味归经】味咸、辛，性热；有毒。归肝经。

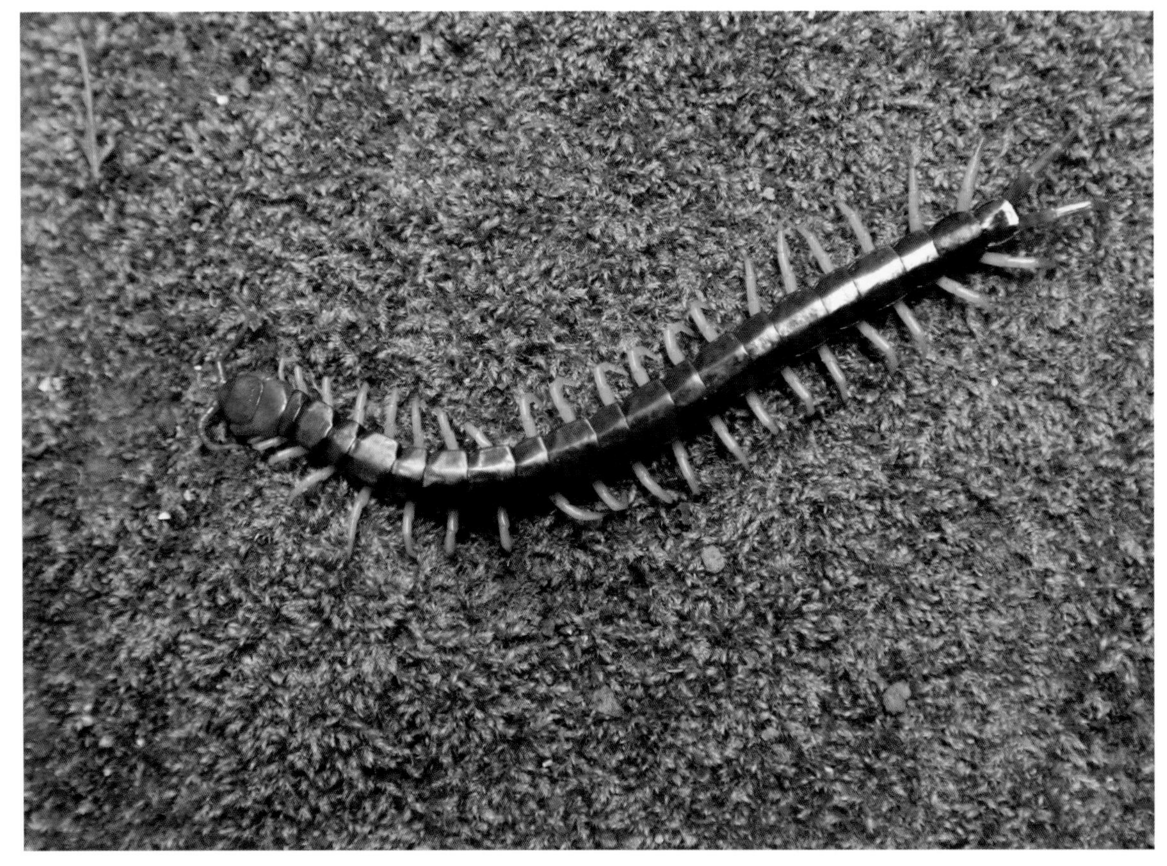

少棘巨蜈蚣

识别特征

成虫体长 11 ~ 14 cm。头部背板有 1 对细长多节的触角，头板和第 1 背板金黄色，自第 2 背板起墨绿色或暗绿色，末背板有时近于黄褐色，胸腹板和步足淡黄色。背板自第 4、第 9 节起，有 2 条不显著的纵沟。腹板在第 2 ~ 19 节间有纵沟。第 3、第 5、第 8、第 10、第 12、第 14、第 16、第 18、第 20 体节的两侧各具气门 1 对，头板前部的两侧各有 4 个单眼，集成左、右眼群，颚肢内部有毒腺；齿板前缘具小齿 5 个，内侧 3 小齿相互接近。步足 21 对，最末步足最长，伸向后方，呈尾状；基例板后端有 2 小棘；前腿节腹面外侧有 2 棘，内侧有 1 棘；背面内侧有 1 棘和 1 隅棘；隅棘顶端有 2 小棘。

生境分布

蜈蚣栖息于丘陵地带和多石少土的低山区，喜欢在温暖的地方，以小型昆虫及其卵等为食。分布于贵州、陕西、江苏、浙江、河南、湖北等省。

采收加工

人工饲养的蜈蚣，一般在 7—8 月采收；野生蜈蚣在夏季雨后根据栖息环境翻土扒石寻捕。捕后，先用沸水烫死，取长宽和蜈蚣相等、两端削尖的薄竹片，一端插入蜈蚣的头部下颚，另一端插入尾端，借竹片的弹力，使蜈蚣伸直展平。晒干或烘干。

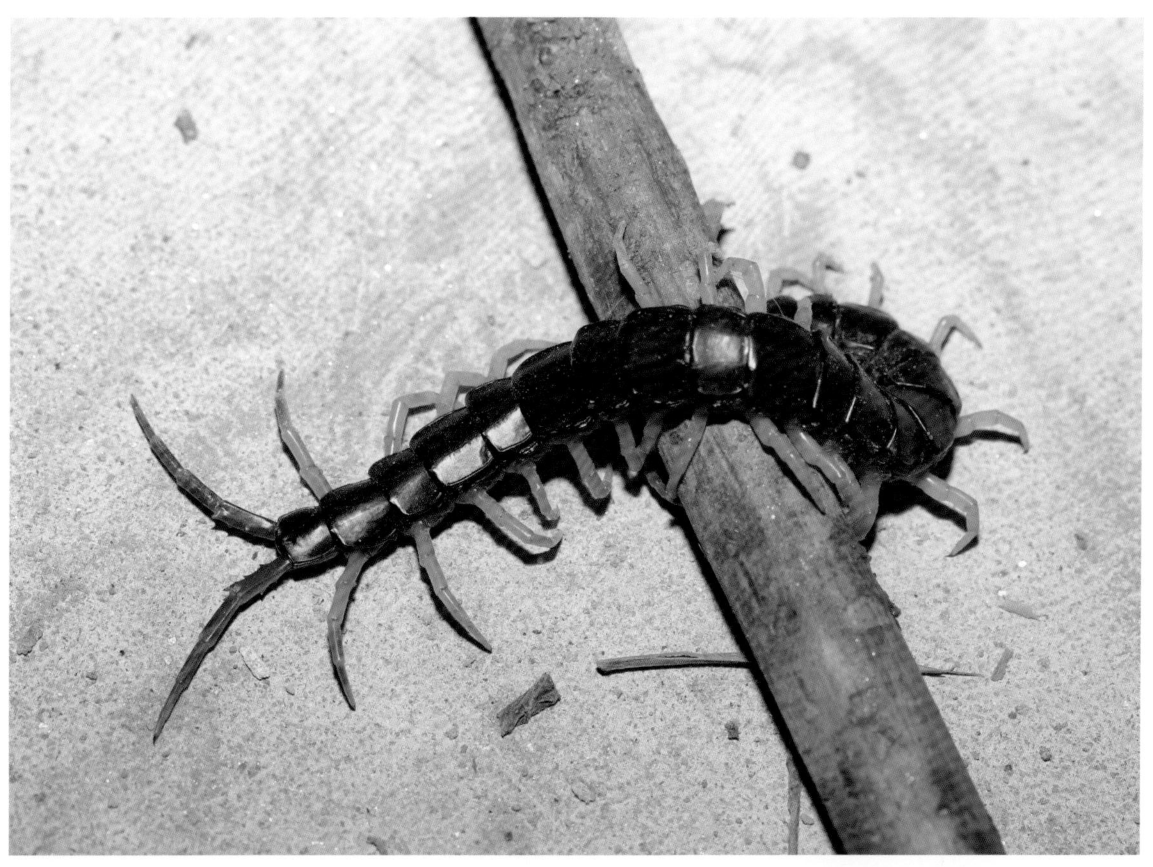

少棘巨蜈蚣

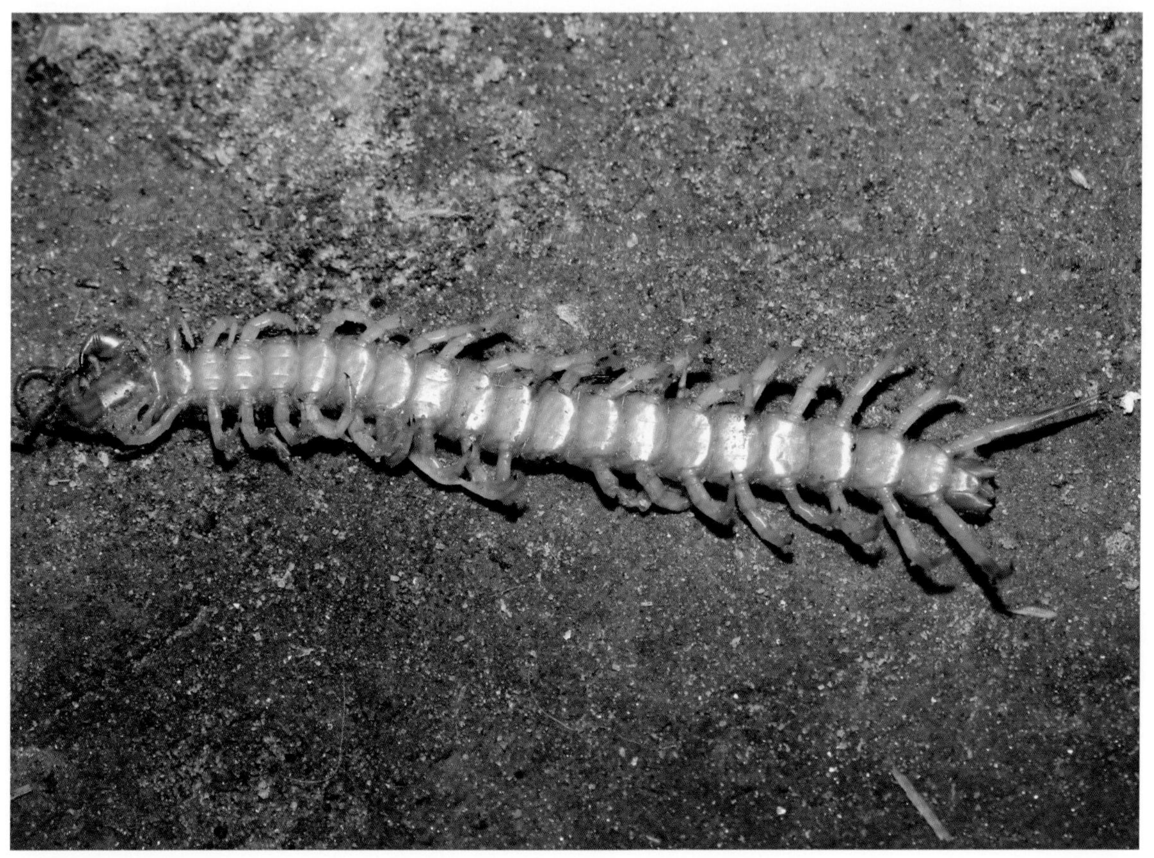

少棘巨蜈蚣

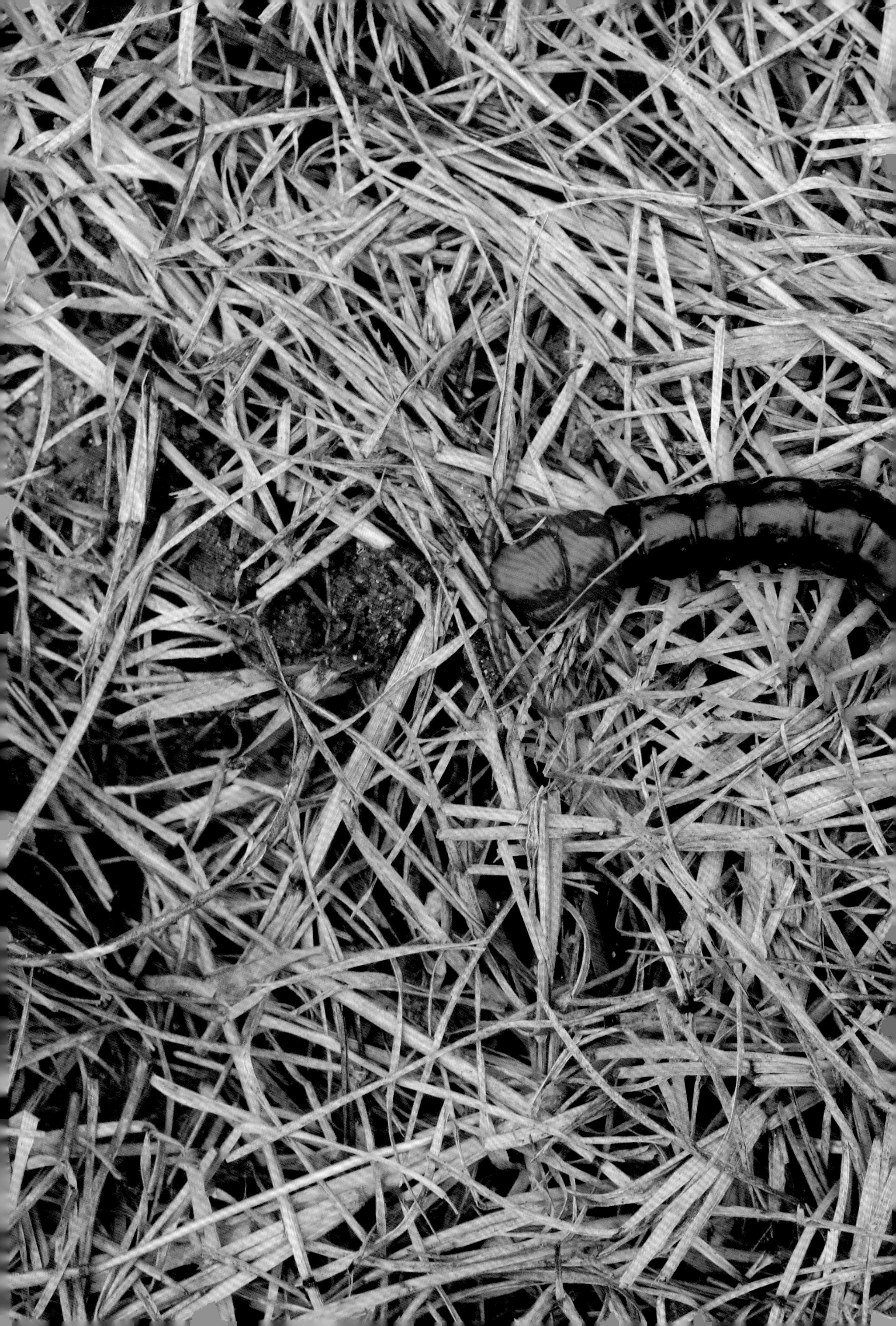

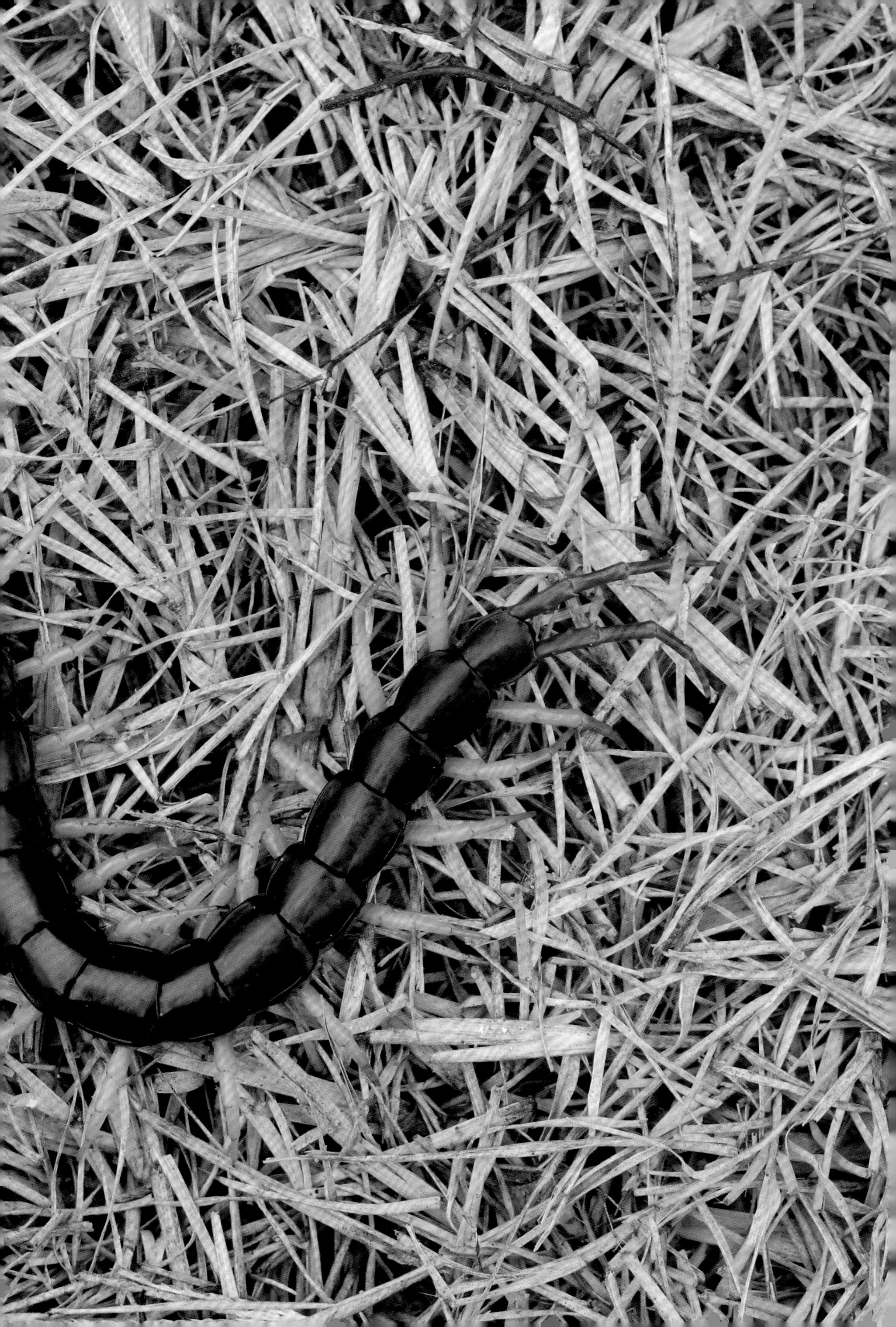

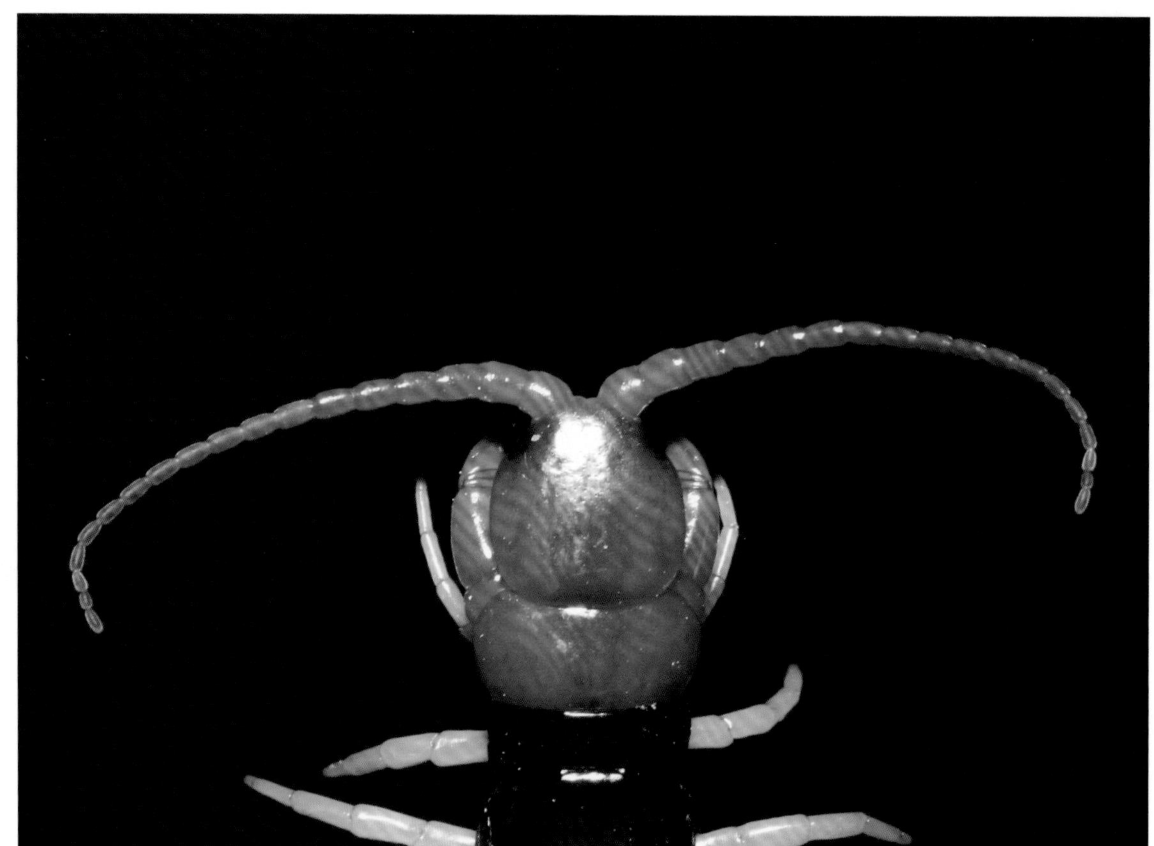

少棘巨蜈蚣

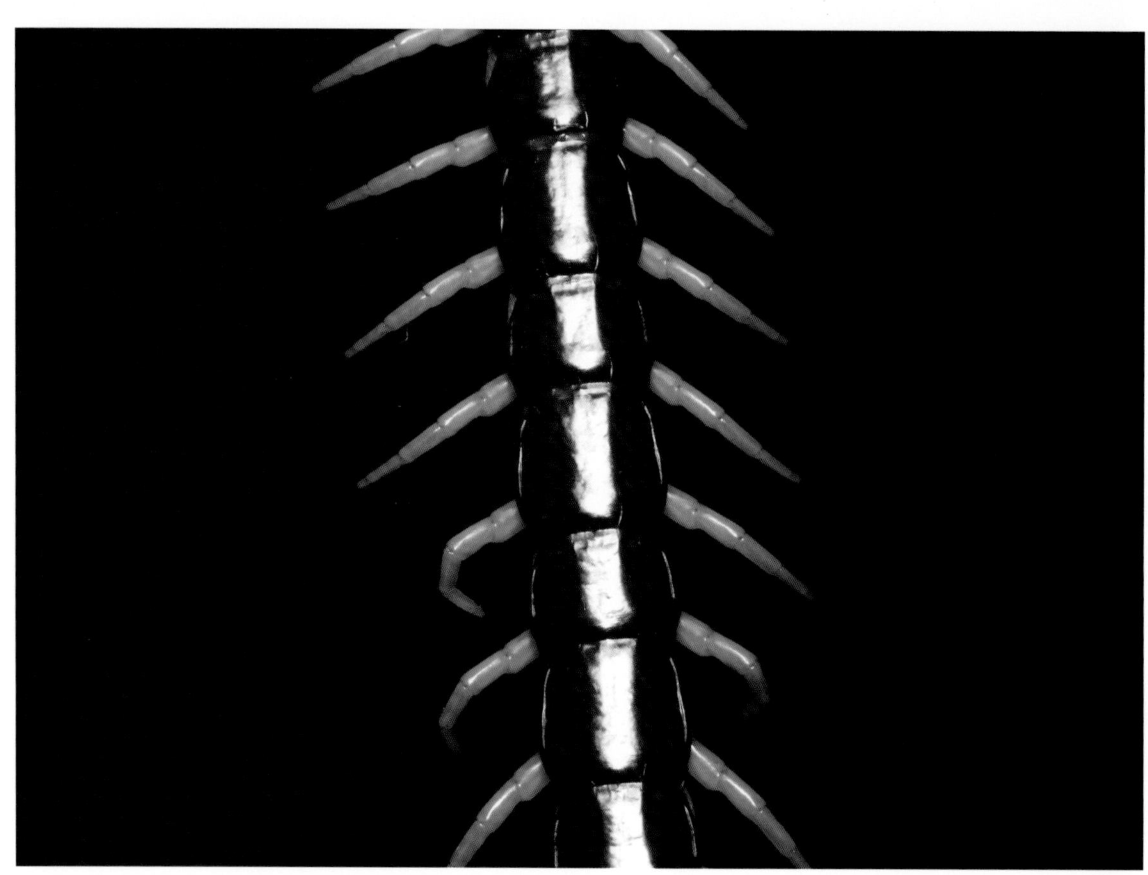

少棘巨蜈蚣

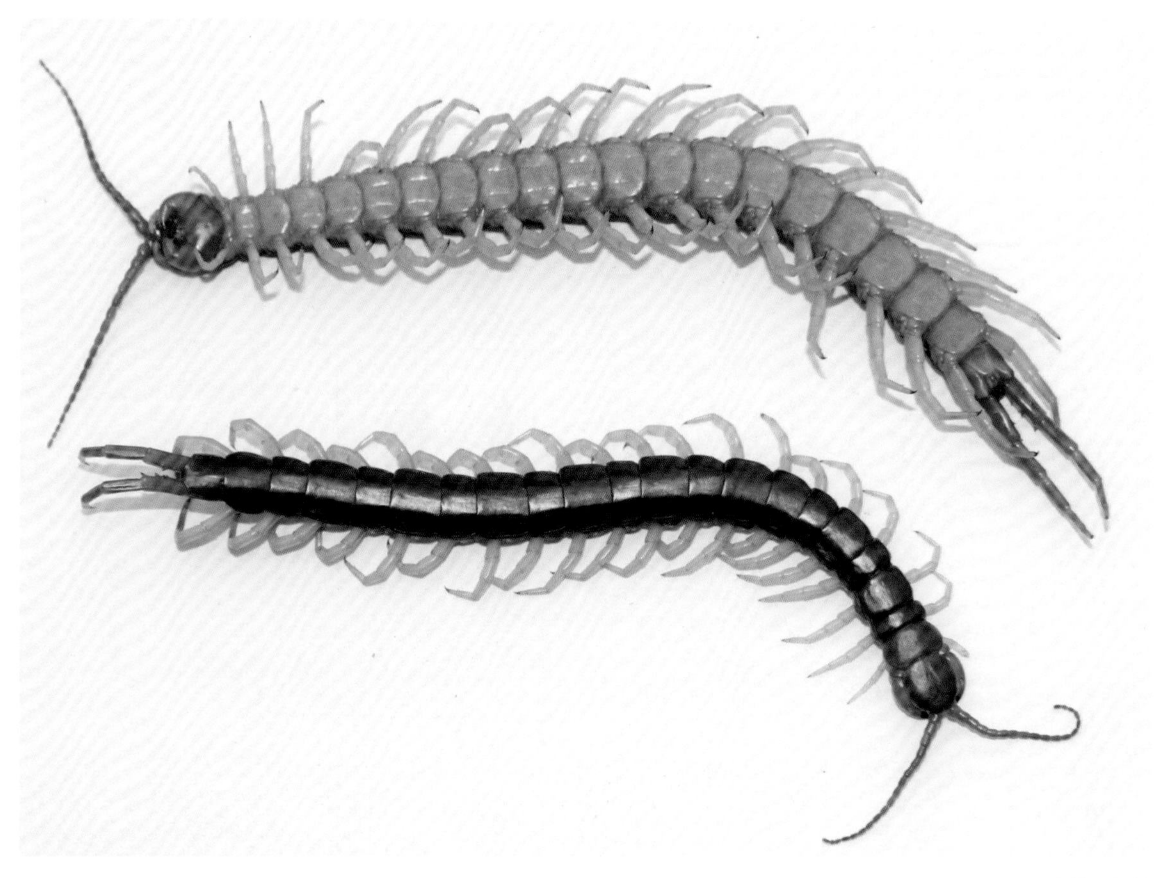

少棘巨蜈蚣

药材鉴别

本品呈扁平长条形，长 9 ~ 17 cm，宽 0.5 ~ 1.0 cm。由头部和躯干部组成，全体共 22 个环节，最后一节较细小。头部暗红色或红褐色，略有光泽，有头板覆盖，头板近圆形，前端稍突出，两侧贴有颚肢 1 对；前端两侧有触角 1 对。躯干部第 1 背板与头板同色，其余 20 个背板为棕绿色或墨绿色，具光泽，自第 4 背板至第 20 背板上常有 2 条纵沟线；腹部淡黄色或棕黄色，皱缩；自第 2 节起，每体两侧有步足 1 对，体侧气门三角形，步足黄色或红褐色，偶有黄白色，呈弯钩形；最末 1 对步足尾状，故又称尾足，易脱落。质脆，断面有裂隙。气微腥，并有特殊刺鼻的臭气，味辛、微咸。以身干、条长、头红、身黑绿色、头足完整者为佳。

功效主治

祛风止痉，通络止痛，攻毒散结。主治惊风，癫痫，痉挛抽搐，脑卒中口㖞，破伤风，风湿顽痹，偏正头痛，毒蛇咬伤，疮疡，瘰疬。

用法用量

内服：2 ~ 5 g，煎汤；或 0.5 ~ 1.0 g，研末服；或入丸、散服。外用：适量，研末撒、油浸或研末调敷。

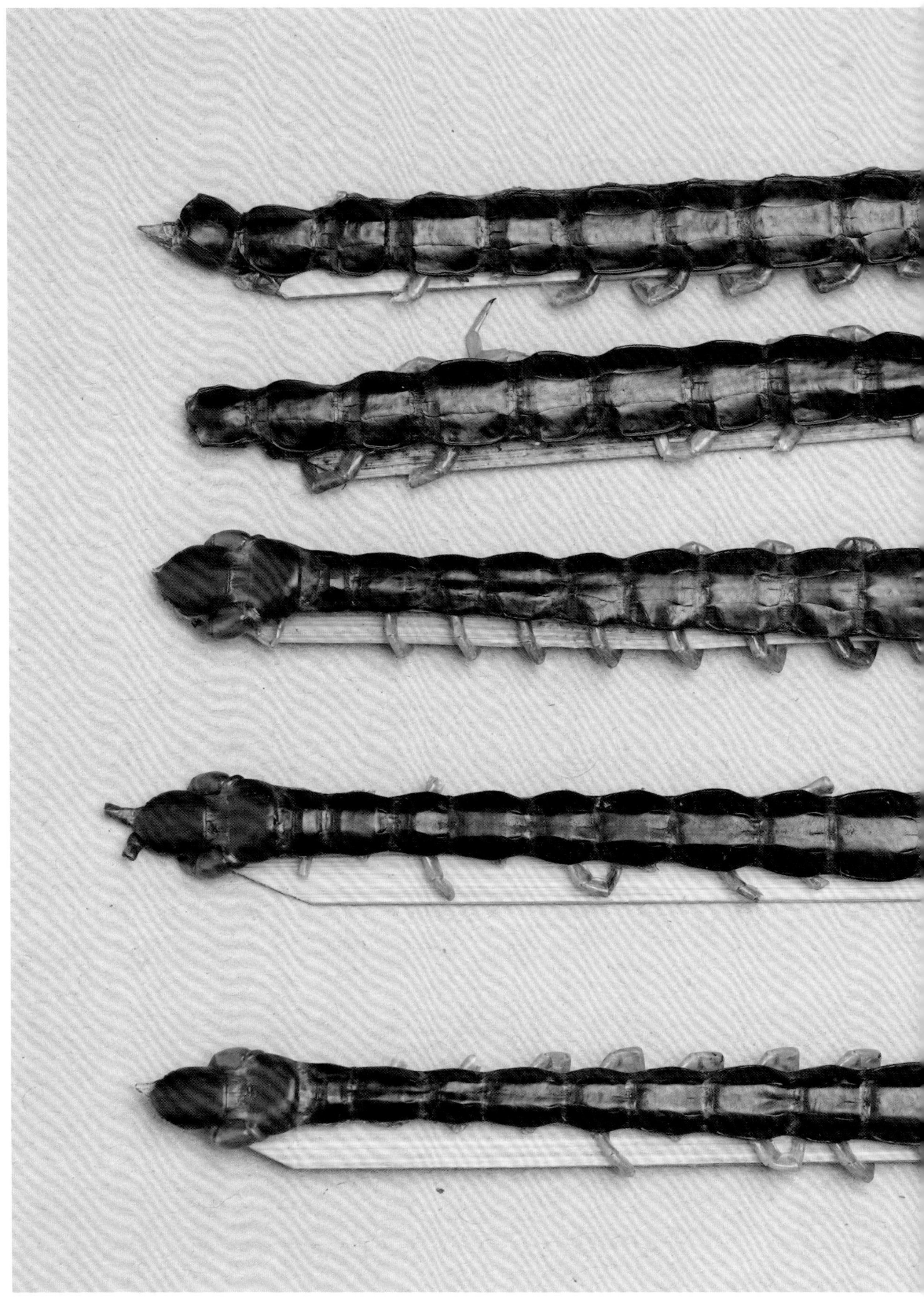

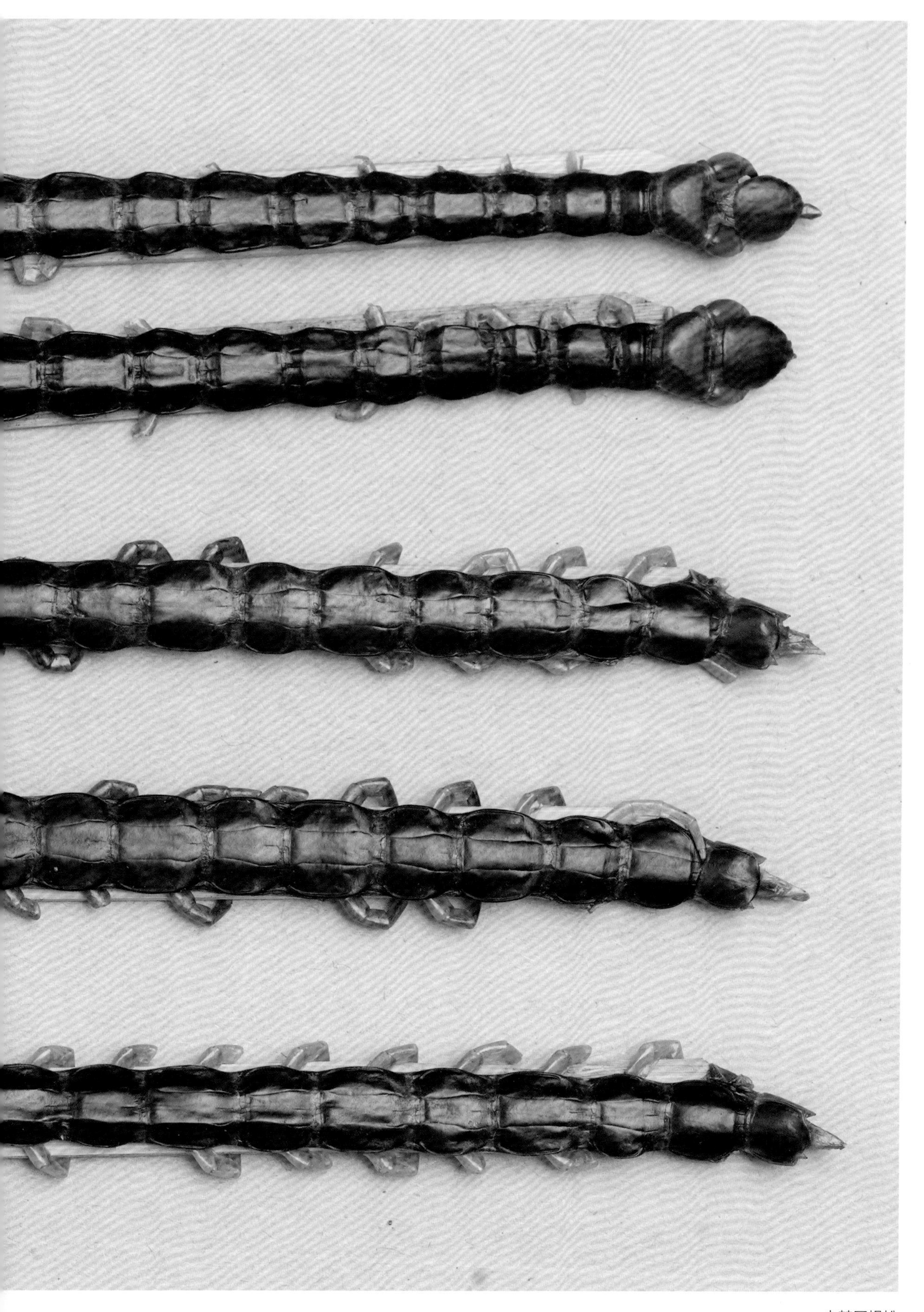

少棘巨蜈蚣

民族药方

1．风湿关节疼痛 蜈蚣、滚山珠、蟾蜍、蜂毒、天南星、草乌头等各等份。共捣粉制成糖药针膏汁。

2．周围性面神经麻痹 蜈蚣 2 条，防风 30 g。研为细末，晚饭后用防风煎汤送服，药后避风寒，小儿用量酌减，10 日为 1 个疗程。病程长则需加当归、川芎。

3．复发性口腔溃疡 蜈蚣制成冲剂。开水冲服，每日早、晚各 6 g，1 周为 1 个疗程。

4．无名肿毒 活蜈蚣 2 条，红花 5 g。浸入 500 ml75% 乙醇溶液，浸泡 7 日即可使用。用棉签蘸药液涂患处，已溃烂流脓者涂四周，每日搽 3 ~ 5 次，3 ~ 10 日为 1 个疗程。

5．鸡眼 蜈蚣 30 条，乌梅 9 g。共研细末，装入瓶内，加入茶油或香油浸泡 7 ~ 10 日，和匀成膏。先以 1% 温盐水浸泡患部 15 ~ 35 分钟，待粗皮软化后剪去（以见血丝为度），取药膏适量外敷，纱布包扎，每 12 小时换药 1 次，3 日为 1 个疗程，连用 3 个疗程。

6．脑血栓及其后遗症 蜈蚣 1 条，白花蛇 1 条，全蝎 10 g。共研细末，每日 1 剂，分 3 次口服。辅以曲克芦丁 400 mg 静脉滴注，每日 1 次。

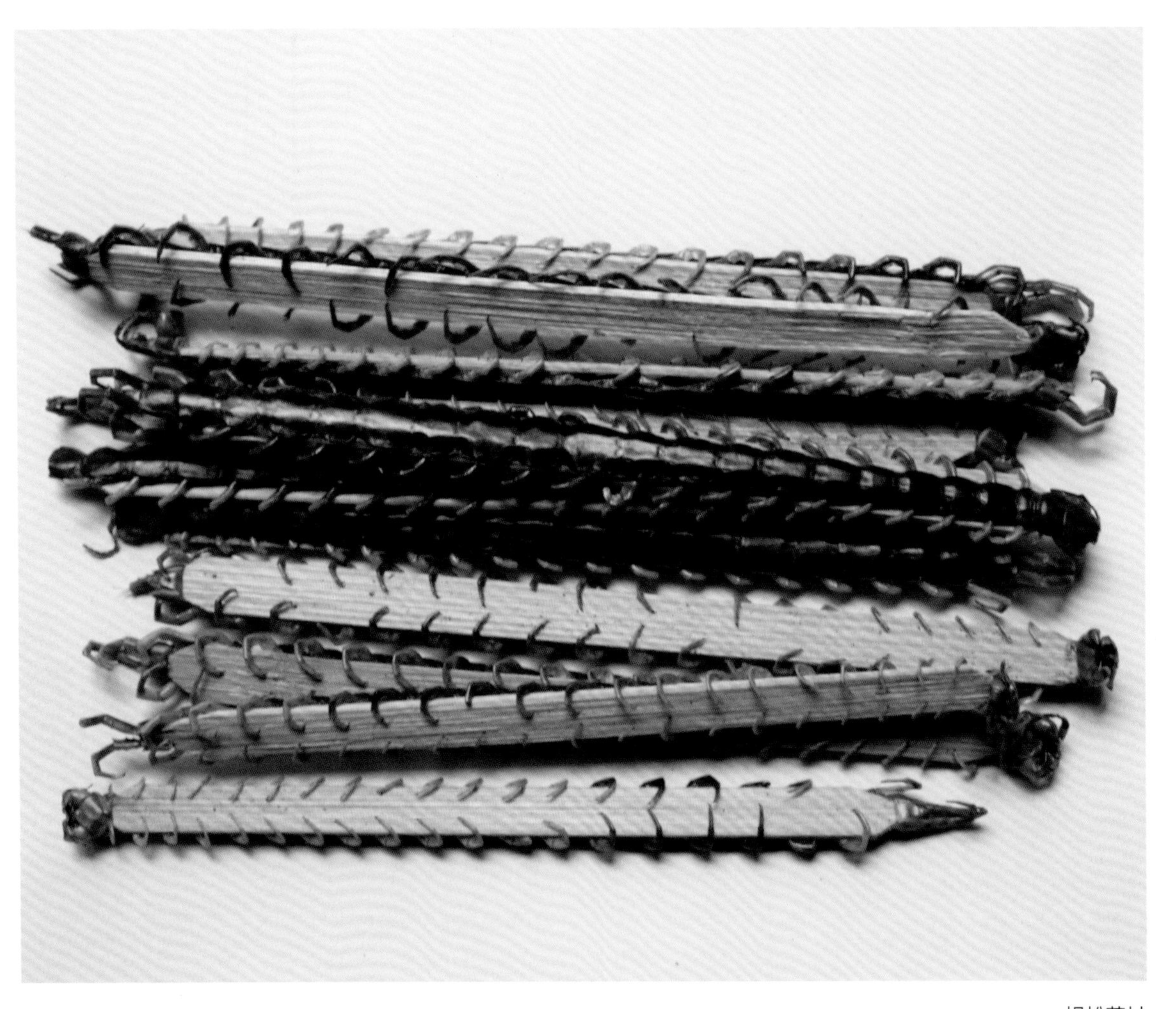

蜈蚣药材

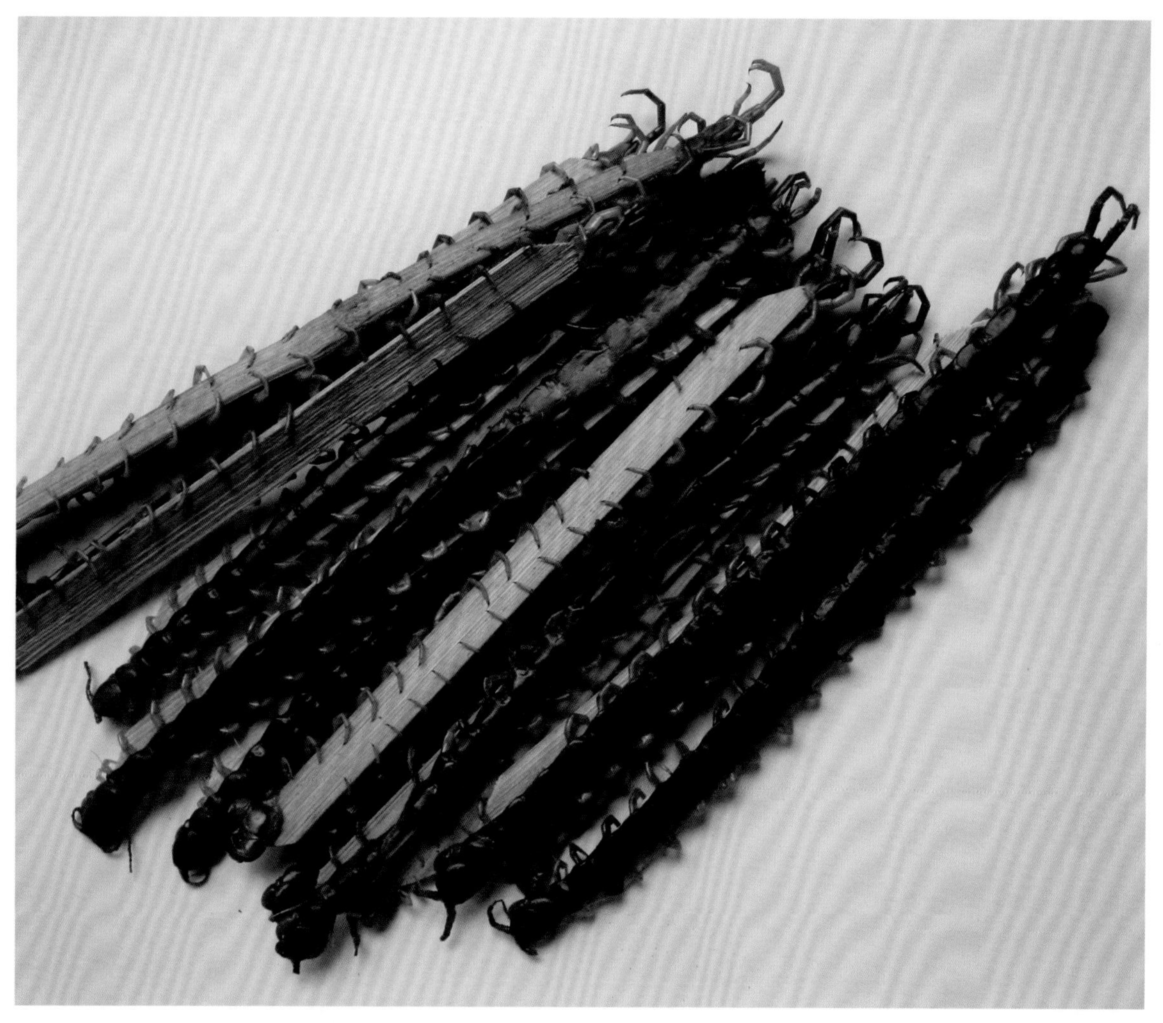

蜈蚣药材

7．血管神经性头痛　蜈蚣 3 ~ 5 g，全蝎 0.5 ~ 2.0 g。视病情酌定，分 2 次开水送服，一般需连续用药 1 ~ 3 日。

8．肝炎　蜈蚣适量。研成细面，再把鸡蛋一头打个洞，把蜈蚣面倒入鸡蛋内搅匀，再将蛋洞封好，文火煮熟，剥皮。每晚睡前吃 1 个，连吃 3 日，停 3 日为 1 个小疗程，连服 3 个小疗程为 1 个大疗程。

9．各种骨结核　蜈蚣、全蝎各 40 g，土鳖虫 50 g。将上药碾成粉末，均匀混合后分成 40 包（每包重 3.25 g），每日晨 5 点、晚 9 点各服药 1 次。每次将 2 包放入鸡蛋搅拌后蒸蛋糕或煎或炒等内服，20 日为 1 个疗程，一般服药 3 ~ 6 个疗程，每疗程后需停药 1 周。

使用注意

本品有毒，用量不宜过大。血虚生风者及孕妇禁服。

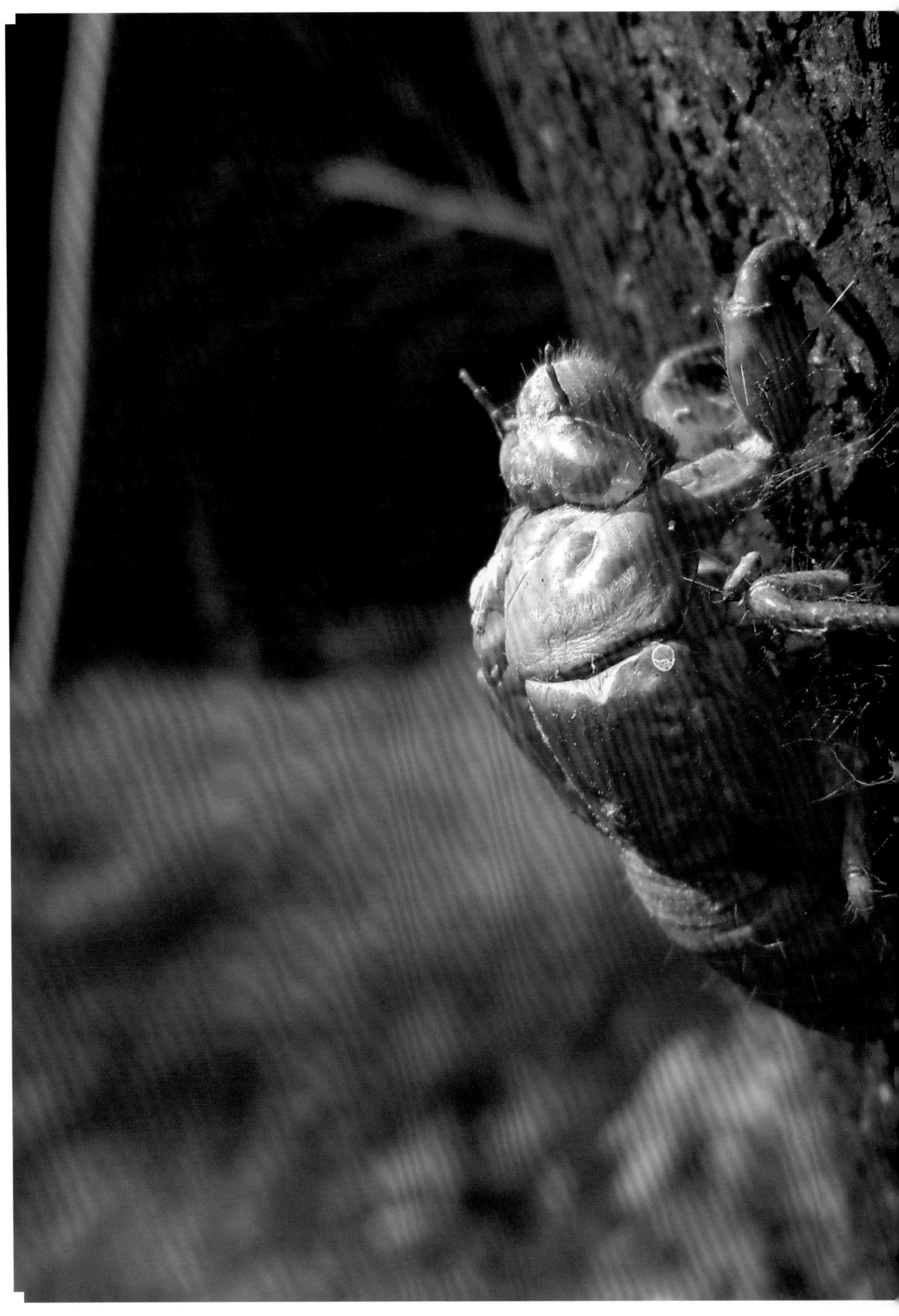

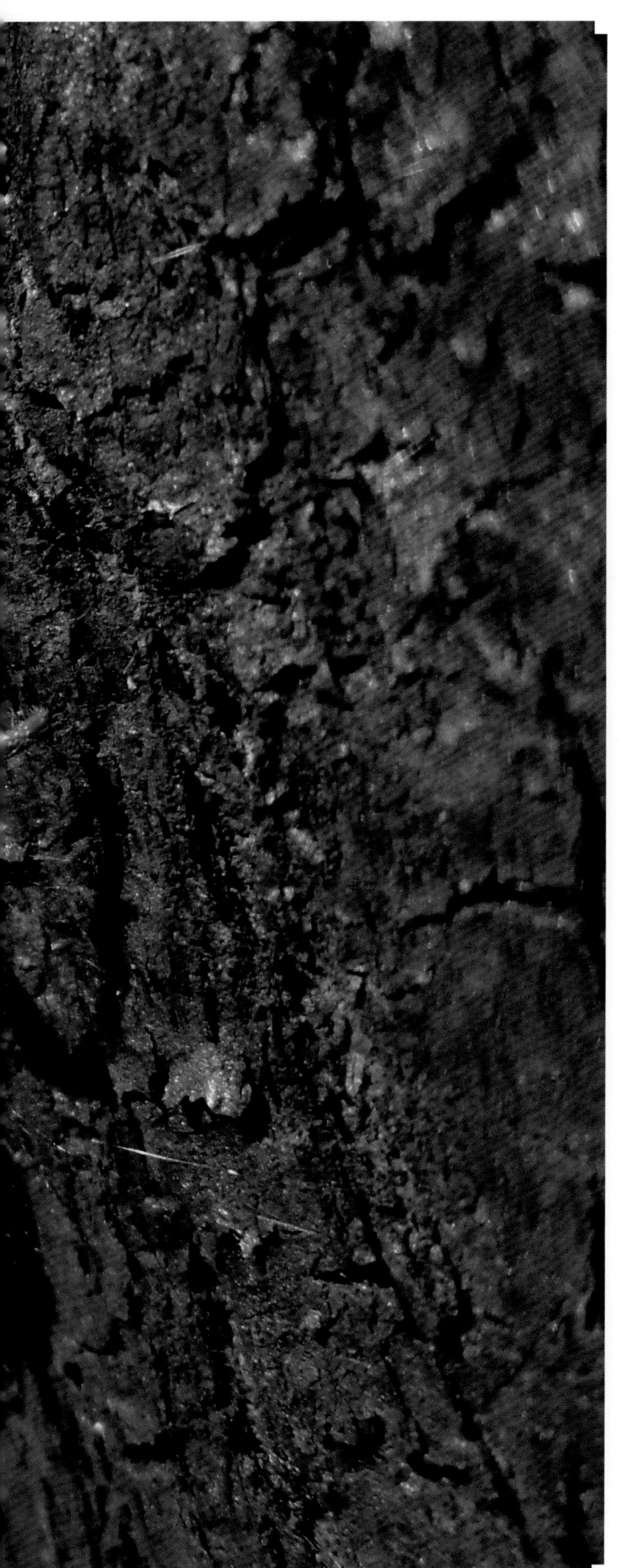

蝉蜕

【壮药名】堵频。

【别　名】蝉退壳、蝉退、蝉衣、知了皮。

【来　源】本品为蝉科昆虫黑蚱 *Cryptotympana pustulata* Fabricius 的若虫羽化时脱落的皮壳。

【性味归经】味咸，性寒。归肺、肝经。

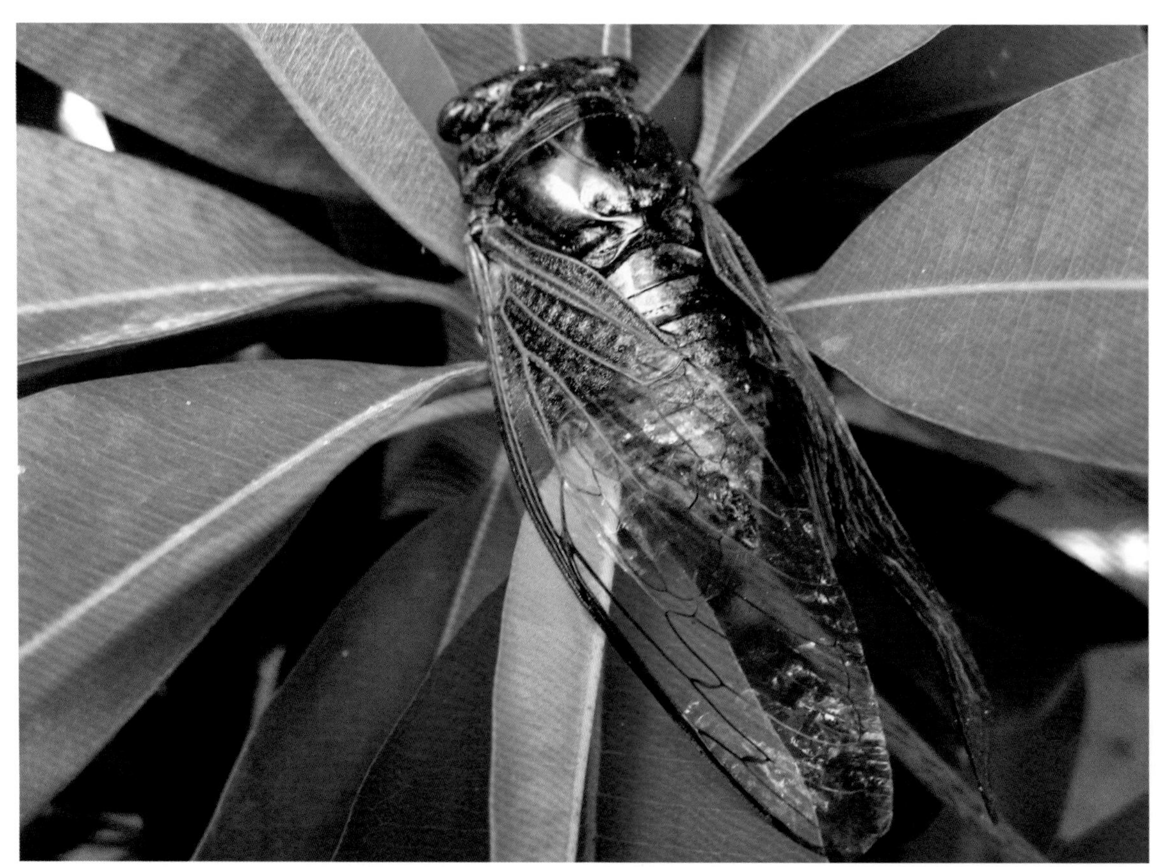

黑蚱

识别特征

体黑而有光泽，被金黄色细毛，复眼 1 对，大形，两复眼间有单眼 3 只，触角 1 对，口器发达，唇基梳状，上唇宽短，下唇延长成管状。胸部发达，足 3 对，翅 2 对，膜质，黑褐色，基部黄绿色。蝉蜕似蝉而中空，稍弯，体轻，膜质，表面茶棕色，半透明，有光泽。

生境分布

生活于杨、柳、榆、槐等树上。皮壳脱落于树上或地面。分布于全国大部分地区。

采收加工

在夏、秋二季可到蝉所栖息的树下附近地面收集，或树干上采集。收集后去净泥土杂质，晒干。可用竹篓包装置高处保存，防止压碎和潮湿。

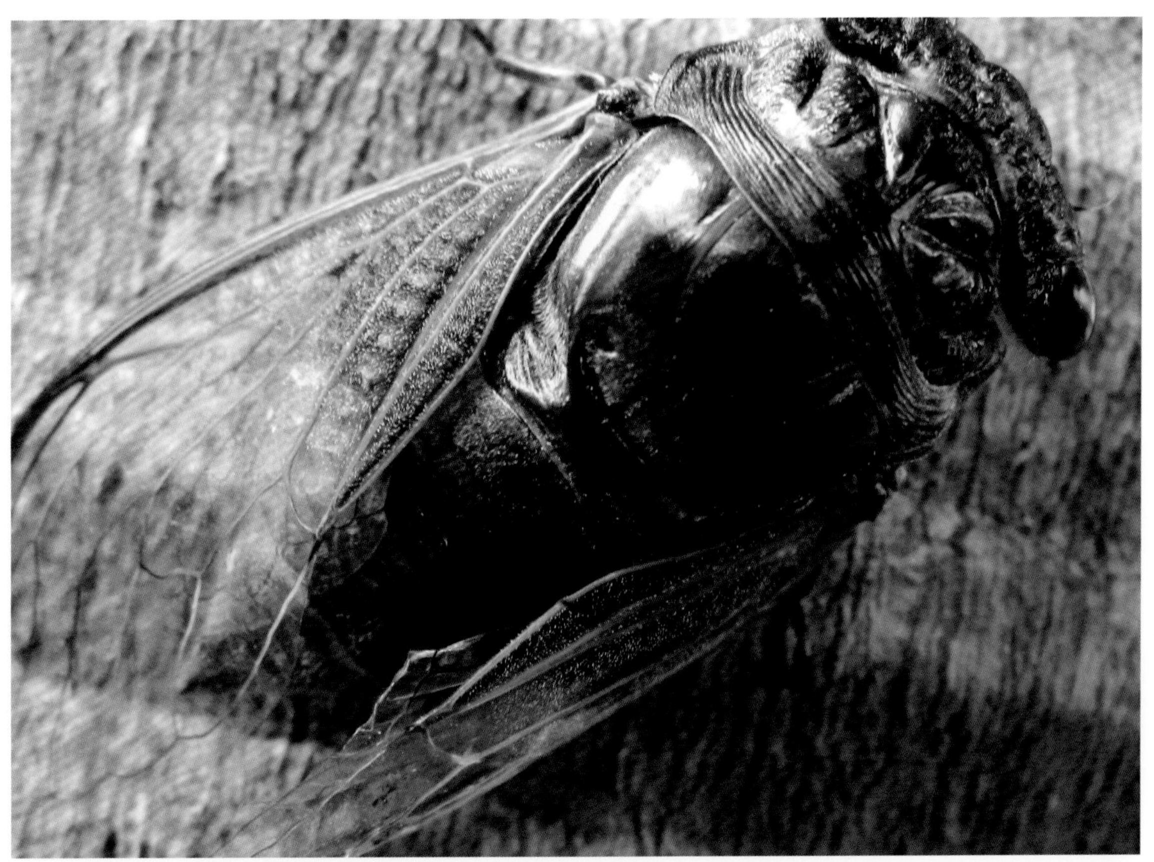

黑蚱

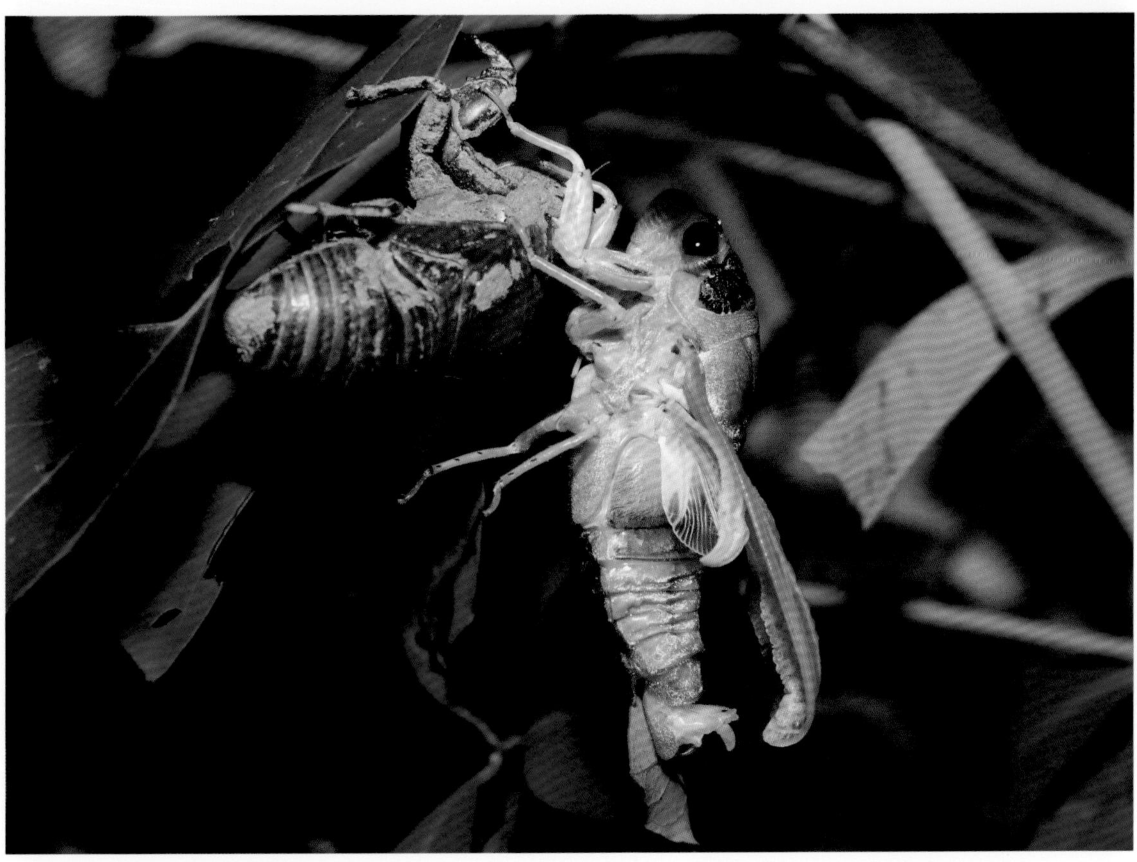

黑蚱

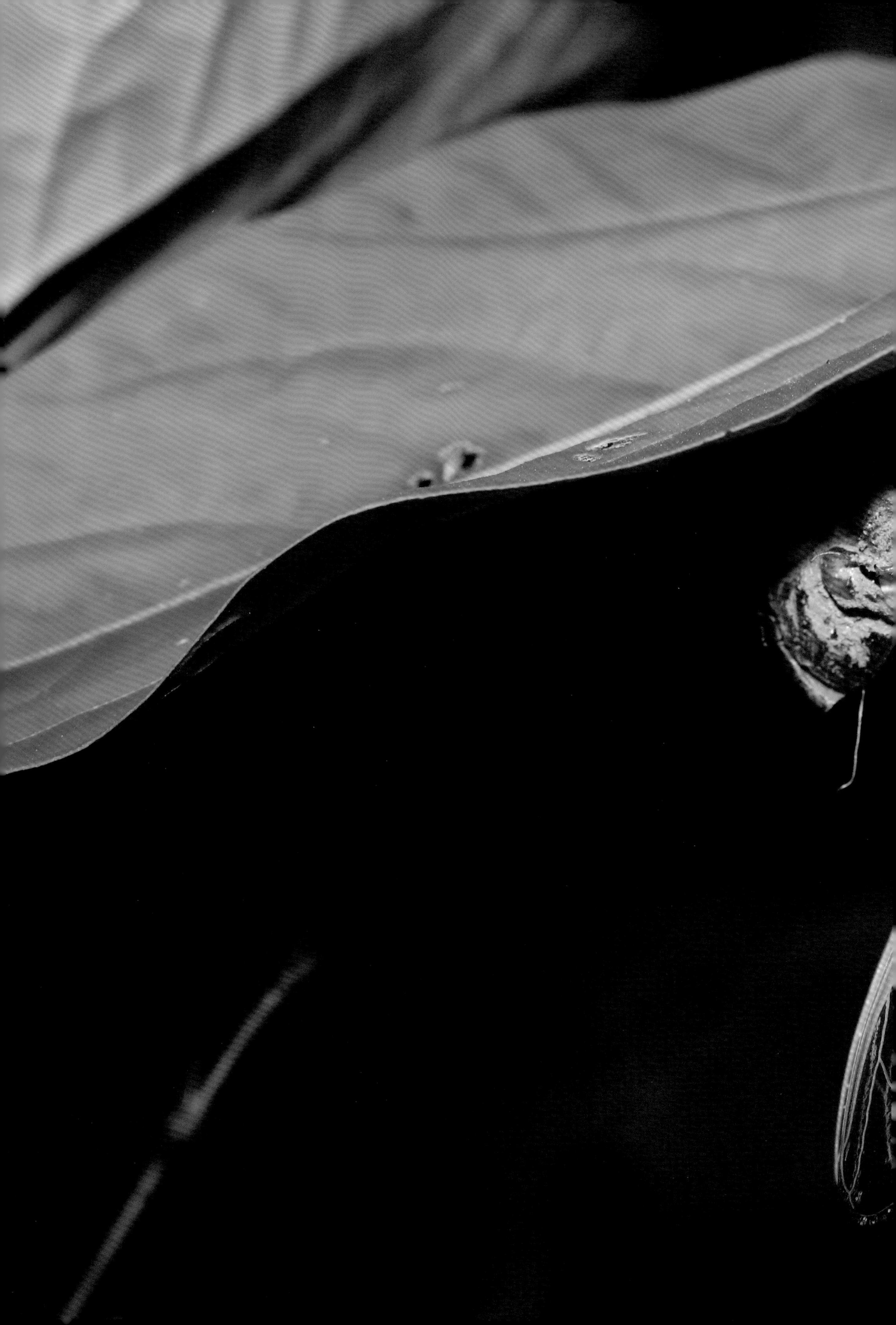

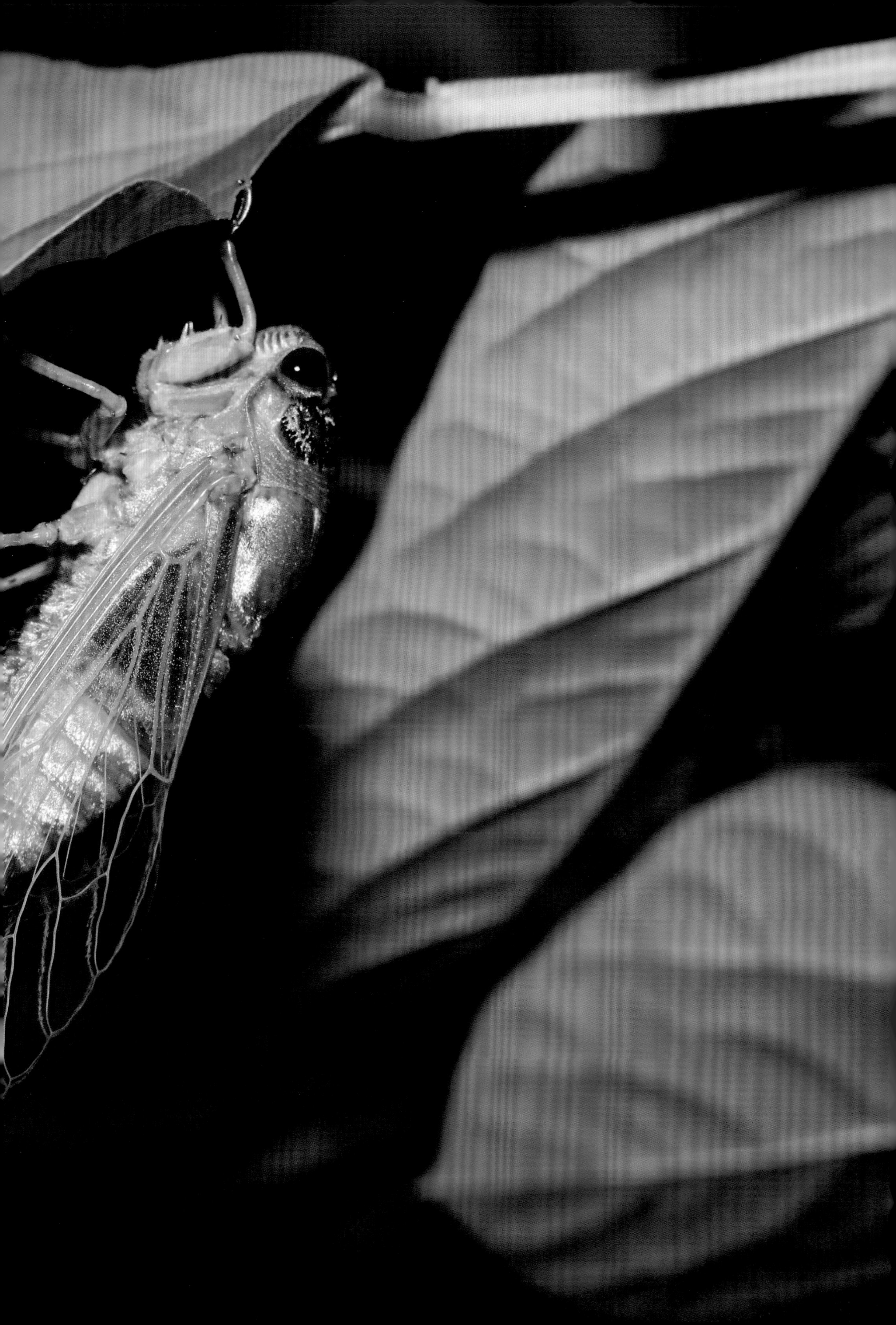

药材鉴别

本品形似蝉而中空，稍弯曲，长 3 ~ 4 cm，宽约 2 cm。表面黄棕色，半透明，有光泽。头部有丝状触角 1 对，多已断落，复眼突出。颈部先端突出，口吻发达，上唇宽短，下唇伸长成管状。胸部背面呈十字形裂片，裂口向内蜷曲，脊背两旁具小翅 2 对；腹面有足 3 对，前一对足粗壮具齿，后两对足稍细长，均被黄棕色细毛。腹部钝圆有曲纹，共 9 节。体轻，中空，易碎。无臭，味淡。以身干、色黄亮、体轻、完整、无杂质者为佳。

功效主治

宣散风热，透疹利咽，退翳明目，祛风止痉。主治风热感冒，咽喉肿痛，咳嗽音哑，麻疹不透，风疹瘙痒，目赤翳障，惊痫抽搐，破伤风。

用法用量

内服：3 ~ 6 g，煎汤；或入丸、散服。外用：适量，煎水洗；或研末调敷。

民族药方

1．咽喉肿痛　蝉蜕 4 ~ 10 g，八爪金龙 8 ~ 15 g。水煎服。

2．颈部淋巴结肿大　蝉蜕、细辛各 3 g，生地黄、金银花各 9 g，牛大力 6 g。水煎服。

3．急性咽炎　蝉蜕、八爪金龙各 6 g，野薄荷 8 g。研成细末，吹撒于咽喉部。

4．荨麻疹　①蝉蜕、细辛、防风各等份。研细末，加冰片适量，0.2 ~ 0.4 g 置于麝香虎骨膏中，外贴于曲池、大椎、悬钟、梁丘等穴位，风寒型加列缺穴，风热型加外关

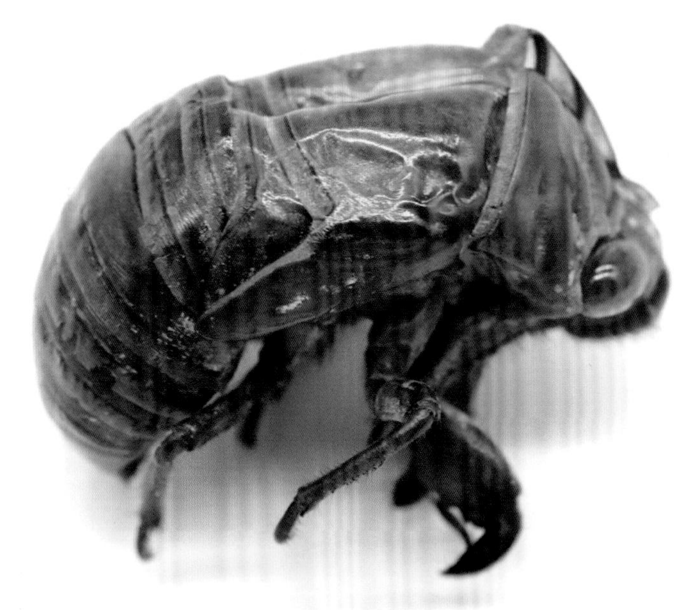

蝉蜕药材

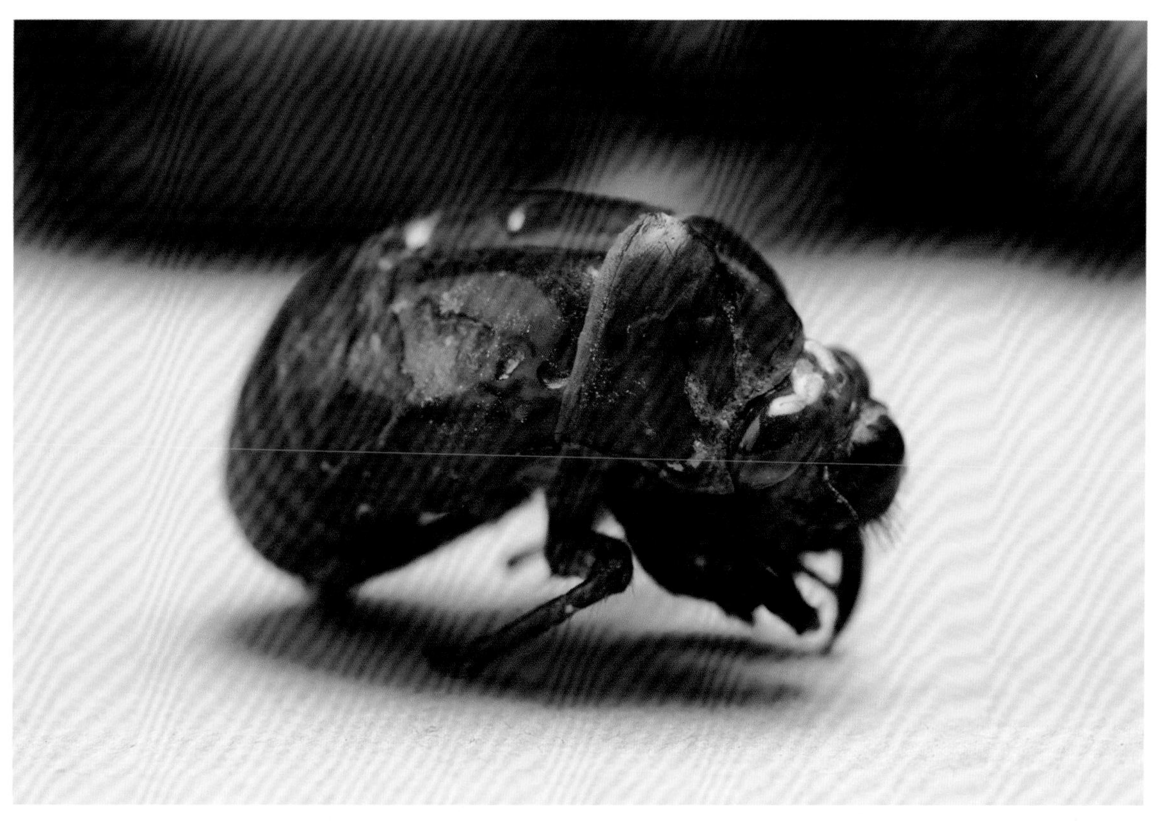

蝉蜕药材

穴，腹痛、腹泻加神阙穴，除大椎、神阙穴外均贴双侧，每日 1 次，贴 1 ~ 3 次。②蝉蜕 3 ~ 6 g，乌梢蛇 5 ~ 10 g，广地龙 9 ~ 15 g，白僵蚕 6 ~ 12 g。水煎服，每日 1 剂，随证加减。③蝉蜕适量。洗净，晒干，炒焦，研末，过筛，炼蜜为丸。或蝉蜕 2 份，刺蒺藜 1 份，蜂蜜适量。制成丸剂，每丸均重 9 g。温开水送服，每次 1 丸，每日 2 ~ 3 次。

5. 脱肛 ①蝉蜕适量。焙干研末，过细筛，越细越好。先用 1% 白矾水将脱肛部分洗净。随之涂以香油，撒上蝉蜕粉，而后缓缓将脱肛还纳，日日如此，以愈为度。治疗期间禁食辛辣刺激食物，宜多吃新鲜蔬菜，保持大便通畅。②蝉蜕 15 g，煅龙骨 30 g，龙衣（或僵蚕代）9 g。焙干，加入冰片 0.5 g，研末，过 100 目筛，制成药粉，或再加凡士林 100 g，调成软膏，外用。③蝉蜕粉 20 ~ 30 g。用香油调糊状外涂，并用维生素 B_1 2100 μg 长强穴注射。

6. 急性肾小球肾炎 蝉蜕、大黄、竹叶、萹蓄、瞿麦各 15 g。水煎服。另大黄（研末）10 g，鸡蛋 1 枚。打孔除清留黄，大黄末 5 g 入蛋壳内搅拌后封孔，文火烤焦吃。同时服汤药，每日 1 剂。首次盖被出微汗，次服不必再汗。高度浮肿加蟋蟀 4 枚，尿蛋白不降加蝼蛄 4 枚，焙研末冲服。

7. 产后尿潴留 蝉蜕（去头、足）9 g。加水 500 ~ 600 ml，煮至 400 ml，煮沸 15 分钟，去渣加适量红糖，1 次服完，同时辅助其他疗法。每日 1 剂。

使用注意

孕妇慎服。

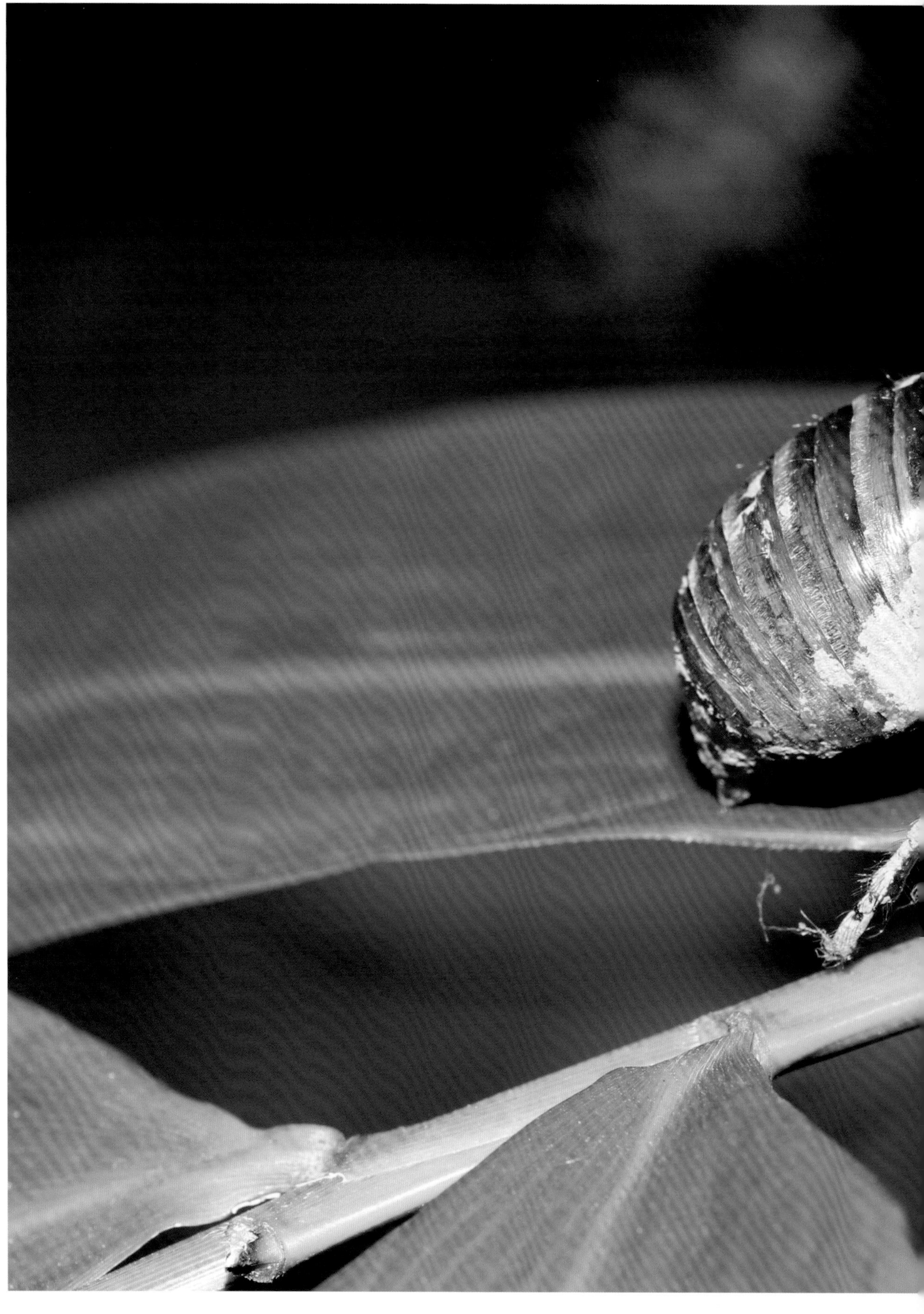

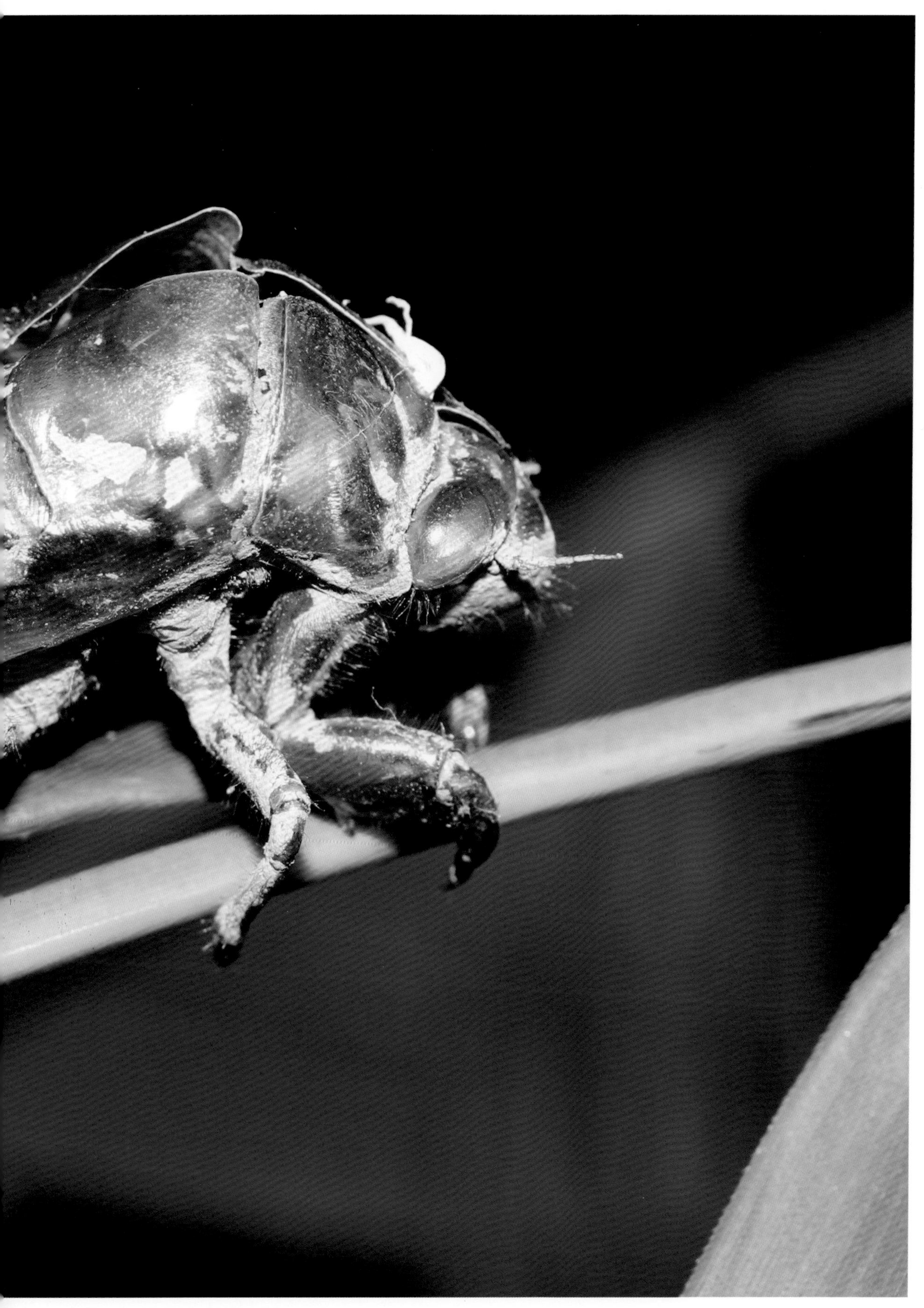

蝉蜕药材

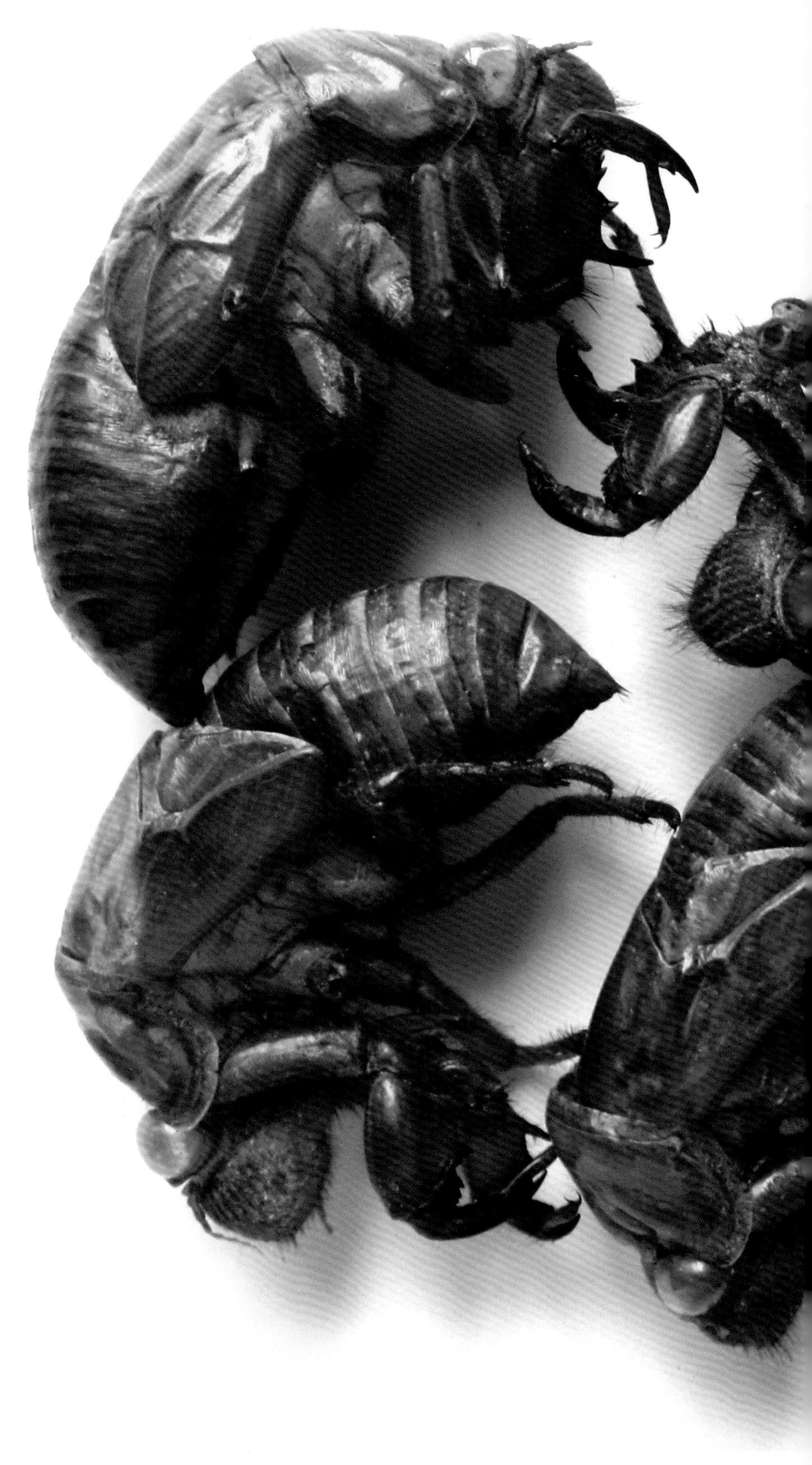

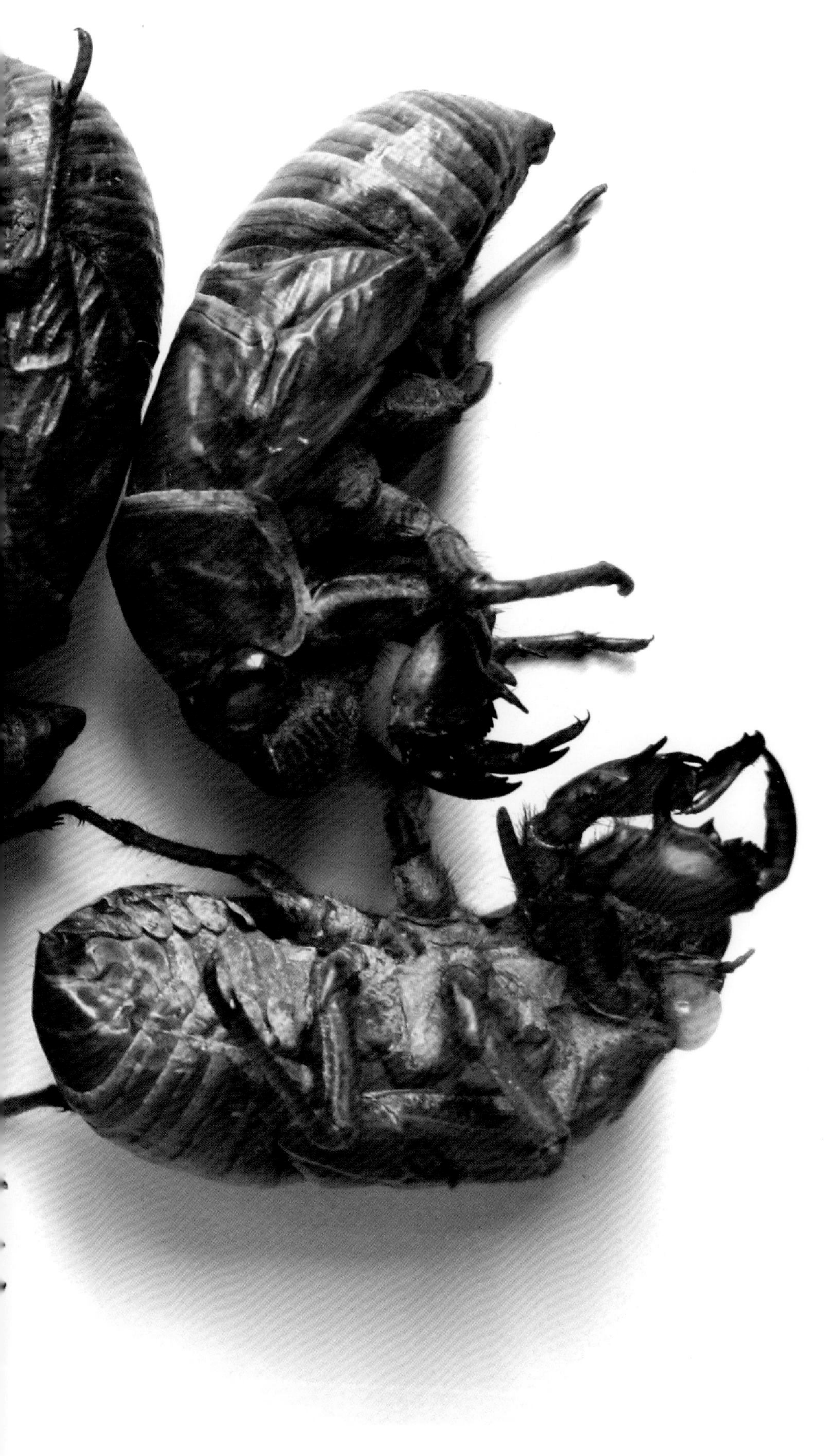

蝉蜕饮片

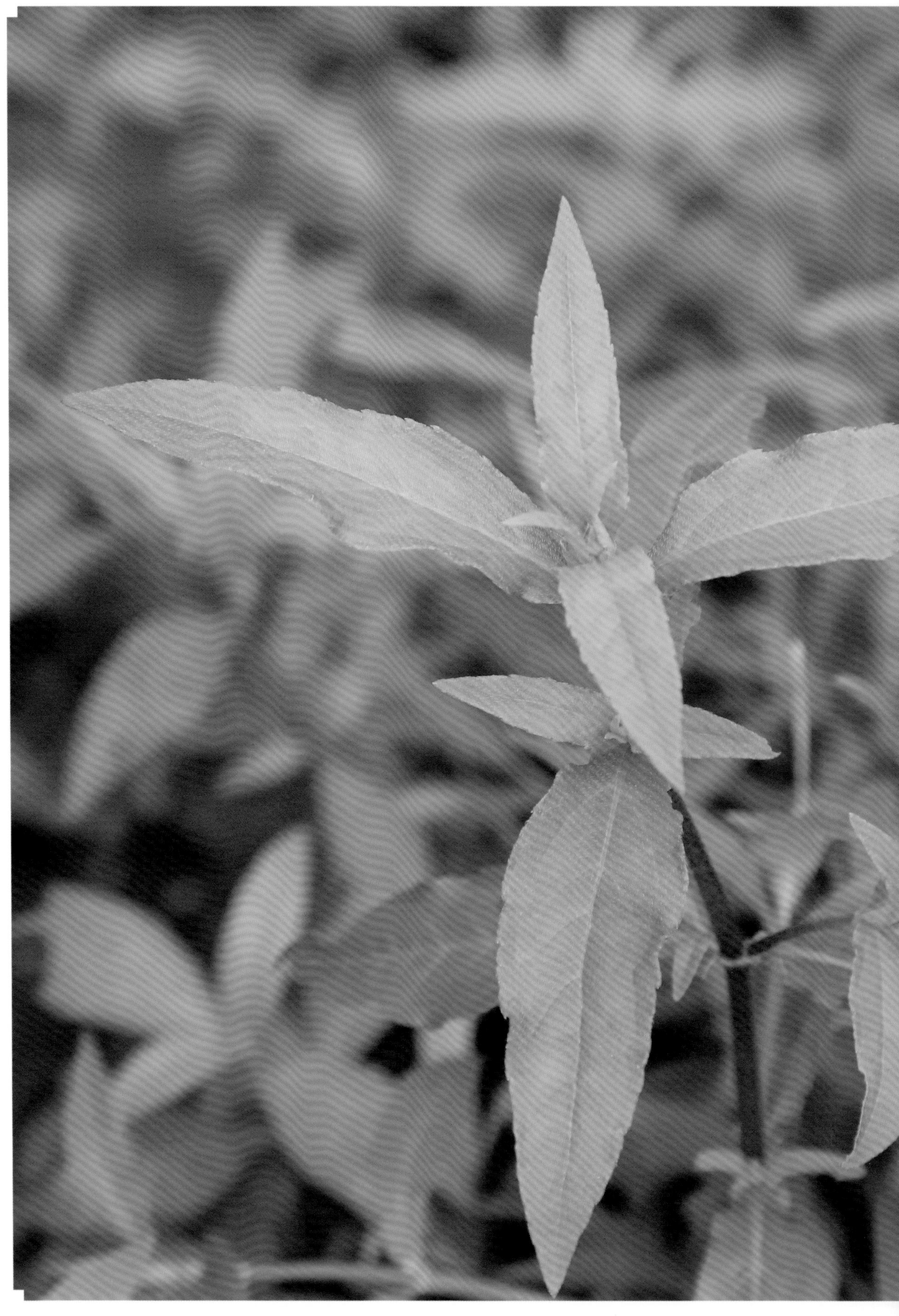

墨旱莲

【壮药名】黑么草。

【别　名】鳢肠、旱莲草、墨斗草。

【来　源】本品为菊科植物鳢肠 *Eclipta prostrata* L. 的干燥地上部分。

【性味归经】味酸，性寒。归肝、肾经。

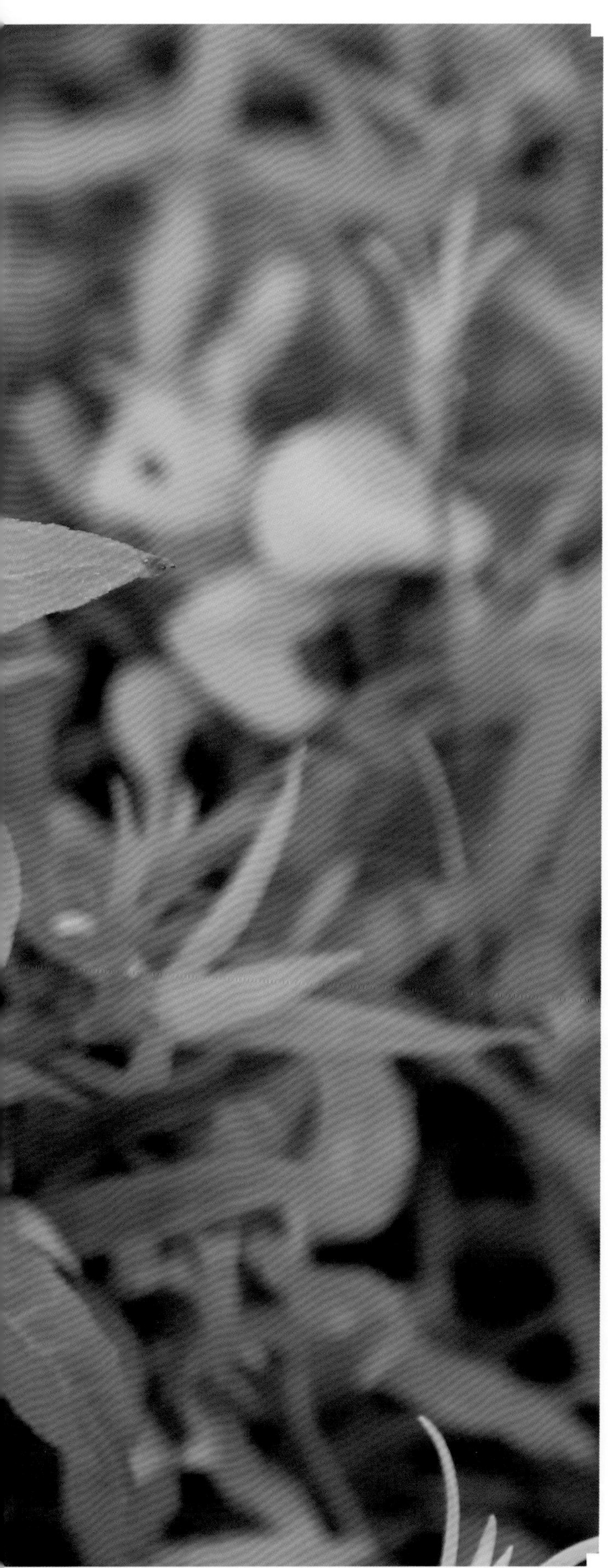

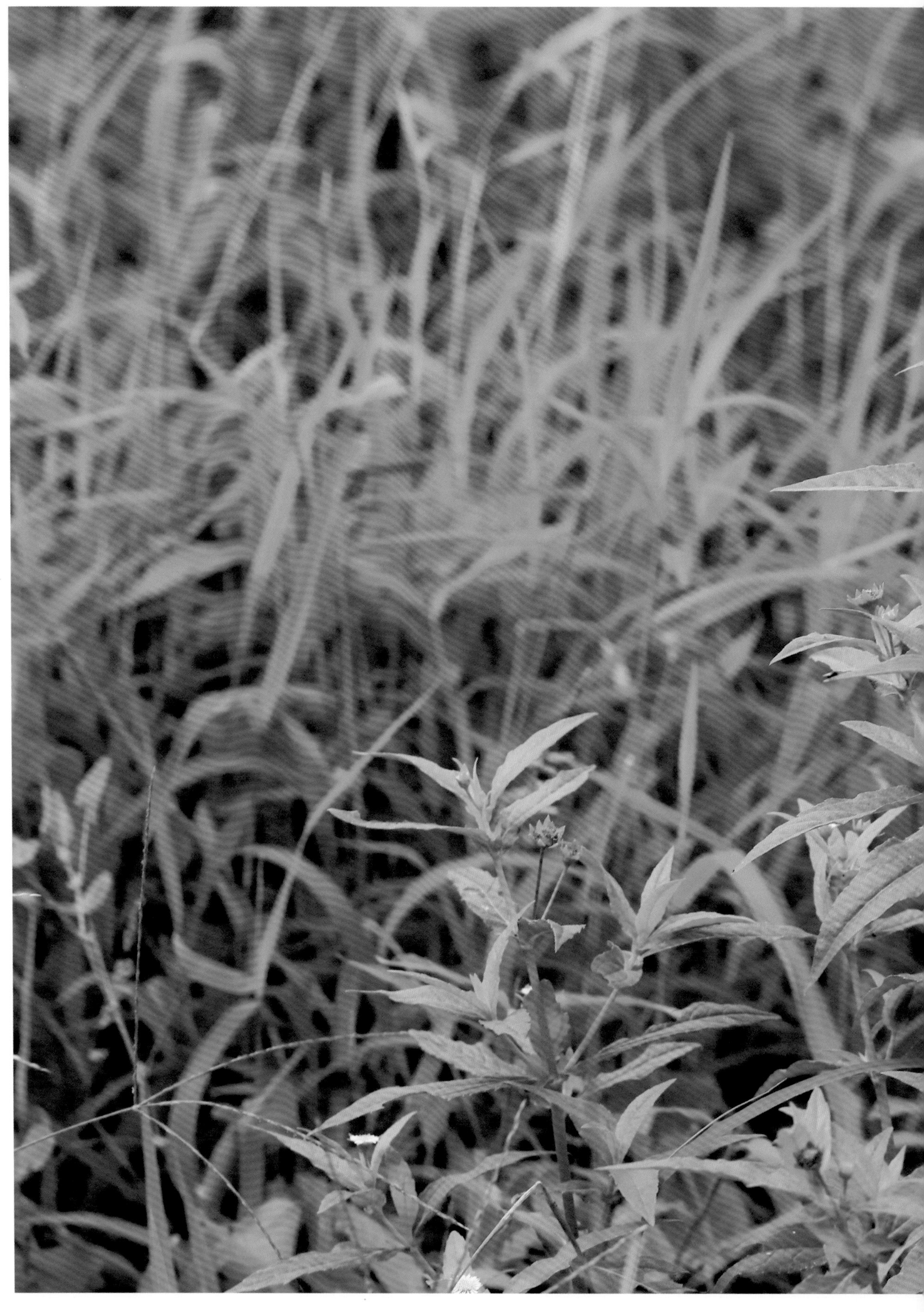

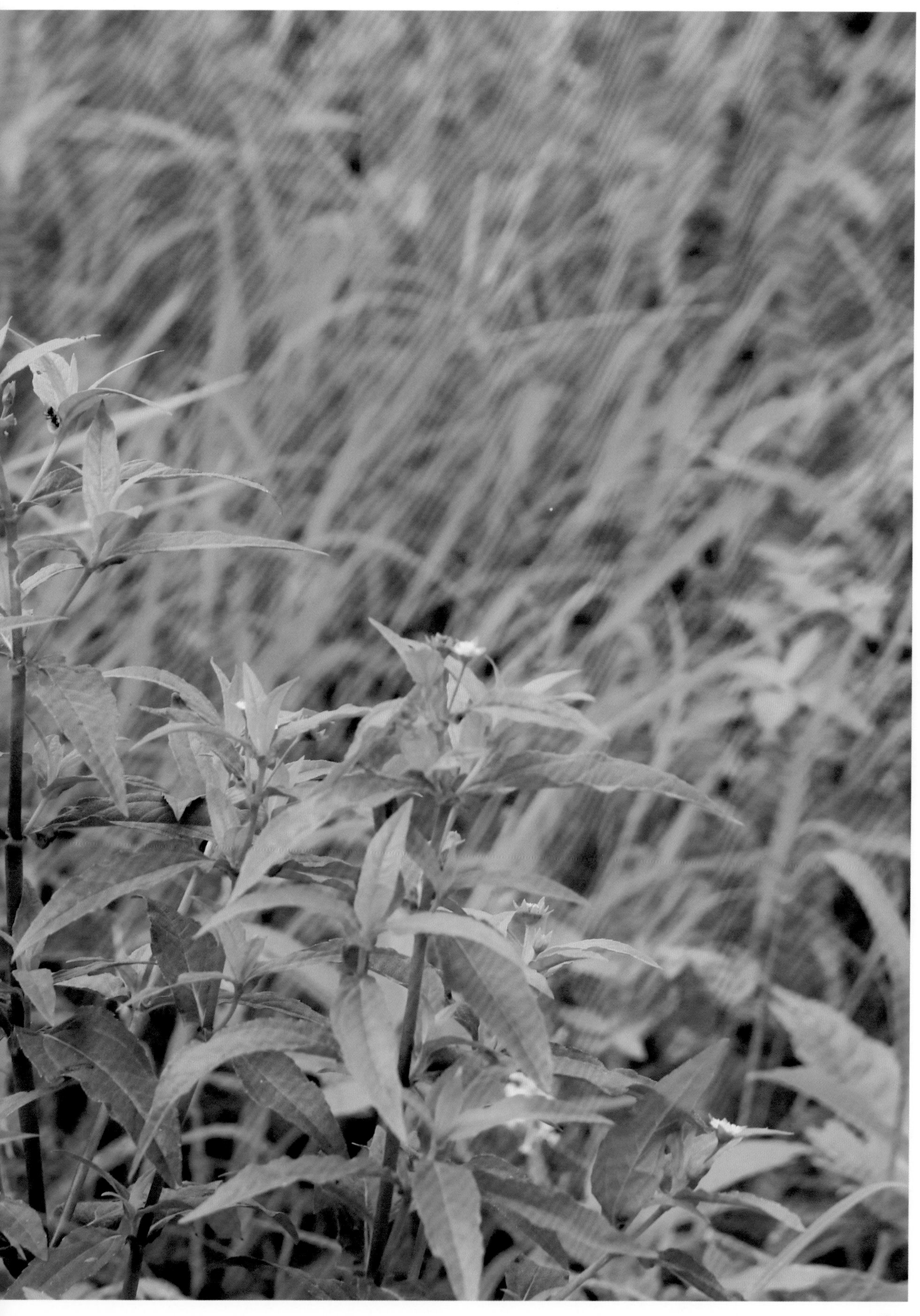

鳢肠

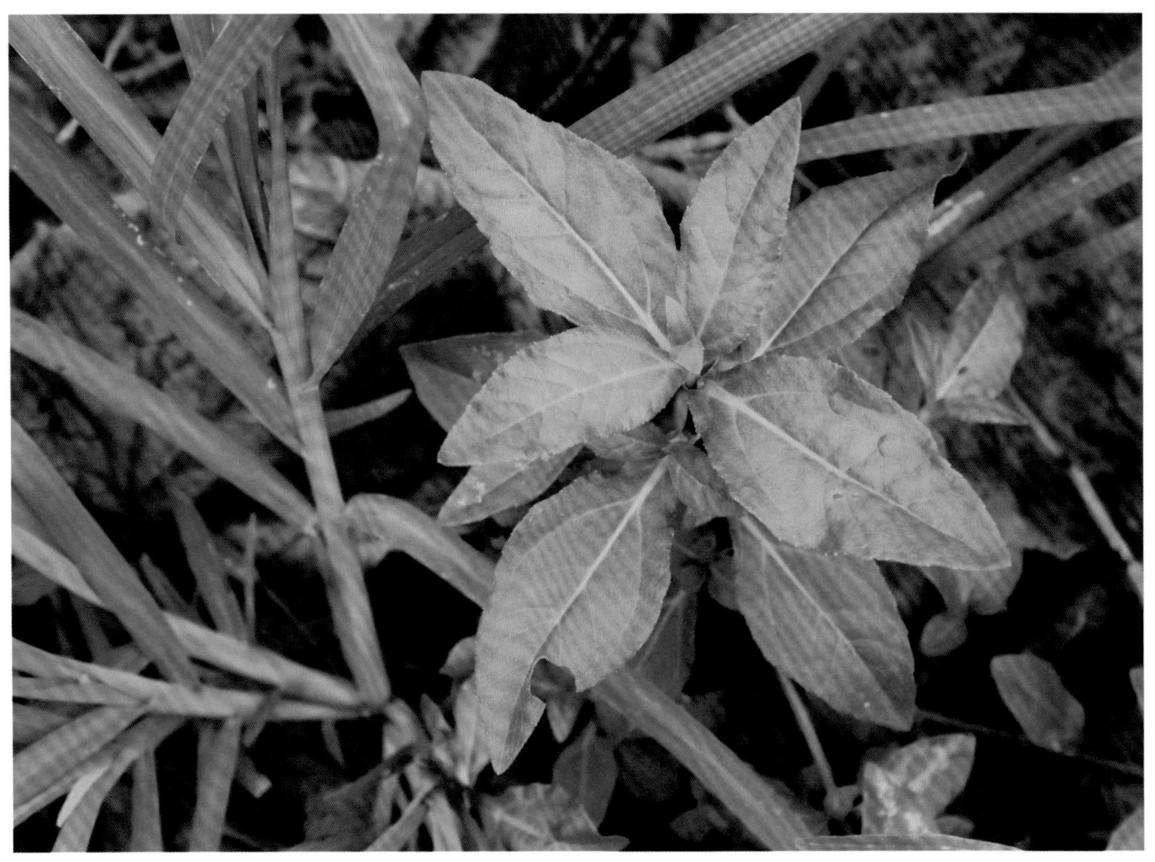

鳢肠

识别特征

一年生草本植物，高 10 ~ 60 cm，全株被白色粗毛，折断后流出的汁液数分钟后即呈蓝黑色。茎直立后基部倾伏，着地生根，绿色或红褐色。叶对生，叶片线状椭圆形至披针形，长 3 ~ 10 cm，宽 0.5 ~ 2.5 cm，全缘或稍有细齿，两面均被白色粗毛。头状花序腋生或顶生，总苞钟状，总苞片 5 ~ 6 片，花托扁平，托上着生少数舌状花及多数管状花；瘦果黄黑色，无冠毛。花期 7—9 月，果期 9—10 月。

生境分布

生长于路边、湿地、沟边或田间。全国各地均有分布。

采收加工

夏、秋二季割取全草，洗净泥土，去杂质，晒干或阴干。鲜用可随时取用。

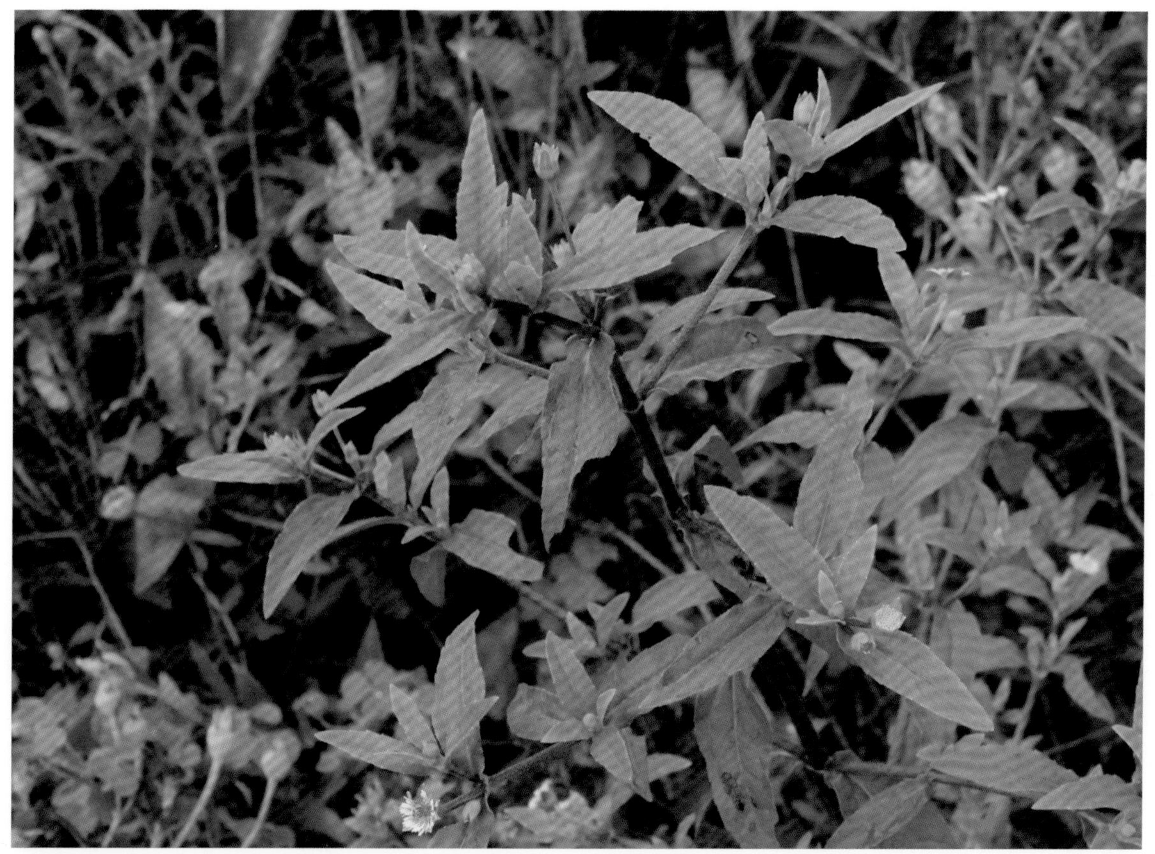

鳢肠

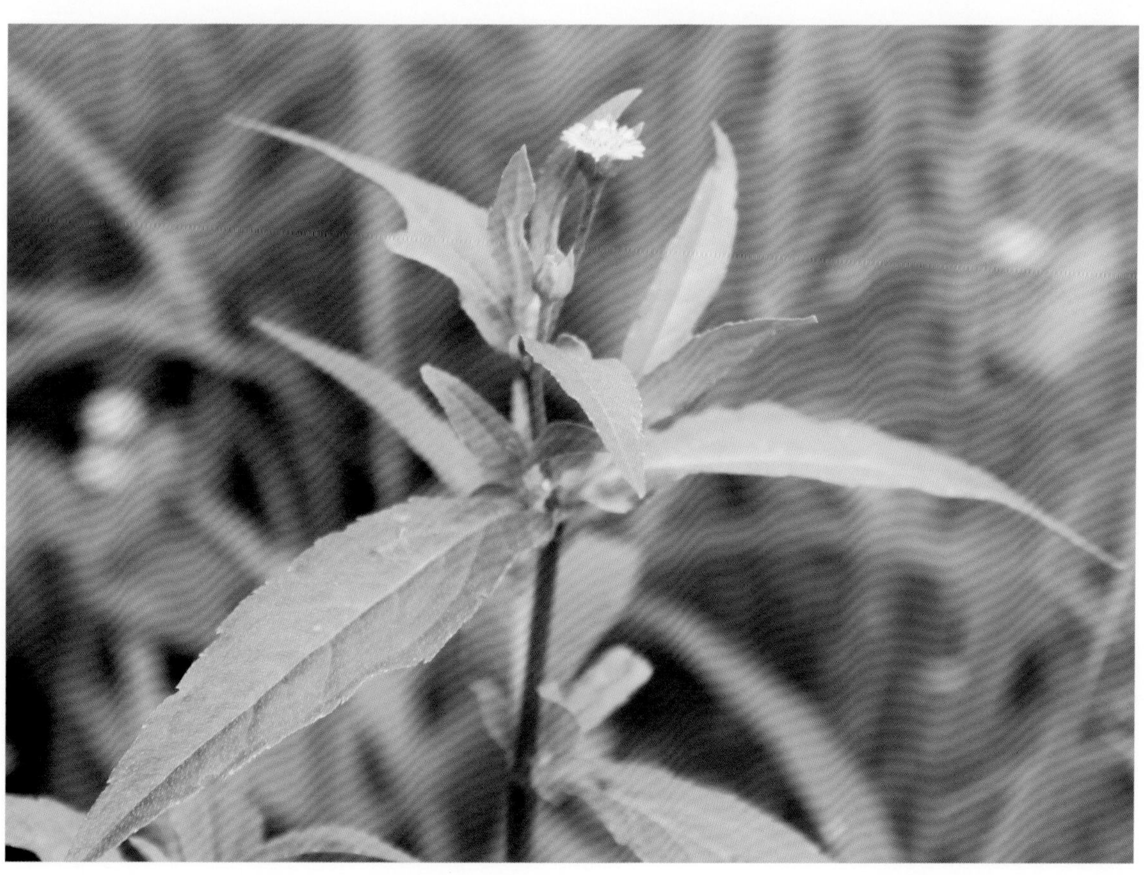

鳢肠

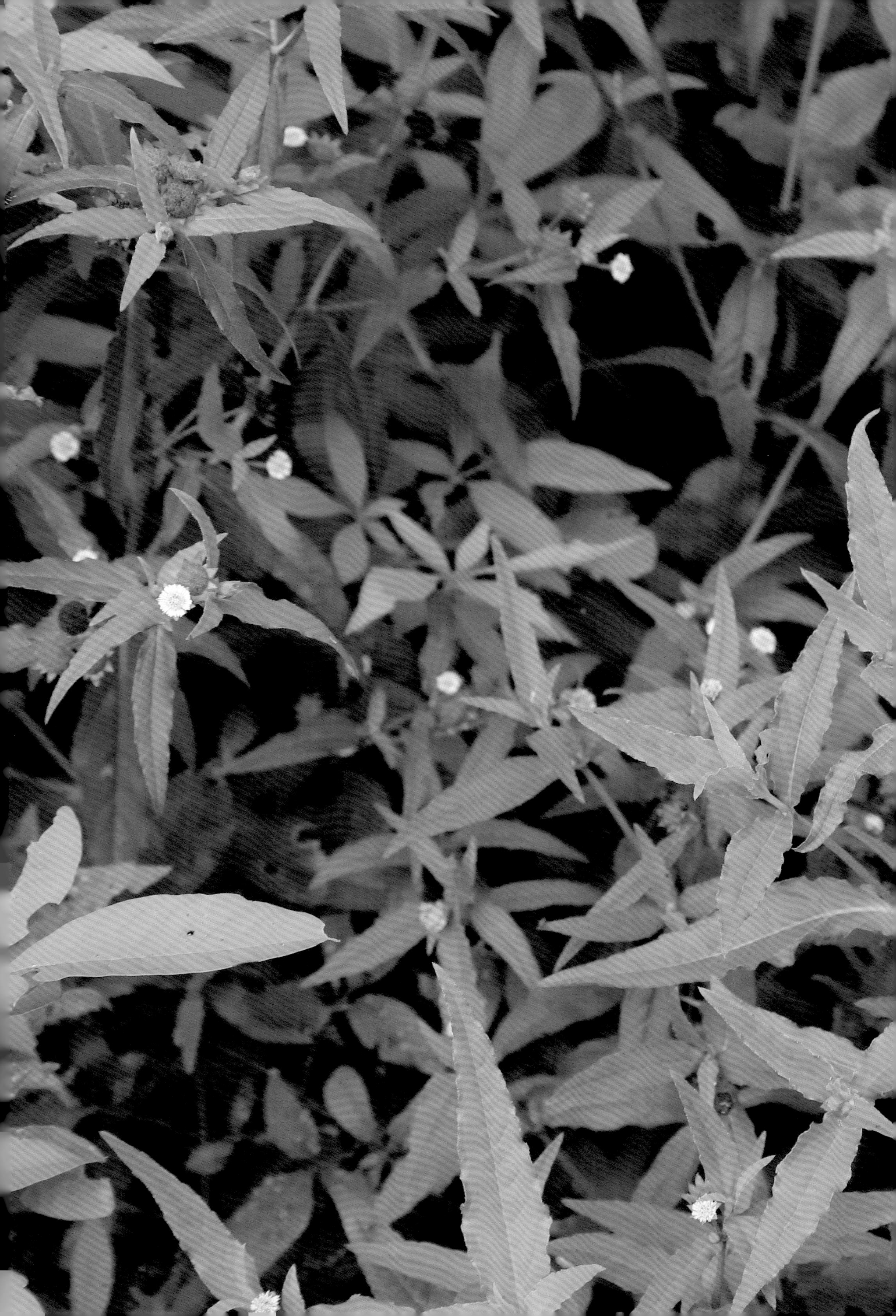

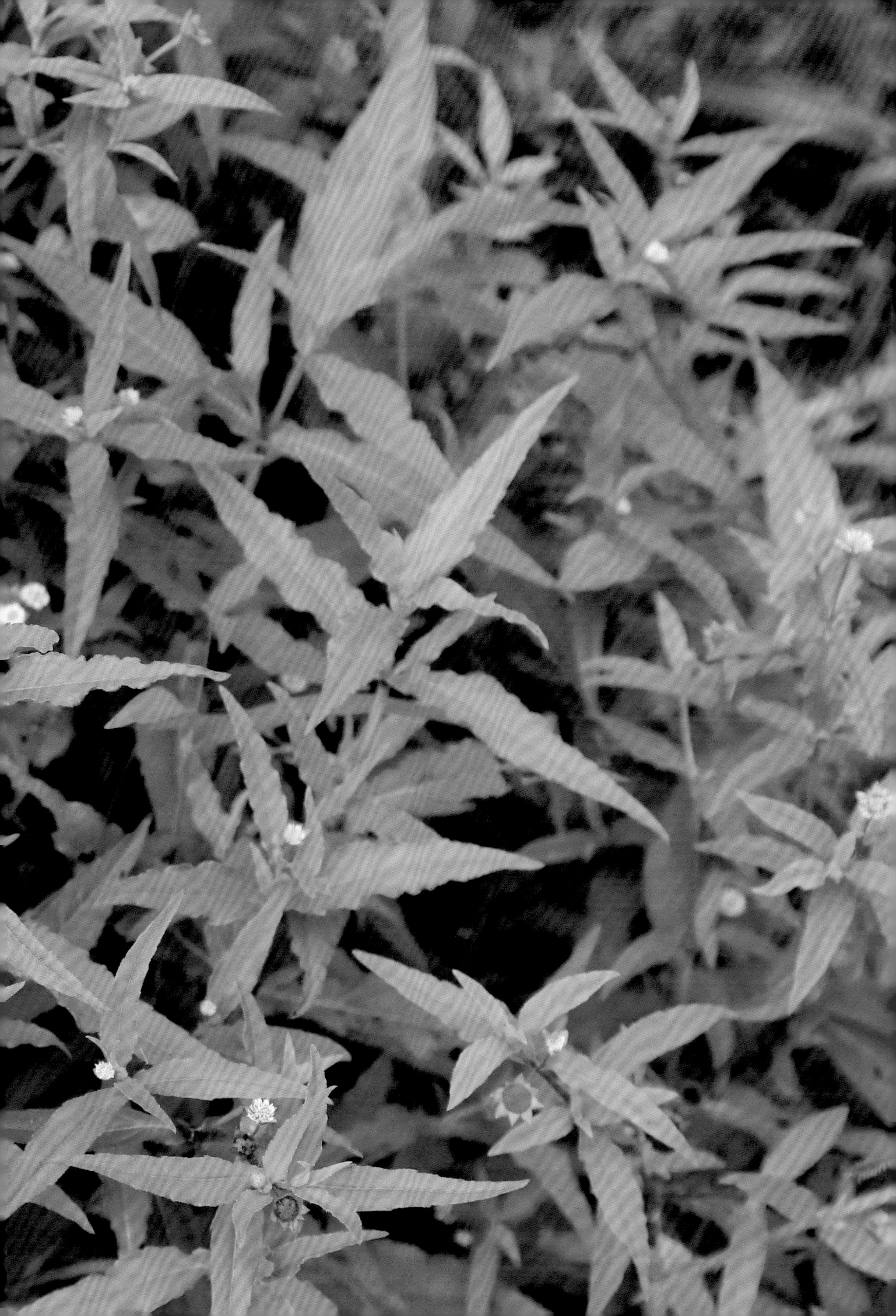

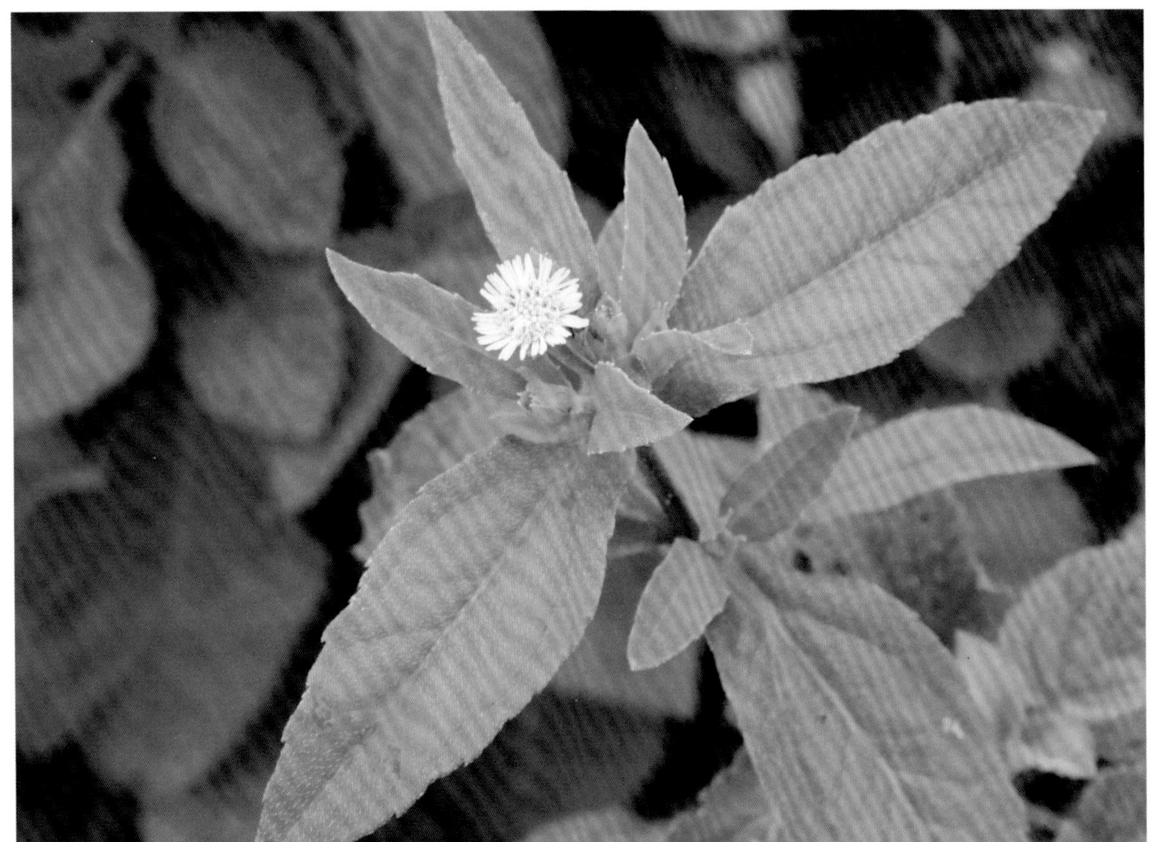

鳢肠

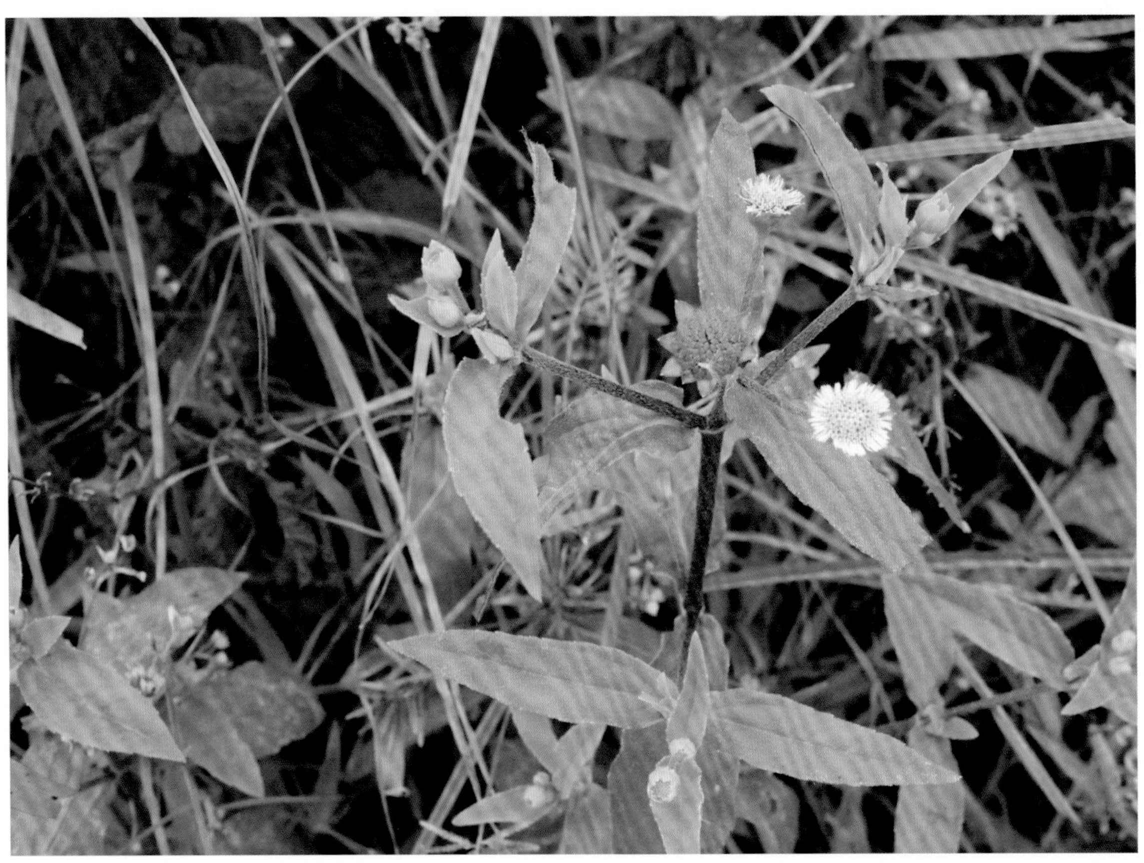

鳢肠

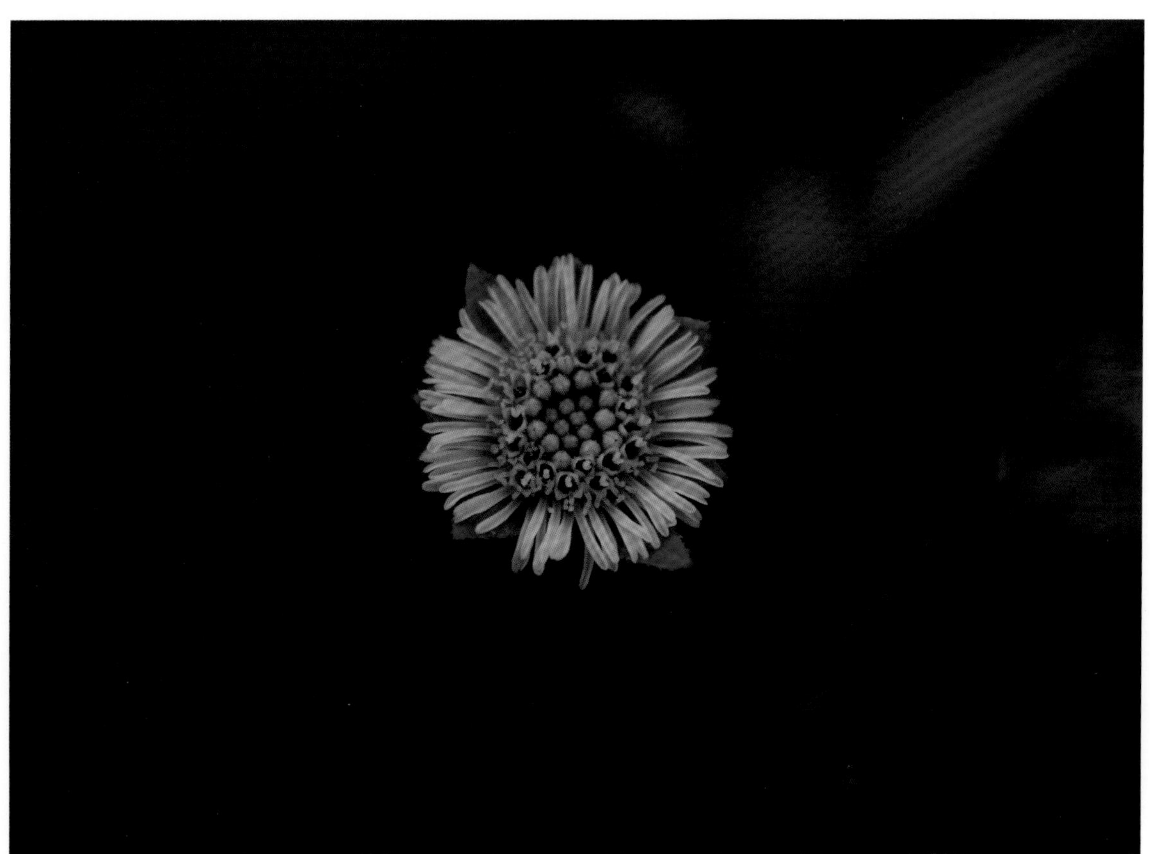

鳢肠

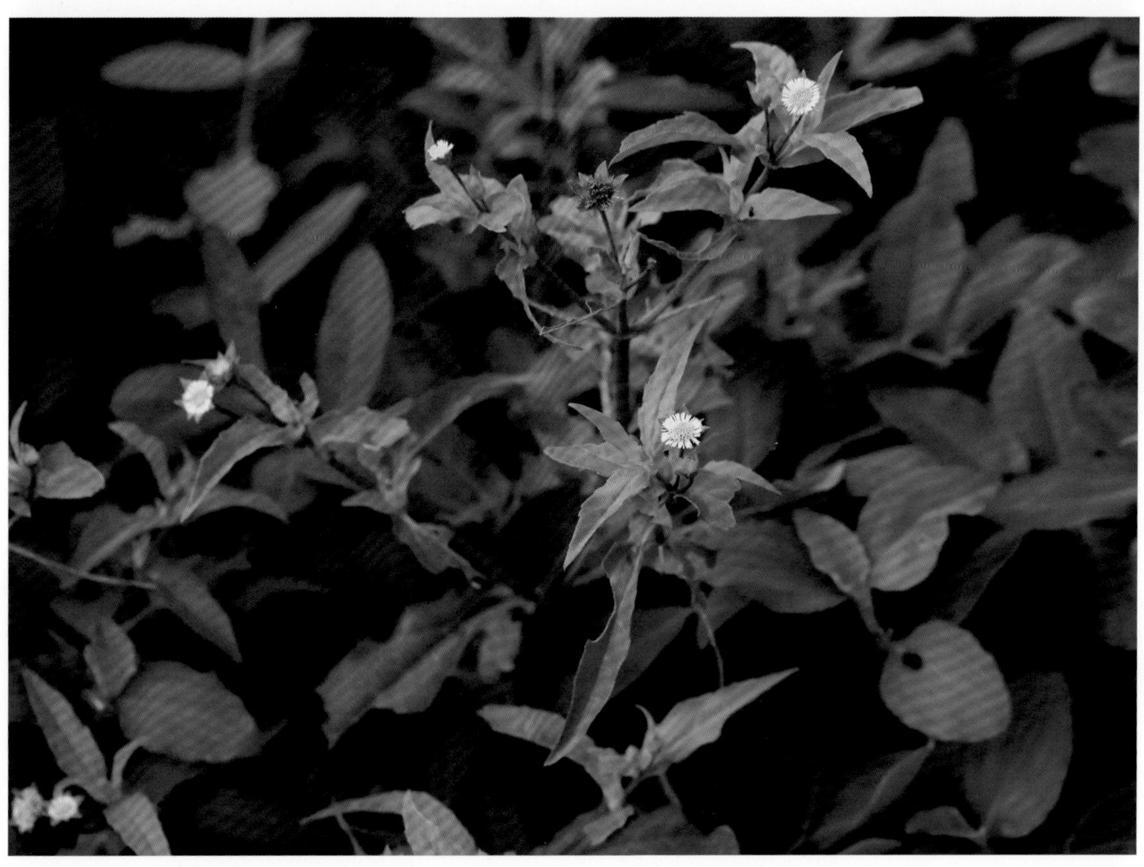

鳢肠

药材鉴别

本品为带根或不带根全草，全体被白色粗毛。根须状，长 5 ~ 10 cm。茎圆柱形，多分枝，直径 2 ~ 7 mm，表面灰绿色或稍带紫色，有纵棱，质脆，易折断，断面黄白色，中央为白色疏松的髓部，有时中空。叶对生，多蜷缩或破碎，墨绿色，完整叶片展平后呈披针形，长 3 ~ 10 cm，宽 0.5 ~ 2.5 cm，全缘或稍有细齿，近无柄。头状花序单生于枝端，直径 6 ~ 11 mm，总花梗细长，总苞片 5 ~ 6 片，黄绿色或棕褐色，花冠多脱落。瘦果扁椭圆形，棕色，表面有小瘤状突起。气微香，味淡、微咸涩。以色墨绿、叶多者为佳。

功效主治

补益肝肾，凉血止血。主治肝肾不足，头晕目眩，须发早白，吐血，咯血，衄血，便血，血痢，崩漏，外伤出血。

用法用量

内服：9 ~ 30 g，煎汤；或熬膏服；或捣汁服；或入丸、散服。外用：适量，捣烂外敷；或捣烂塞鼻；或研末敷。

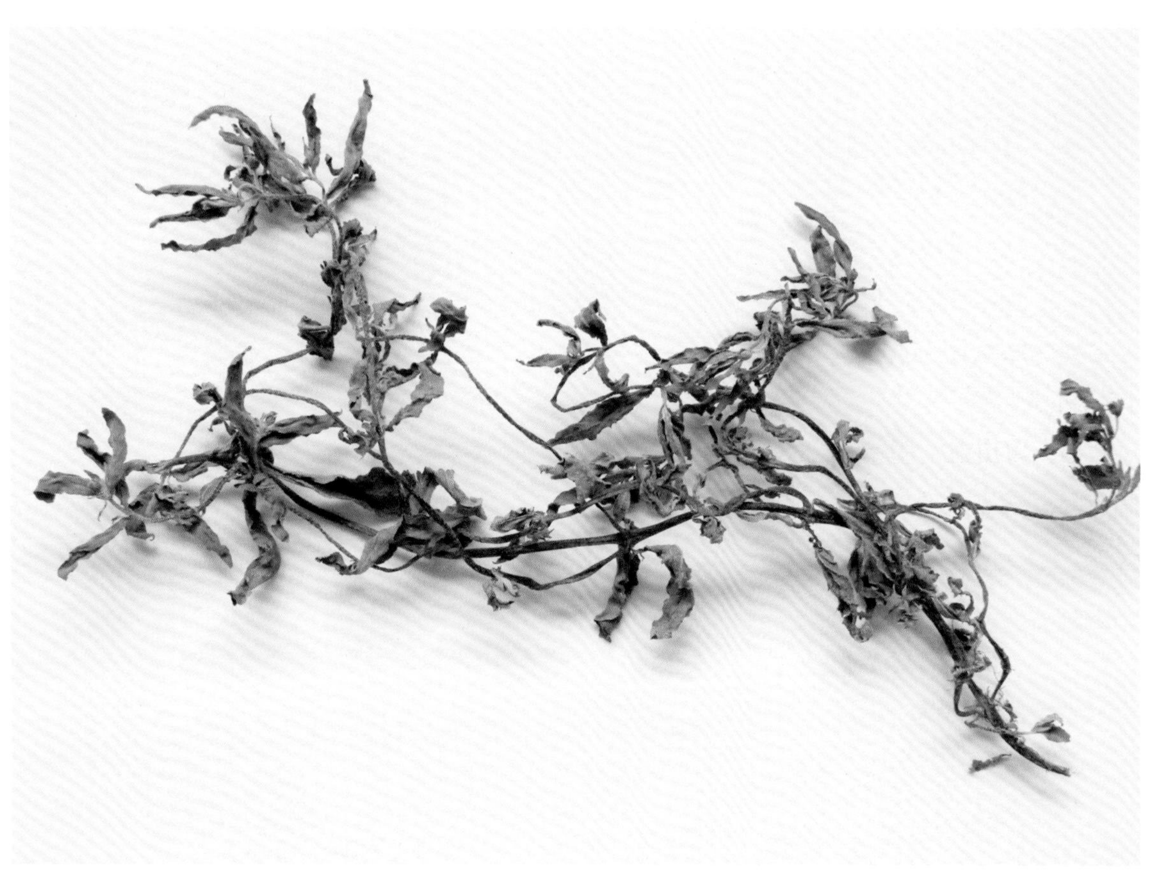

墨旱莲药材

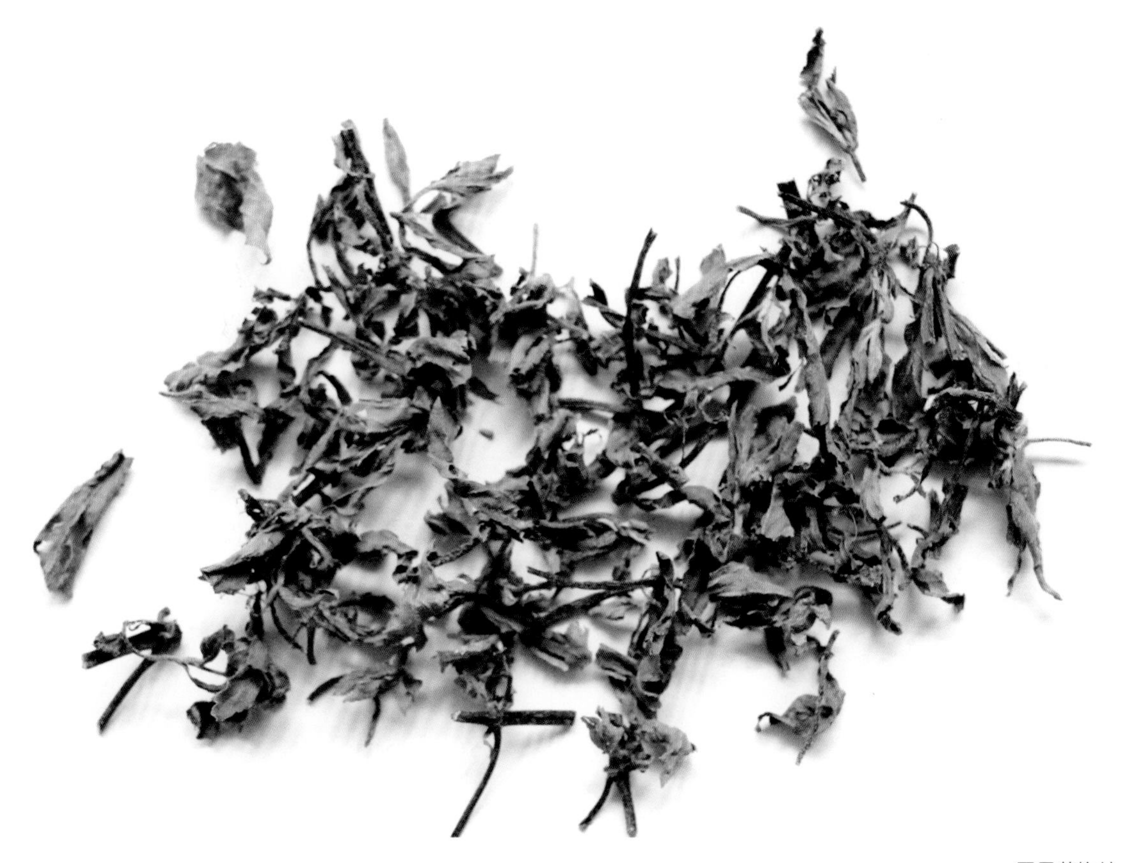

墨旱莲饮片

民族药方

1．刀伤出血 ①墨旱莲适量。研末外敷。②墨旱莲草适量。捣烂敷伤处；干者研末，撒伤处。

2．稻田性皮炎 墨旱莲 1 把。搓手足患处，搓至皮肤发黑，干后即下田。

3．肿毒 墨旱莲、苦瓜各适量。同捣烂，敷患处。

4．妇女阴道痒 墨旱莲 120 g。水煎服。或另加钩藤根少许，煎汁，再加白矾少许，外洗。

5．胃出血 墨旱莲 15 g，万年乔 9 g。水煎服。

6．冠心病心绞痛 墨旱莲浸膏。口服，每次 15 g（含生药 30 g），每日 2 次，1 个月为 1 个疗程。

使用注意

脾、肾虚寒者慎用。

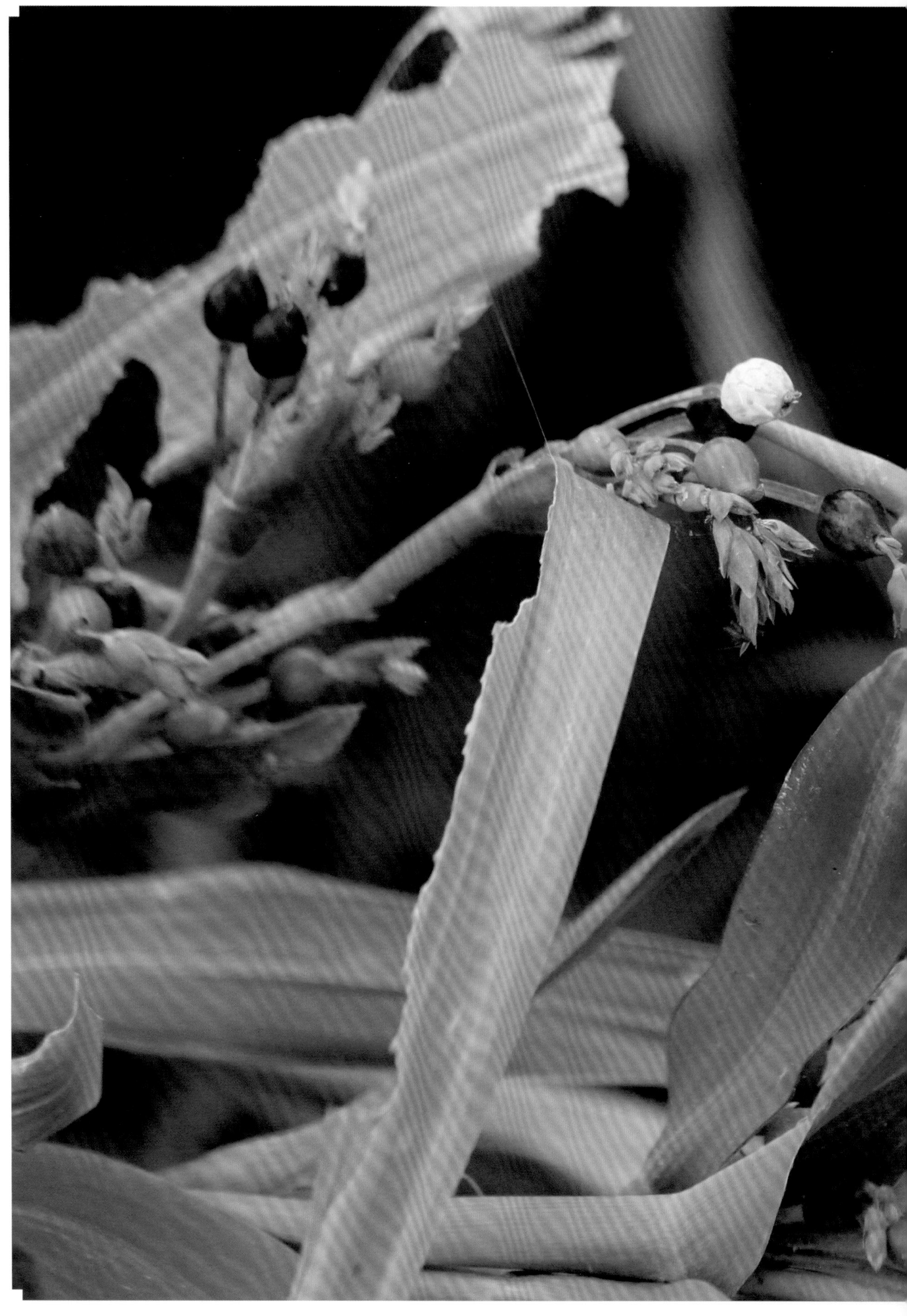

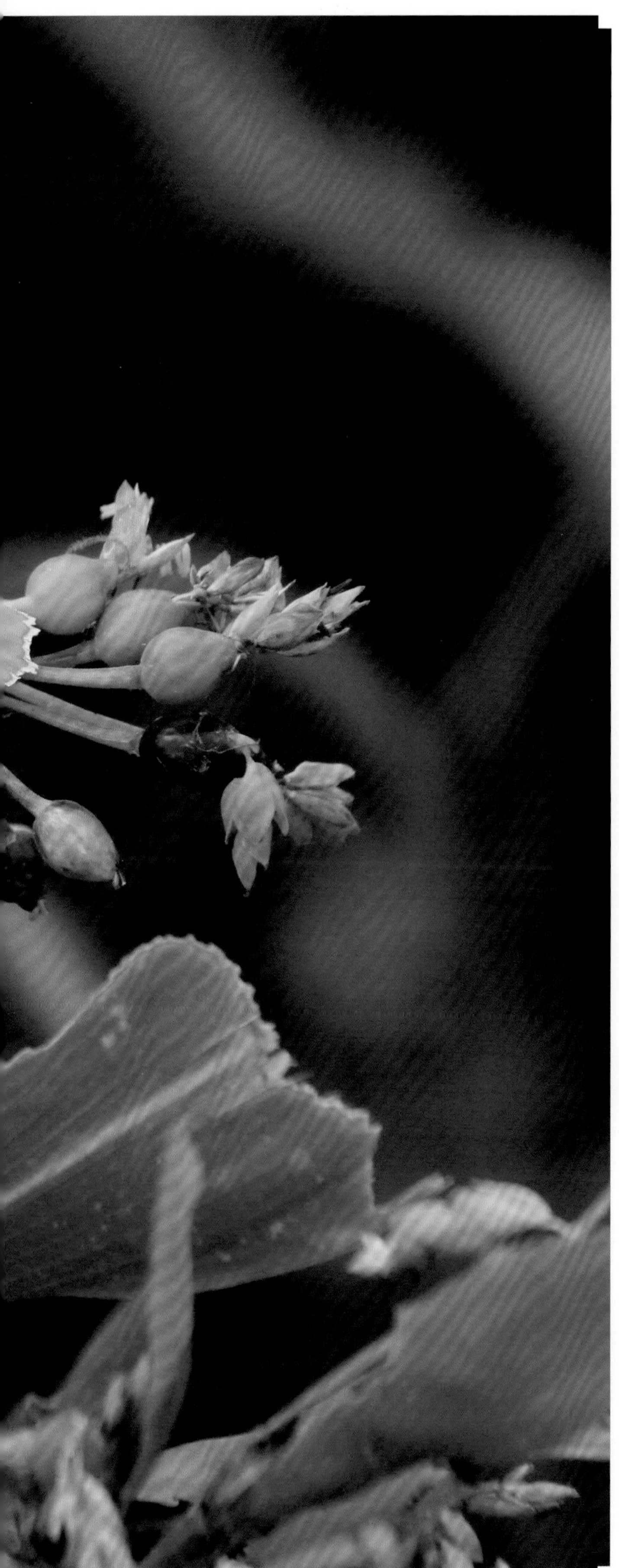

薏苡仁

【壮药名】吼茸。

【别　名】薏珠子、回回米、草珠儿、赣珠、薏米、米仁、薏仁、苡仁。

【来　源】本品为禾本科植物薏米 *Coix lacryma-jobi* L. var. *ma-yuen*（Roman.）Stapf 的干燥成熟种仁。

【性味归经】味甘、淡，性寒。归脾、胃、肺经。

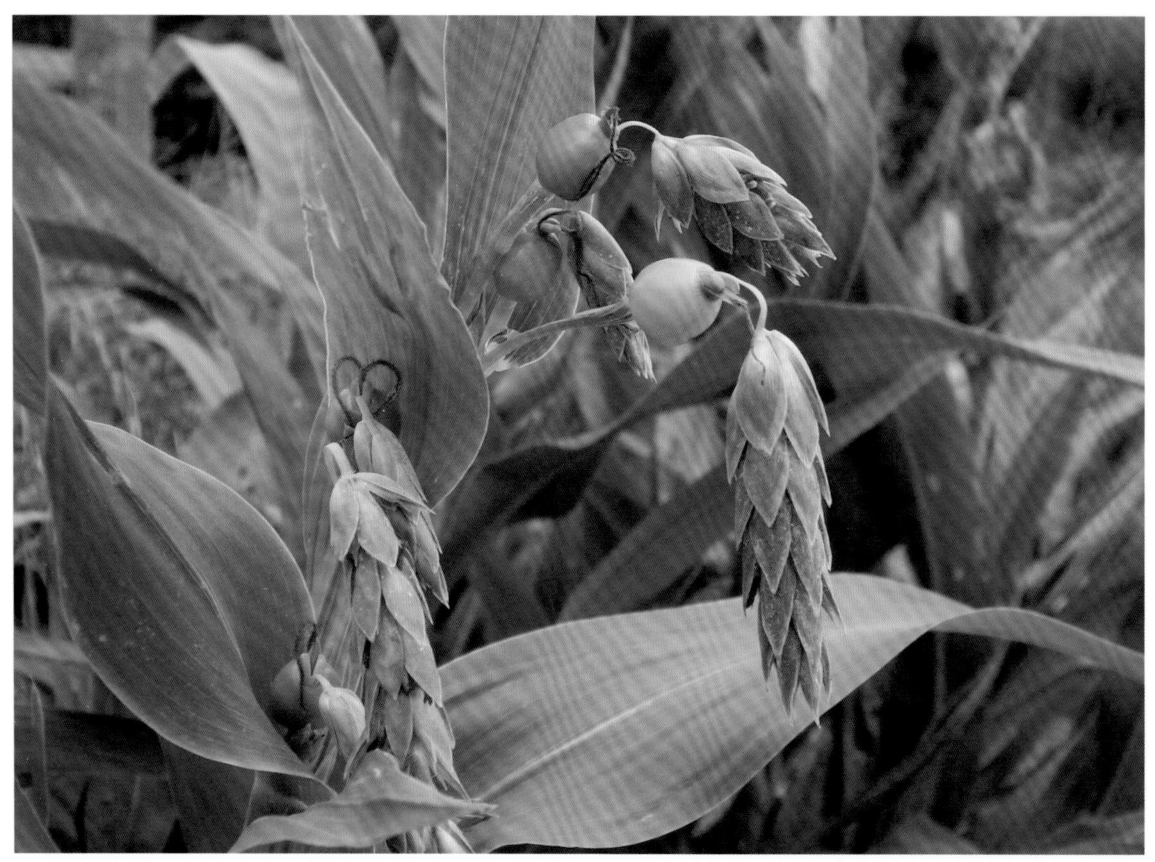

薏米

识别特征

一年生或多年生草本植物，高 1 ~ 1.5 m，须根粗壮，直径约 3 mm，黄白色。秆直立，约具 10 节，中空，单叶互生，叶片条状披针形，长 10 ~ 40 cm，宽 1.5 ~ 3 cm，先端渐尖，基部长匙状、抱茎；边缘粗糙，叶面光滑，中脉显著，凸于叶背，叶鞘光滑，叶舌质硬，长约 1 mm。总状花序，腋生，由上部叶鞘内抽出，雄小穗着生于花序上部，呈瓦状排列，雌小穗包藏于骨质总苞中，着生于花序下部。果实卵状球形，质坚而脆，由总苞发育而成，内有乳白色颖果 1 粒。花期 7—9 月，果期 9—10 月。

生境分布

栽培或生长于荒地、河边、沟边或阴湿山谷。分布于全国大部分地区。

采收加工

秋季果实成熟时采割植株，晒干，打下果实，再晒干，除去外壳、黄褐色种皮及杂质，收集种仁。

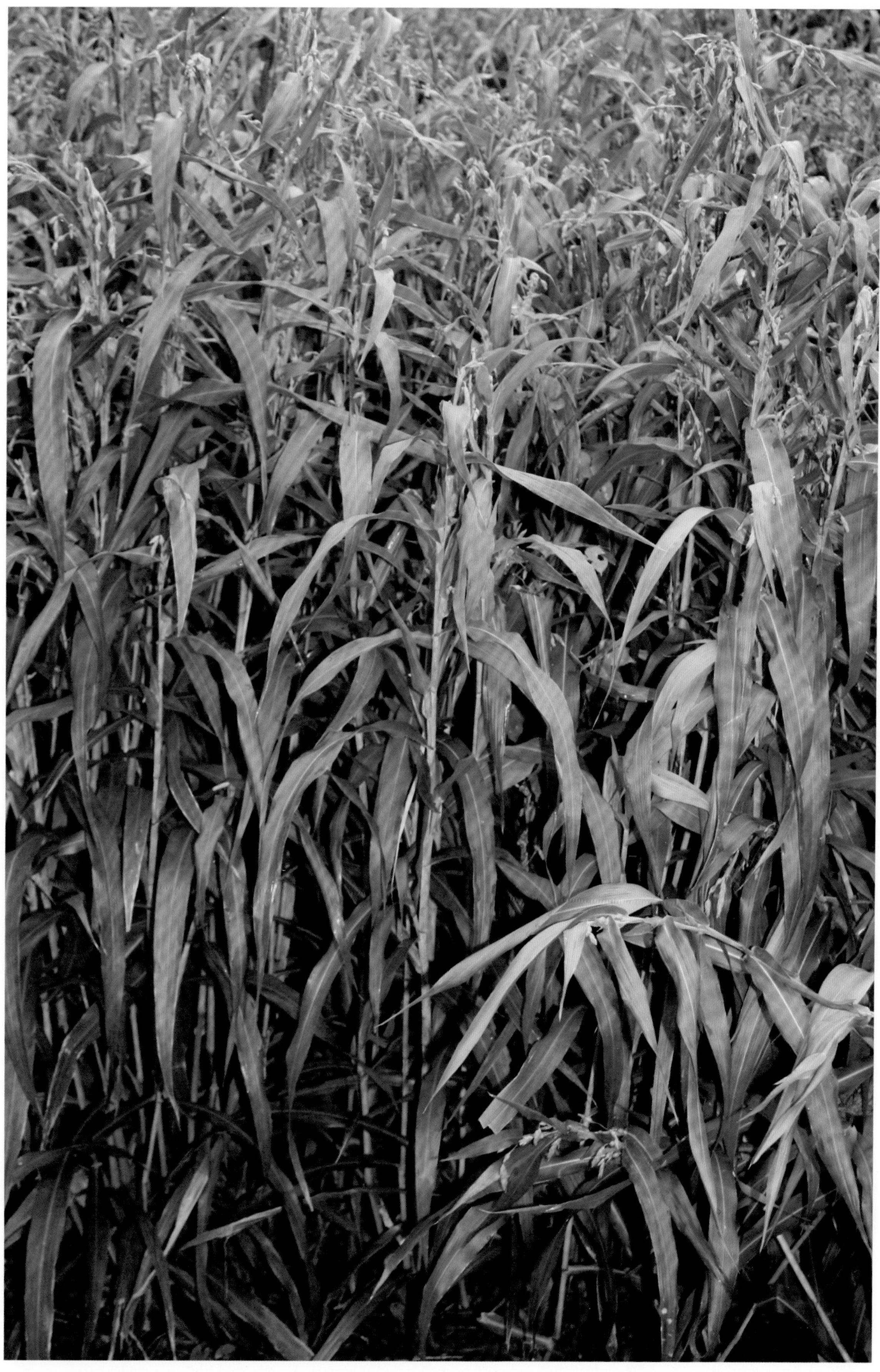

薏米

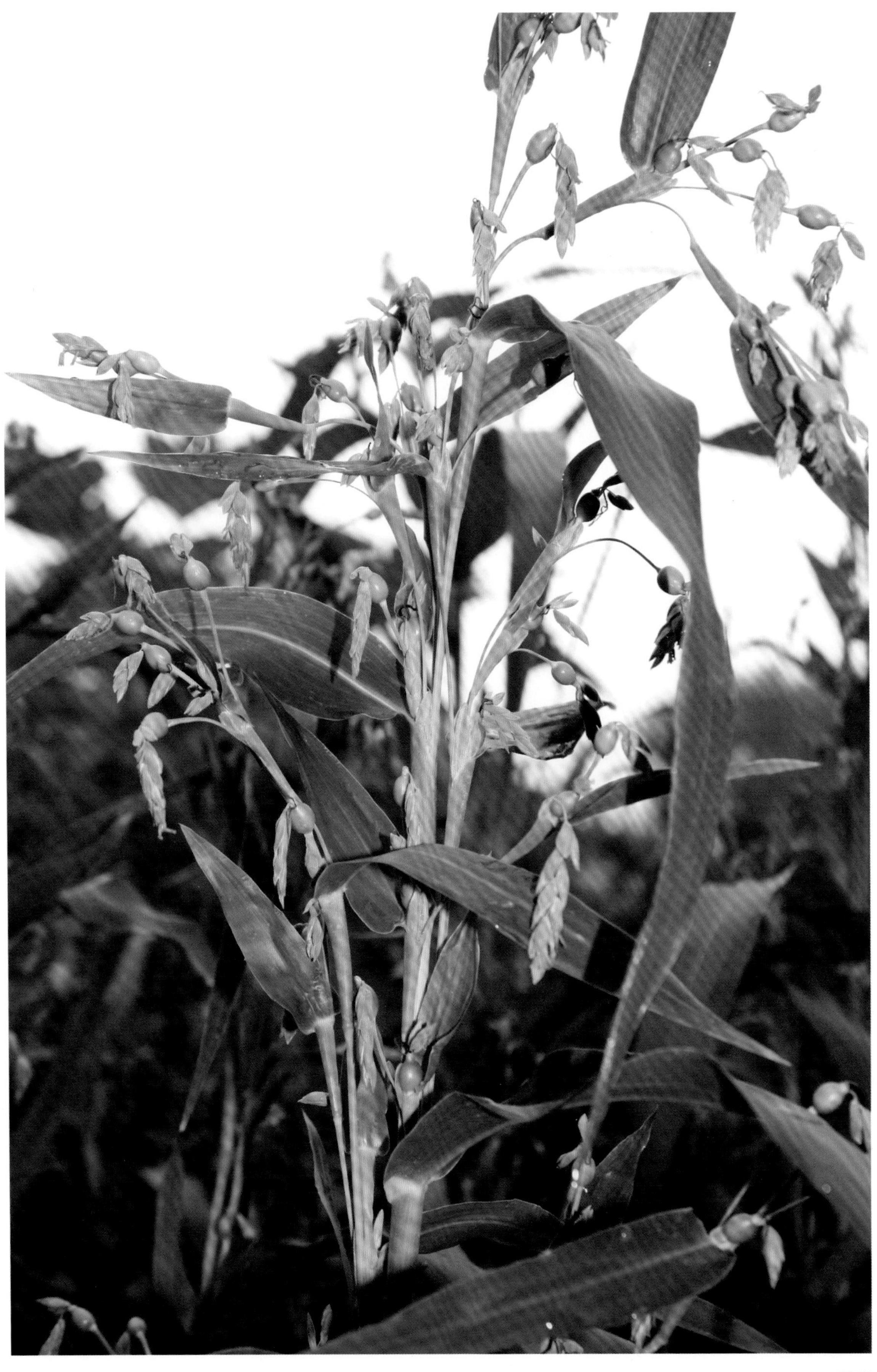

薏米

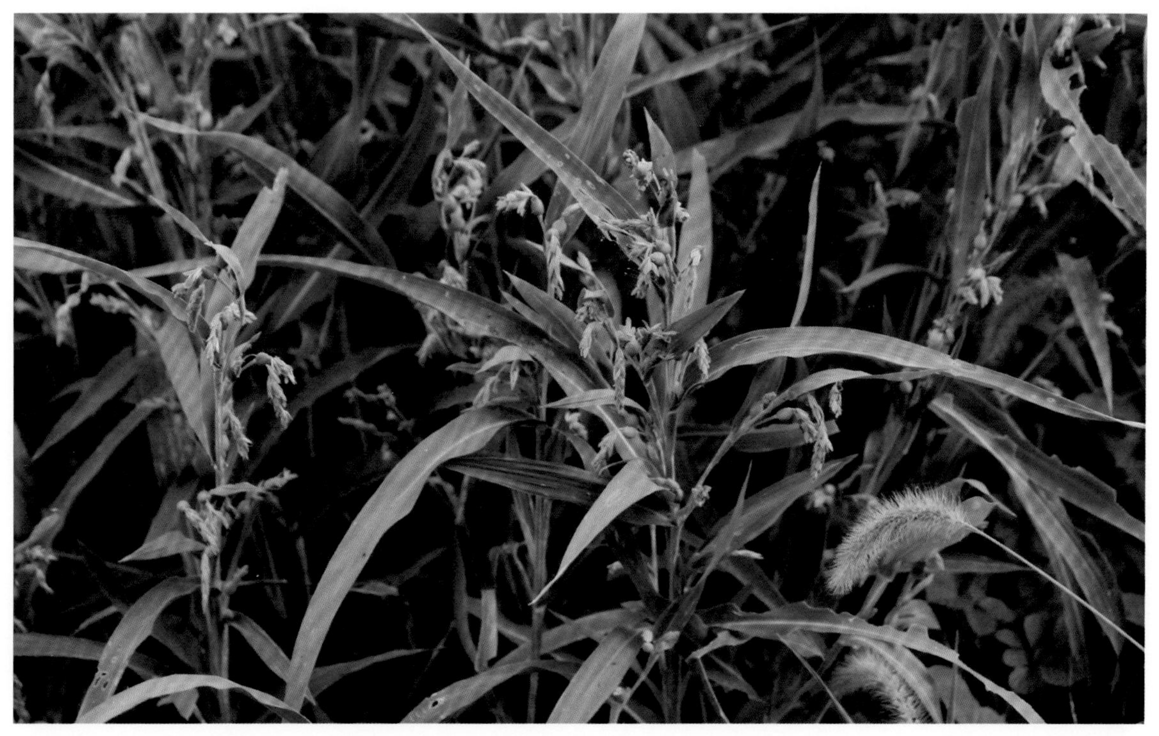

薏米

药材鉴别

本品为干燥的种仁，呈圆球形或椭圆球形，基部较宽而略平，顶端钝圆，长 5 ~ 7 mm，宽约 3 ~ 5 mm，表面白色或黄白色，光滑或有不明显纵纹，有时残留黄褐色外皮，侧面有 1 条深而宽的纵沟，沟底粗糙，褐色，基部凹入，其中有一棕色小点。质坚硬，破开后，内部白色，有粉性。气微，味甘淡。以粒大、饱满、色白、完整者为佳。

功效主治

清热，利湿，消积，健脾，杀虫。主治黄疸，水肿，淋病，尿路结石，风湿，脚气，经闭，白带过多，蛔虫病。

用法用量

内服：10 ~ 30 g，煎汤；或入丸、散服；或浸酒，煮粥，作羹。

民族药方

1．消化不良之腹泻 薏苡仁、大麦芽各 12 g。两味炒焦后水煎取汁，分早、晚 2 次服。

2．慢性阑尾炎 薏苡仁适量。煎水煮，代茶饮。

3．急性咽喉炎 生薏苡仁 15 ~ 30 g。煎水至发黏后，先饮液汁，再食薏苡仁，连用 3 ~ 5 日。

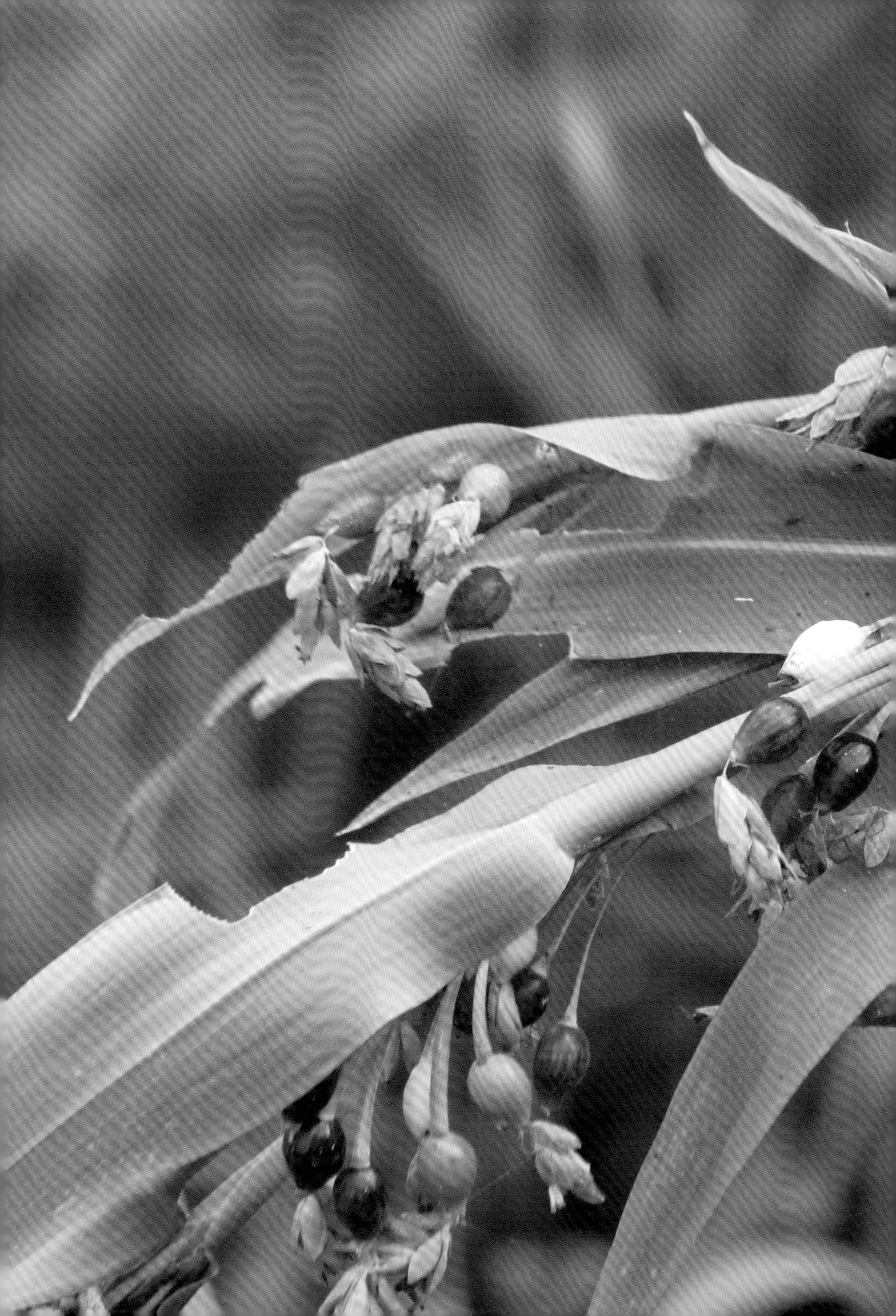

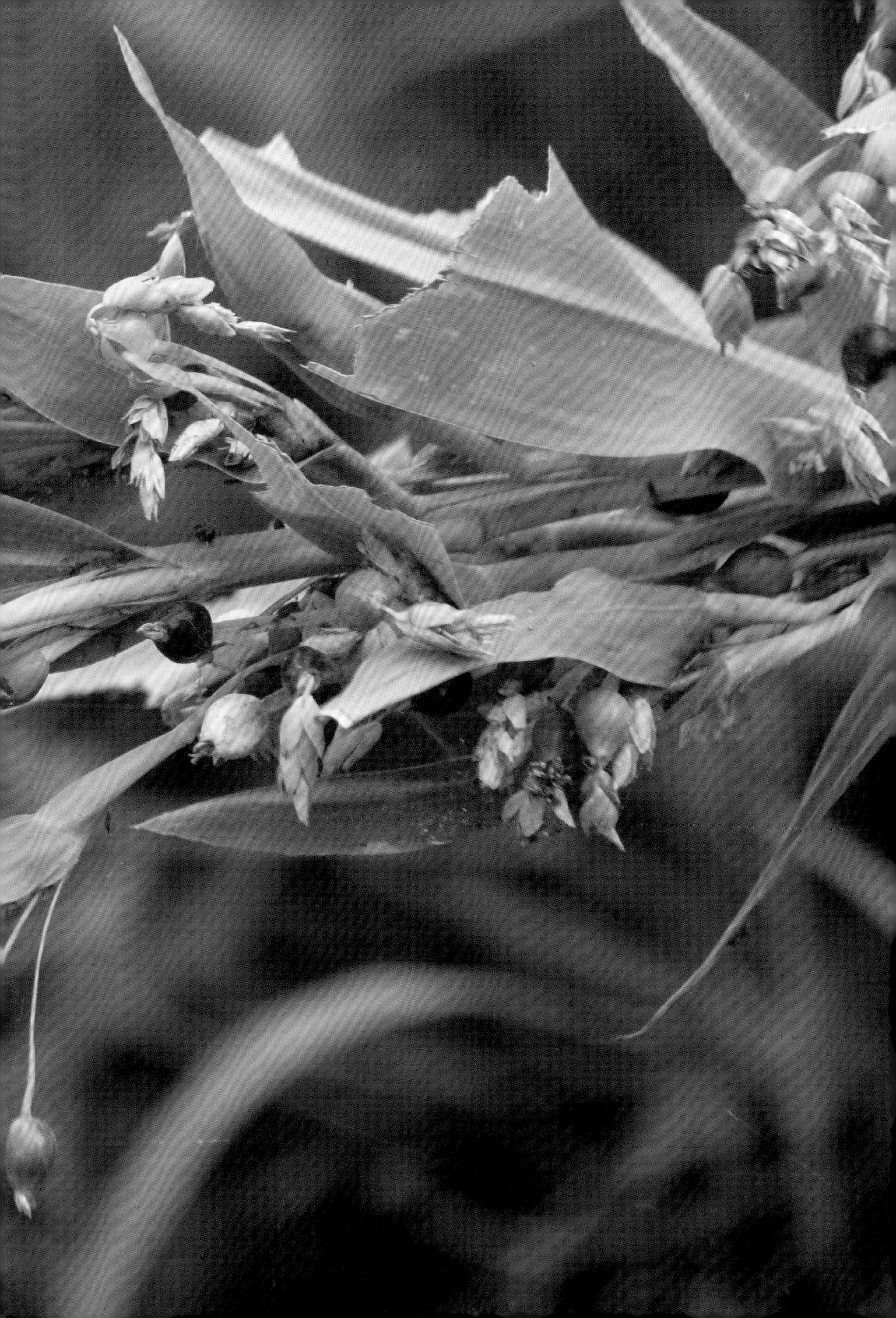

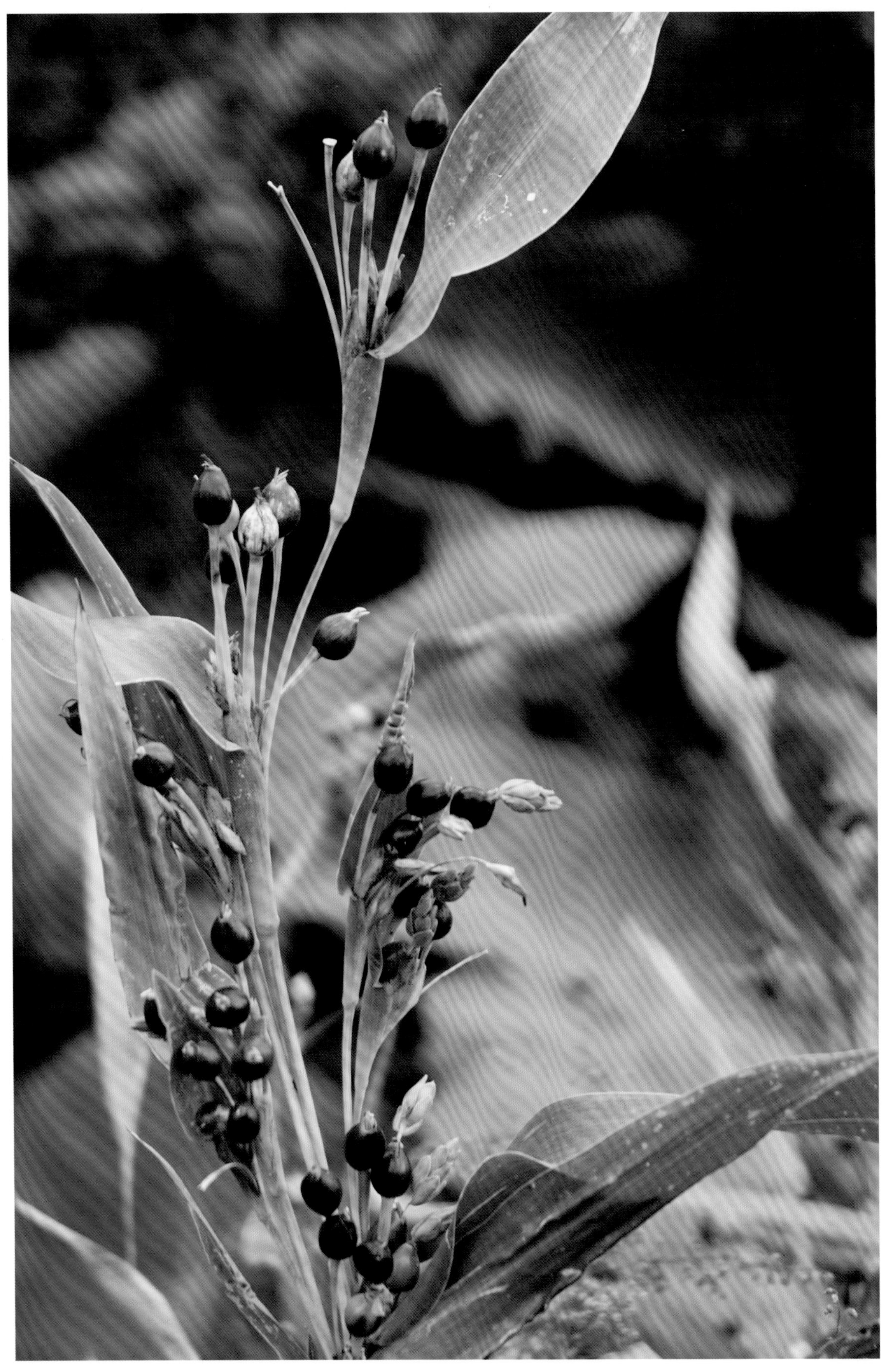

薏米

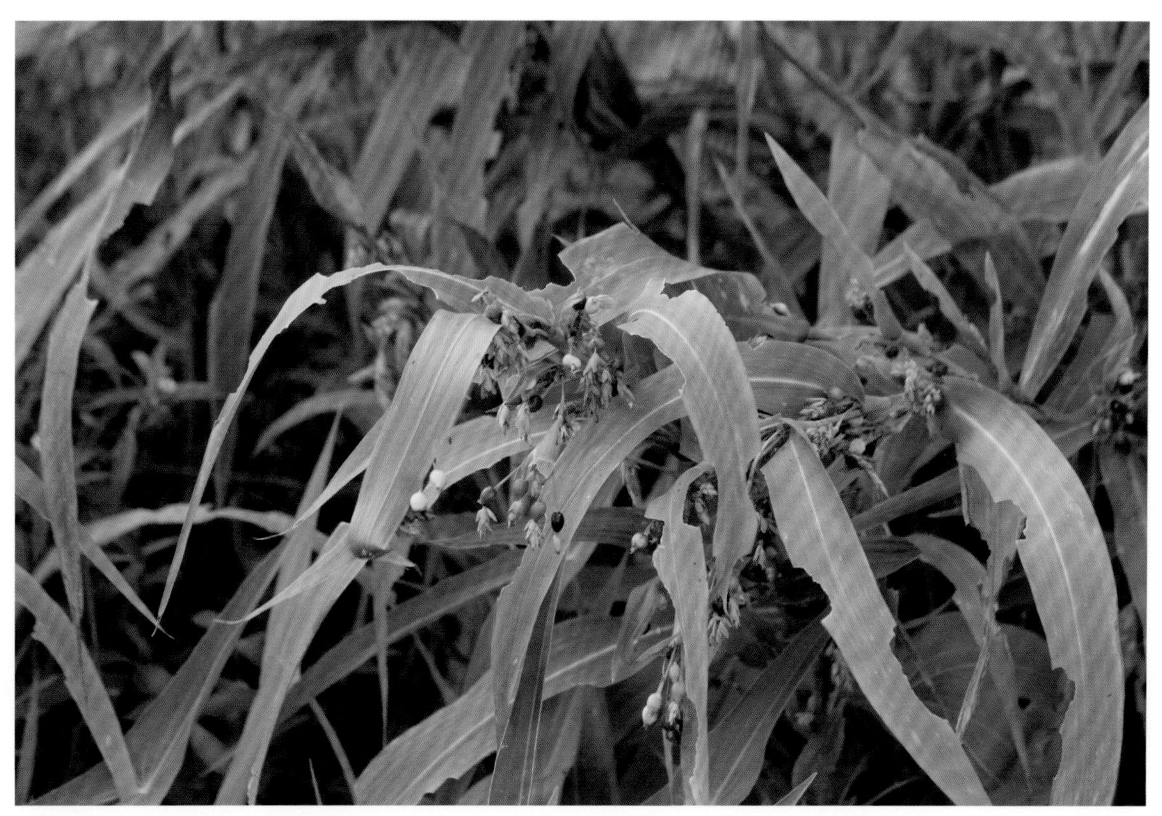

薏米

4. 脚气 薏苡仁、红豆各适量。共同熬制成粥，坚持服用。

5. 带状疱疹 薏苡仁 120 g。水煎服，每日 2 次，连服 3 ~ 7 日。

6. 痤疮 薏苡仁 40 g，黄芩、桑白皮、地骨皮、玄参、皂角刺、茯苓、白术各 15 g，牡丹皮 12 g，夏枯草 20 g，丹参 30 g。水煎服，每日 1 剂。

7. 湿疹 薏苡仁 30 g，金银花、黄芩、黄柏、苍术、苦参各 15 g，土茯苓、赤芍、蒺藜各 30 g，半夏、厚朴各 10 g，地肤子 5 g，全蝎、甘草各 3 g。水煎服，每日 1 剂。

8. 腰椎间盘突出 薏苡仁、黄芪各 30 g，茯苓、泽泻、川芎、当归各 15 g，天南星、川牛膝、地龙、威灵仙各 10 g，鸡血藤 20 g，制川乌（先煎）6 g。水煎服，每日 1 剂。

9. 顽固性失眠 薏苡仁 60 g，半夏、夏枯草、茯神、生龙骨、生牡蛎、合欢皮（花亦可）、首乌藤各 30 g，炒酸枣仁 20 g，菖蒲 15 g，远志 10 g，甘草 5 g。水煎服，每日 1 剂。

10. 痛风 薏苡仁 60 g，牛膝、枸杞子各 20 g，党参、木瓜各 15 g。同入砂锅，加水 1000 ml，小火慢煎 1 小时，待木瓜、牛膝煮烂，放入糯米 20 g，待糯米熟后，放蜂蜜 20 ml，拌匀，分 2 次服，每日 1 剂。

使用注意

脾虚无湿、大便燥结及孕妇慎服。

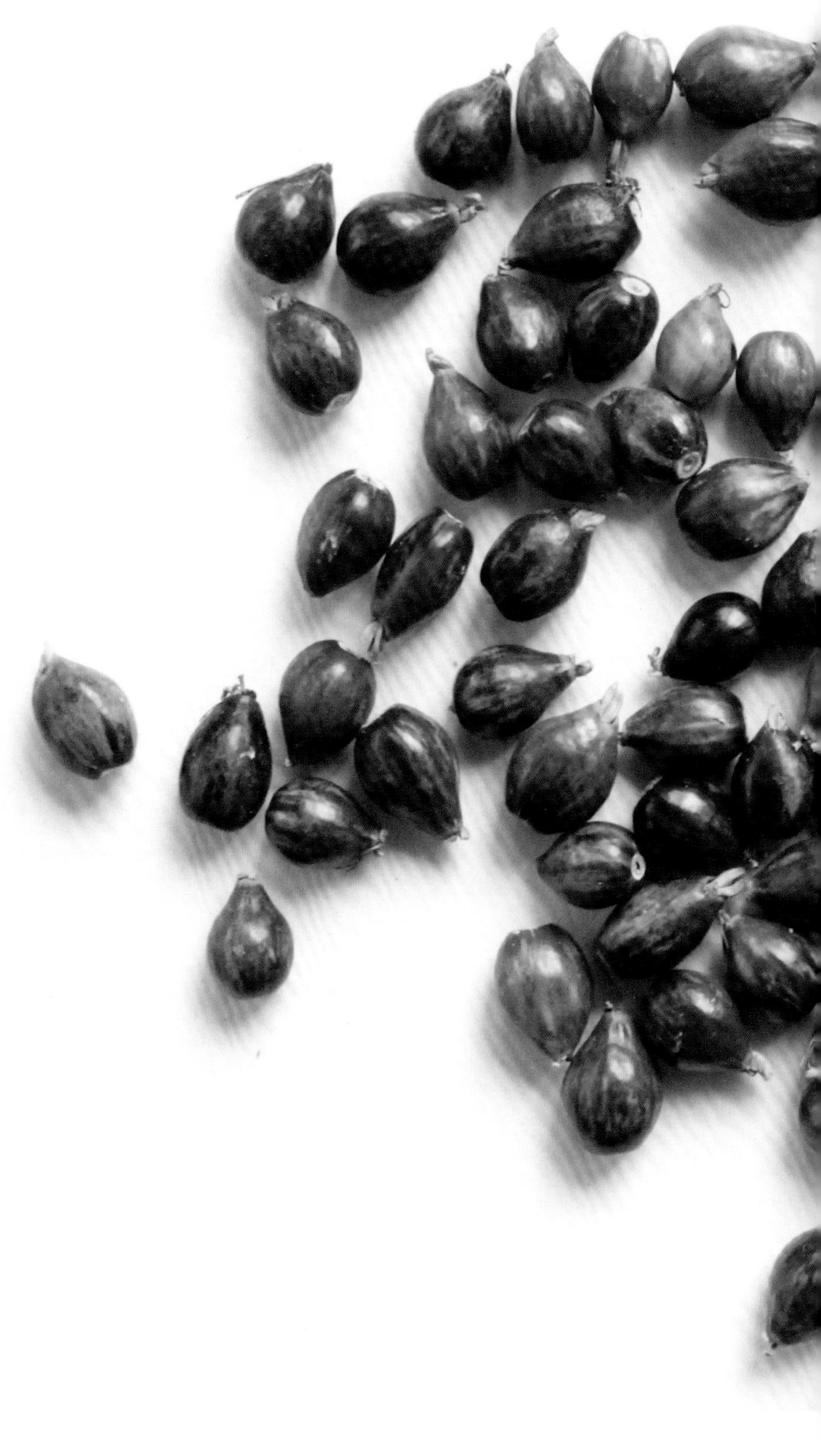

薏苡仁

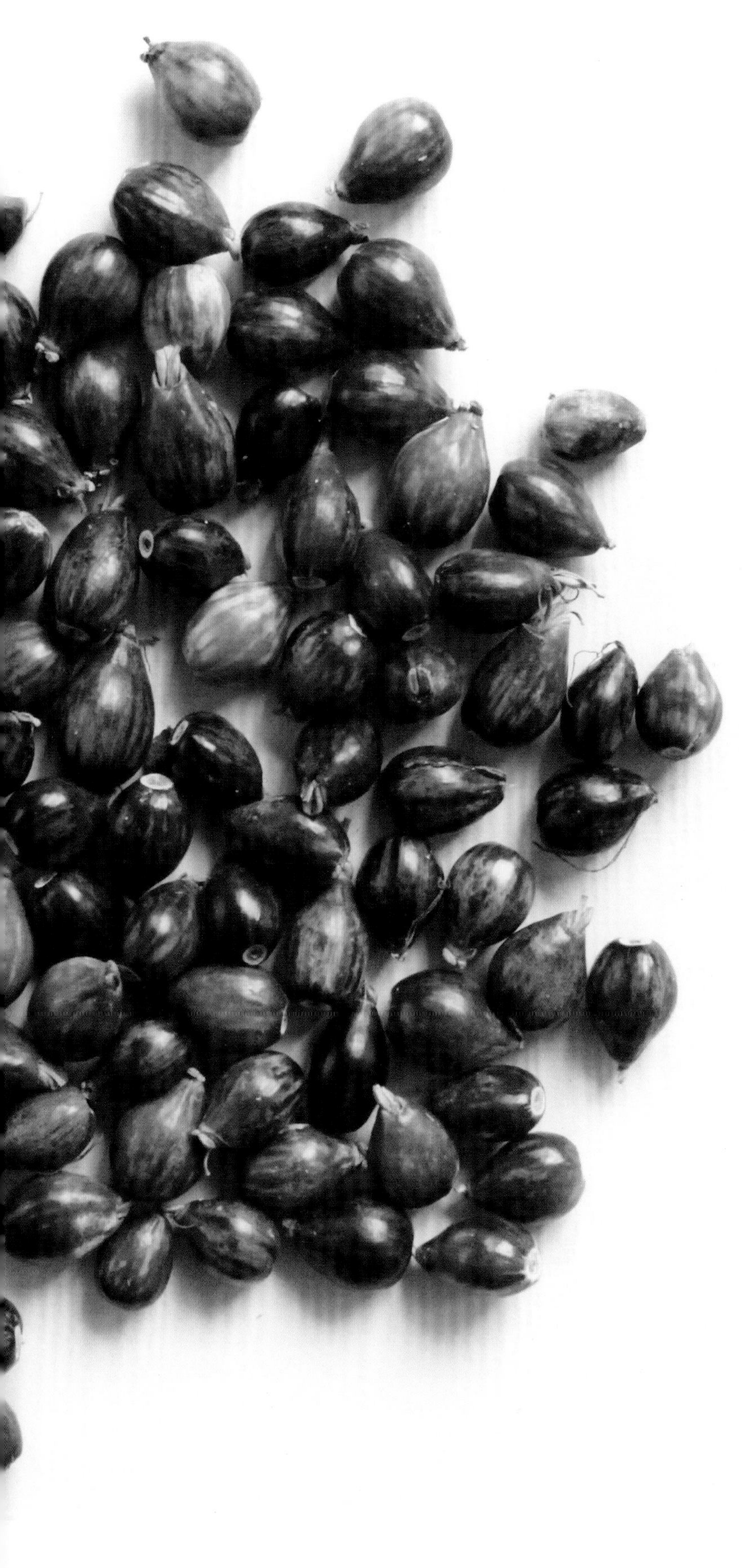

薏苡仁药材

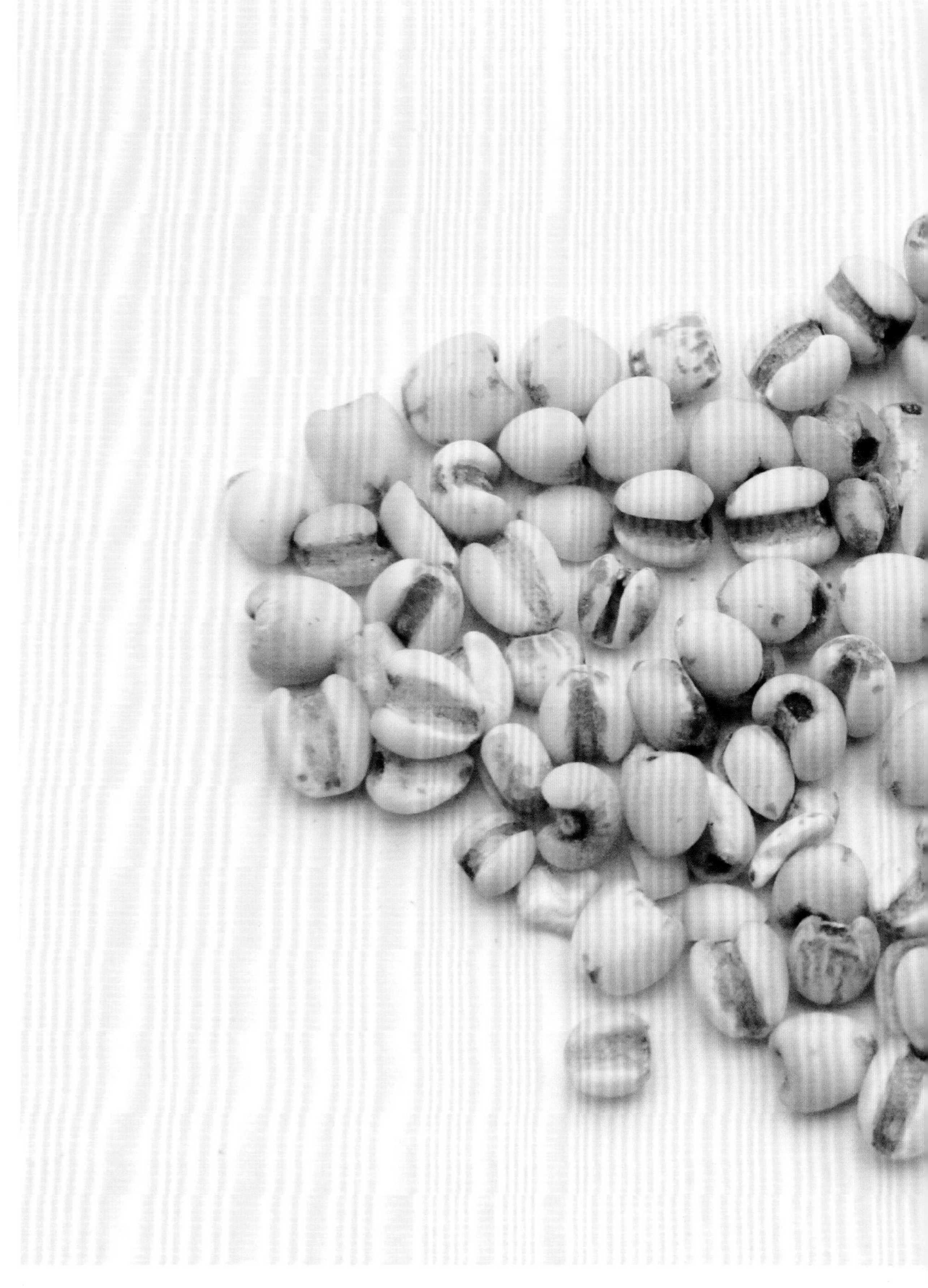

薏苡仁

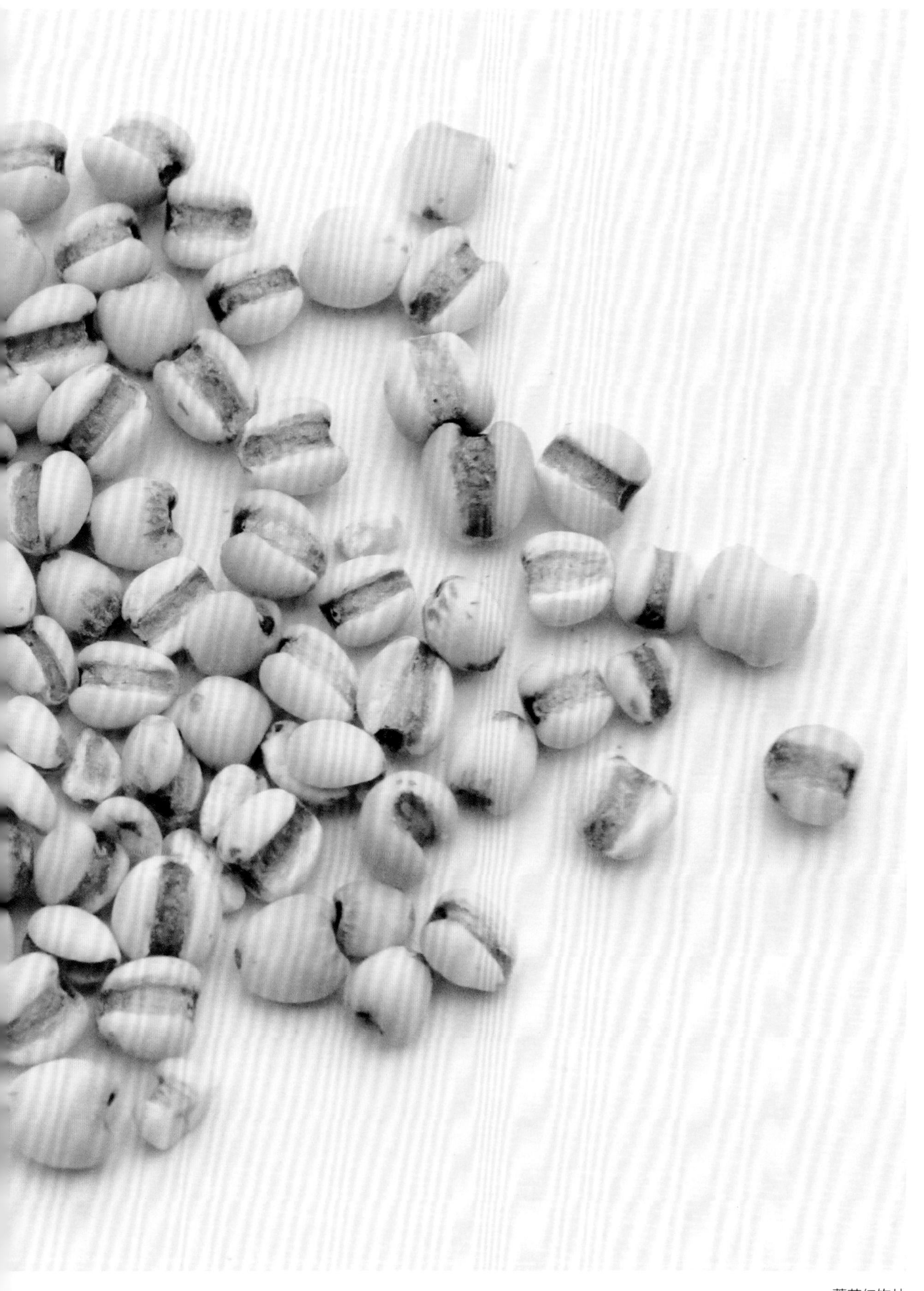

薏苡仁饮片

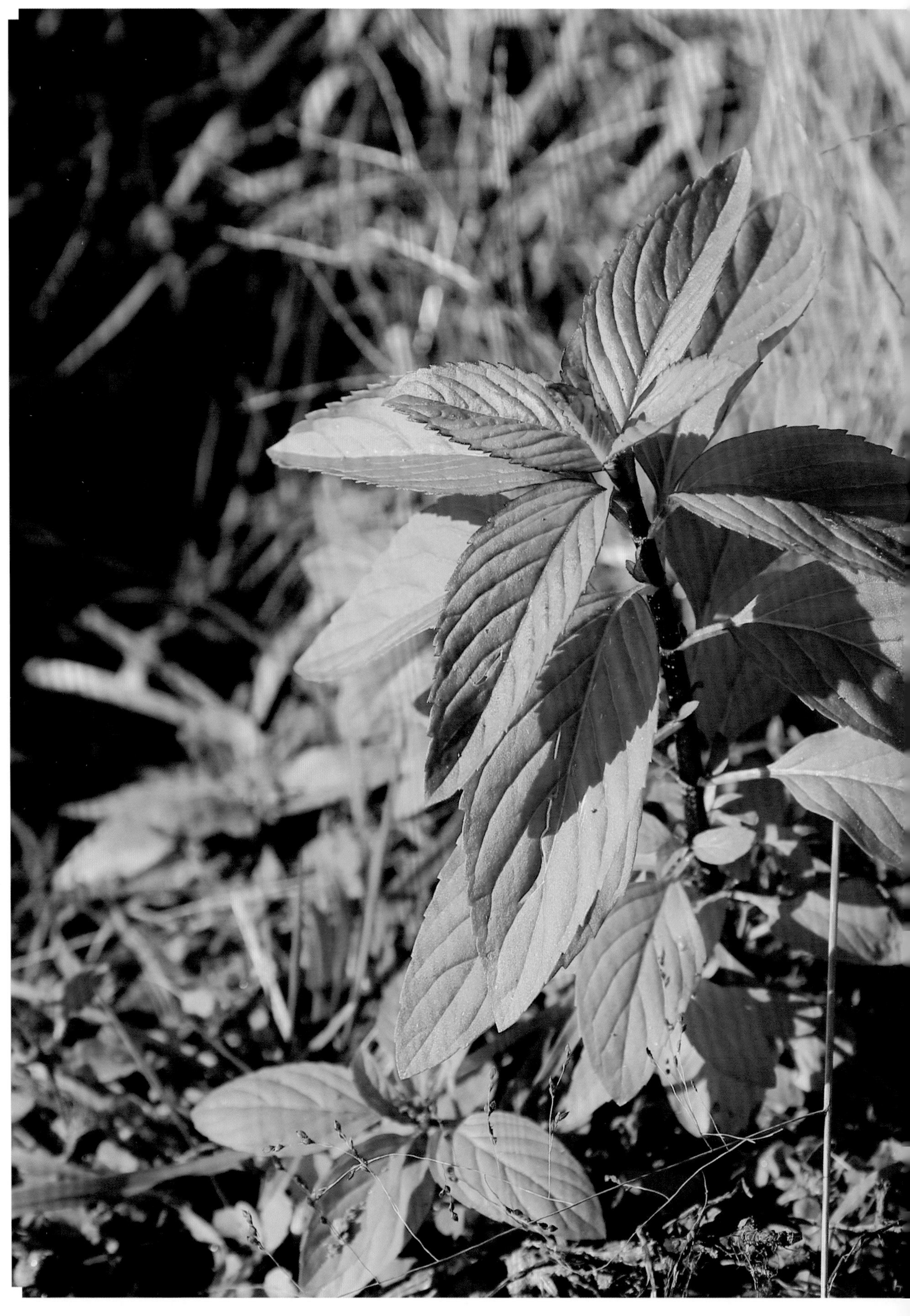

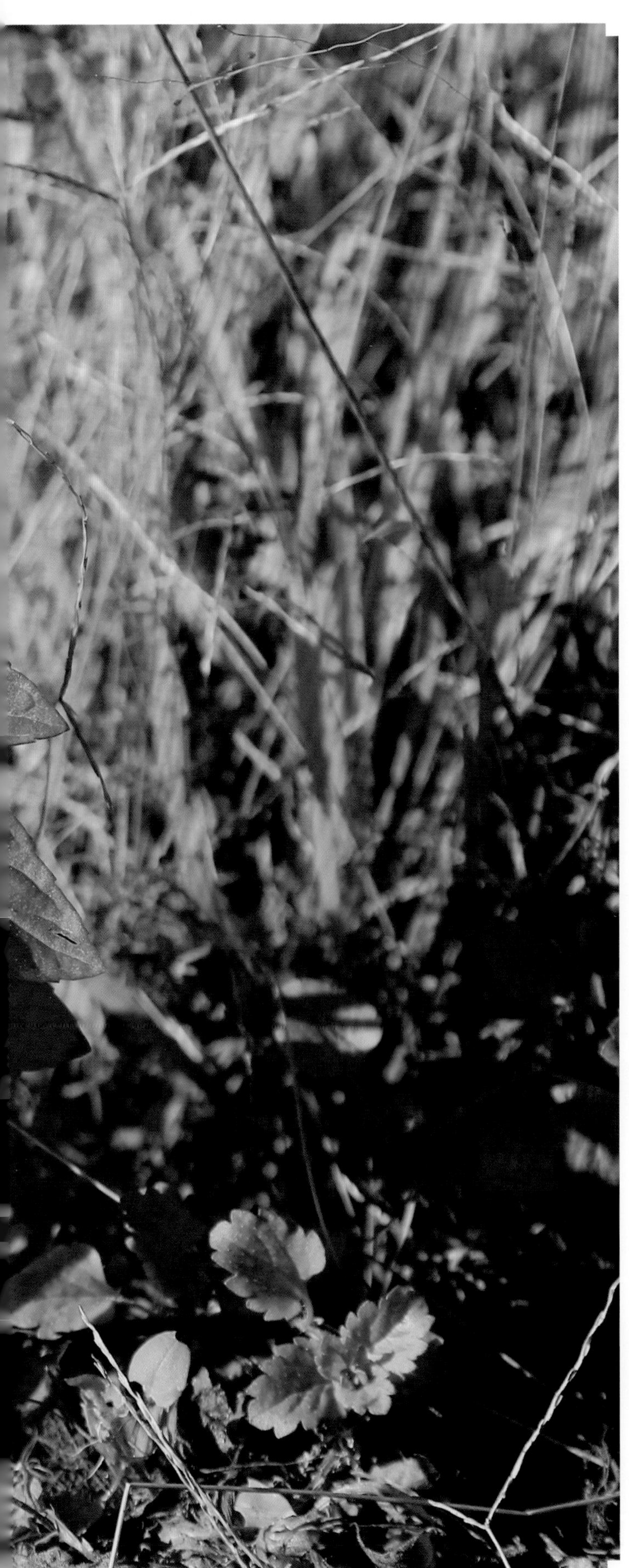

薄荷

【壮药名】棵薄荷。

【别　名】水益母、接骨草、土薄荷、鱼香草、香薷草。

【来　源】本品为唇形科植物薄荷 *Mentha haplocalyx* Briq. 的干燥地上部分。

【性味归经】味辣，性寒。归肺、肝经。

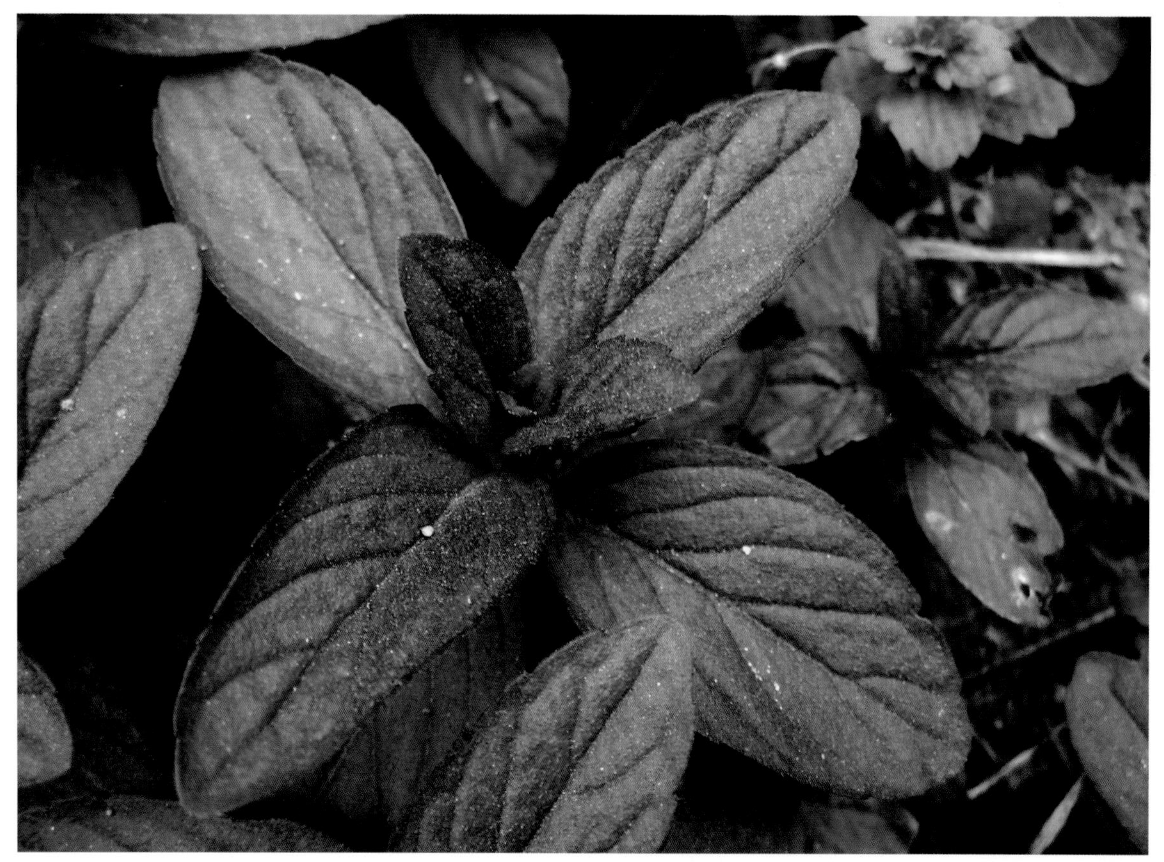

薄荷

识别特征

多年生芳香草本植物，茎直立，高 30 ~ 80 cm。具匍匐的根状茎，深入土壤可至 13 cm，质脆，容易折断。茎锐四棱形，多分枝，四侧无毛或略具倒生的柔毛，角隅及近节处毛较显著。单叶对生；叶柄长 1 ~ 2 mm；叶形变化较大，披针形、卵状披针形、长圆状披针形至椭圆形，长 2 cm，宽 1 cm，先端锐尖或渐尖，基部楔形至近圆形，边缘在基部以上疏生粗大的牙齿状锯齿，侧脉 5 ~ 6 对，上面深绿色，下面淡绿色，两面具柔毛及黄色腺鳞，下面较密。轮伞花序腋生，轮廓球形，愈向茎顶，则节间、叶及花序渐变小；总梗上有小苞片数枚，线状披针形，长 2 mm 以下，具缘毛；花柄纤细，长 2.6 mm，略被柔毛或近无毛；花萼管状钟形，长 2 ~ 3 mm，外被柔毛及腺鳞，具 10 脉，萼齿 5，狭三角状钻形，长约 0.7 mm，缘有纤毛；花冠淡紫色至白色，冠檐 4 裂，上裂片先端 2 裂，较大，其余 3 片近等大，花冠喉内部被微柔毛；雄蕊 4，前对较长，常伸出花冠外或包于花冠筒内，花丝丝状，无毛，花药卵圆形，2 室，花柱略超出雄蕊，先端近相等，2 浅裂，裂片钻形。小坚果呈长卵球形，长 0.9 mm，宽 0.6 mm，黄褐色或淡褐色，具小腺窝。花期 7—9 月，果期 10—11 月。

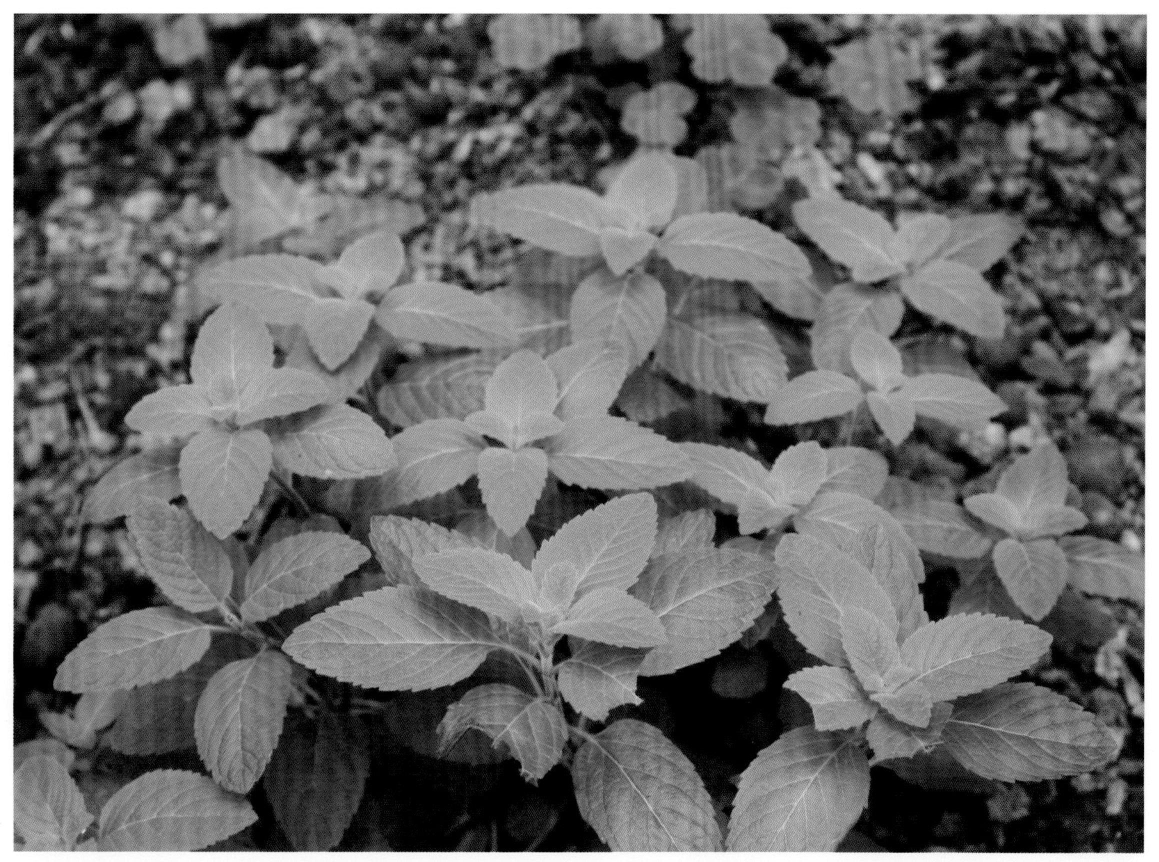

薄荷

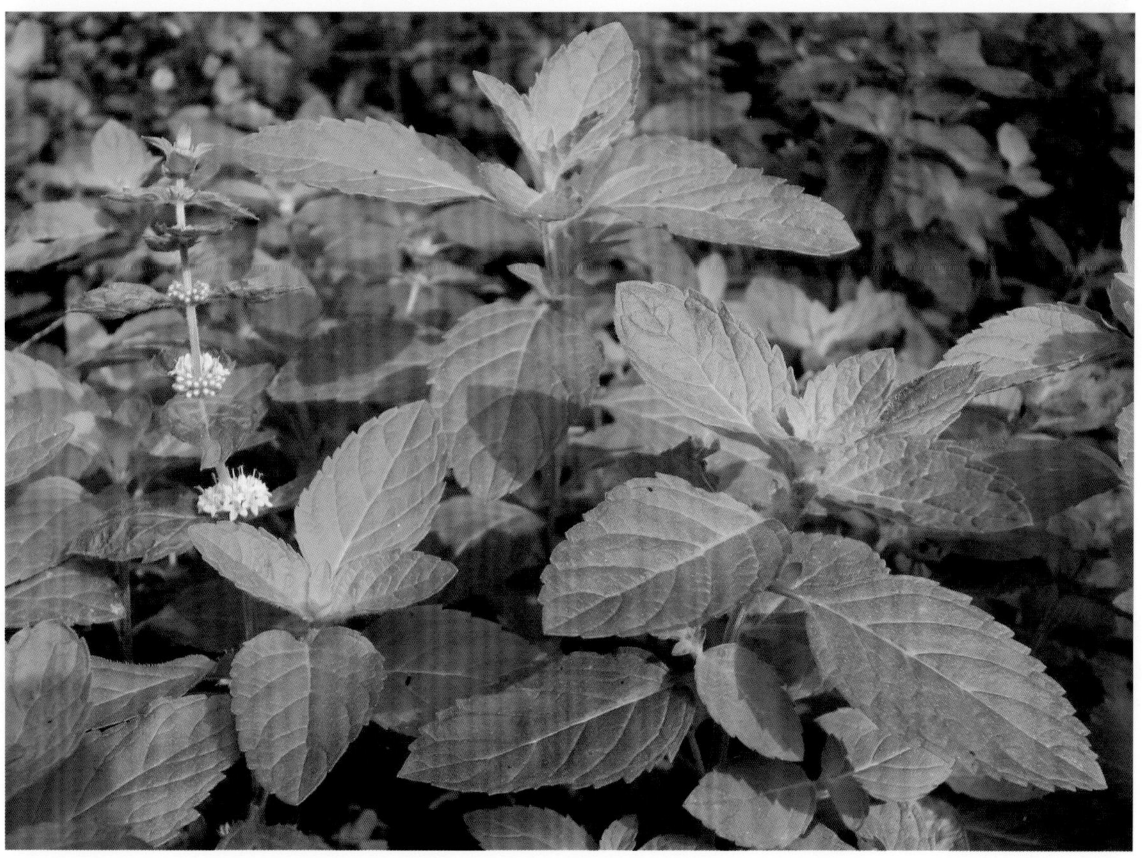

薄荷

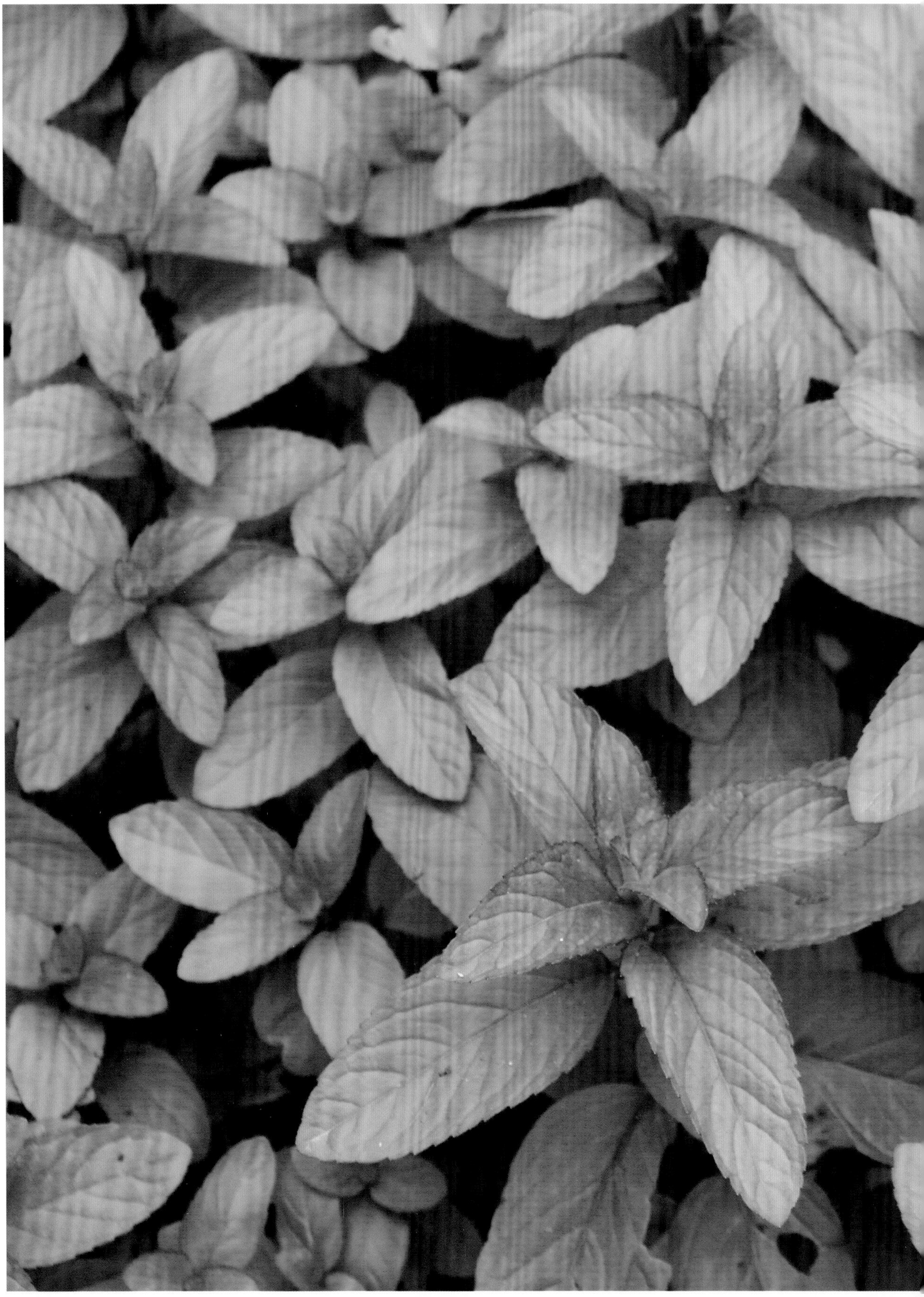

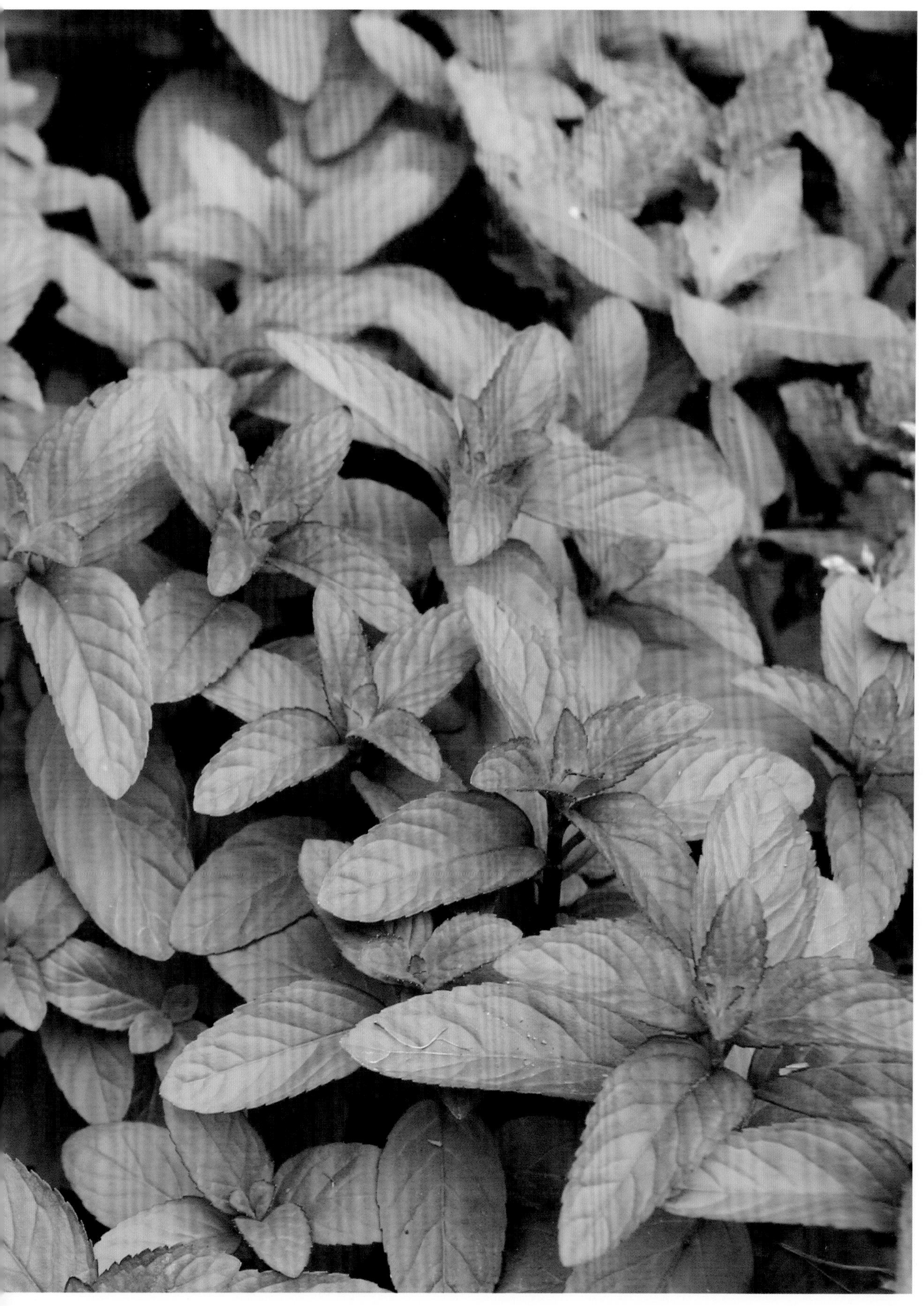

薄荷

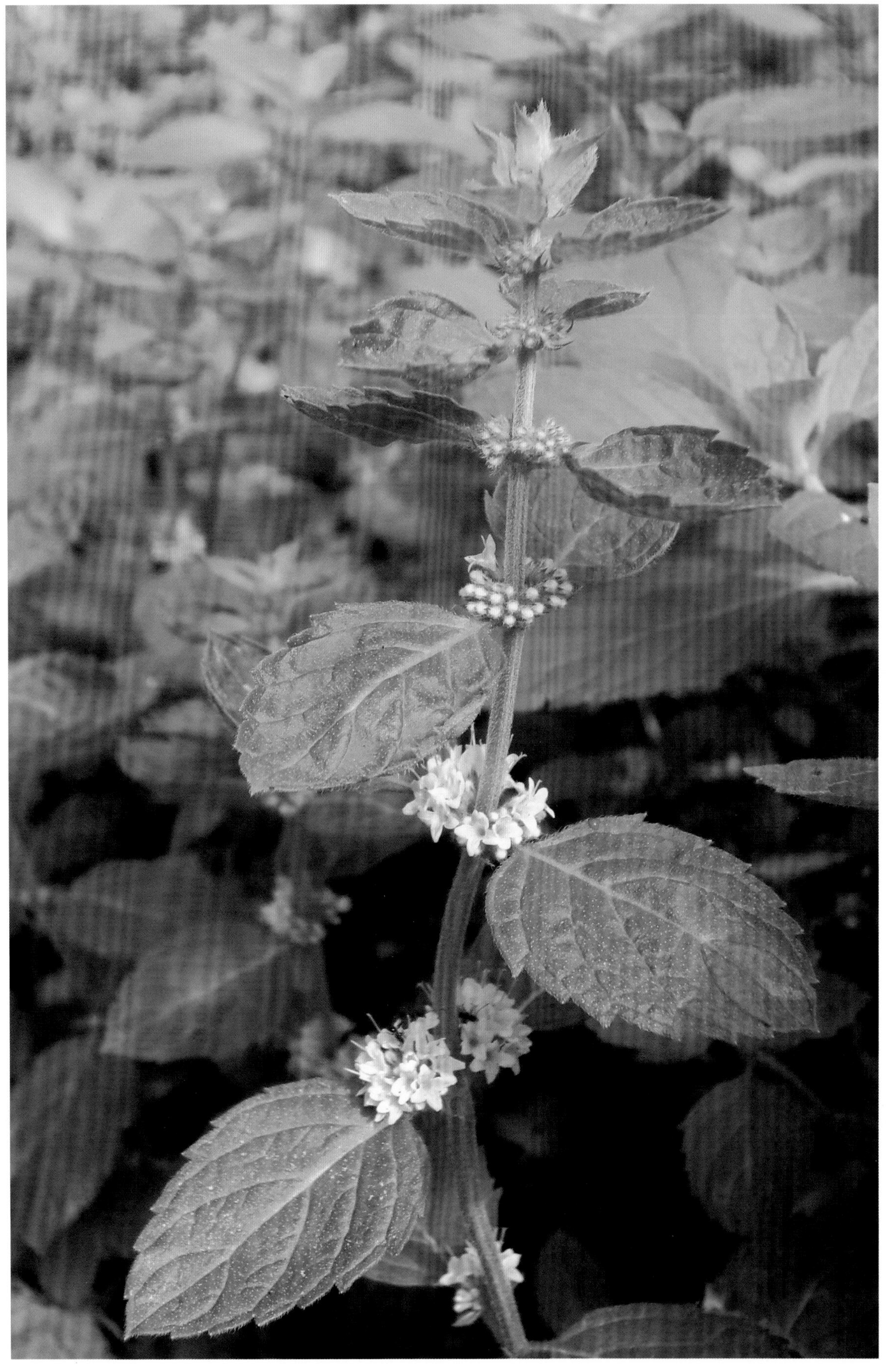

薄荷

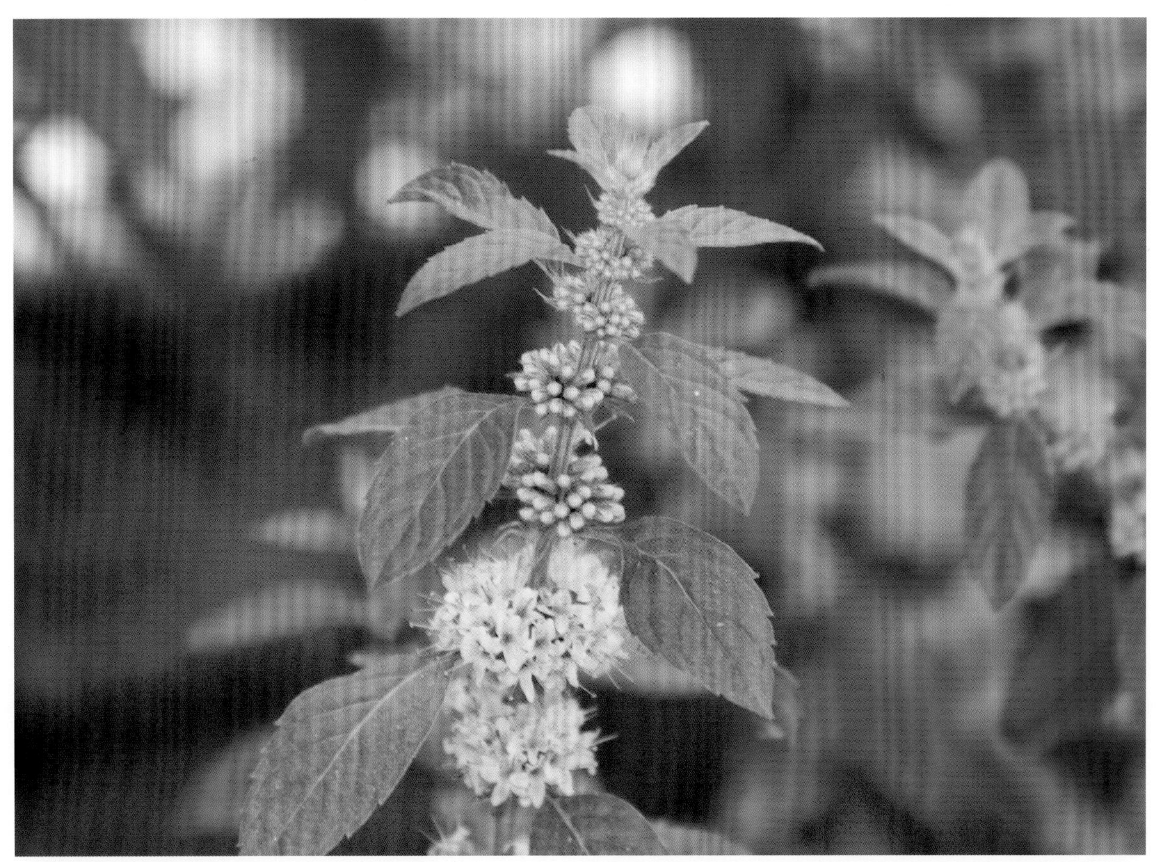

薄荷

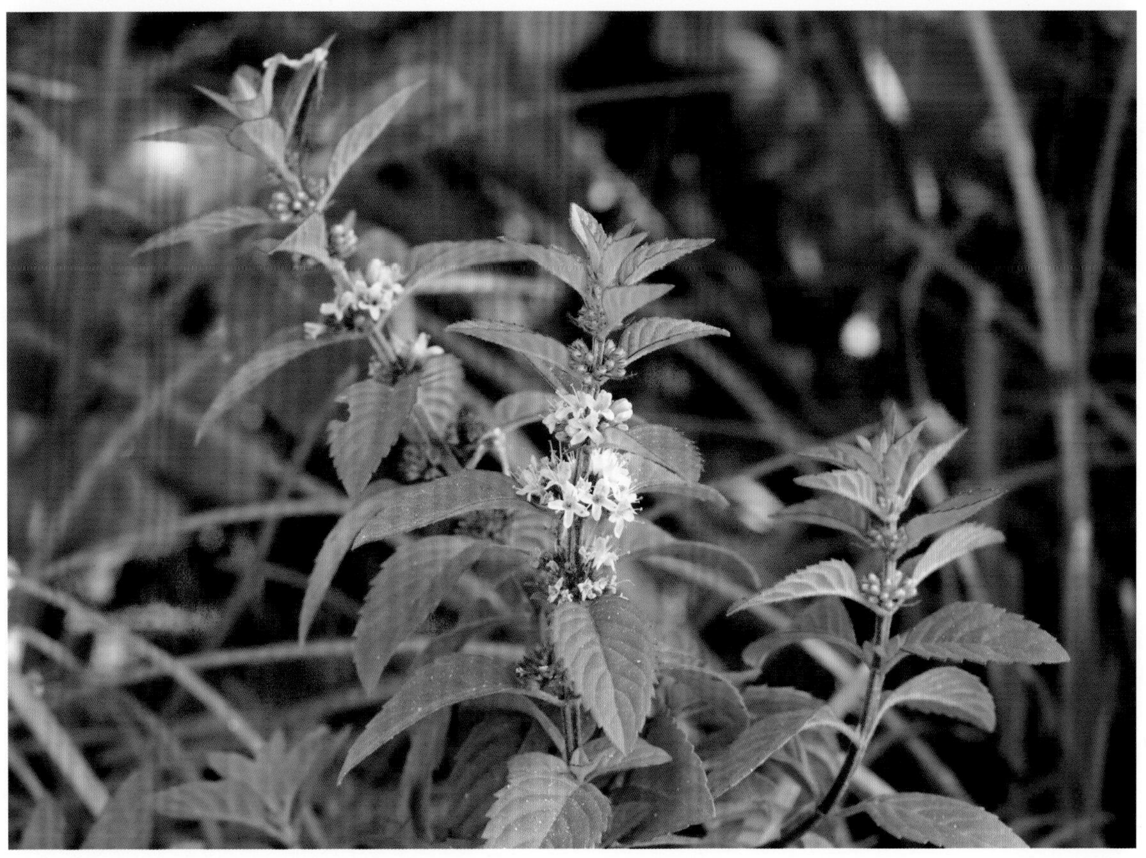

薄荷

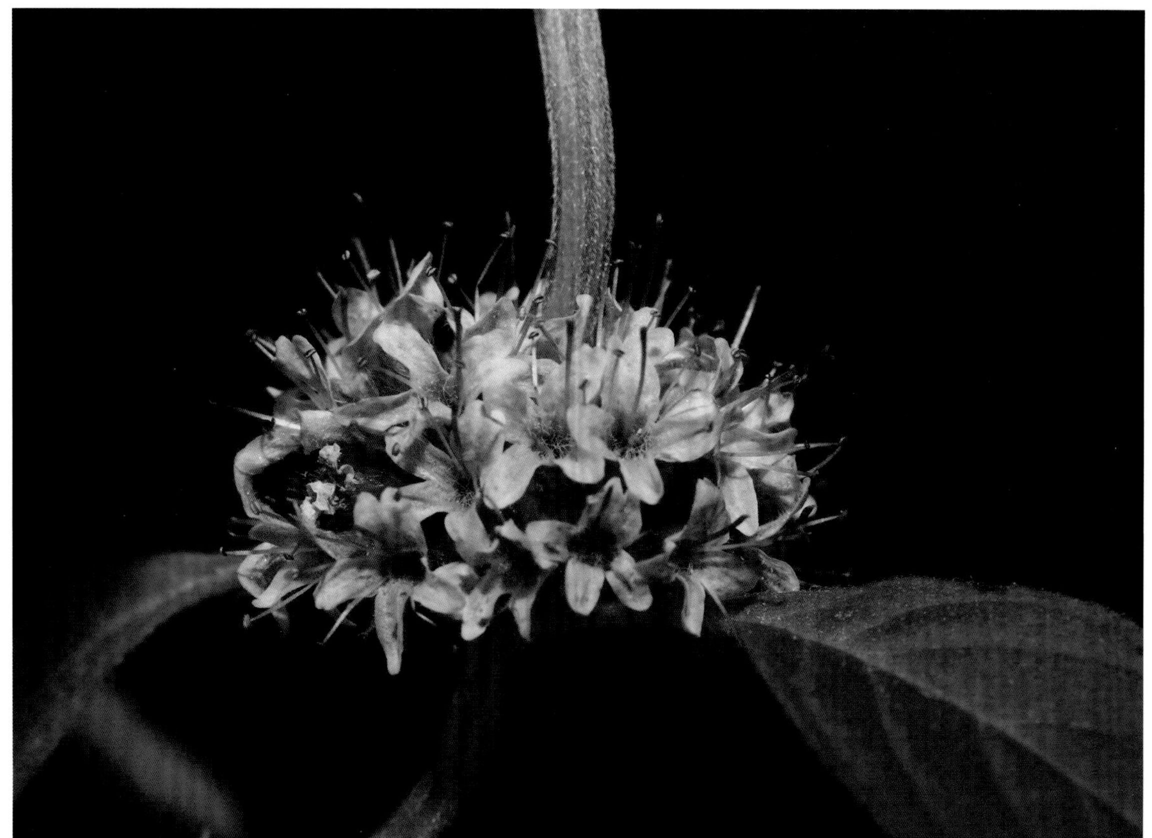

薄荷

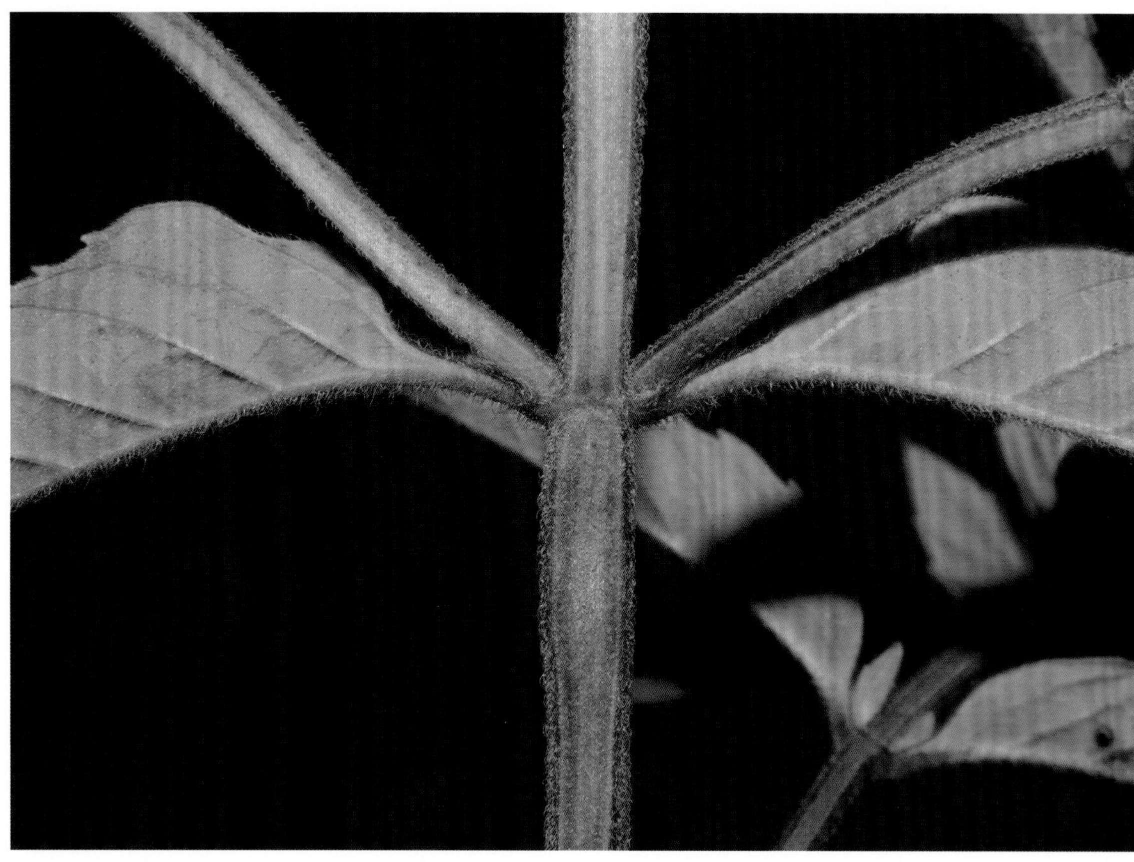

薄荷

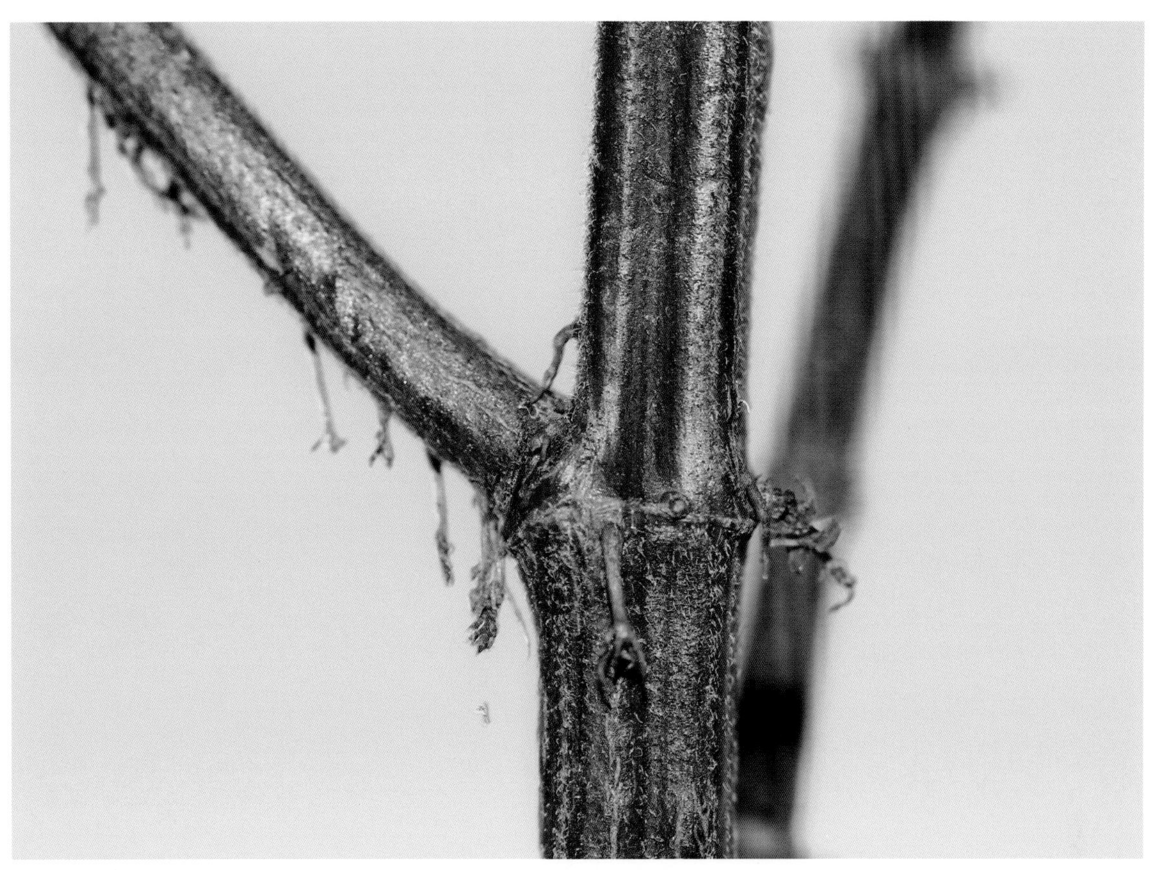

薄荷

生境分布

生长于溪沟旁、路边及山野湿地，海拔可高达 3500 m。分布于华北、华东、华中、华南及西南各地区。

采收加工

在江浙每年可收 2 次，夏、秋二季茎叶茂盛或花开至 3 轮时选晴天分次采割。华北采收 1 ~ 2 次，四川可收 2 ~ 4 次。一般头刀收割在 7 月，二刀在 10 月，选晴天采割，摊晒 2 日，稍干后扎成小把，再晒干或阴干。薄荷茎叶晒至半干，即可蒸馏，得薄荷油。

药材鉴别

本品茎呈方柱形，有对生分枝，长 15 ~ 40 cm，直径 0.2 cm；表面紫棕色或淡绿色，棱角处具茸毛，节间长 2 ~ 5 cm；质脆，断面白色，髓部中空。叶对生，有短柄；叶片皱缩卷曲，完整叶片展平后呈披针形、卵状披针形、长圆状披针形至椭圆形，长 2 cm，宽 1 ~ 3 cm，边缘在基部以上疏生粗大的牙齿状锯齿，侧脉 5 ~ 6 对；上表面深绿色，下表面灰绿色，两面均有柔毛，下表面在放大镜下可见凹点状腺鳞。茎上部常有腋生的轮伞花序，花萼钟状，先端 5 齿裂，萼齿狭三角状钻形，微被柔毛；花冠多数存在，淡紫色。揉搓后有特殊香气，味辛、凉。以叶多、色绿、气味浓者为佳。

功效主治

散风热，清头目，利咽喉，透疹。主治风热表证，头痛目赤，咽喉肿痛，麻疹不透，隐疹瘙痒。

用法用量

内服：3 ~ 6 g，煎汤，不可久煎，宜后下；或入丸、散服。外用：适量，煎水洗或捣汁涂敷。

民族药方

1．伤风咳嗽，鼻塞声重　薄荷、杏仁（去皮尖）、陈皮各 6 g，竹叶 15 片。水煎服。

2．脑漏，鼻流臭涕　薄荷不拘多少。煎水，兑水服。

3．半边经引起的肢体麻　薄荷 50 g。煎水擦洗。

4．感冒头痛　薄荷适量。水煎服。

5．眼红肿、热痛　薄荷叶 30 g。洗净捣烂，汁过滤滴眼。

使用注意

表虚汗多者禁服。

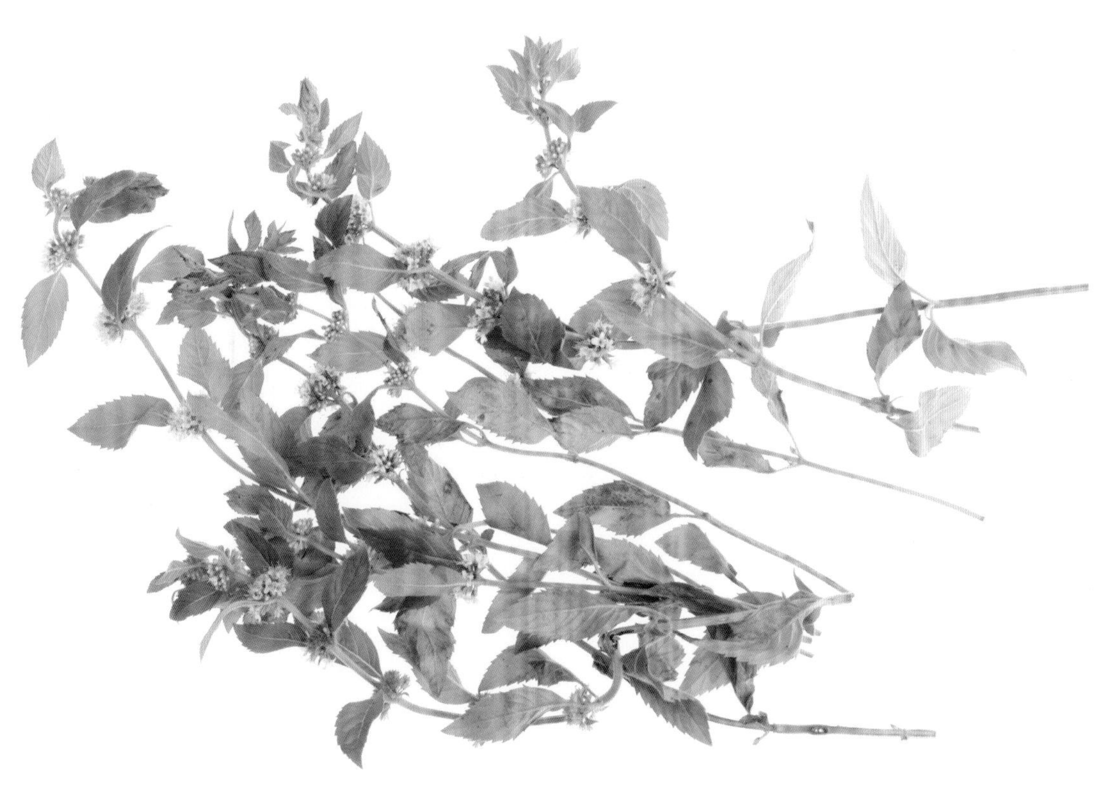

薄荷药材

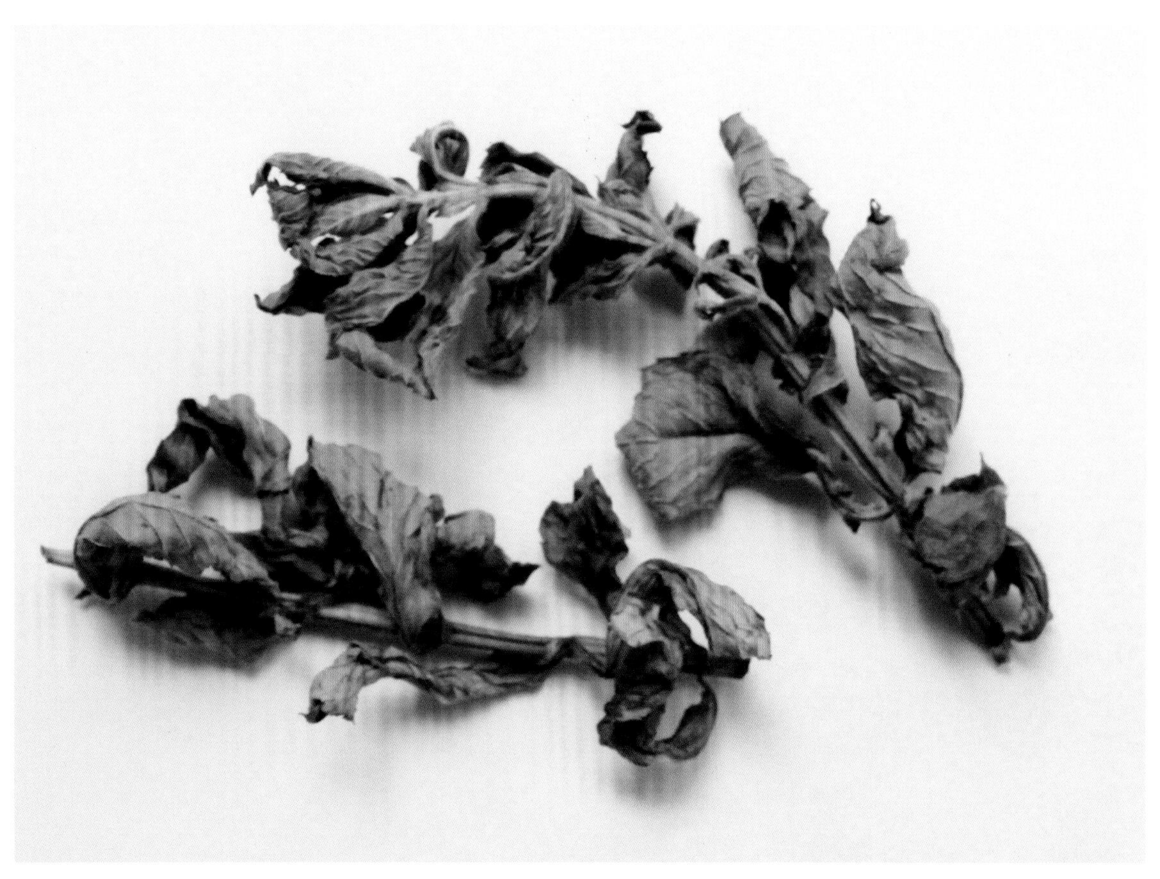

薄荷药材

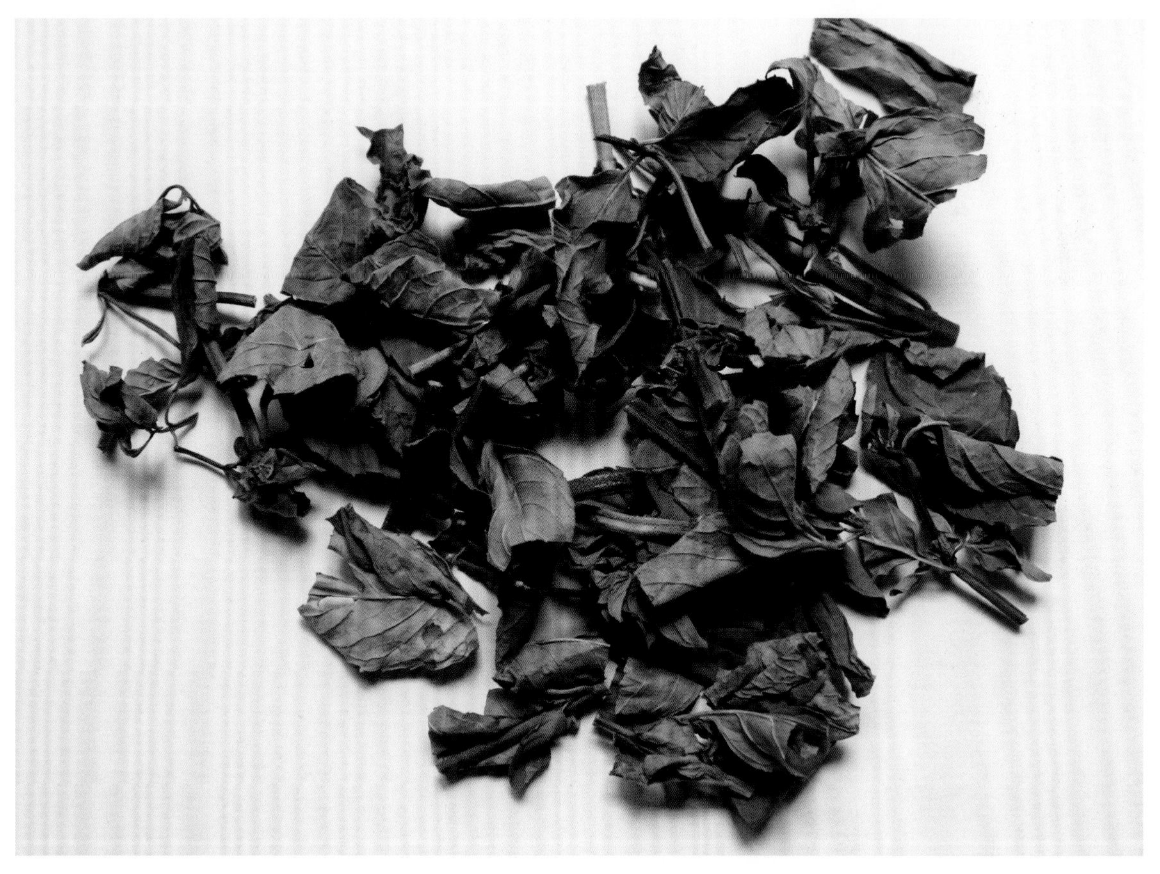

薄荷饮片

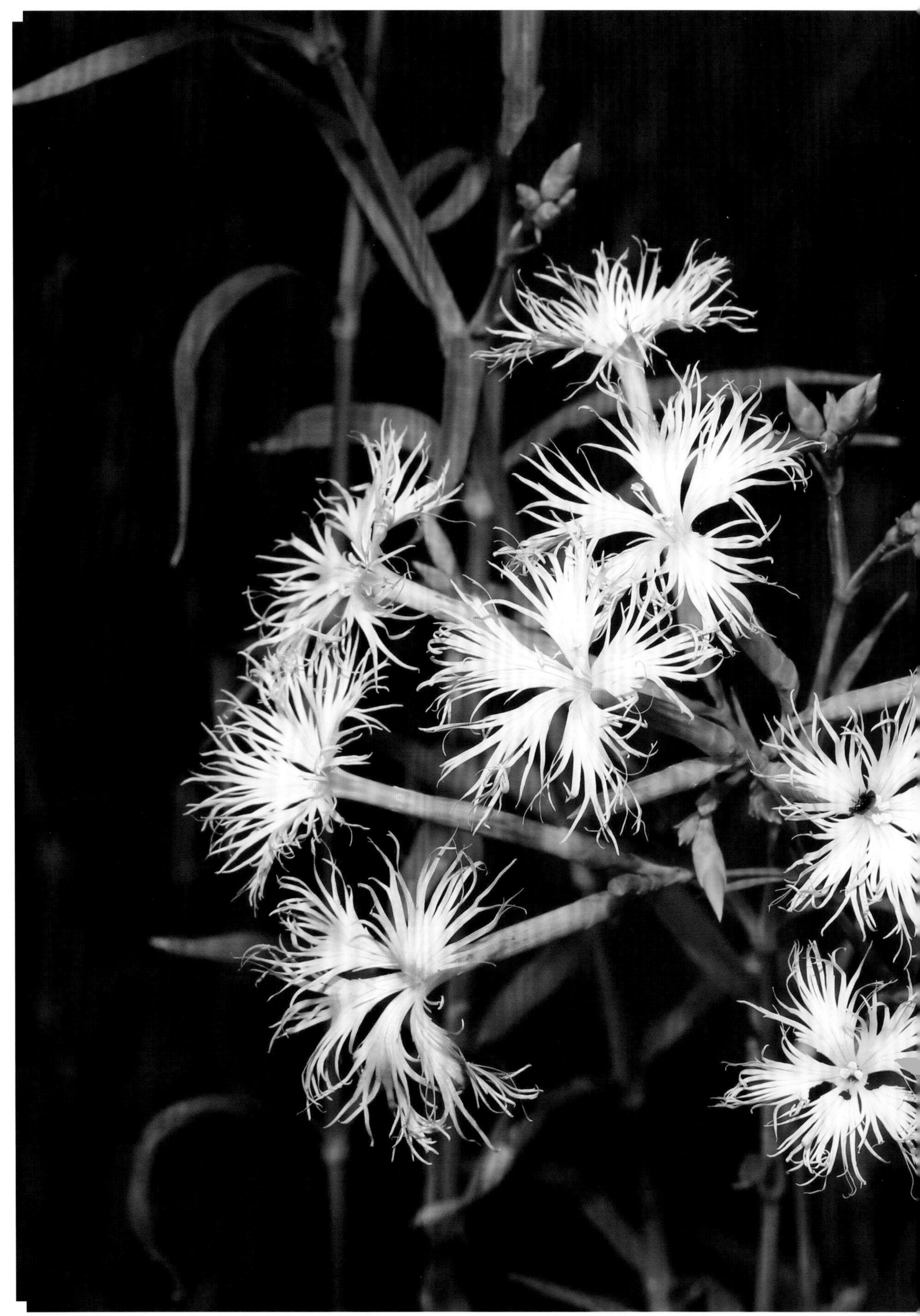

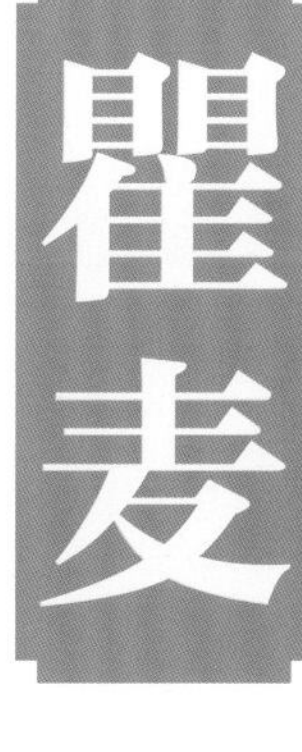

【壮药名】席厌哇。

【别　名】巴沙嘎、瞿麦穗。

【来　源】本品为石竹科植物瞿麦 *Dianthus superbus* L. 等的干燥地上部分。

【性味归经】味苦，性寒。归心、小肠、膀胱经。

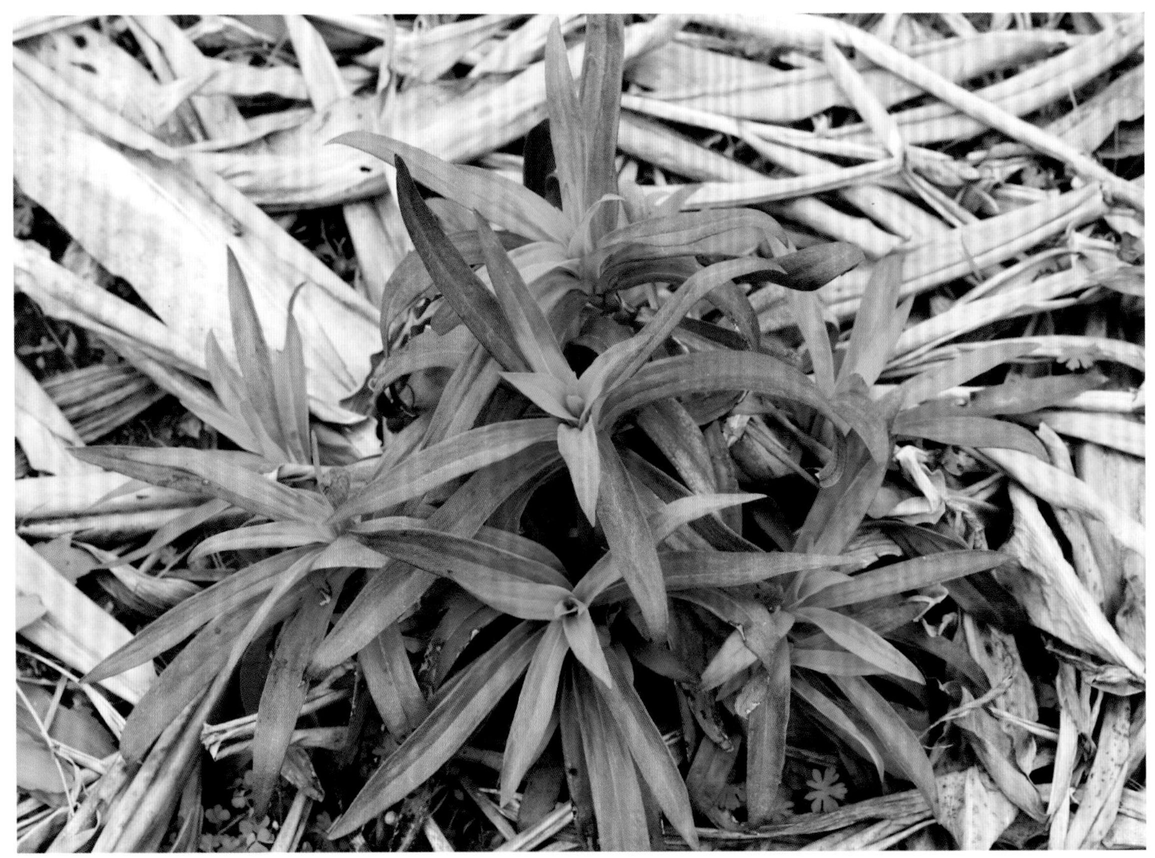
瞿麦

识别特征

多年生草本，高达 1 m。茎丛生，直立，无毛，上部 2 歧分枝，节明显。叶互生，线形或线状披针形，长 1.5 ~ 9 cm，宽 1 ~ 4 mm，先端渐尖，基部呈短鞘状包茎，全缘，两面均无毛。花单生或数朵集成稀疏歧式分枝的圆锥花序；花梗长达 4 cm；小苞片 4 ~ 6，排成 2 ~ 3 轮；花萼圆筒形，长达 4 cm，先端 5 裂，裂片披针形，边缘膜质，有细毛；花瓣 5，淡红色、白色或淡紫红色，先端深裂成细线条，基部有须毛；雄蕊 10；子房上位，1 室，花柱 2，细长。蒴果长圆形，包在宿存的萼内。花期 8—9 月，果期 9—11 月。

生境分布

生长于山坡、田野、林下。分布于河北、四川、湖北、湖南、浙江、江苏等省。

采收加工

夏、秋二季花果期均可采收。一般在花未开放前采收。割取全株，除去杂草、泥土，晒干。

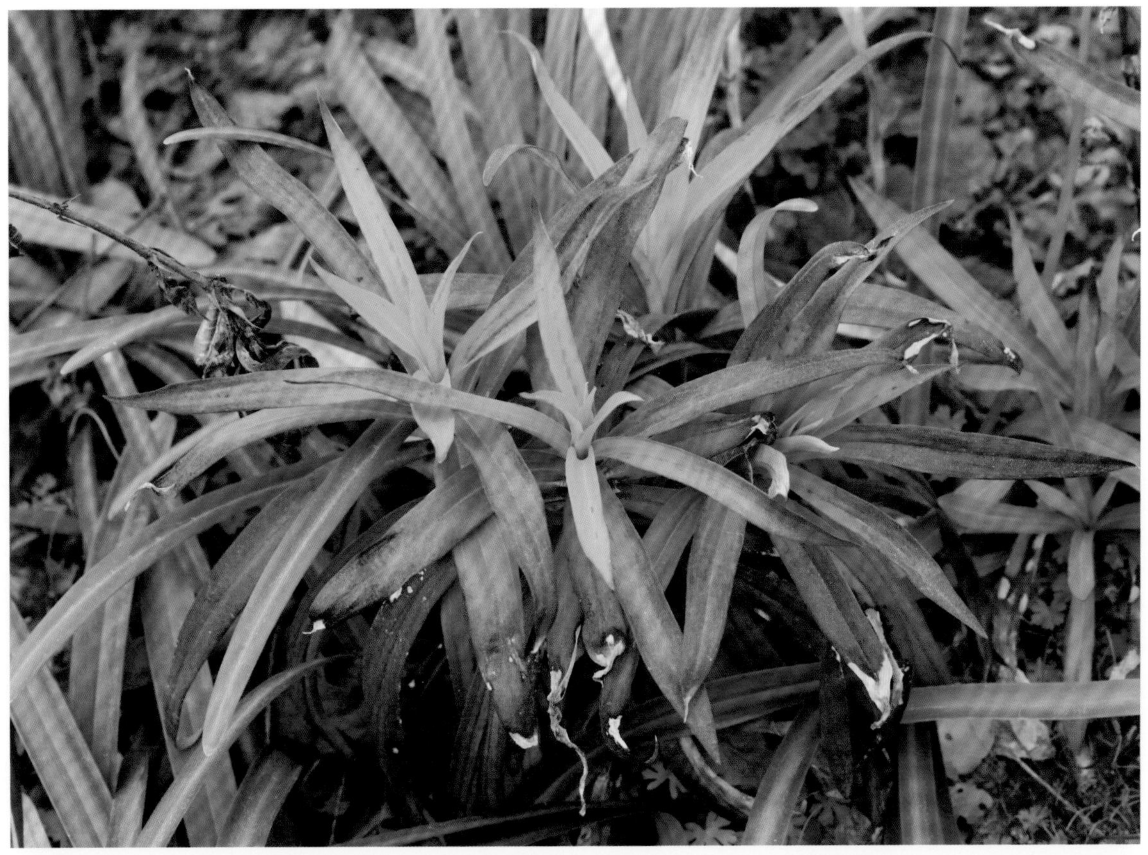

瞿麦

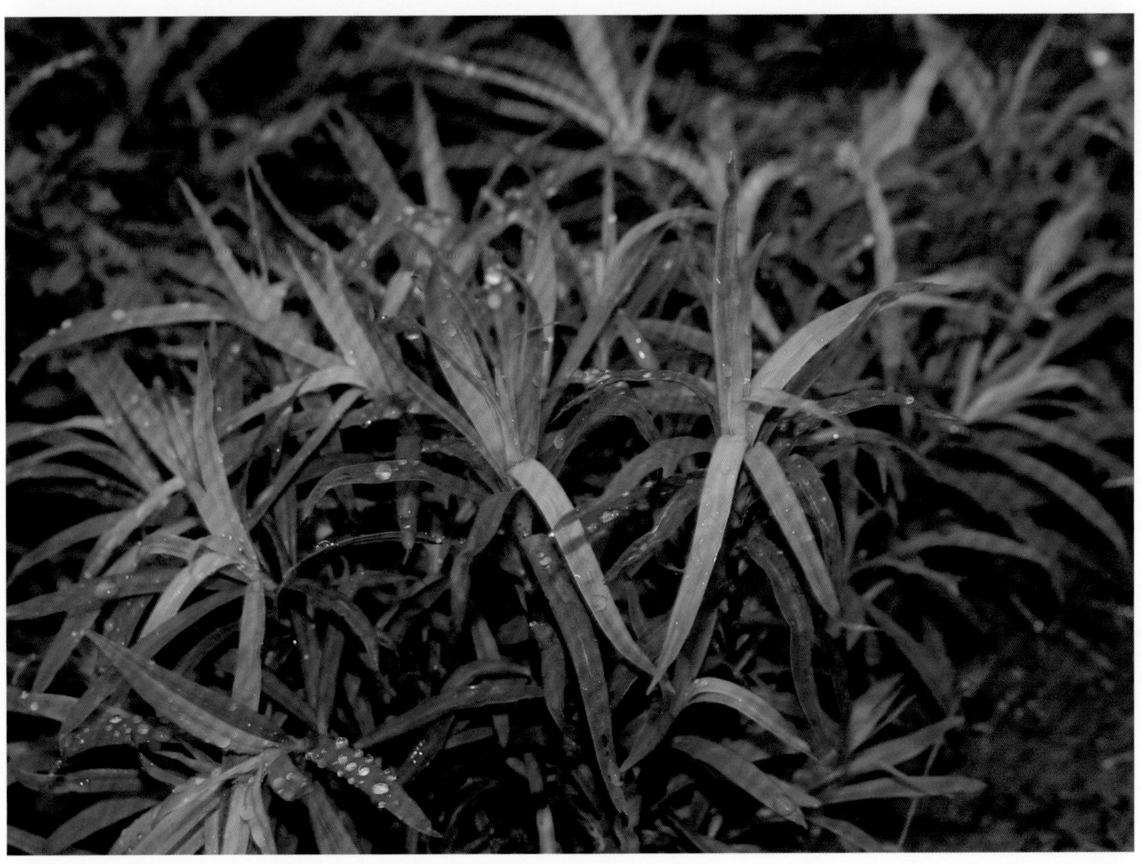

瞿麦

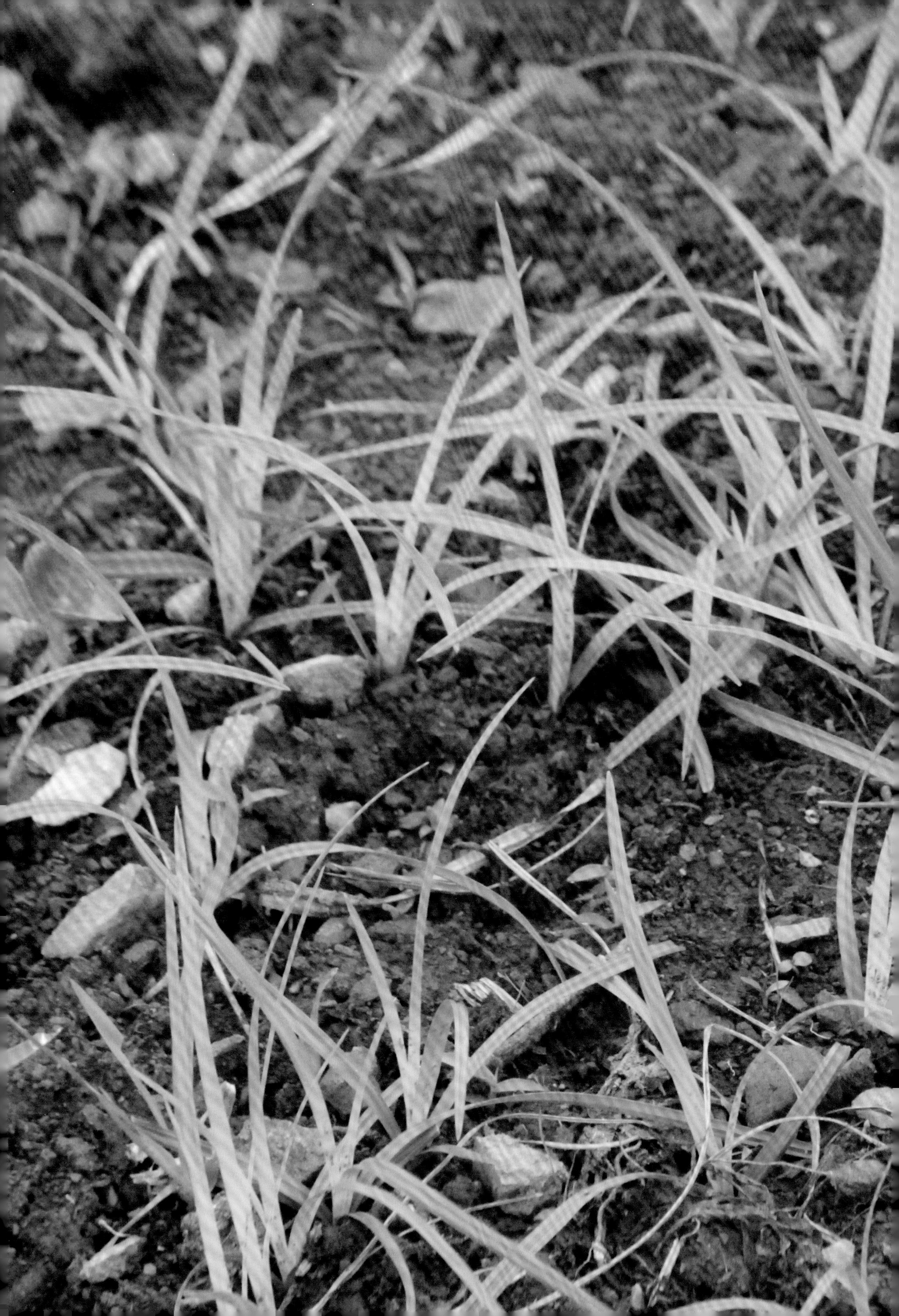

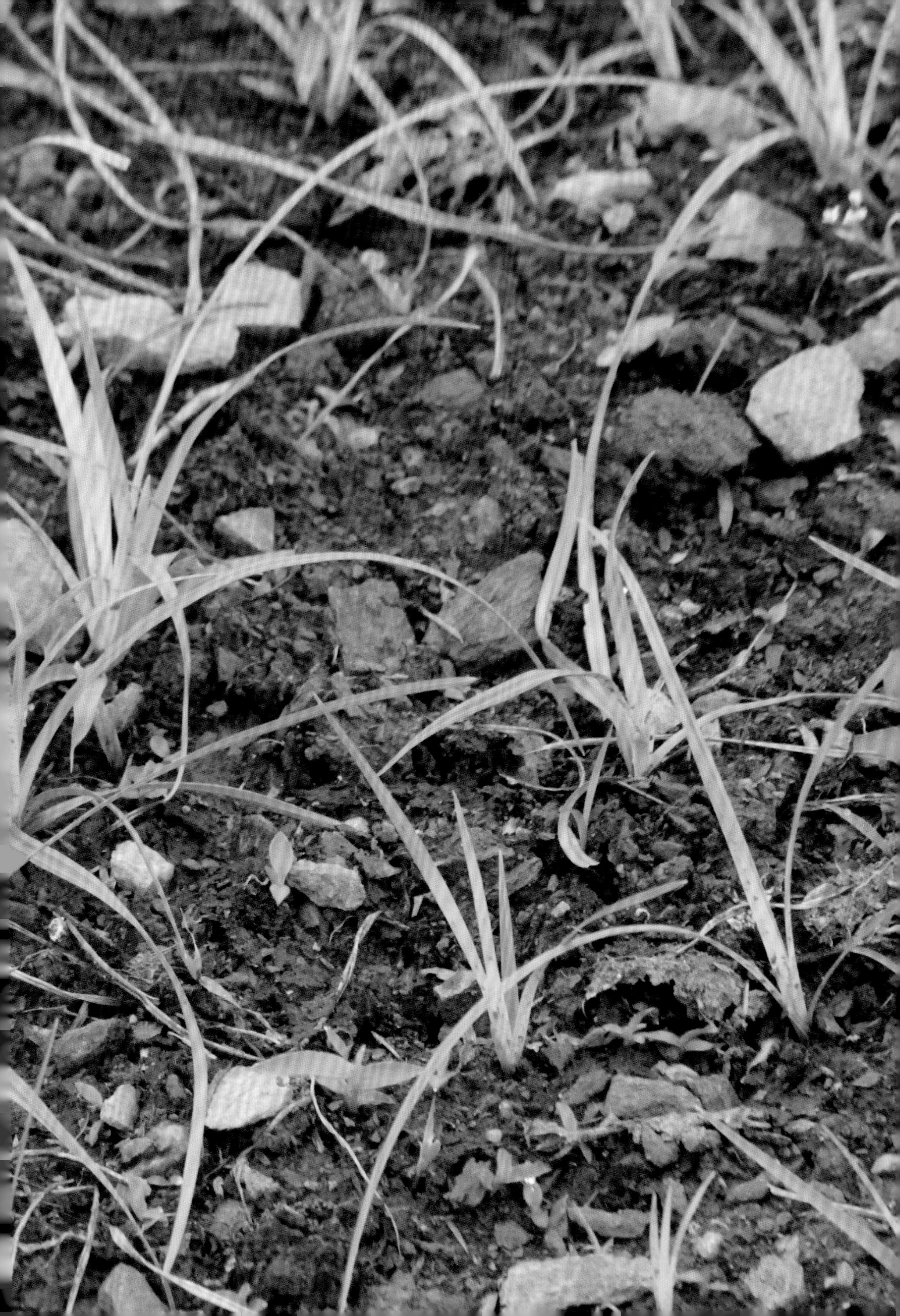

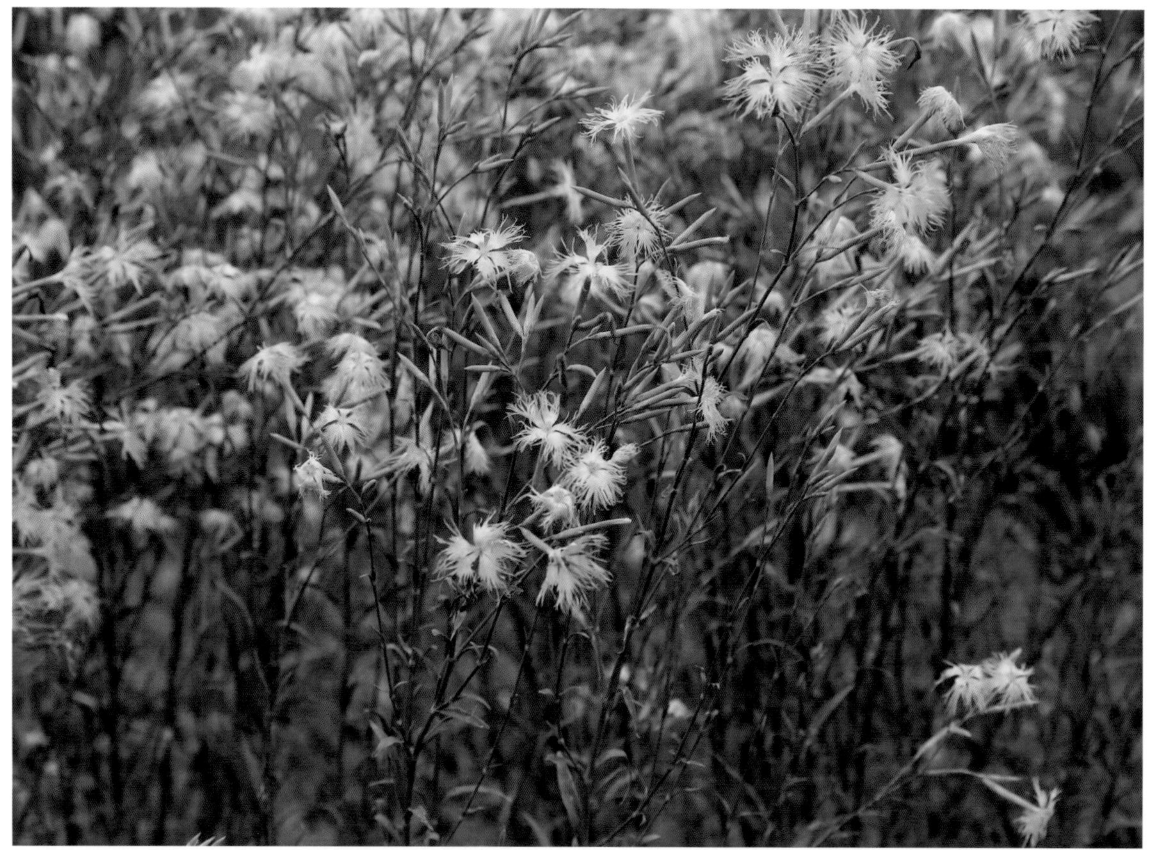

瞿麦

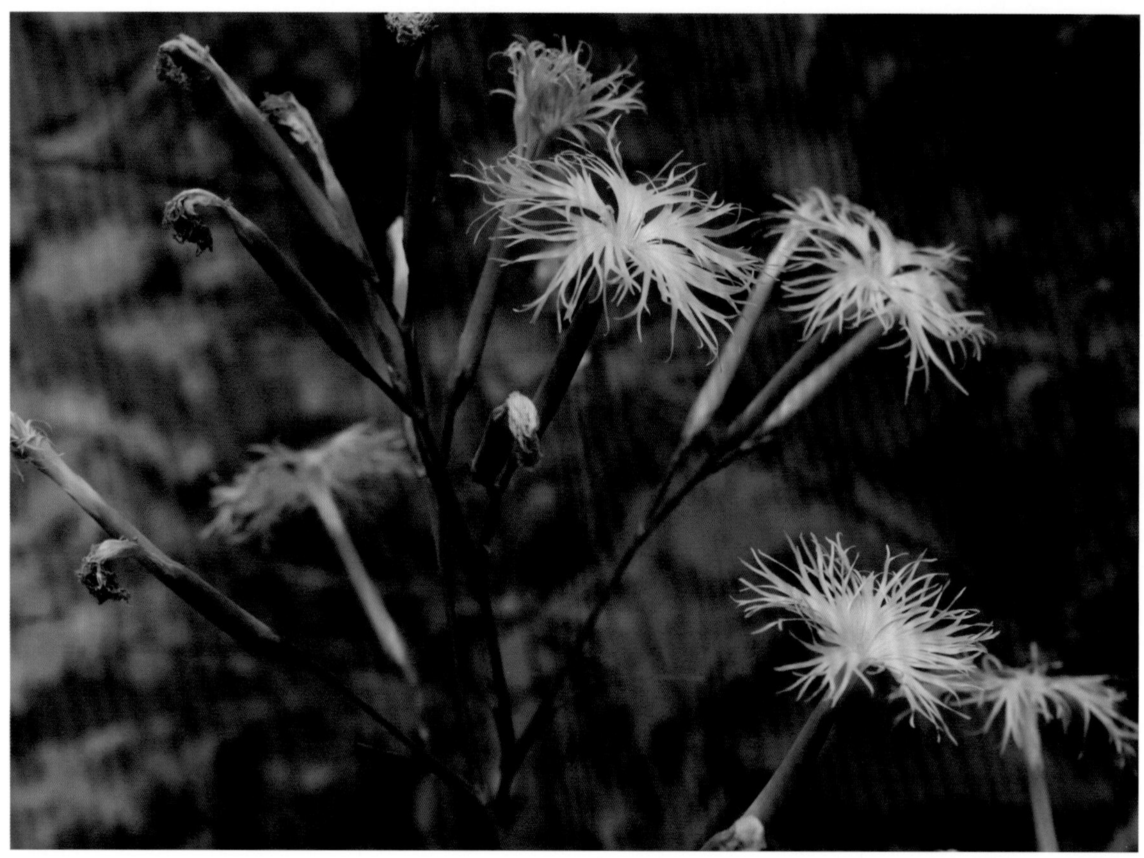

瞿麦

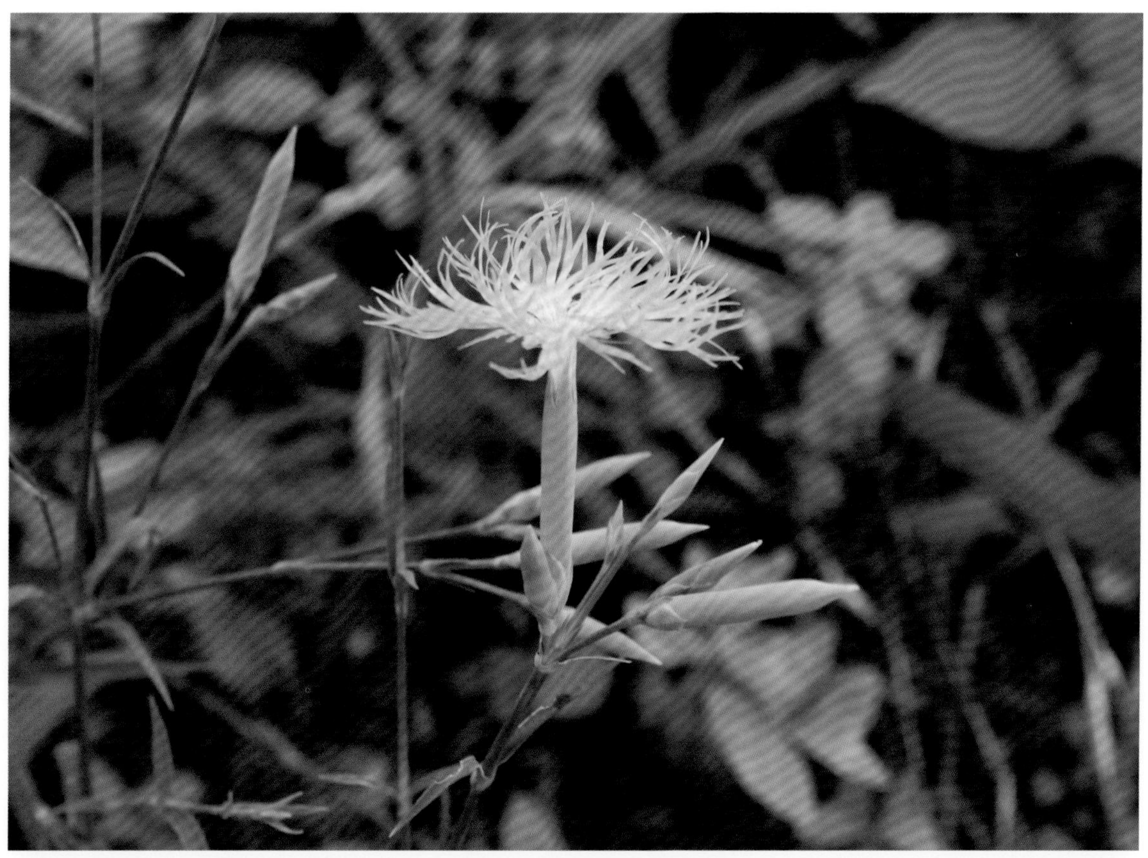

瞿麦

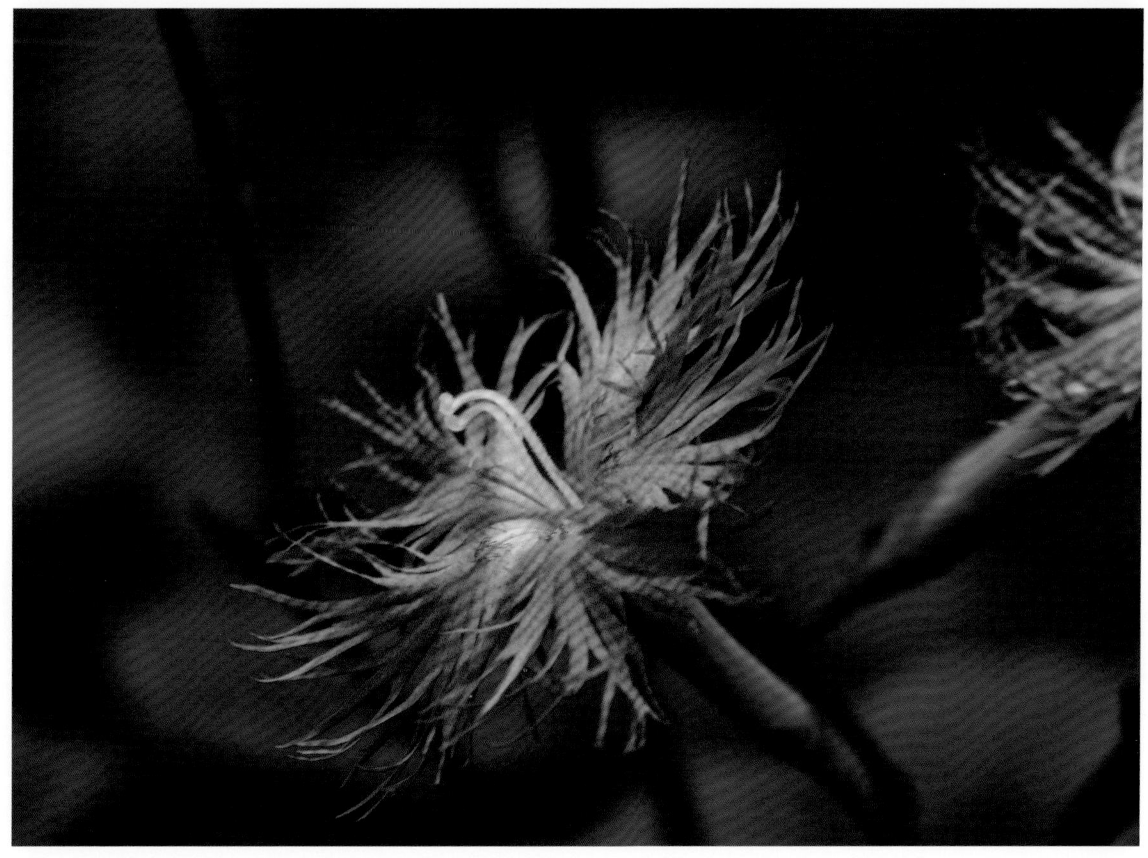

瞿麦

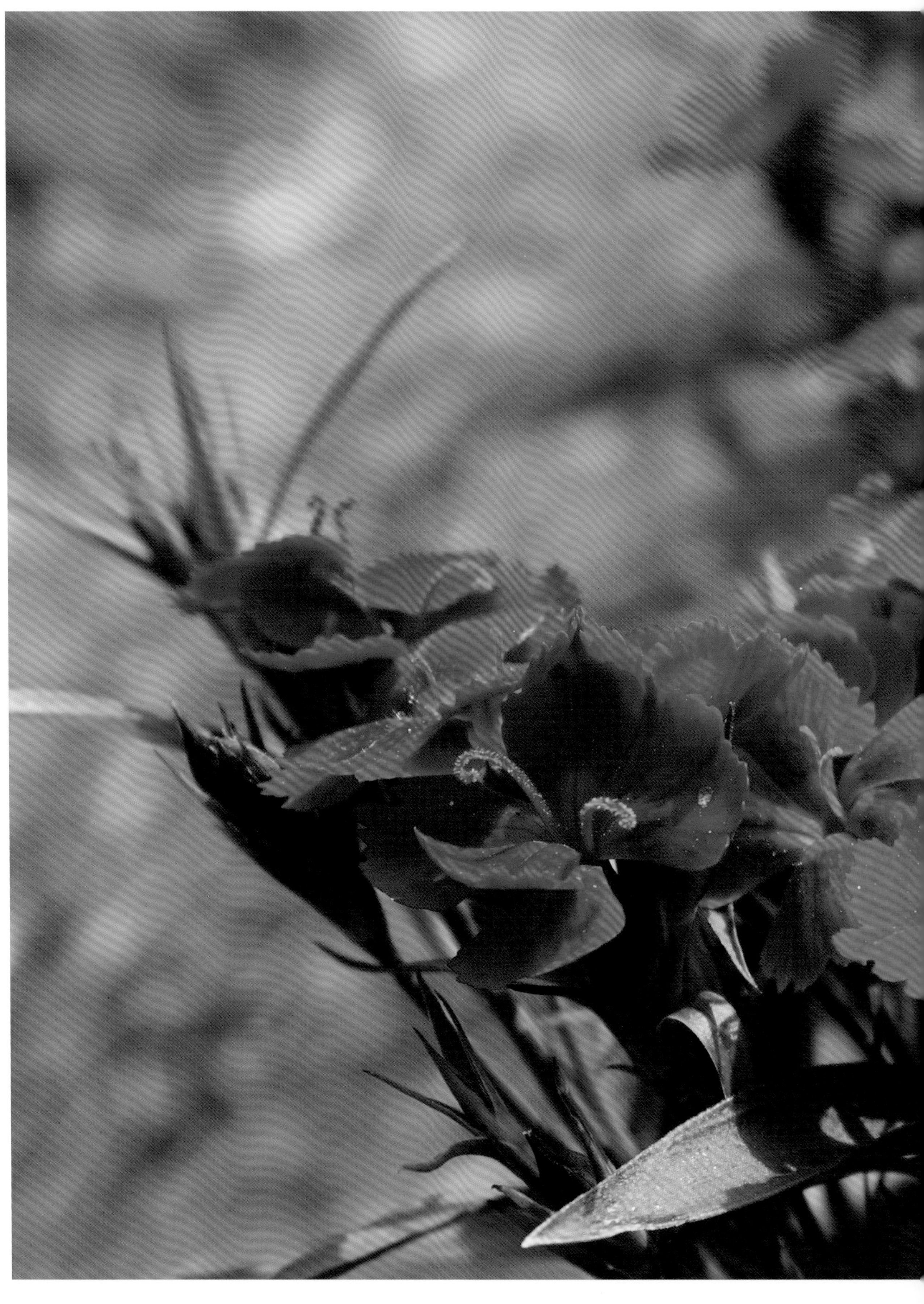

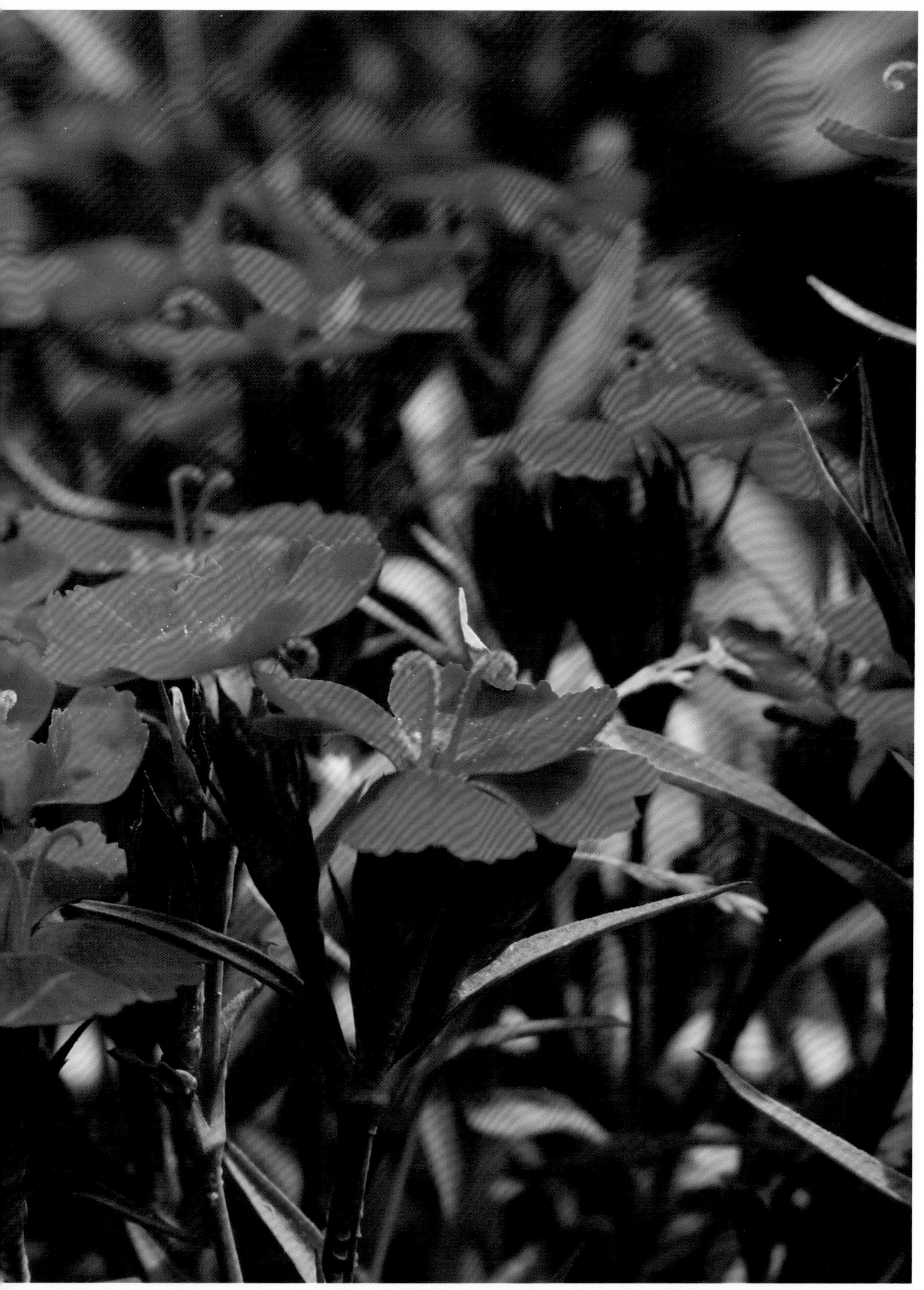

瞿麦

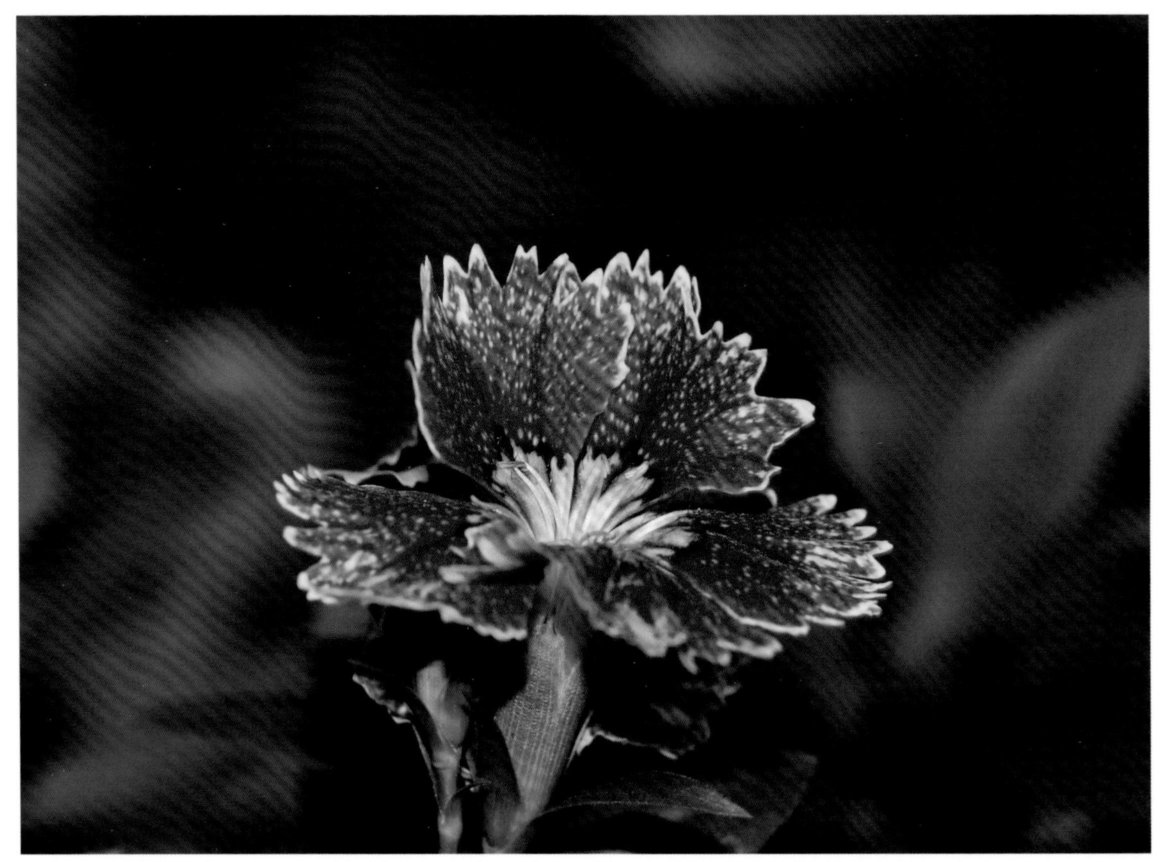

瞿麦

药材鉴别

本品呈不规则段状。茎圆柱形，表面淡绿色或黄绿色，略有光泽，无毛，节明显，略膨大。切面中空。叶多皱缩，破碎，对生，黄绿色，展平后叶片长条披针形，叶尖稍反卷，基部短鞘状抱茎。花萼筒状，苞片 4 ~ 6。蒴果长筒形，与宿萼等长。种子细小，多数。气微，味淡。

功效主治

利尿通淋，破血通经。主治热淋，血淋，石淋，小便不通，淋沥涩痛，月经闭止。

用法用量

内服：9 ~ 15 g，煎汤；或入丸、散服。外用：研末调敷。

民族药方

1．尿血，尿急，尿痛（热性病引起者） 瞿麦、白茅根、小蓟各 15 g，赤芍、生地黄各 12 g。水煎服。

2．湿疹，阴痒 鲜瞿麦 60 g。捣汁外涂或煎汤外洗。

3．闭经，痛经 瞿麦、丹参各 15 g，赤芍、桃仁各 8 g。水煎服。

4．卵巢囊肿 瞿麦 50 g。加水 1000 ml，开锅后文火煎 20 分钟，取汁当茶饮，连续用 30 ~ 60 日。

5．泌尿系感染 瞿麦、萹蓄各 20 g，蒲公英 50 g，黄柏 15 g，灯心草 5 g。水煎服。

6．食管癌，直肠癌 瞿麦根适量。晒干研末，撒于直肠癌肿瘤创面。

7．前列腺癌 瞿麦 60 ~ 120 g。加水煎汤，代茶饮，每日 1 剂。

使用注意

孕妇忌服。

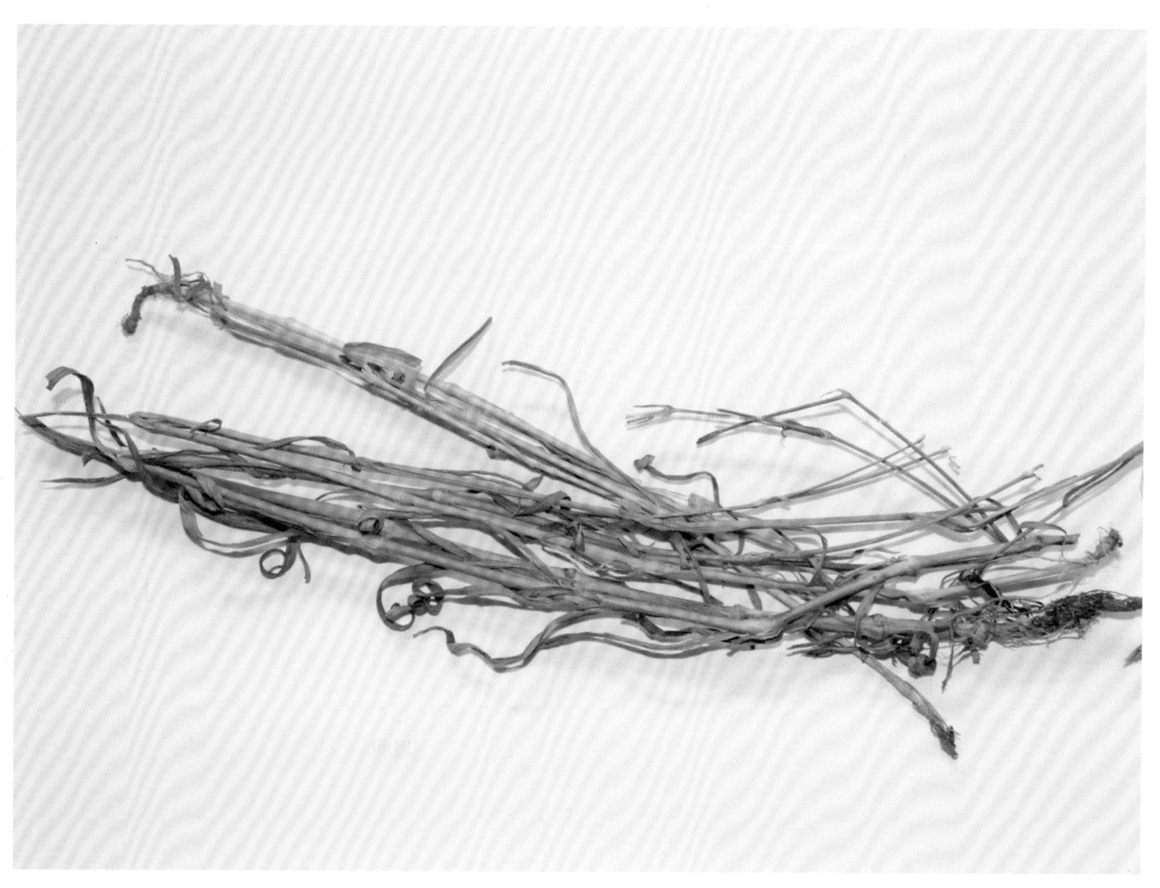

瞿麦药材

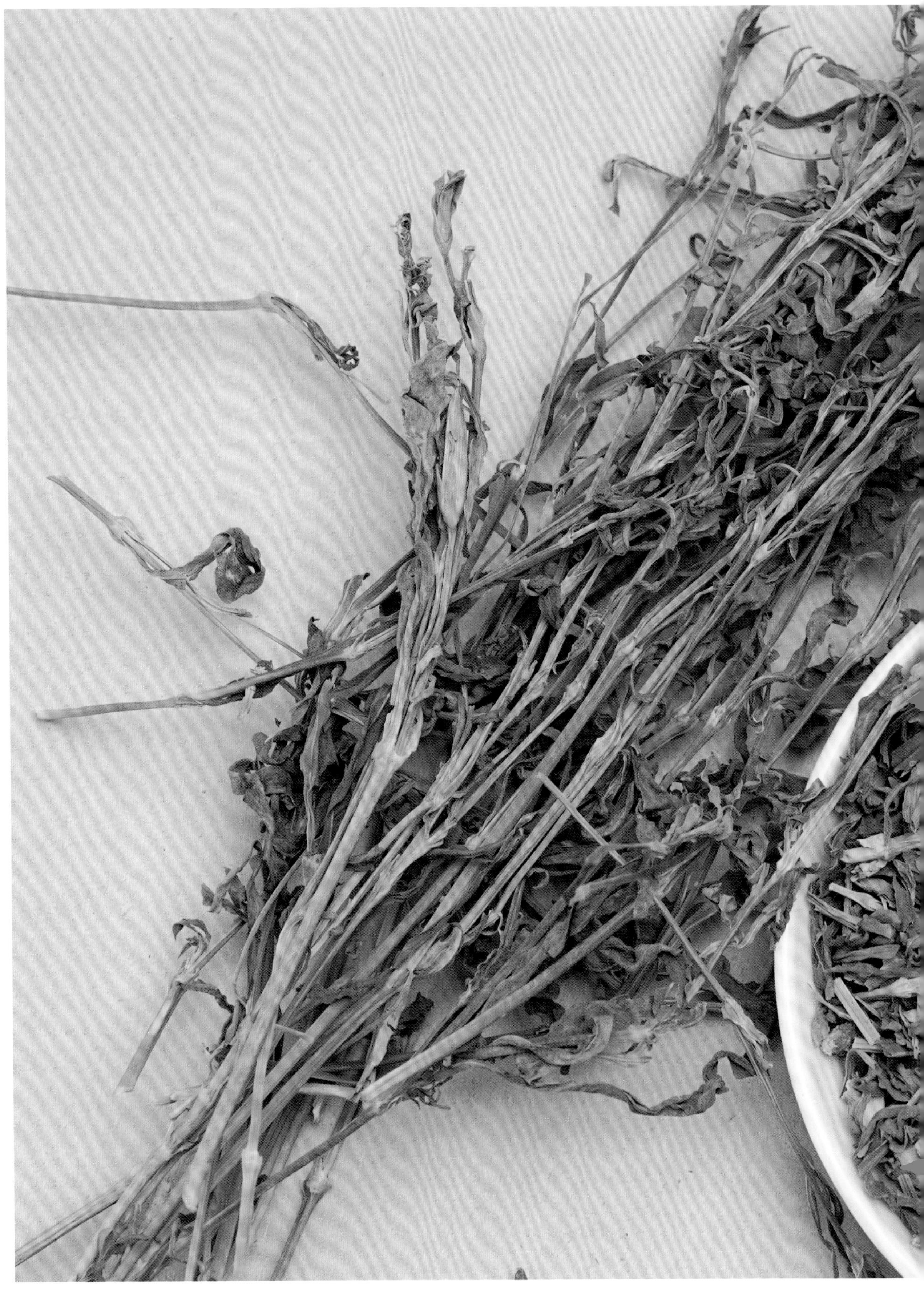

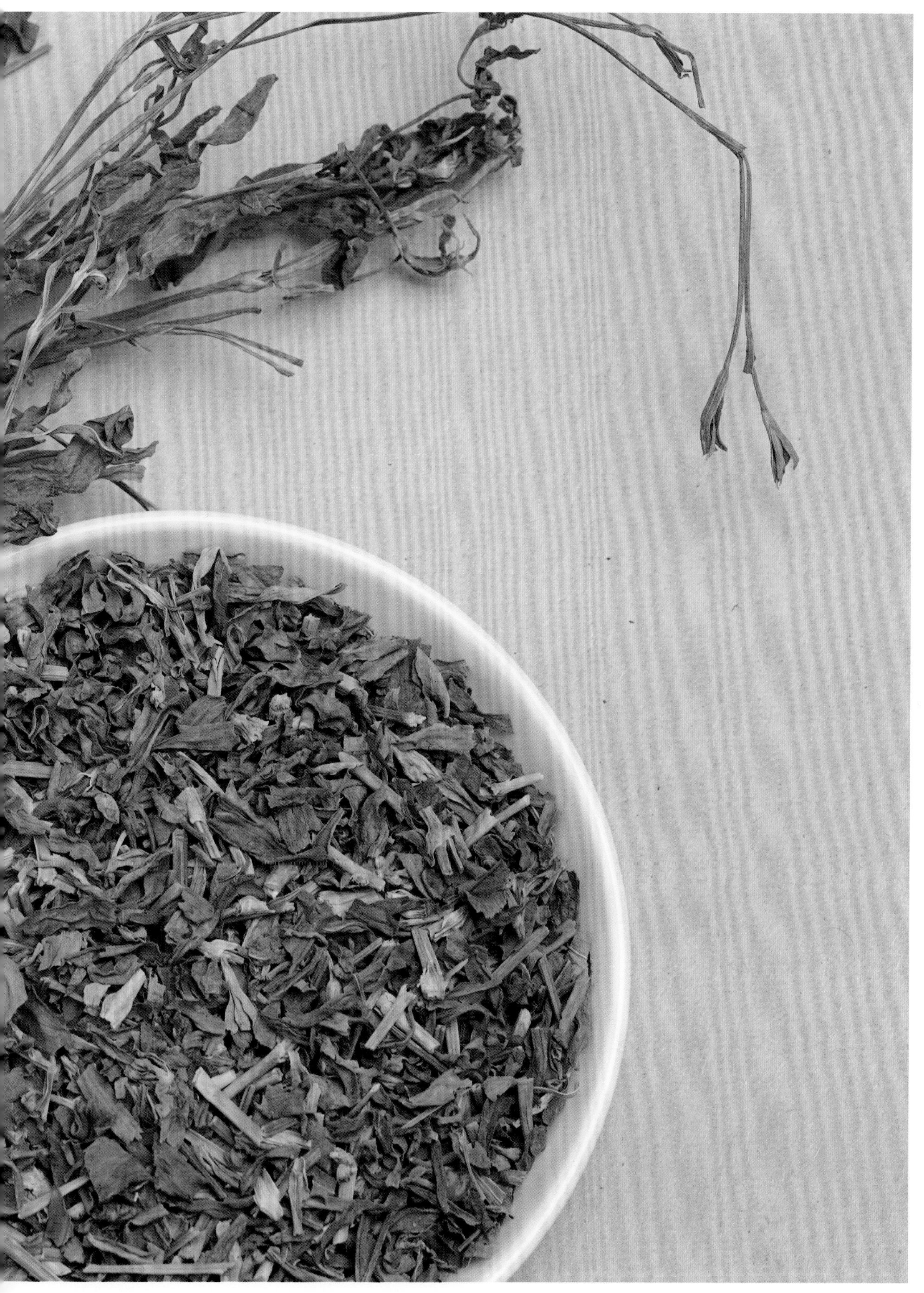

瞿麦饮片

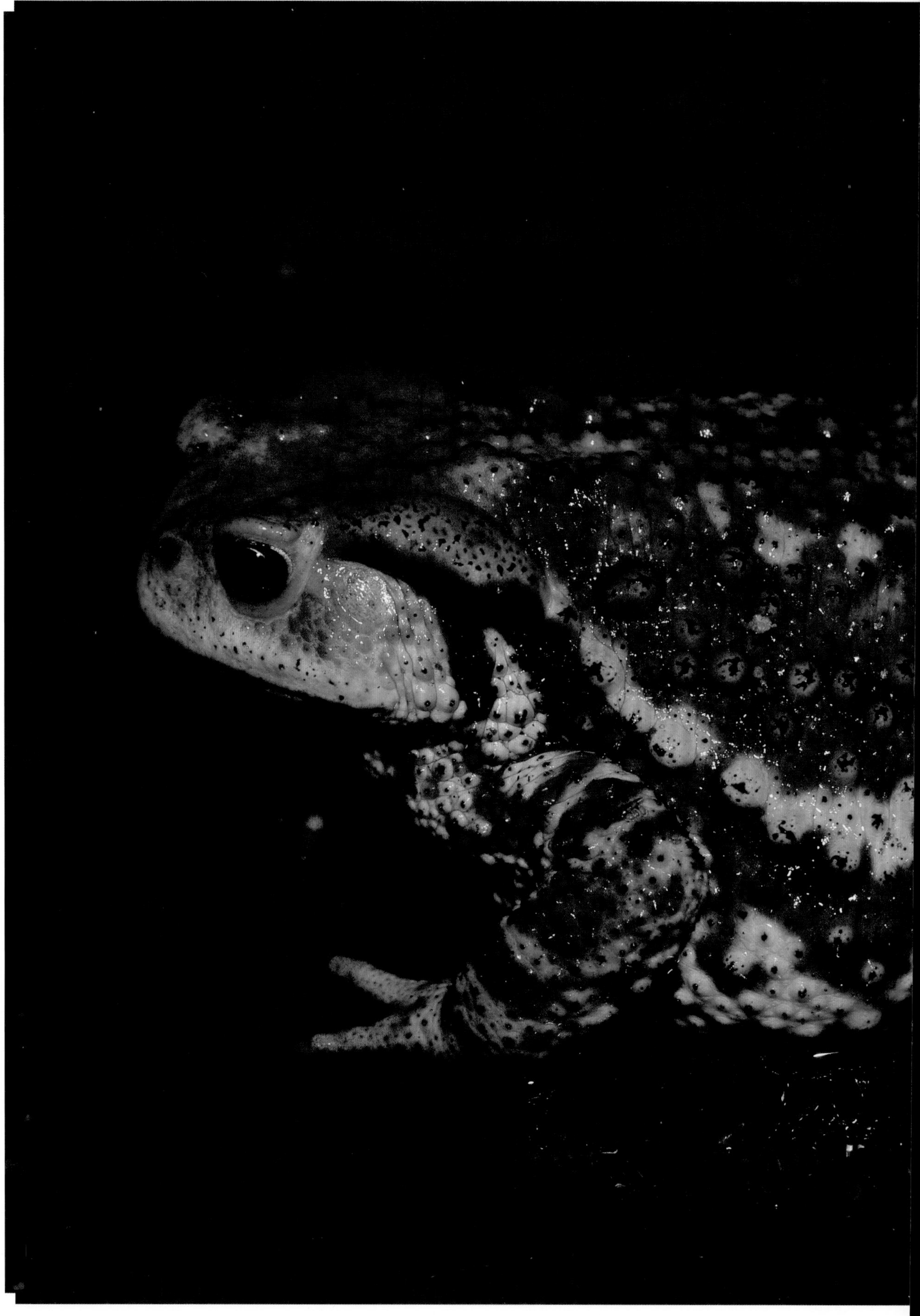

蟾酥

【壮药名】能喷酬。

【别　名】蛤蟆浆、蛤蟆酥、蟾蜍眉酥、蟾蜍眉脂、癞蛤蟆浆。

【来　源】本品为蟾蜍科动物中华大蟾蜍 *Bufo bufo gargarizans* Cantor 或黑眶蟾蜍 *Bufo melanostictus* Schneider 的干燥分泌物。

【性味归经】味辛，性温。有毒。归心经。

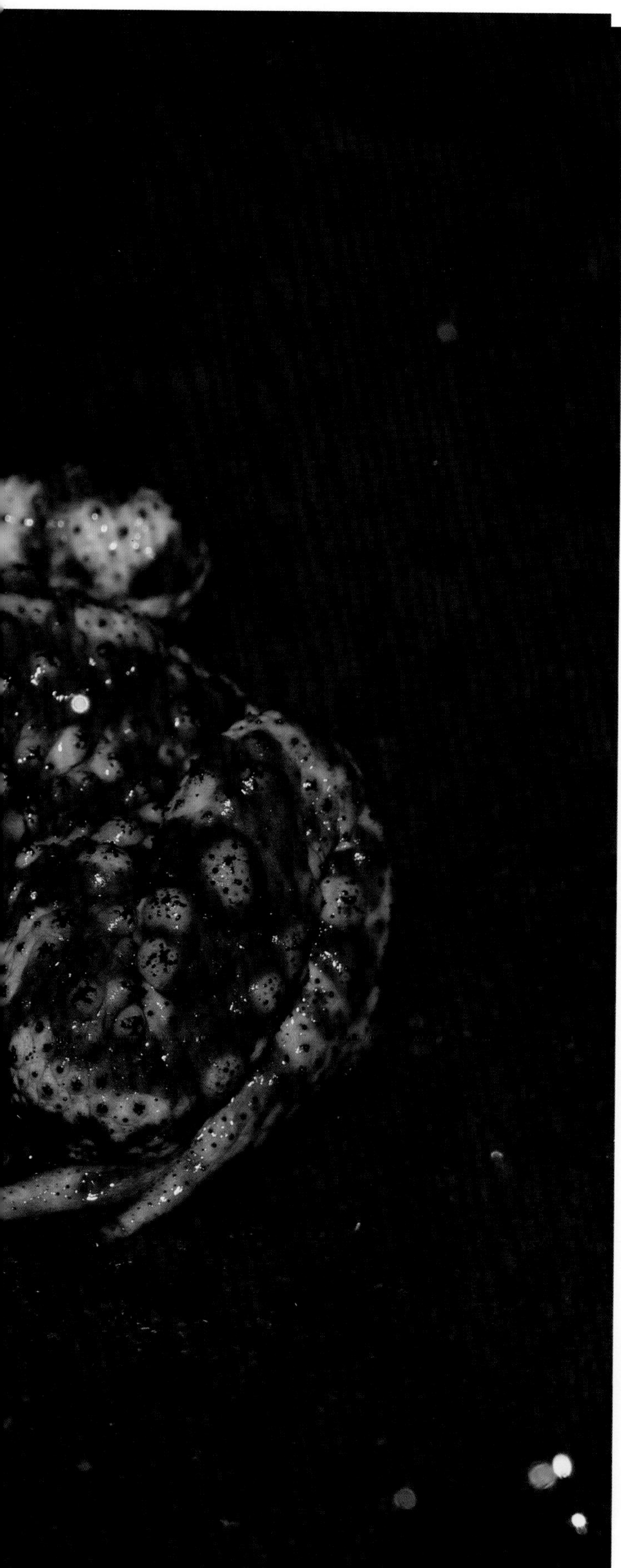

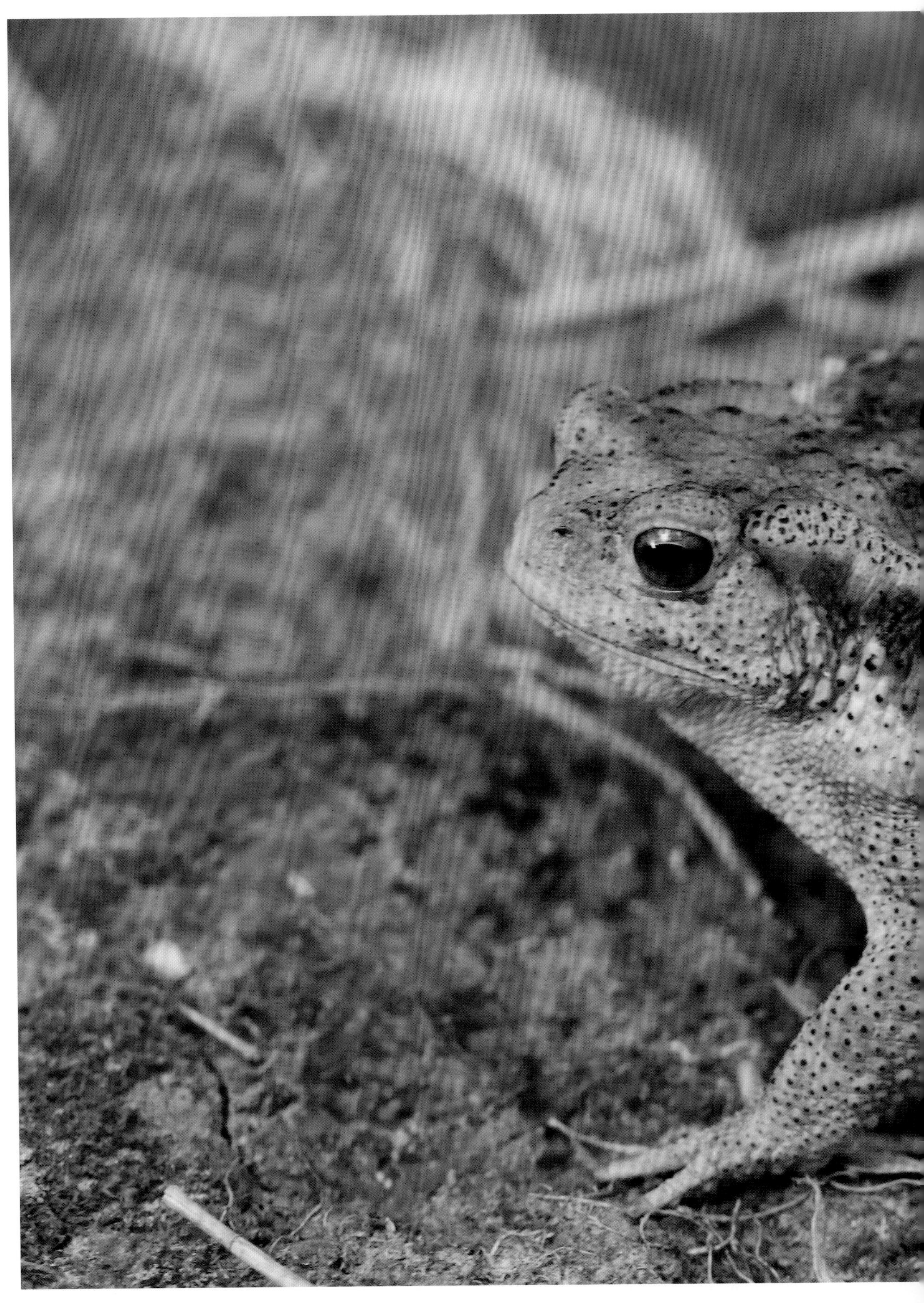

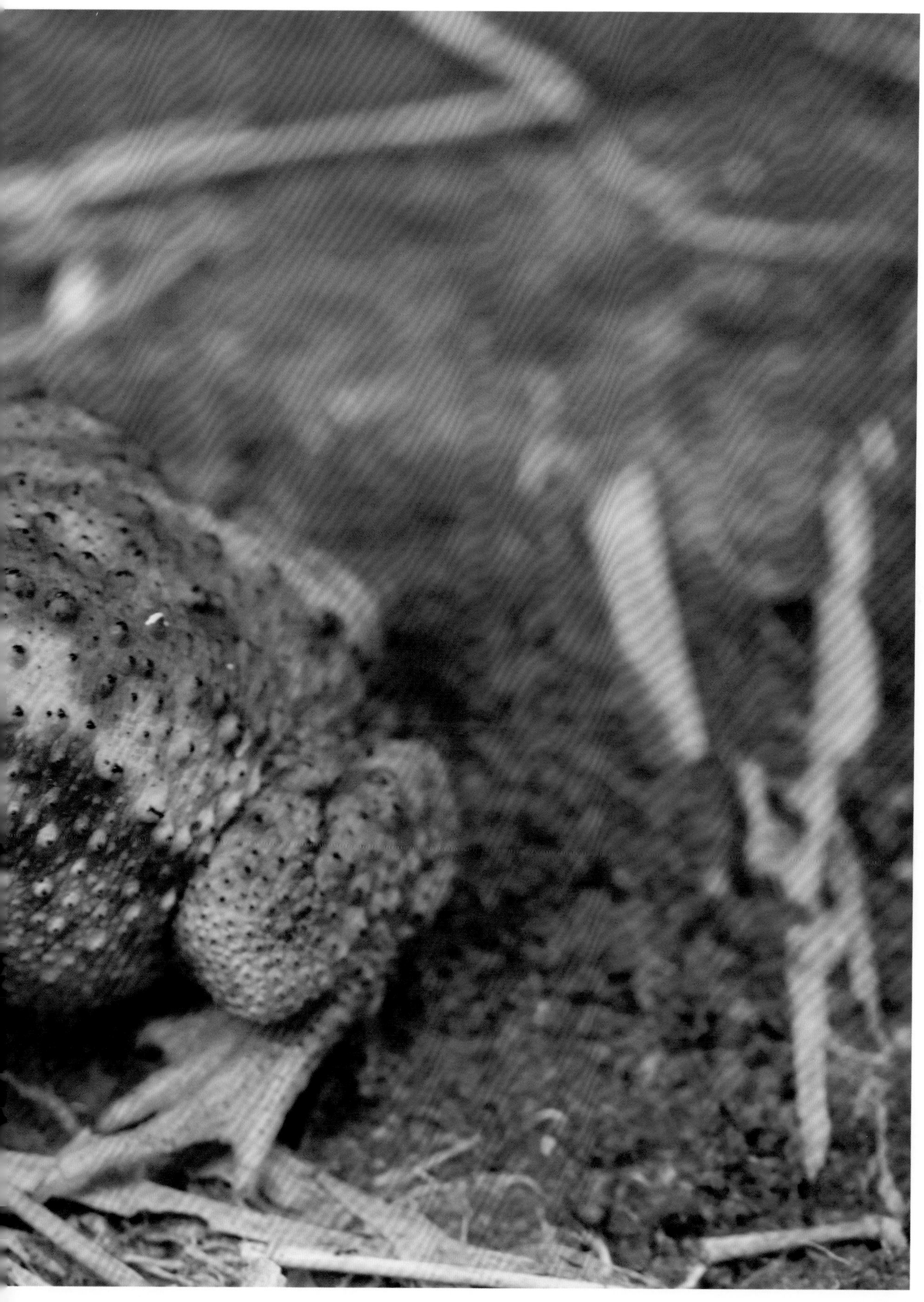

中华大蟾蜍

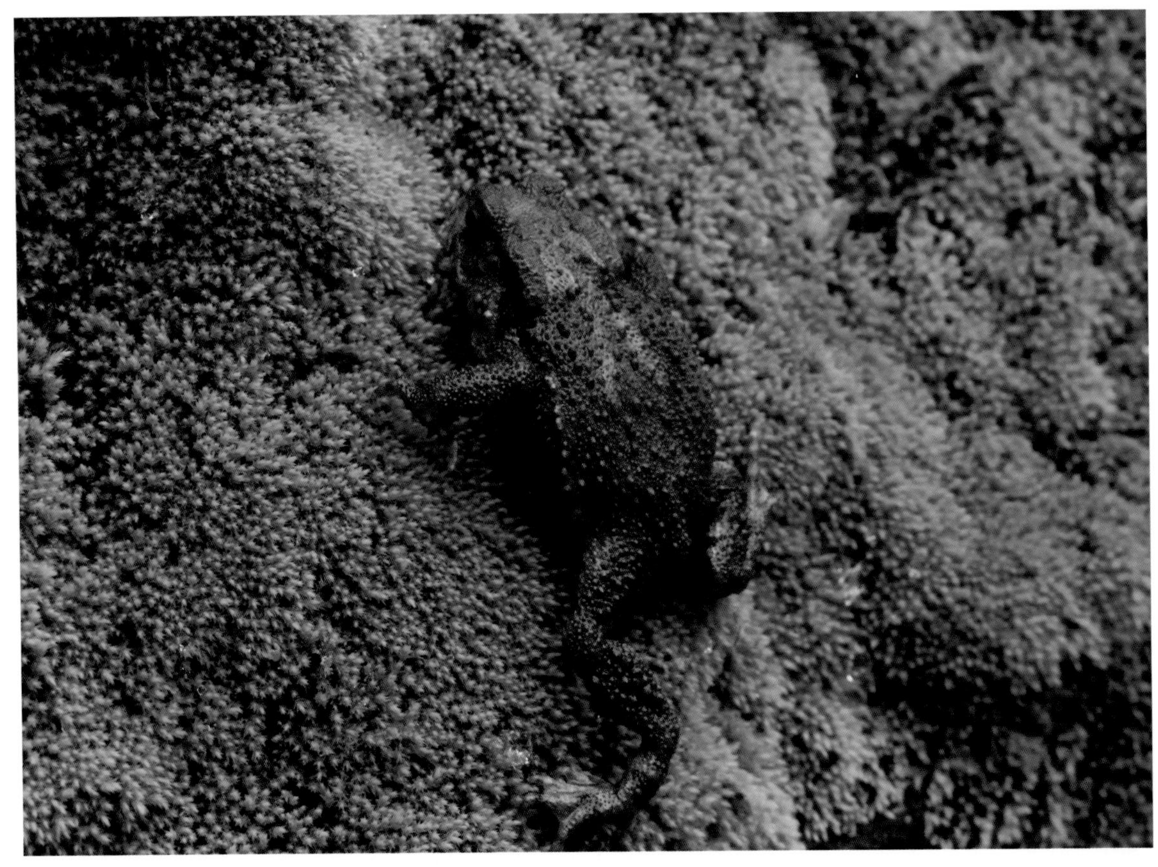

中华大蟾蜍

识别特征

1. 中华大蟾蜍 体粗壮，长约 10 cm 以上，雄者较小。全体皮肤极粗糙，除头顶较平滑外，其余部分，均满布大小不同的圆形瘰疣。头宽大，口阔，吻端圆，吻棱显著。口内无锄骨齿，上下颌亦无齿。近吻端有小型鼻孔 1 对。眼大而突出，后方有圆形的鼓膜。头顶部两侧各有大而长的耳后腺。躯体短而宽。在生殖季节，雄性背面多为黑绿色，体侧有浅色的斑纹；雌性背面色较浅，瘰疣乳黄色，有时自眼后沿体侧有斜行的黑色纵斑；腹面不光滑，乳黄色，有棕色或黑色的细花斑。前肢长而粗壮，指趾略扁，指侧微有缘膜而无蹼；指长顺序为 3、1、4、2；指关节下瘤多成对，掌突 2，外侧者大。后肢粗壮而短，胫跗关节前达肩部，趾侧有绿膜，蹼尚发达，内跖突形长而大，外跖突小而圆。雄性前肢内侧 3 指有黑色趾垫，无声囊。穴居在泥土中，或栖于石下及草间；冬季多在水底泥中。白天潜伏，晚上或雨天外出活动，以蜗牛、蛞蝓、蚂蚁、甲虫与蛾类等动物为食。

2. 黑眶蟾蜍 体长 7 ~ 10 cm。背部有黄棕色而略具棕红色的斑纹，腹面色浅，在胸腹部具有不规则而较显著的灰色斑纹。雄性第 1、2 指基部内侧有黑色趾垫。

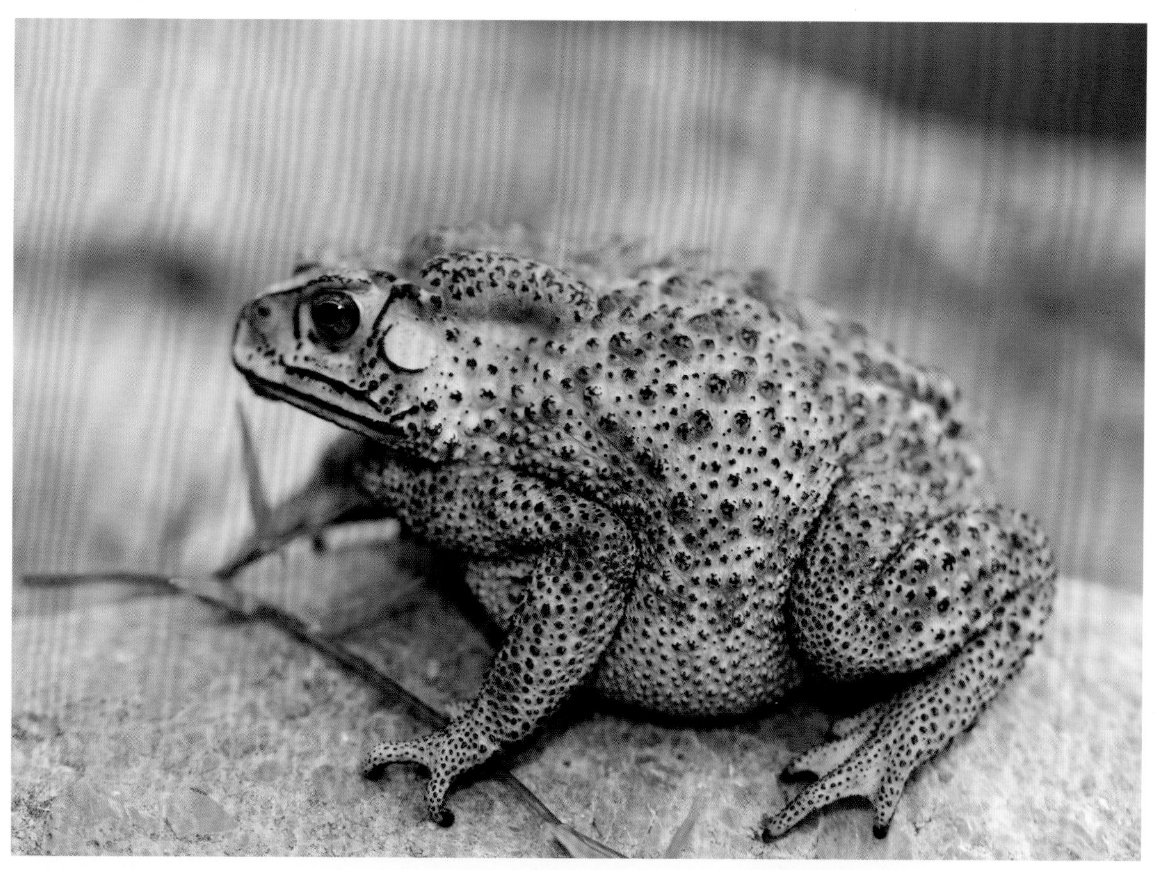

黑眶蟾蜍

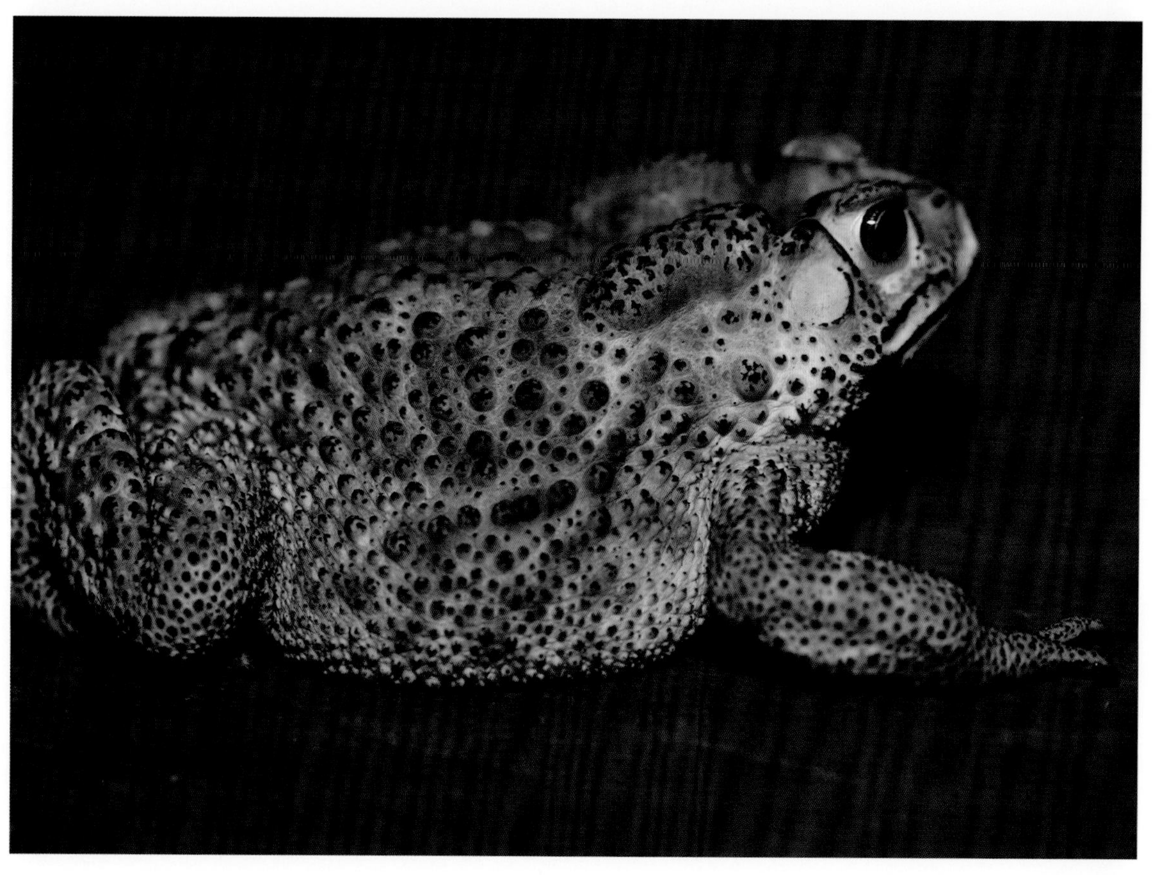

黑眶蟾蜍

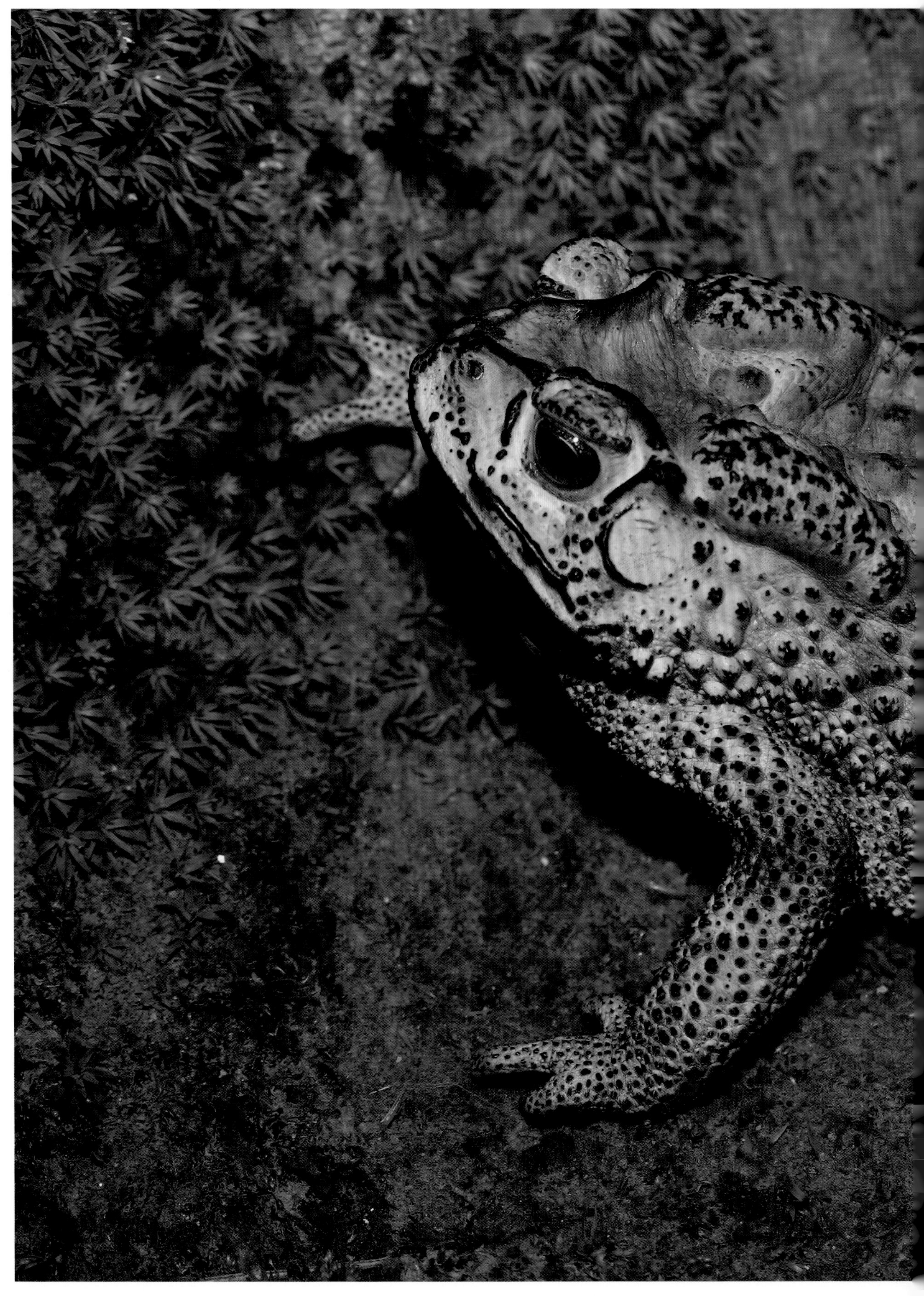

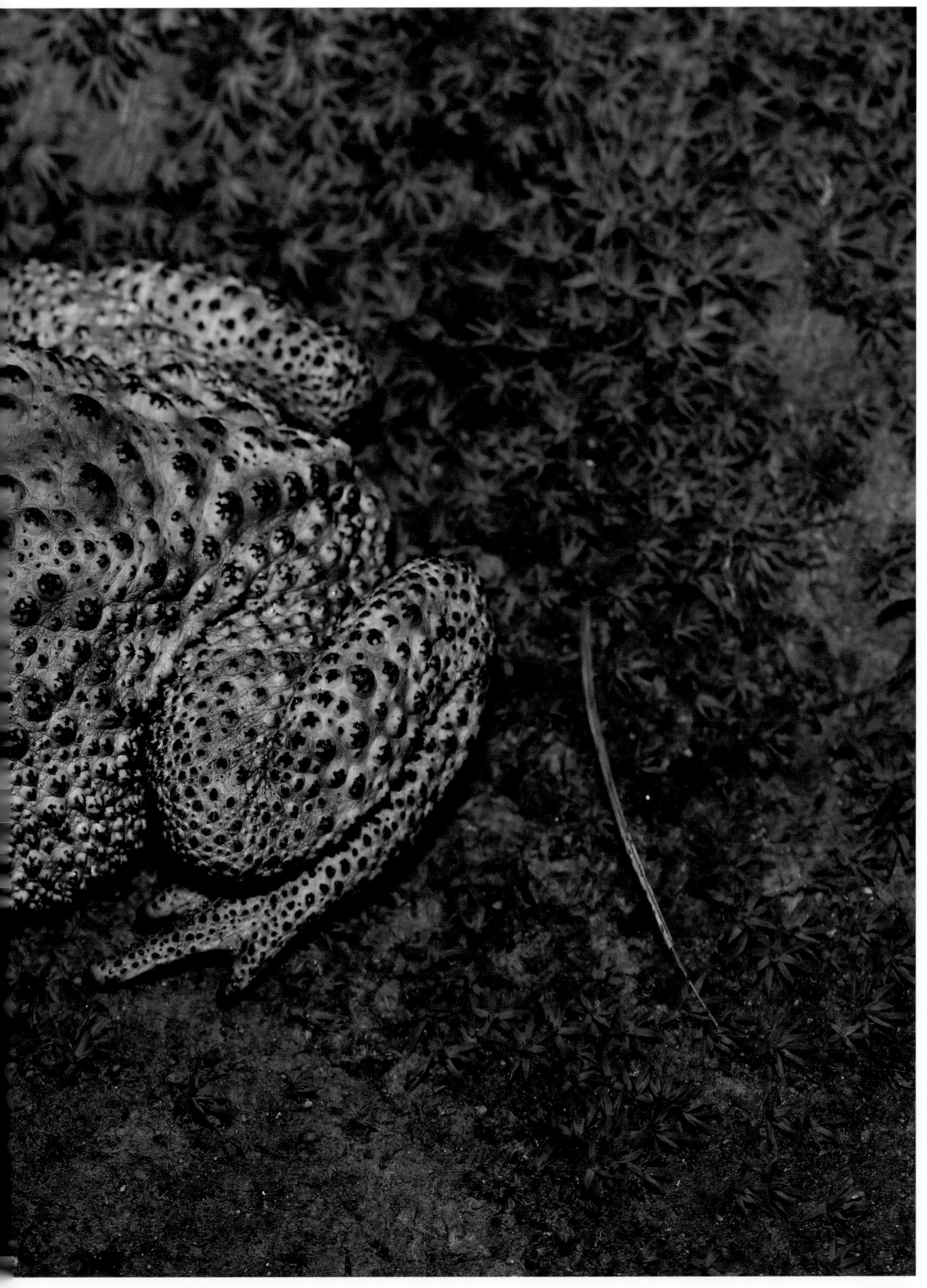

黑眶蟾蜍

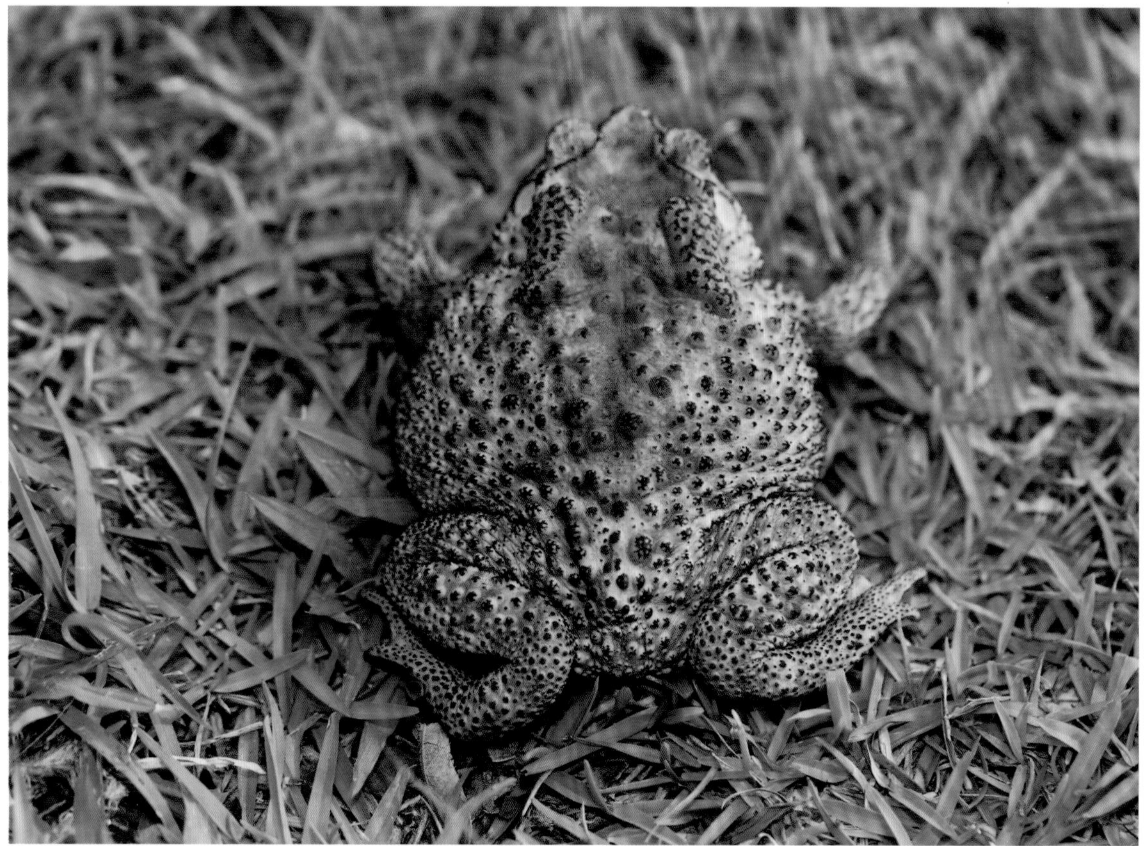

黑眶蟾蜍

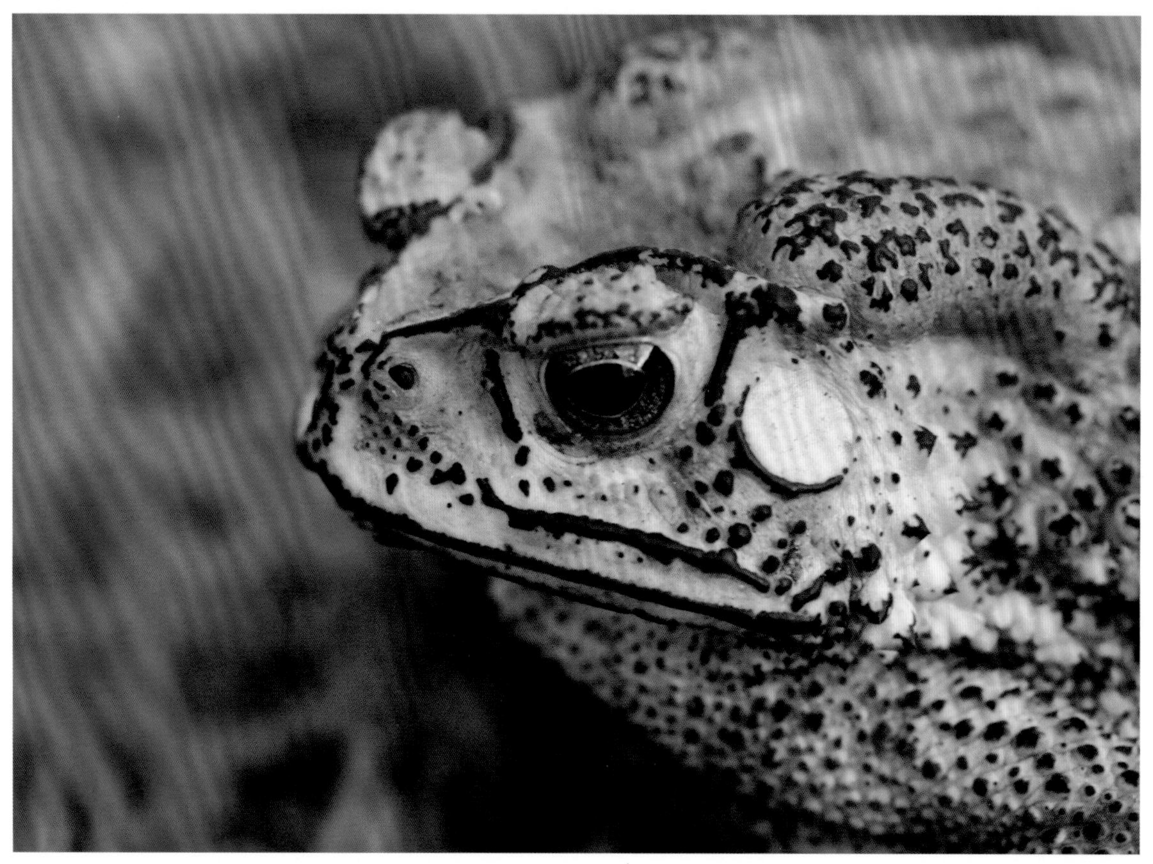

黑眶蟾蜍

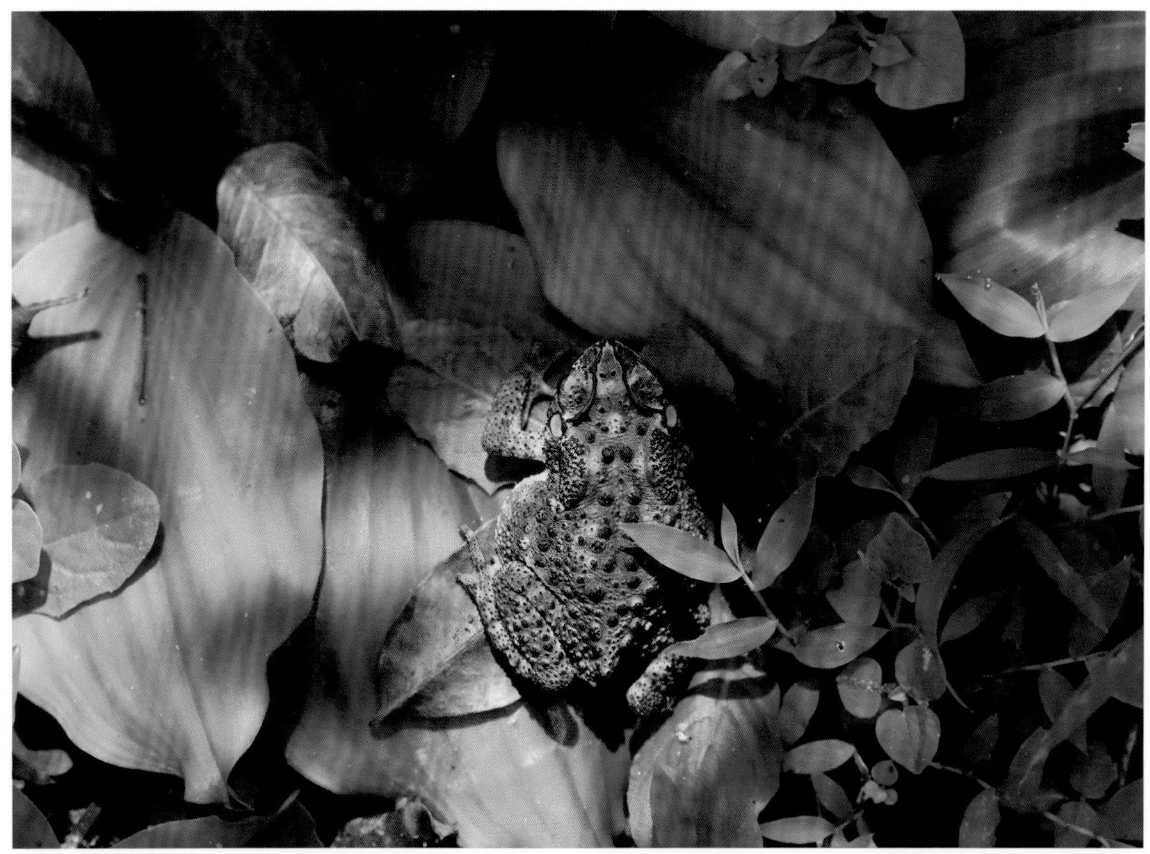

黑眶蟾蜍

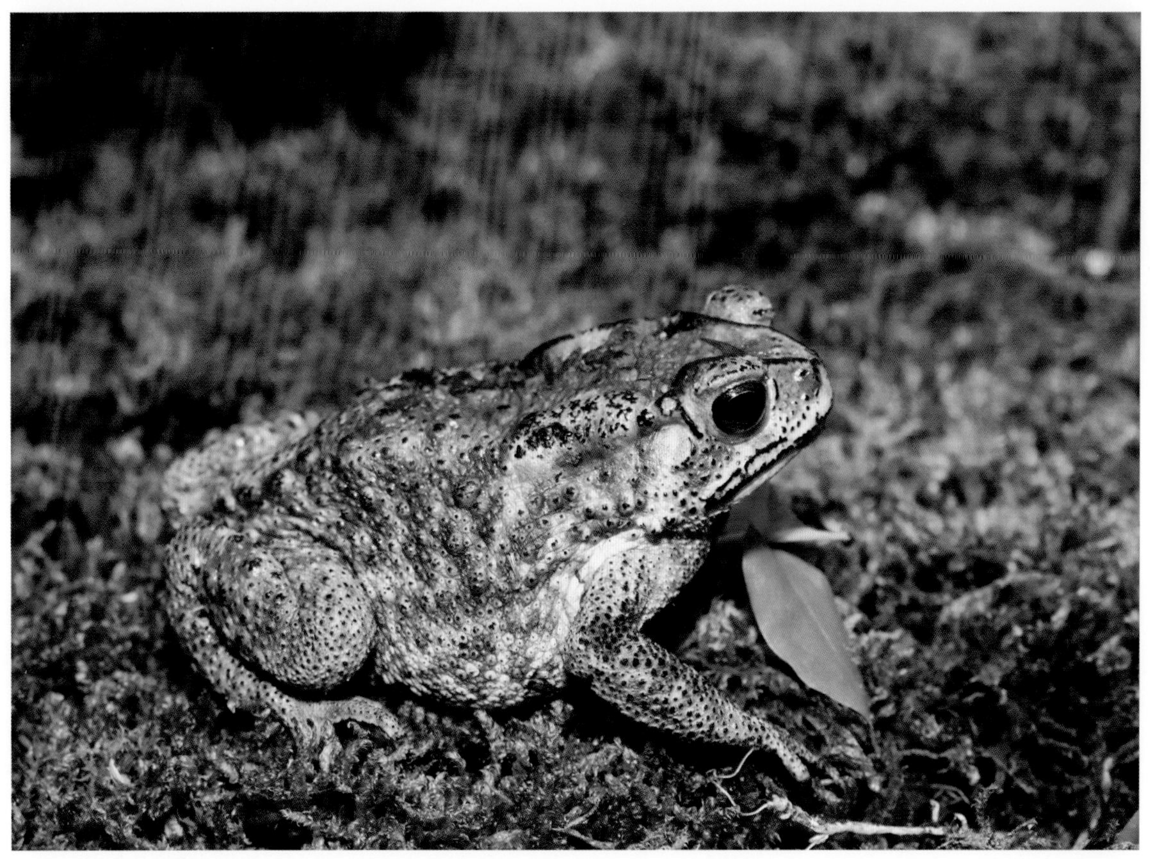

黑眶蟾蜍

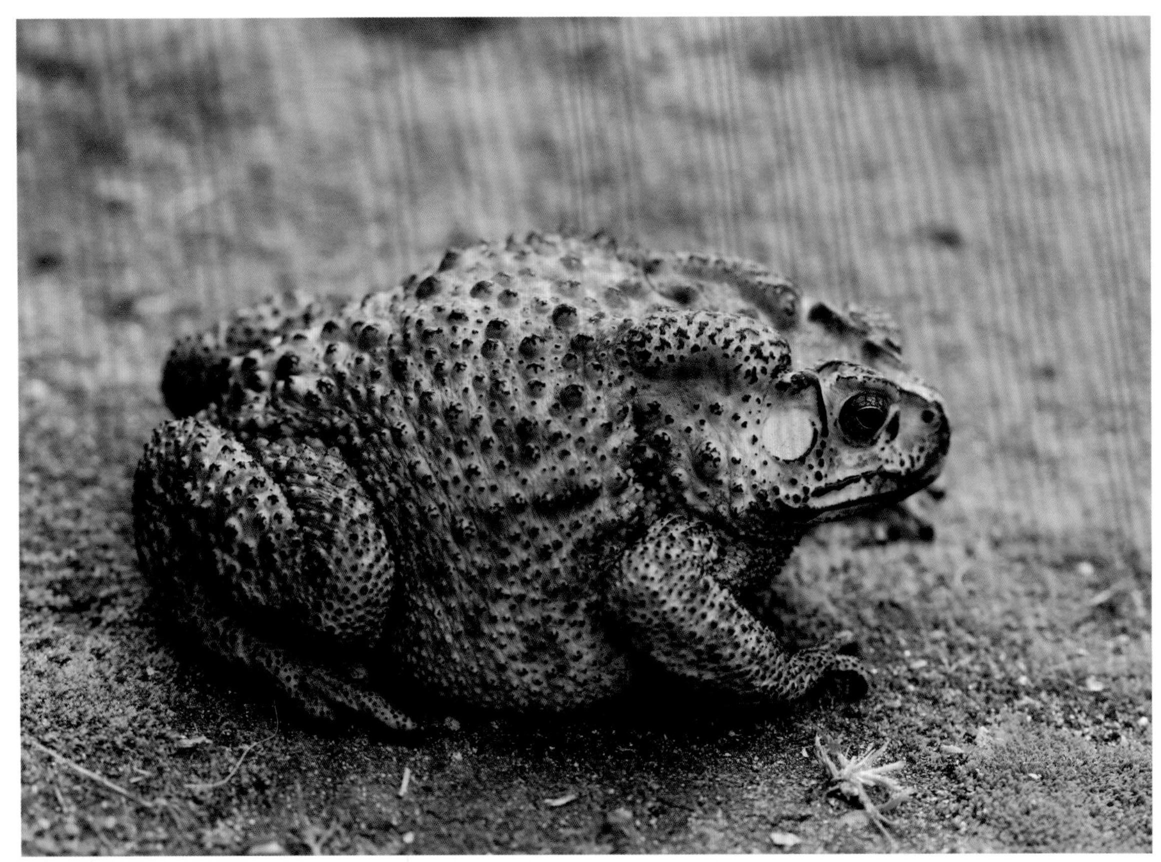

黑眶蟾蜍

生境分布

中华大蟾蜍生活在泥土中或栖居在石下或草间，夜出觅食。分布于东北、华北、华东、华中，以及陕西、甘肃、青海、四川、贵州等省区。黑眶蟾蜍栖息于潮湿草丛，夜间或雨后常见。捕食多种有害昆虫和其他小动物。分布于浙江、江西、福建、台湾、湖南、广东、广西、四川、贵州、云南等省区。多为野生品种。

采收加工

夏、秋二季捕捉，洗净体表，挤取耳后腺及皮肤腺的浆液，盛于瓷器内（忌与铁器接触），晒干贮存。用时以碎块置酒或鲜牛奶中溶化，然后风干或晒干。

药材鉴别

本品干燥的蟾酥呈扁圆形团块状、饼状、棋子状或片状。表面光亮，有的不平而具有皱纹，淡黄色、紫红色或棕黑色。团块状或饼状者质坚硬，不易折断，断面茶褐色，如胶质状而有光泽。片状者质脆易折断，红棕色，半透明。气微腥，嗅之作嚏，味麻辣。遇水即起泡沫，并泛出白色乳状液；用锡纸包碎块少许，烧之即熔为油状。以质明亮、紫红色、断面均一、沾水即泛白色者为佳。

功效主治

解毒，止痛，开窍醒神。主治痈疽疔疮，咽喉肿痛，中暑神昏，痧胀腹痛吐泻。

用法用量

内服：0.015 ~ 0.03 g，研细，多入丸、散服。外用：适量。

民族药方

1．丘疹性荨麻疹　活蟾蜍 3 ~ 4 只。去其内脏，洗净后置砂罐内煮极烂，用布滤去渣，留汤外用，皮疹多的部位，可每日用此汤淋洗一次；皮疹数目少，可用棉花蘸汤外搽，每日 3 ~ 4 次。

2．胃癌，结肠癌，直肠癌　蟾酥 9 g，阿魏、乳香、没药、黄药子各 24 g，蜂房、生玳瑁各 18 g，鸡内金 45 g，天仙藤、延胡索各 30 g，甘草、三棱、莪术各 15 g，朱砂、木鳖子（去皮）各 12 g。共研细末，以蜜为丸如梧子大，每次 5 粒，每日 2 ~ 3 次。

3．肝硬化、慢性肾小球肾炎引起的腹水，水肿　蟾蜍大者一只（小者两只），砂仁 9 g。将砂仁塞入蟾蜍肚内，放入香油、蜂蜜各 120 g 煎熬，直至油煎至膏状为止（不用铁锅，用铜锅或铝锅为宜），每次 6 ~ 30 g，每日 2 ~ 3 次，7 日为 1 个疗程。

4．宫颈癌，阴道癌，直肠癌　蟾酥 0.6 g，儿茶 5.5 g，乳香、血竭各 4.5 g，冰片 7.5 g，蛇床子 2 g，轻粉 3 g，三仙丹、雄黄各 6 g，白矾 27 g。将上药各研为细末，先将白矾用开水溶化，最后加蛇床子、蟾酥、血竭制成一分钱币大小的药片，每次 1 片放癌组织处，隔 2 ~ 3 日换 1 次。

使用注意

本品有毒，内服慎勿过量。外用不可入目。孕妇忌用。

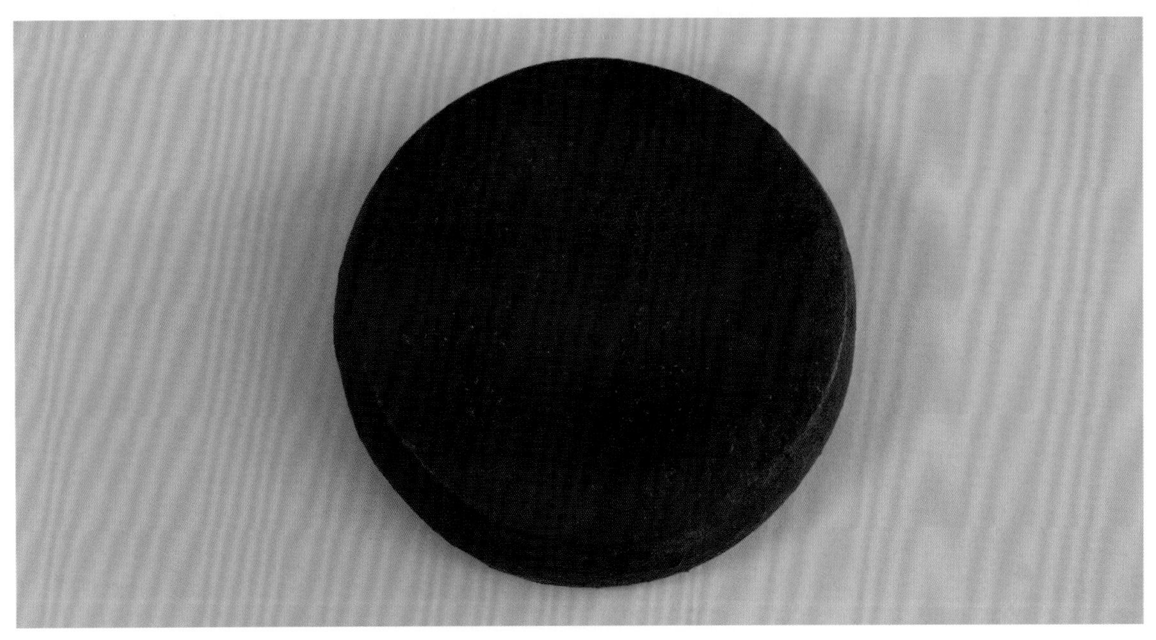

蟾酥药材

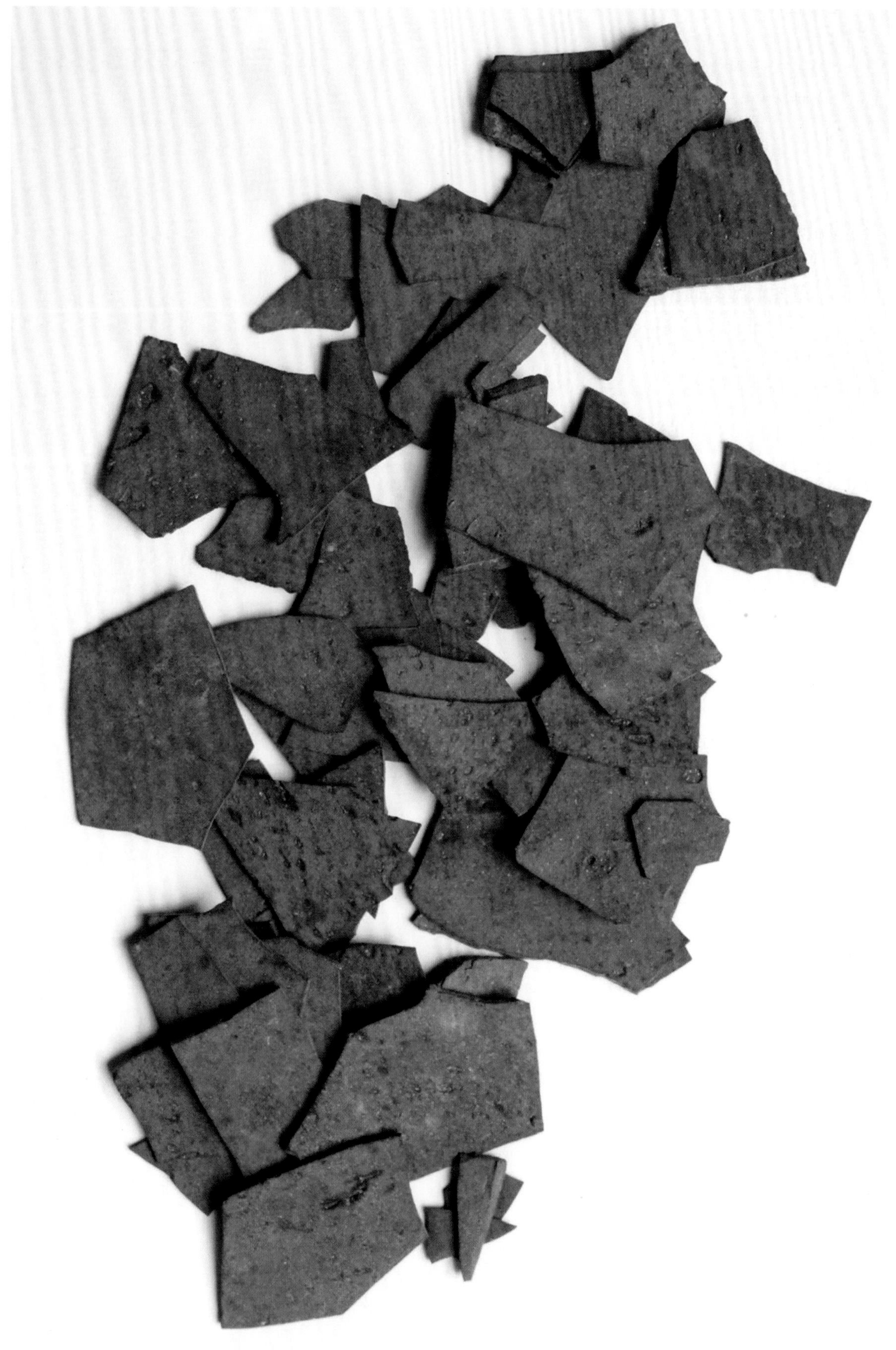

蟾酥饮片

图书在版编目（CIP）数据

中国民族药用植物图典. 壮族卷 / 肖培根，诸国本总主编. — 长沙：湖南科学技术出版社，2023.10

ISBN 978-7-5710-2532-8

Ⅰ. ①中… Ⅱ. ①肖… ②诸… Ⅲ. ①民族地区－药用植物－中国－图集②壮族－中草药－图集 Ⅳ. ①R282.71-64

中国国家版本馆 CIP 数据核字(2023)第 196870 号

"十四五"时期国家重点出版物出版专项规划项目

ZHONGGUO MINZU YAOYONG ZHIWU TUDIAN ZHUANGZUJUAN DI-BA CE

中国民族药用植物图典 壮族卷 第八册

总 主 编：肖培根　诸国本

主　　编：彭　勇　谢　宇　李海霞

出 版 人：潘晓山

责任编辑：李　忠　杨　颖

出版发行：湖南科学技术出版社

社　　址：长沙市芙蓉中路一段 416 号泊富国际金融中心

网　　址：http://www.hnstp.com

湖南科学技术出版社天猫旗舰店网址：

http://hnkjcbs.tmall.com

邮购联系：0731-84375808

印　　刷：湖南省众鑫印务有限公司

（印装质量问题请直接与本厂联系）

厂　　址：长沙县榔梨街道梨江大道 20 号

邮　　编：410100

版　　次：2023 年 10 月第 1 版

印　　次：2023 年 10 月第 1 次印刷

开　　本：889mm×1194mm　1/16

印　　张：23.25

字　　数：407 千字

书　　号：ISBN 978-7-5710-2532-8

定　　价：1980.00 元(共八册)